中医执业医师资格考试
真题解析

(医学综合笔试部分)

阿虎医考研究组 编

中国中医药出版社
·北京·

图书在版编目（CIP）数据

中医执业医师资格考试真题解析/阿虎医考研究组编.—北京：中国中医药出版社，2018.12

执业医师资格考试通关系列

ISBN 978-7-5132-5126-6

Ⅰ.①中…　Ⅱ.①阿…　Ⅲ.①中医师－资格考试－题解　Ⅳ.①R2-44

中国版本图书馆 CIP 数据核字（2018）第 162298 号

中国中医药出版社出版

北京市朝阳区北三环东路 28 号易亨大厦 16 层

邮政编码　100013

传真　010-64405750

保定市中画美凯印刷有限公司印刷

各地新华书店经销

开本 787×1092　1/16　印张 18　字数 570 千字

2018 年 12 月第 1 版　2018 年 12 月第 1 次印刷

书号　ISBN 978-7-5132-5126-6

定价　72.00 元

网址　www.cptcm.com

答 疑 热 线　010-86464504

购 书 热 线　010-89535836

维 权 打 假　010-64405753

微信服务号　zgzyycbs

微商城网址　https://kdt.im/LIdUGr

官方微博　http://e.weibo.com/cptcm

天猫旗舰店网址　https://zgzyycbs.tmall.com

如有印装质量问题请与本社出版部联系（010-64405510）

版权专有　侵权必究

使用说明

中医执业医师资格考试是评价申请中医执业医师资格者是否具备从事医师工作所必需的专业知识与技能的考试。由于重点、难点较多，广大考生在复习考试中感觉困难重重，本考试已成为专业基础较薄弱、信心不足的考生从医之路上一道难以跨越的门槛。

无论哪个类别的考试，真题无疑都应是考生优先选择的复习资料。考生通过真题，一方面可以检验复习效果，另一方面，也可以巩固知识、了解出题趋向、摸索考点分布。为了帮助考生更好地复习和掌握考试要点，我们广泛征求考生、考试组织者及命题人员等多方面的意见，组织北京中医药大学的优秀博士、硕士研究生（均为一次通过考试者）编写了这本《中医执业医师资格考试真题解析》。

全书内容按中医执业医师资格考试最新大纲进行梳理，按科目排列，细化到考点，真题与考点相对应，层次清晰，重点明确，同一考点按年份排列，高频考点一目了然，以求让考生心中有数，合理安排复习时间。

所有试题均是全真试题，题后附有正确答案、考点以及解析。解析采取了选项解析法，除了帮助考生掌握正确答案的含义外，还尽可能地对干扰选项进行分析，使考生能够举一反三，触类旁通，尤其适合基础薄弱、时间紧迫的考生。

书中收录了2000年至2016年的原卷真题1800道，其中以近十年的真题为主，以使考生能更好地了解考试动向，把握考试脉搏，从而使考生更有针对性地进行重点复习、提高成绩，顺利通过考试。

目　录

中医基础理论 ·· 1

中医诊断学 ·· 21

中药学 ·· 41

方剂学 ·· 60

中医内科学 ·· 81

中医外科学 ·· 117

中医妇科学 ·· 144

中医儿科学 ·· 167

针灸学 ·· 188

诊断学基础 ·· 218

内科学 ·· 239

传染病学 ·· 259

医学伦理学 ·· 272

卫生法规 ·· 277

中医基础理论

【A1 型题】

1. 中医学的基本特点是
   A. 阴阳五行与藏象经络
   B. 整体观念与辨证论治
   C. 以五脏为主的整体观
   D. 望闻问切与辨证论治
   E. 辨证求因与审因论治
   答案：B
   考点：中医学理论体系的主要特点（2004，2009，2010）
   解析：中医理论体系是经过长期临床实践，在中国古代哲学的指导下逐步形成的，其主要特点是整体观念和辨证论治。其余选项均为这一特点的具体体现。故本题选 B。

2. 构成宇宙本源的是
   A. 元气
   B. 精气
   C. 神气
   D. 有形之气
   E. 无形之气
   答案：B
   考点：精的概念（2014）
   解析：精，又称精气，在中国古代哲学中，一般泛指气，是一种充塞宇宙之中的无形（指肉眼看不见形质）而运动不息的极细微物质，是构成宇宙万物的本源；在某些情况下专指气中的精粹部分，是构成人类的本源。故本题选 B。

3. 关于阴阳学说较准确的说法是
   A. 中医的经典理论
   B. 我国古代的一种哲学思想
   C. 对立统一的世界观
   D. 唯物论
   E. 我国古代朴素的唯物论和辩证法思想
   答案：E
   考点：阴阳学说（2010）
   解析：中医学基本理论是在阴阳概念基础上建立起来的，阴阳五行学说是我国古代朴素的辩证唯物的哲学思想。阴阳是对相关事物或现象相对属性或同一事物内部对立双方属性的概括。故本题选 E。

4. 事物或现象阴阳属性的征兆是
   A. 寒热
   B. 上下
   C. 水火
   D. 晦明
   E. 动静
   答案：C
   考点：阴阳的含义（2000，2010）
   解析：根据《素问·阴阳应象大论》中的话，"水火者，阴阳之征兆也"，说明水火是阴阳对立最明显的征兆。故本题选 C。

5. "阴在内，阳之守也；阳在外，阴之使也"，体现了阴阳之间的哪种关系
   A. 对立制约
   B. 互根互用
   C. 互为消长
   D. 平衡协调
   E. 互相转化
   答案：B
   考点：阴阳学说的基本内容（2013）
   解析：阴阳互根，是指一切事物或现象中相互对立着的阴阳两个方面，具有相互依存、互为根本的关系。阴阳互用，是指阴阳双方具有相互资生、促进和助长的关系。《素问·阴阳应象大论》说："阴在内，阳之守也；阳在外，阴之使也。"指出阳以阴为基，阴以阳为偶；阴为阳守持于内，阳为阴役使于外，阴阳相互为用，不可分离。故本题选 B。

6. 阴阳一分为二，合二为一体现了阴阳之间的哪种关系

A. 阴阳互藏
B. 阴阳互根
C. 阴阳平衡
D. 阴阳转化
E. 阴阳制约

答案：B

考点：阴阳互根（2013）

解析：阴阳互根，是指一切事物或现象中相互对立着的阴阳两个方面，具有相互依存，互为根本的关系。阴阳一分为二，合二为一对立又统一，是阴阳互根的关系。故本题选 B。

7. 下列各项，可用阴阳消长来解释的是
A. 阳虚则寒
B. 阳长阴消
C. 寒者热之
D. 阴损及阳
E. 阴盛则阳病

答案：B

考点：阴阳的消长（2006）

解析：消，意为减少、消耗；长，意为增多、增长。阴阳消长，包括两种表现形式：阴消阳长和阳消阴长。A、D、E 为阴阳失衡后出现的病理变化。C 为疾病的治疗原则。故本题选 B。

8. 重阴必阳，重阳必阴说明了阴阳之间的哪种关系
A. 相互交感
B. 对立制约
C. 互根互用
D. 消长平衡
E. 相互转化

答案：E

考点：阴阳的转化（2002，2006）

解析：阴阳转化，是指事物的总体属性，在一定条件下可以向其相反的方向转化。阴阳双方的消长运动发展到一定阶段，事物内部的阴与阳的比例出现了颠倒，该事物的属性即发生转化。阴阳相互转化，一般都产生于事物发展变化的"物极"阶段，即所谓"物极必反"。故本题选 E。

9. 体表属阳，体内属阴，筋骨为
A. 阳中之阳
B. 阳中之阴
C. 阴中之阳
D. 阴中之阴

E. 阴中之至阴

答案：B

考点：阴阳学说在组织结构和生理机能方面的应用（2014）

解析：由于阴阳之中复有阴阳，所以分属于阴阳的脏腑形体组织还可以再分阴阳。如体表属阳，然皮肉为阳中之阳，筋骨为阳中之阴。故本题选 B。

10. 言人身之脏腑中之阴阳，则肺被称之为
A. 阴中之阳
B. 阳中之阴
C. 阴中之阴
D. 阴中之至阴
E. 阳中之阳

答案：B

考点：阴阳学说在组织结构和生理机能方面的应用（2005，2010）

解析：心为阳中之阳，肝为阴中之阳，脾为阴中之至阴，肺为阳中之阴，肾为阴中之阴。故本题选 B。

11. 言脏腑之阴阳，脾为
A. 阴中之阳
B. 阳中之阴
C. 阴中之至阴
D. 阴中之阴
E. 阳中之阳

答案：C

考点：阴阳学说在组织结构方面的应用（2002）

解析：参见 10 题。故本题选 C。

12. 阴中求阳的治法适用于
A. 阴虚
B. 阳虚
C. 阴盛
D. 阳盛
E. 阴阳两虚

答案：B

考点：阴阳在疾病预防和治疗方面的应用（2001，2003）

解析：阴阳间相互对立，又相互依存，当出现阳虚病证时，除了使用补阳药外，还应适当运用补阴药，使阳得阴助而生化无穷，此为阴中求阳，这是根据阴阳互根理论确定的治疗原则。故本题选 B。

13. 药物性味中属阳的是

A. 辛味
B. 酸味
C. 咸味
D. 苦味
E. 性凉

答案：A

考点：阴阳学说在疾病预防和治疗方面的应用（2014）

解析：阴阳，是中国古代哲学的一对范畴，是对自然界相互关联的某些事物或现象对立双方属性的概括。《内经》云："辛甘淡属阳，酸苦咸属阴。"故本题选 A。

14. 五行中"木"的特性是
A. 炎上
B. 润下
C. 稼穑
D. 曲直
E. 从革

答案：D

考点：五行的特性（2013）

解析："木曰曲直"："曲"，屈也；"直"，伸也。曲直，是指树木的枝条具有生长、柔和、能屈又能伸的特性，引申为凡具有生长、升发、条达、舒畅等性质或作用的事物和现象，归属于木。故本题选 D。

15. 五行中有收敛、沉降性质的是
A. 火
B. 水
C. 土
D. 木
E. 金

答案：E

考点：五行的特性（2015）

解析："火曰炎上"，引申为凡具有温热、上升、光明等性质或作用的事物和现象，归属于火；"水曰润下"，引申为凡具有滋润、下行、寒凉、闭藏等性质或作用的事物和现象，归属于水；"土爱稼穑"，引申为凡具有生化、承载、受纳等性质或作用的事物和现象，归属于土；"木曰曲直"，引申为凡具有生长、升发、条达、舒畅等性质或作用的事物和现象，归属于木；"金曰从革"，引申为凡具有沉降、肃杀、收敛等性质或作用的事物和现象，归属于金。故本题选 E。

16. 按五行生克规律，五味入五脏，多食苦则伤

A. 心
B. 肺
C. 肝
D. 脾
E. 肾

答案：A

考点：事物与现象的五行归类（2010）

解析：五味酸、苦、甘、辛、咸，对应五脏分别为肝、心、脾、肺、肾。故本题选 A。

17. 下列关于五行生克规律的表述，正确的是
A. 木为土之所胜
B. 木为水之子
C. 火为土之子
D. 水为火之所胜
E. 金为木之所胜

答案：B

考点：五行相生与相克（2002，2005）

解析：五行相生次序：木生火，火生土，土生金，金生水，水生木。"生我"者为母，"我生"者为子。五行相克次序：木克土，土克水，水克火，火克金，金克木。"克我"者为"所不胜"，"我克"者为"所胜"。故本题选 B。

18. 五行中火的"所胜"是
A. 水
B. 木
C. 土
D. 金
E. 火

答案：D

考点：五行相克（2006）

解析："克我"和"我克"，在《内经》中称作"所不胜"和"所胜"；"克我"者是"所不胜"，"我克"者是"所胜"，火的"所胜"，即火"所克"者；水克火，火克金，金克木，木克土，土克水。故本题选 D。

19. 五行学说认为病情较重的色脉关系是
A. 色与脉的五行属性相符
B. 色与脉的五行属性相生
C. 客色胜主色
D. 色与脉的五行属性相克
E. 主色胜客色

答案：D

考点：五行相生与相克（2010）

解析：从色与脉之间的五行生克关系来判断疾病的预后。如肝病面色青，见弦脉，为色脉相符。如果不见弦脉，反见浮脉，则属相胜之脉，即克色之脉（金克木），为逆，主预后不良；若见沉脉，则属相生之脉，即生色之脉（水生木），为顺，主预后良好。故本题选D。

20. 下列不属于病理变化的是
   A. 五行制化
   B. 母病及子
   C. 子病及母
   D. 五行相侮
   E. 五行相乘
   答案：A
   考点：五行学说的基本内容（2014）
   解析：五行学说的基本内容包括五行相生与相克、五行制化、五行相乘与相侮和五行的母子相及四个方面。五行的制化，是指五行系统中具有的自我调节机制；五行的相乘相侮与母子相及是五行之间异常的生克变化。故本题选A。

21. 五行相乘，下列哪种说法是正确的
   A. 母气有余而乘其子
   B. 子气有余而乘其母
   C. 气有余则乘己所胜
   D. 气有余则乘己所不胜
   E. 气不及则己所胜侮而乘之
   答案：C
   考点：五行相乘（2008）
   解析：相乘：乘，凌也，即欺负之意。五行相乘指五行中某一事物对其所胜一事物的过度克制。相乘的次序与相克同，即：木乘土，土乘水，水乘火，火乘金，金乘木。相乘有两种方式：①太过相乘。五行某一事物过于亢盛，对其"所胜"的事物进行超过正常限度的克制，引起其"所胜"事物的虚弱，从而导致五行之间生克制化的异常。如木气过于亢盛，对土克制太过，土本无不足，但难以承受木的过度克制，导致土的不足，称之为"木乘土"。②不及相乘。五行中某一事物过度虚弱，难以抵御其所不胜事物的正常限度的克制，使本身更显虚弱。如土气过于不足，木虽然处于正常水平，土仍难以承受木的克制，使土更显不足，称之为"土虚木乘"。"气有余则乘己所胜"符合①所描述，故本题选C。

22. 见肝之病，知肝传脾的病机传变是
   A. 木克土
   B. 木乘土
   C. 土侮木

D. 母病及子
E. 子病犯母
答案：B
考点：五行相乘（2000，2010）
解析：肝属木，脾属土，木与土之间为相克的关系，正常的生克关系受到破坏后就会出现不正常的相克关系导致的偏盛偏衰的情况，当对被克制的"一行"因克制太过引起异常的反应，称为相乘；当五行中的"一行"过于强盛，对原来克制自己的"一行"进行反克，称为相侮。所以肝病及脾为相乘关系。故本题选B。

23. 根据五行的生克乘侮规律，以下说法错误的是
   A. 心火不足，肾水乘之
   B. 木火刑金
   C. 肝木乘土
   D. 心火过亢，反侮肺金
   E. 岁土太过，雨湿流行，肾水受邪
   答案：D
   考点：五行的相生与相克、相乘与相侮（2010）
   解析：心属火，肺属金，火克金，心火过亢则称心火乘肺金，不是反侮。故本题选D。

24. 主要体现以五行学说确立抑强扶弱兼用的治法是
   A. 抑木扶土法
   B. 佐金平木法
   C. 培土制水法
   D. 泻南补北法
   E. 阴中求阳法
   答案：A
   考点：五行学说在疾病治疗方面的应用（2010）
   解析：抑木扶土法：治疗肝旺脾虚的方法，肝属木，脾属土，疏肝平肝以健脾。佐金平木法即泻肝清肺法，是清肺气以抑制肝木的一种治疗方法，适用于肝火偏盛，影响肺气清肃之证。培土制水法：是指通过温运脾阳以治疗水湿停聚的方法，适用于脾虚不运，水湿泛滥而致的水肿胀满之证。泻南补北法：又称泻火补水法或滋阴降火法，即泻心火滋养肾阴，适用于肾阴不足，心火偏亢，水火不济，心肾不交。故本题选A。

25. 根据情志相胜法，可制约大怒的情志是
   A. 喜

B. 思
C. 悲
D. 恐
E. 惊
答案：C
考点：五行学说在疾病治疗方面的应用（2006）
解析："怒胜思""思胜恐""恐胜喜""喜胜忧""悲胜怒"。故本题选C。

26. 中医"藏象"的基本含义是
    A. 现代解剖学的概念
    B. 人体内脏的总称
    C. 脏腑组织的形象
    D. 藏于体内的脏腑及其表现于外的征象
    E. 脏腑的生理功能及其相互联系
    答案：D
    考点：藏象及藏象学说的概念（2009）
    解析：藏指藏于体内的内脏，象指表现于外的生理、病理现象。藏象学说，就是通过对人体生理、病理现象的观察，研究人体各个脏腑的生理功能、病理变化及其相互关系的学说。故本题选D。

27. 藏象学说中的整体观以何者为中心
    A. 六腑
    B. 五体
    C. 官窍
    D. 四肢百骸
    E. 五脏
    答案：E
    考点：藏象学说的特点（2013）
    解析：藏象学说的主要特点是以五脏为中心的整体观，通过经络系统"内属于脏腑，外络于肢节"，将六腑、五体、五官、九窍、四肢百骸等全身脏腑形体官窍联结成有机整体。故本题选E。

28. 下列除哪一项外均为五脏具有的共同特点
    A. 实而不能满
    B. 藏精气而不泻
    C. 可行气于腑
    D. 实体性器官
    E. 病则多虚证
    答案：A
    考点：五脏的生理特点（2010，2013）
    解析：五脏"满而不能实"，六腑"实而不能满"。故本题选A。

29. 六腑共同的生理特点是
    A. 化生精气
    B. 贮藏精气
    C. 满而不实
    D. 藏而不泻
    E. 受盛传化水谷
    答案：E
    考点：六腑的生理特点（2013，2014）
    解析：六腑的共同生理特点是受盛和传化水谷，因而其气具有通降下行的特性。《素问·五脏别论》说："六腑者，传化物而不藏，故实而不能满也。"故本题选E。

30. 心主神志最主要的物质基础是
    A. 津液
    B. 精液
    C. 血液
    D. 宗气
    E. 营气
    答案：C
    考点：心的生理功能（2006，2011）
    解析：心藏神，心具有主宰人体五脏六腑、形体官窍的一切生理活动和人体精神意识思维活动的功能。心主血脉，心气可推动和调控血液在脉管中正常运行，流注全身。心的这两种功能相互影响：一方面，心主血脉的功能要受心神主宰；另一方面，心神又必须得到心血的濡养才能正常地工作。故本题选C。

31. "生之本"指的是
    A. 肝
    B. 肺
    C. 心
    D. 脾
    E. 肾
    答案：C
    考点：心的生理功能（2015）
    解析：心的主要生理功能是主血脉，主藏神。由于心的主血脉和主藏神机能起着主宰人体整个生命活动的作用，故称心为"君主之官""生之本""五脏六腑之大主"。故本题选C。

32. 被称为五脏六腑之"华盖"的脏是
    A. 心
    B. 肺
    C. 脾
    D. 肝
    E. 肾

答案：B

考点：肺的生理特性（2015）

解析：肺的主要生理机能是主气司呼吸，主行水，朝百脉，主治节。肺气以宣发肃降为基本运行形式。肺在五脏六腑中位置最高，覆盖诸脏，故有"华盖"之称。故本题选B。

33. 脾为气血生化之源的理论基础是
   A. 气能生血
   B. 人以水谷为本
   C. 脾主升清
   D. 脾能运化水谷精微
   E. 脾为后天之本

答案：D

考点：脾的生理功能（2001，2003）

解析：脾主运化，脾具有消化吸收饮食物中的水谷精微并将其转输至全身的生理功能，人依赖于水谷精微化生气血以维持生命活动，故脾为气血生化之源。故本题选D。

34. 与血液生成关系最密切的脏是
   A. 心
   B. 肺
   C. 脾
   D. 肝
   E. 肾

答案：C

考点：脾的生理功能（2001，2003）

解析：参见33题。故本题选C。

35. 与四肢强健与否关系密切的是
   A. 肝的功能
   B. 心的功能
   C. 脾的功能
   D. 肺的功能
   E. 肾的功能

答案：C

考点：脾的生理功能（2011）

解析：四肢，又称四末，是肌肉比较集中的部位，"四肢为脾之外候"（《体仁汇编》）。所谓"脾主四肢"，是说人体的四肢，需要脾气输送营养才能维持其正常的功能活动。脾气健运，营养充足，则四肢轻劲，灵活有力；脾失健运，营养不足，则四肢倦怠乏力，甚或痿弱不用。故四肢强健与脾的功能关系密切。故本题选C。

36. 导致津液输布障碍，水湿痰饮潴留的最主要因素是
   A. 肺的宣发肃降失职
   B. 脾的运化功能失健
   C. 肝的疏泄功能失常
   D. 肾的主水功能失调
   E. 三焦疏通水道不利

答案：B

考点：脾的生理功能（2010）

解析：脾居中焦，为人体气机升降的枢纽，故在人体水液代谢过程中起着重要的枢纽作用。因此，脾运化水湿的功能健旺，既能使体内各组织得到水液的充分濡润，又不致使水湿过多而潴留。反之，如果脾运化水湿的功能失常，必然导致水液在体内的停滞，而产生水湿、痰饮等病理产物，甚则形成水肿。即所谓脾为"生痰之源"。故本题选B。

37. 肝主疏泄的基本生理功能是
   A. 调畅情志活动
   B. 调畅全身气机
   C. 促进脾胃运化
   D. 促进血行和津液代谢
   E. 调节月经和精液的排泄

答案：B

考点：肝的生理功能（2001，2009，2010）

解析：肝主疏泄泛指肝疏通、宣泄、条达生发的生理功能，题中选项都与肝主疏泄有关，但肝主要是通过对全身气机的影响，来调节其他方面，所以调畅全身气机是基础。故本题选B。

38. 五脏中，具有"刚脏"特性的是
   A. 心
   B. 肺
   C. 脾
   D. 肝
   E. 肾

答案：D

考点：肝的生理特性（2006）

解析：肺为娇脏，心为火脏，脾为土脏，肝为刚脏，肾为水火之脏。故本题选D。

39. 《素问·上古天真论》记述了肾气由稚嫩到充盛，由充盛到衰少继而耗竭的演变过程，"女子七七"可见的变化是
   A. 筋骨坚，发长极，身体盛壮
   B. 三阳脉衰于上，面皆焦，发始白
   C. 任脉虚，太冲脉衰少，天癸竭
   D. 阳明脉衰，面始焦，发始堕
   E. 肾气平均，真牙生而长极

答案：C

考点：肾的生理功能（2014）

解析：《素问·上古天真论》："女子七岁，肾气盛，齿更发长。二七而天癸至，任脉通，太冲脉盛，月事以时下，故有子。三七，肾气平均，故真牙生而长极。四七，筋骨坚，发长极，身体盛壮。五七，阳明脉衰，面始焦，发始堕。六七，三阳脉衰于上，面皆焦，发始白。七七，任脉虚，太冲脉衰少，天癸竭，地道不通，故形坏而无子也。"故本题选C。

40. 与肾主水液关系最密切的是
A. 肾精的濡养作用
B. 肾气的固摄作用
C. 肾阴的凉润作用
D. 肾阳的蒸化作用
E. 肾血的营养作用

答案：D

考点：肾的生理功能（2013）

解析：肾气蒸腾气化水液。一方面，肾气及肾阴肾阳对胃的"游溢精气"、脾气散精、肺气行水、三焦决渎以及小肠的分清别浊等作用具有推动和调控作用，致使它们稳定发挥输布津液的功能。如果肾气虚亏，或肾阴肾阳失去协调，不能支持上述各脏腑对津液的输布运行，可致津液的代谢失常。故本题选D。

41. "命门之火"是指
A. 肺阳
B. 心阳
C. 肝阳
D. 肾阳
E. 脾阳

答案：D

考点：肾的生理功能（2010）

解析：肾阳亦称"真阳""元阳""命门之火"，有温养脏腑的作用，为人体阳气的根本。故本题选D。

42. 有主水和纳气功能的脏是
A. 肝
B. 心
C. 脾
D. 肺
E. 肾

答案：E

考点：肾的生理功能（2004）

解析：肾藏精，主水，主纳气。肝藏血，主疏泄。心主血脉，心藏神。脾主运化，主升清，主统血。肺主气，司呼吸，通调水道，宣散卫气，朝百脉，主治节。故本题选E。

43. 具有"主蛰"特性的脏是
A. 肝
B. 心
C. 脾
D. 肺
E. 肾

答案：E

考点：肾的生理特性（2015）

解析：肾的生理特性是：主蛰守位。主蛰，喻指肾有潜藏、封藏、闭藏之生理特性，是对其藏精机能的高度概括。肾的藏精、主纳气、主生殖、主二便等机能，都是肾主蛰藏生理特性的具体体现。故本题选E。

44. 最易发生阴阳互损的脏是
A. 心
B. 肝
C. 脾
D. 肺
E. 肾

答案：E

考点：肾的生理特性（2006）

解析：《素问·脉要精微论》："腰者，肾之府。"肾因开窍于二阴而司大小便。又寄藏命门之火，为元阴、元阳之脏，故有"水火之脏""阴阳之宅"之称，为最易发生阴阳互损的脏腑。故本题选E。

45. 《素问·六节藏象论》中，"封藏之本"指的是
A. 心
B. 肺
C. 脾
D. 肝
E. 肾

答案：E

考点：肾的生理特性（2006）

解析：心者，生之本，神之变也；肺者，相傅之官，治节出焉；肝者，罢极之本；肾者，封藏之本，精之处也；脾者，仓廪之官，及为之本营之居也。故本题选E。

46. 下列各脏中，其生理特性以升为主的是
A. 肺与脾
B. 肺与肝
C. 肝与肾

D. 心与肾
E. 肝与脾
答案：E
考点：肝、脾的生理特性（2002，2014）
解析：脾主升清，脾气上升，并将其运化的水谷精微，向上传输至心、肺、头目，通过心肺作用化生气血，以营养全身，同时其还有升举内脏的作用。肝主疏泄，肝的生理特性是升、动、散，这对气机的疏通、畅达、升发是一个重要的因素，也体现了肝为刚脏的特点。肺气的运动主要表现为宣、降两方面，宣指肺气向上向外的运动，降指肺气向下向内的运动。肾主纳气，是指肾有帮助肺保持吸气的深度，防止呼吸浅表的作用。心主血脉，心气可推动血液流遍全身。肺和肾的生理活动都不单纯以升为主。故本题选E。

47. 心与肺的关系主要表现在
　　A. 气血互用方面
　　B. 气机升降方面
　　C. 血液运行方面
　　D. 精神互养方面
　　E. 化生气血方面
答案：C
考点：心与肺的关系（2010）
解析：心与肺的关系主要表现在血液运行与呼吸吐纳之间的协调关系。故本题选C。

48. 肝藏血与脾统血的共同生理功能是
　　A. 贮藏血液
　　B. 调节血量
　　C. 统摄血液
　　D. 防止出血
　　E. 化生血液
答案：D
考点：肝与脾的关系（2001，2005，2011）
解析：肝藏血，是指肝有贮藏血液、调节血量及防止出血的功能，使血循经行，并且使人动时血运于诸经，人静时血归于肝脏。脾统血，是指脾有统摄血液在脉内运行，不使其逸出脉外的作用。故本题选D。

49. 肺之华在
　　A. 面
　　B. 毛
　　C. 唇
　　D. 发
　　E. 爪

答案：B
考点：五脏的外华（2014）
解析：肝心脾肺肾，爪面唇毛发。肺在体合皮，其华在毛。皮毛，包括皮肤、汗腺、毫毛等组织，是一身之表。它们依赖于卫气和津液的温养和润泽，具有防御外邪，调节津液代谢，调节体温和辅助呼吸的作用。肺与皮毛相合，是指与皮毛的相互为用关系。故本题选B。

50. 心在志为
　　A. 怒
　　B. 喜
　　C. 思
　　D. 悲
　　E. 恐
答案：B
考点：五脏与五志的关系（2014）
解析：心在志为喜，是指心的生理机能与喜志有关。《素问·阴阳应象大论》说："在脏为心，在志为喜。"故本题选B。

51. 五脏主五志，则忧属
　　A. 心
　　B. 肾
　　C. 肝
　　D. 肺
　　E. 脾
答案：D
考点：五脏与五志的联系（2005，2013，2015）
解析：心在志为喜；肾在志为恐；肝在志为怒；肺在志为忧；脾在志为思。故本题选D。

52. 中精之府是
　　A. 胃
　　B. 胆
　　C. 三焦
　　D. 膀胱
　　E. 大肠
答案：B
考点：胆的生理功能（2012，2014）
解析：胆为中空的囊状器官，内盛胆汁。因胆汁属人体的精气，故《灵枢·本输》称胆为"中精之府"，亦有医家将其称为"中清之府"。故本题选B。

53. 具有喜润恶燥特性的脏腑是
　　A. 肝
　　B. 肺

C. 脾
D. 胃
E. 大肠

答案：D

考点：胃的生理特性（2002，2015）

解析：胃主受纳、腐熟水谷，主降，以降为和。胃中有充足的津液，可以使受纳腐熟功能正常，并可保持通降，使腐熟之水谷下传小肠。胃为阳土，喜润恶燥，若胃中津液受损，则会使胃纳失权，产生饥不欲食等症状。故本题选D。

54. "孤府"指的是
A. 胆
B. 胃
C. 小肠
D. 三焦
E. 膀胱

答案：D

考点：三焦的概念（2015）

解析：《灵枢·本输》说："三焦者，中渎之府也，水道出焉，属膀胱，是孤之府也。"明·张介宾等医家将三焦附会为分布于胸腹腔的包容五脏六腑的一个"大府"，并因其大而称之为"孤府"。故本题选D。

55. 下列被称为"元神之府"的是
A. 脑
B. 髓
C. 骨
D. 脉
E. 胆

答案：A

考点：脑的生理功能（2006，2014，2015）

解析：脑为元神之府，骨为髓之府。故本题选A。

56. 与女子月经来潮关系最密切的是
A. 肾阳
B. 脾阳
C. 天癸
D. 冲脉
E. 任脉

答案：C

考点：女子胞与脏腑经脉的关系（2015）

解析：天癸，是肾精肾气充盈到一定程度时体内出现的一种精微物质，有促进生殖器官发育成熟、女子月经来潮及排卵、男子精气溢泻，因而具备生殖能力的作用。女子胞的发育成熟、月经按时来潮及其后定期排卵，与天癸的来至和其对胞宫的作用有极其密切的关系。故本题选C。

57. 下列哪项属于精的功能
A. 载气
B. 化气
C. 温煦
D. 中介
E. 滋润

答案：B

考点：人体之精的功能（2014）

解析：人体之精的功能体现在以下方面：①繁衍生命；②濡养：精能滋润濡养人体各脏腑形体官窍；③化血：精可以转化为血，是血液生成的来源之一；④化气：精可以化生为气；⑤化神：精是神化生的物质基础。故本题选B。

58. 自汗，多尿，滑精，是因气的何种作用失常所致
A. 推动
B. 温煦
C. 防御
D. 固摄
E. 气化

答案：D

考点：人体之气的功能（2002，2013）

解析：气的固摄作用包括三方面，一是固摄血液，防止血液溢出脉外，保证血液在脉中正常循行；二是固摄汗液、尿液、唾液、胃液、肠液等，控制其分泌量、排泄量，防止体液丢失；三是固摄精液，防止妄泄。故本题选D。

59. 人体最基本、最重要的气是
A. 元气
B. 宗气
C. 营气
D. 卫气
E. 心气

答案：A

考点：人体之气的分类（2010，2014）

解析：元气是指藏于肾中的气，又赖后天精气以充养，维持人体生命活动的基本物质与原动力。宗气是由谷气与自然界的清气相结合而积聚于胸中的气，是后天之气的范畴。营气是行于脉中而具有营养作用的气。卫气是运行于脉外而具有保卫作用的气。心气由心血化生，具有推动和调控心脏搏动、脉管舒缩及精神活动的生理作

用。故本题选 A。

60. 具有推动呼吸和血行功能的气是
A. 心气
B. 肺气
C. 营气
D. 卫气
E. 宗气

答案：E

考点：人体之气的分类（2001，2005，2013）

解析：宗气由自然界吸入的清气以及脾胃从饮食中运化而来的水谷精微组成，有走息道行呼吸，贯心脉行血气的作用。A 推动血液的运行；B 推动呼吸；C 营养全身和化生血液；D 起护卫肌表、温煦、调节腠理开阖的作用。故本题选 E。

61. 由水谷精微之气中的剽悍滑利部分所化生的气是
A. 元气
B. 宗气
C. 营气
D. 卫气
E. 脏腑之气

答案：D

考点：人体之气的分类（2013）

解析：卫气来源于脾胃运化的水谷精微。水谷之精化为水谷之气，其中剽悍滑利部分化为卫气。《素问·痹论》说："卫者，水谷之悍气也。其气剽悍滑利，不能入于脉也。"故本题选 D。

62. 与血液生成有关的脏腑是
A. 心、脾、肝、肾
B. 心、脾、肝、肺
C. 心、肝、肺、肾
D. 脾、肺、肾、肝
E. 心、脾、肺、肾

答案：E

考点：血的生成（2014）

解析：血液的化生是在多个脏腑的共同作用下得以完成。脾胃是气血生化之源；脾胃运化水谷精微所化生的营气和津液，由脾向上升输于心肺，与肺吸入的清气相结合，贯注心脉，在心气的作用下变化而成为红色血液；肾藏精，精生髓，精髓是化生血液的基本物质之一。故本题选 E。

63. 治疗血行瘀滞，多配用补气、行气药，是由于
A. 气能生血
B. 气能行血
C. 气能摄血
D. 血能生气
E. 血能载气

答案：B

考点：气与血的关系（2002，2004，2005，2011）

解析：气为血之帅，能生血、行血、摄血。气能行血，指气的推动作用是血液循环的动力。气可以直接推动血液运行，又可促进脏腑的功能活动，通过脏腑的功能活动推动血液运行。故治疗血行瘀滞时，多配用补气、行气药，气行则血行。故本题选 B。

64. "吐下之余，定无完气"的生理基础是
A. 气能生津
B. 气能行津
C. 气能摄津
D. 津能载气
E. 津能生气

答案：D

考点：气与津液的关系（2009）

解析：津液是气的载体之一，在血脉之外，气必须依附于津液而存在，否则就会涣散不定而无所归。若因汗、吐太过，使津液大量丢失，则气亦随之而外脱，形成"气随津脱"之危候，故曰："吐下之余，定无完气"。故本题选 D。

65. 在十二经脉走向中，足之三阴是
A. 从脏走手
B. 从头走足
C. 从足走胸
D. 从足走腹
E. 从手走头

答案：D

考点：十二经脉的走向规律（2002，2014）

解析：《灵枢·逆顺肥瘦》说："手之三阴，从脏走手；手之三阳，从手走头；足之三阳，从头走足；足之三阴，从足走腹。"故本题选 D。

66. 手阳明大肠经在何处交于何经
A. 在鼻翼旁交于足阳明胃经
B. 在拇指端交于手太阴肺经
C. 在小指端交于手太阳小肠经
D. 在无名指端交于手少阳三焦经

E. 在足大趾端交于足太阴脾经

答案：A

考点：十二经脉的交接规律（2009）

解析：手阳明大肠经起于食指桡侧端（商阳穴），经过手背行于上肢伸侧前缘，上肩，至肩关节前缘，向后与督脉在大椎穴处相会，再向前下行入锁骨上窝（缺盆），进入胸腔络肺，通过膈肌下行，入属大肠。其分支从锁骨上窝上行，经颈部至面颊，入下齿中，回出夹口两旁，左右交叉于人中，至对侧鼻翼旁，经气于迎香穴处与足阳明胃经相接。故本题选A。

67. 十二经脉中循行于腹部的经脉，自内向外的顺序是

A. 足少阴、足阳明、足太阴、足厥阴
B. 足少阴、足阳明、足厥阴、足太阴
C. 足太阴、足阳明、足少阴、足厥阴
D. 足阳明、足少阴、足太阴、足厥阴
E. 足阳明、足太阴、足厥阴、足少阴

答案：A

考点：十二经脉的分布规律（2014）

解析：肾经在脐旁开0.5寸，胃经在脐旁开2寸，脾经脐旁开4寸，肝经位于脐的最外侧。故本题选A。

68. 三焦经在上肢的循行部位是

A. 外侧前缘
B. 内侧中线
C. 外侧后缘
D. 内侧前缘
E. 外侧中线

答案：E

考点：十二经脉的分布规律（2006）

解析：太阴、阳明在前缘；厥阴、少阳在中线；少阴、太阳在后缘；阴经行于内侧，阳经行于外侧，手少阳三焦经在外侧中线。故本题选E。

69. 奇经八脉中既称血海又称经脉之海者是

A. 冲脉
B. 任脉
C. 督脉
D. 带脉
E. 维脉

答案：A

考点：冲脉的基本机能（2001，2014）

解析：冲脉上行于头、下至于足，贯穿全身，调节十二经之气血，故称为"十二经之海"，又因其起于胞中，促进生殖功能，并与月经关系密切，故称为"血海"。督脉为"阳脉之海"；任脉为"阴脉之海"。故本题选A。

70. 具有加强十二经脉相为表里两经在体表联系的是

A. 经别
B. 经筋
C. 别络
D. 皮部
E. 奇经

答案：C

考点：别络的生理机能（2013）

解析：别络，是络脉的主体，从十二经脉及任、督二脉分出，有一定的分布部位。阴经的别络走向阳经，阳经的别络走向阴经，因而别络具有加强表里两经在体表联系的作用。故本题选C。

71. 所谓"得气"，体现的经络功能是

A. 沟通联络作用
B. 运输渗灌作用
C. 感应传导作用
D. 调节平衡作用
E. 运行气血作用

答案：C

考点：经络的生理功能（2016）

解析：经络的生理机能为沟通联系作用、运输渗灌作用、感应传导作用、调节作用。感应传导，是指经络系统具有感应及传导针灸或其他刺激等各种信息的作用。如对经穴刺激引起的感应及传导，通常称为"得气"，即局部有酸、麻、胀的感觉及沿经脉走向传导，就是经络感应传导作用的体现。故本题选C。

72. 不属于六淫共同致病特点的是

A. 季节性
B. 地域性
C. 相兼性
D. 传染性
E. 外感性

答案：D

考点：六淫的共同致病特点（2015）

解析：六淫的共同致病特点：①外感性；②季节性；③地域性；④相兼性。传染性为疠气的致病特点。故本题选D。

73. 具有收引特性的邪气是

A. 风邪

B. 寒邪
C. 火邪
D. 湿邪
E. 燥邪

答案：B

考点：寒邪的性质及致病特点（2014）

解析：凡致病具有寒冷、凝结、收引特性的外邪，称为寒邪；寒性凝滞，寒性收引。故本题选B。

74. 下列哪项是火邪、燥邪、暑邪共同的致病特点

A. 耗气
B. 上炎
C. 伤津
D. 动血
E. 生风

答案：C

考点：火、燥、暑邪的性质及致病特点（2002）

解析：暑邪：其性炎热、升散，最易伤津耗气，暑多挟湿。燥邪：干涩，易伤津液，易伤肺。火邪：燔灼，炎上，耗气伤津，生风动血。故本题选C。

75. 六淫之中只有外感而无内生的邪气是

A. 风
B. 寒
C. 暑
D. 湿
E. 火

答案：C

考点：暑邪的致病特点（2001，2011）

解析：暑为夏季主气，乃火热之气所化，属外邪，无"内暑"。故本题选C。

76. 六淫邪气中，具有"阻遏气机"特点的是

A. 风
B. 暑
C. 湿
D. 寒
E. 火

答案：C

考点：湿邪的性质及致病特点（2006）

解析：湿为阴邪，易阻遏气机，损伤阳气。故本题选C。

77. 易于导致干咳少痰，或痰黏难咳，或喘息胸痛等症的邪气是

A. 风邪
B. 寒邪
C. 暑邪
D. 湿邪
E. 燥邪

答案：E

考点：燥邪的性质及致病特点（2011）

解析：燥胜则干，易于伤肺，为燥邪的基本特征。肺为五脏六腑之华盖，性喜清肃濡润而恶燥，称为娇脏。燥邪犯肺，使肺津受损，宣肃失职，从而出现干咳少痰，或痰黏难咳，或痰中带血，以及喘息胸痛等。故本题选E。

78. 六淫中具有燔灼趋上性质的邪气是

A. 风
B. 暑
C. 湿
D. 寒
E. 火

答案：E

考点：火邪的性质及致病特点（2014）

解析：凡致病具有善动不居、轻扬开泄等特性的外邪，称为风邪；凡致病具有寒冷、凝结、收引特性的外邪，称为寒邪；凡致病具有重浊、黏滞、趋下特性的外邪，称为湿邪；凡致病具有干燥、收敛等特性的外邪，称为燥邪；凡致病具有炎热升腾等特性的外邪，称为火热之邪；凡夏至之后，立秋以前，致病具有炎热、升散特性的外邪，称为暑邪。故本题选E。

79. 大怒易伤及的脏腑是

A. 肝
B. 肺
C. 脾
D. 肾
E. 心

答案：A

考点：七情内伤的致病特点（2015）

解析：肝在志为怒，过怒则伤肝。心在志为喜，过喜则伤心；脾在志为思，过度思虑则伤脾；肺在志为悲为忧，悲忧过度则伤肺；肾在志为恐，过恐则伤肾。故本题选A。

80. 七情刺激，易导致心气涣散的是

A. 喜
B. 怒
C. 悲
D. 恐

E. 惊

答案：A

考点：七情内伤的致病特点（2006）

解析：怒则气上，喜则气缓，悲则气消，恐则气下，寒则气收，惊则气乱，劳则气耗，思则气结。喜则气缓是指过度喜乐伤心，导致心气涣散不收，重者心气暴脱或神不守舍。故本题选A。

81.《素问·五藏生成》说：多食辛，则

A. 肉胝皱而唇揭

B. 筋急而爪枯

C. 骨痛而发落

D. 脉凝泣而变色

E. 皮槁而毛拔

答案：B

考点：饮食偏嗜（2000, 2003）

解析：《素问·五藏生成》说："多食咸，则脉凝泣而变色，多食苦，则皮槁而毛拔；多食辛，则筋急而爪枯；多食酸，则肉胝皱而唇揭；多食甘，则骨痛而发落，此五味之所伤也。"故本题选B。

82. 下列关于劳逸损伤与疾病发生关系的叙述，错误的是

A. 久视伤血

B. 久坐伤肉

C. 久立伤骨

D. 久思伤心

E. 久行伤筋

答案：D

考点：过度劳累（2001, 2003）

解析：《素问·宣明五气》中的"五劳所伤"为："久视伤血，久卧伤气，久坐伤肉，久立伤骨，久行伤筋。"而根据其五行的归类，思属土，久思应以脾胃虚损为主。故本题选D。

83. 以下各项，不是瘀血常见症状的是

A. 肿块

B. 胀痛

C. 出血

D. 唇甲青紫

E. 肌肤甲错

答案：B

考点：瘀血致病的症状特点（2003, 2010, 2014）

解析：瘀血患者临床可见：①疼痛，一般表现为刺痛，痛处固定不移，拒按，多夜间益甚；②肿块，固定不移，在体表局部青紫肿胀，在体内多为癥块，质硬，位置固定不移；③出血，血色紫暗或夹有血块；④紫绀，面色紫暗，口唇、爪甲青紫；⑤舌质紫暗，或有瘀点、瘀斑，或舌下静脉曲张；⑥脉涩或结代；⑦善忘；⑧渴不欲饮；⑨肌肤甲错等症状。气机失调会引起胀痛。故本题选B。

84. 外邪侵袭是否发病在于

A. 正气的强弱

B. 邪气的盛衰

C. 阴阳之气的盛衰

D. 气血的盛衰

E. 脏腑功能的盛衰

答案：A

考点：邪正相搏的胜负与发病（2015）

解析：邪气侵入机体，正气必然会与之抗争。若正气强盛，抗邪有力，则病邪难以入侵，故不发病。或虽邪气已经进入，但正气盛，能及时抑制或消除邪气的致病力，亦不发病。故本题选A。

85. 疾病后期，遗留某些后遗症的病机是

A. 正盛邪退

B. 邪去正虚

C. 邪盛正虚

D. 邪正交争

E. 正虚邪恋

答案：E

考点：邪正盛衰与疾病转归（2015）

解析：若正气大虚、余邪未尽，或邪气深伏伤正、正气无力祛除病邪，致使疾病处于缠绵难愈的病理过程，称为正虚邪恋。正虚邪恋，一般多见于疾病后期，且是多种疾病由急性转为慢性，或慢性病久治不愈，或遗留某些后遗症的主要原因之一。故本题选E。

86. 下列关于实的病机概念的叙述，错误的是

A. 外感邪盛

B. 肌肤经络闭塞

C. 气机升降失调

D. 脏腑功能亢进

E. 气血壅滞瘀结

答案：C

考点：邪正盛衰与虚实变化（2001, 2003）

解析：所谓实，主要指邪气亢盛，是以邪气盛为矛盾主要方面的一种病理反应。其中"邪气"包括了六淫病邪，以及食积、虫积、水饮、

痰浊、瘀血和情志内伤等引起脏腑、经络、气血功能失调的有害因素。故外感邪盛、肌肤经络闭塞、脏腑功能亢进、气血壅滞瘀结均属"实"的病机。气机升降失调，是指疾病在其发展过程中，由于致病因素的影响，进而导致气机运行不畅或升降出入功能失去平衡协调的病理变化，不属于"实"的病机。故本题选 C。

87. 阴偏衰以何脏为主
    A. 心
    B. 脾
    C. 肾
    D. 胃
    E. 肝
    答案：C
    考点：阴阳偏衰（2013）
    解析：阴气不足，可见于五脏六腑，如肺阴、脾阴、胃阴、心阴、肝阴和肾阴，皆可发生亏虚的病变，但一般以肾阴亏虚为主。肾阴为诸阴之本，"五脏之阴气，非此不能滋"，所以肾阴不足在阴偏衰的病机中占有极其重要的地位。故本题选 C。

88. 阳盛格阴引起的病理变化是
    A. 虚寒证
    B. 虚热证
    C. 真寒假热证
    D. 真热假寒证
    E. 阴阳两虚证
    答案：D
    考点：阴阳格拒（2014）
    解析：阳盛格阴，又称格阴，系指阳气偏盛至极，深伏于里，热盛于内，排斥阴气于外的一种病理状态，在热盛于内的基础上又表现为假寒之象，故称为真热假寒证。故本题选 D。

89. 以阴阳失调来阐释真寒假热或真热假寒，其病机是
    A. 阴阳偏盛
    B. 阴阳偏衰
    C. 阴阳格拒
    D. 阴阳互损
    E. 阴阳离决
    答案：C
    考点：阴阳格拒（2002，2009）
    解析：由于某些原因使阴和阳的一方偏盛至极，或阴阳中的一方极端虚弱，双方盛衰悬殊，胜者踞于内，将另一方格拒于外，迫使阴阳

之间不相维系。若阴盛格阳则出现真寒假热证，若阳盛格阴则出现真热假寒证。故本题选 C。

90. 恶心呕吐，呃逆嗳气频作，其病机是
    A. 痰浊上壅
    B. 肺气上逆
    C. 肝气上逆
    D. 胃气上逆
    E. 奔豚气逆
    答案：D
    考点：气的失常（2001，2003）
    解析：胃以降为顺，胃失和降，胃气上逆，而见恶心呕吐，呃逆嗳气。A 应出现咳嗽，痰多；B 表现为咳嗽；C 应为头痛、眩晕；E 应为气上冲于胸。故本题选 D。

91. "湿浊内生"的主要机理是
    A. 肺气不足，寒饮内停
    B. 胸阳不振，阴寒内盛
    C. 恣食生冷，内伤脾胃
    D. 脾肾阳虚，阴寒内盛
    E. 痰湿内阻，从阴化寒
    答案：C
    考点：湿浊内生（2015）
    解析：内湿的产生，多因过食肥甘，嗜烟好酒，恣食生冷，内伤脾胃，致使脾失健运不能为胃行其津液，或喜静少动，素体肥胖，情志抑郁，致气机不利，津液输布障碍，聚而成湿所致。因此，脾的运化失职是湿浊内生的关键。故本题选 C。

92. 下列关于火热内生机理的叙述，错误的是
    A. 气有余便是火
    B. 邪郁化火
    C. 五志过极化火
    D. 精亏血少，阴虚阳亢
    E. 外感暑热阳邪
    答案：E
    考点：火热内生（2000，2002）
    解析：温为火之渐，火为热之极。感受风、寒、湿、燥、暑之外邪或情志刺激，或气机郁阻，在一定条件下均可形成火热证候，故有"五气化火""五志化火""气有余便是火"之说。体内阴精亏少，必然导致阳热相对偏盛，而使虚火内生。暑热之邪只有外感，没有内生；外感暑热之邪，除具有一般热邪的发病特点外，还有其炎热特性，比其他季节的火邪更盛。故本题选 E。

93. 治未病包括
    A. 未病先防与既病防变
    B. 顺应自然与养性调神
    C. 避其邪气与药物预防
    D. 早期诊治与防止传变
    E. 阻截病传途径与先安未受邪之地
    答案：A
    考点：治未病的概念（2013）
    解析：治未病的内容包括未病先防和既病防变两个方面。顺应自然与养性调神、避其邪气与药物预防均为未病先防的内容；早期诊治与防止传变为既病防变的内容。故本题选 A。

94. 防止病邪侵害的措施是
    A. 避其邪气
    B. 阻截病传途径
    C. 先安未受邪之地
    D. 调摄饮食
    E. 顺应自然
    答案：A
    考点：未病先防（2014）
    解析：防止病邪侵害包括避其邪气和药物预防两方面。顺应自然、调摄饮食为养生以增强正气方面的内容。阻截病传途径、先安未受邪之地为防止传变方面的内容。故本题选 A。

95. 阳偏盛而导致的实热证，其治疗方法为
    A. 阴病治阳
    B. 热因热用
    C. 热者寒之
    D. 寒者热之
    E. 阳中求阴
    答案：C
    考点：正治（2014）
    解析："阳盛则热"的实热证，据阴阳对立制约原理，宜用寒凉药物以泻其偏盛之阳热，此即"热者寒之"之意。故本题选 C。

96. 热因热用适用于
    A. 实热证
    B. 虚热证
    C. 真热假寒证
    D. 真寒假热证
    E. 寒热错杂证
    答案：D
    考点：反治（2014）
    解析：热因热用，即以热治热，是指用热性药物来治疗具有假热征象的病证。它适用于阳盛格阴的真寒假热证。故本题选 D。

97. 扶正祛邪同时并用的原则是
    A. 先扶正后祛邪
    B. 扶正祛邪并重
    C. 以扶正为主，兼顾祛邪
    D. 扶正不留邪，祛邪不伤正
    E. 先祛邪后扶正
    答案：B
    考点：扶正与祛邪（2010）
    解析：A 适用于正虚邪实的虚实错杂证而正气虚衰不耐攻的情况。B 扶正与祛邪并重适用于正虚邪实，但二者均不甚重的病证。C 的表达是以扶正为主，兼顾祛邪，一主一次，并未并用。D 说的是总的治疗原则。E 适用于邪盛为主，正气尚能耐受攻伐者。故本题选 B。

98. 根据"诸寒之而热者取之阴"的法则，治宜
    A. 热者寒之
    B. 寒者热之
    C. 壮水制火
    D. 益火消阴
    E. 损其有余
    答案：C
    考点：调整阴阳（2010）
    解析："诸寒之而热者取之阴"意即用苦寒药治疗热证，而热不退，反见增重，这不是阳偏盛的热证，而是肾阴（真阴）不足的虚热，故治疗应滋阴补肾。壮水为滋阴补肾，制火为治疗热证。即"壮水之主，以制阳光"。热者寒之，热者寒之，皆出《素问·至真要大论》。属逆病性而用治的正治法。益火消阴，用具有温补阳气作用的方药，使阳气旺而能消散阴寒，治疗因阳虚而阴寒偏盛的证候的治法。损其有余即"实则泻之"，适用于阴阳偏盛的实性病变。与 A、B 意义相同。故本题选 C。

99. 补阳时适当配伍补阴药的方法是
    A. 阴中求阳
    B. 阳中求阴
    C. 阴病治阳
    D. 阳病治阴
    E. 阴阳双补
    答案：A
    考点：调整阴阳（2014）
    解析：《张介宾·景岳全书》说："善补阳者，必于阴中求阳，则阳得阴助而生化无穷。"根据阴阳互补的原理，补阳时适当佐以补阴药谓

之阴中求阳。故本题选A。

【B1型题】

(100~101题共用备选答案)
  A. 肝病及心
  B. 肝病及肾
  C. 肝病及肺
  D. 肝病及脾
  E. 脾病及心

100. 属五行相乘传变的是
  答案：D

101. 属五行相侮传变的是
  答案：C

考点：五行相乘与相侮（2006）

解析：相乘即相克太过，超过正常制约程度，属病理变化范畴。如肝气过亢，肺金不能制约肝木，则太过之木便去抑制土，使土更虚而发生肝气犯胃的病证。相侮即反克，又称反侮。侮，恃强凌弱之意。相侮属病理变化范畴。正常情况下，金可克木，若金气不足，或木气偏亢，木就反而抑制金，出现肺金虚损而肝木亢盛的病证。故100题选D，101题选C。

(102~103题共用备选答案)
  A. 母病及子
  B. 子病及母
  C. 相乘传变
  D. 相侮传变
  E. 母子同病

102. 脾病及肾，体现的关系是
  答案：C

103. 土壅木郁，体现的关系是
  答案：D

考点：五行相乘相侮与母子相及（2006）

解析：脾属土，肾属水，肝属木。土克水，脾病及肾为相乘传变；木克土，土病及木为相侮传变。故102题选C，103题选D。

(104~105题共用备选答案)
  A. 泻南补北
  B. 扶土抑木
  C. 滋水涵木
  D. 培土生金
  E. 佐金平木

104. 心肾不交的治法是
  答案：A

105. 肝阳上亢的治法是
  答案：C

考点：五行学说在疾病治疗方面的运用（2000）

解析：泻南补北是泻心火与补肾水相结合的一种方法。因心属火，火属南方；肾属水，水属北方，故得名。适用于肾阴不足，心火偏旺，水火不济，心肾不交之证。扶土抑木是疏肝与健脾相结合治疗肝旺脾虚的一种治法。适用于木旺乘土或土虚木乘之证。滋水涵木是滋肾阴以养肝阴的方法。适用于肾阴亏损而肝阴不足，甚或肝阳上亢之证。培土生金是通过健脾补气以补益肺气的方法。主要用于肺气虚弱之证。佐金平木是指肺属金，肝属木，金能克木，因此肺能制肝。适用于肺无力制肝而肝旺者。故104题选A，105题选C。

(106~107题共用备选答案)
  A. 心
  B. 肺
  C. 脾
  D. 肝
  E. 肾

106. 与血液运行关系最密切的脏是
  答案：A

107. 对津液代谢起主宰作用的脏是
  答案：E

考点：心、肺的生理机能（2006）

解析：心主血脉，指心气推动和调控血液在脉道中运行，流注全身，发挥营养和滋润作用。肾主水。肾气及肾阴肾阳通过对各脏腑之气及其阴阳的资助和调控，主司和调节着机体津液代谢的各个环节。故106题选A，107题选E。

(108~109题共用备选答案)
  A. 肾
  B. 脾
  C. 胃
  D. 肝
  E. 肺

108. "阴阳之根本"是指
  答案：A

109. "贮痰之器"是指
  答案：E

考点：五脏的生理特点（2005）

解析：肾中所藏之精包含肾阴和肾阳，其有两个来源，一是来源于父母的生殖之精，即"先天之精"；二是来源于人出生之后，机体从饮食物摄取的营养成分和脏腑代谢所化生的精微物质，即"后天之精"。"先天之精"和"后天之精"相互补充，才能使肾阴、肾阳生化无穷。痰饮易停滞之所为肺，所以说肺为贮痰之器。故108题选A，109题选E。

(110~111题共用备选答案)
A. 心、肺
B. 心、肝
C. 肺、脾
D. 肺、肝
E. 肺、肾

110. 与气的生成关系最密切的是
答案：C

111. 与呼吸运动关系最密切的是
答案：E

考点：肺与脾、肺与肾的关系（2000，2003，2004）

解析：肺主气，指肺为五脏中与气关系最密切的内脏，亦指肺对全身气机的调节作用。肺主呼吸，是指肺是气体交换的场所，通过肺的呼吸作用，不断吸进清气，排出浊气，吐故纳新，实现机体与外界环境的气体交换。脾为气血化生之源，指脾将饮食水谷精微传输布散，把水谷精气上输于肺，再由肺通过经脉布散全身，以营养五脏六腑和全身，维持正常的生命活动。肾主纳气，指肾有帮助肺保持吸气的深度，防止呼吸浅表的作用。故110题选C，111题选E。

(112~113题共用备选答案)
A. 心、脾
B. 肝、肺
C. 脾、肾
D. 心、肾
E. 肝、肾

112. "乙癸同源"的"乙癸"所指的脏是
答案：E

113. "水火既济"的"水火"所指的脏是
答案：D

考点：肝与肾、心与肾的关系（2006）

解析：肝肾同源又称乙癸同源，是指：①肝藏血，肾藏精，精血同生，故肝阴和肾阴相互滋养，肝肾相生；②肝和肾均内藏相火，相火源于命门；③肝和肾虚实密切相关，相互制约，治疗上多兼顾二脏。古人认为，人体之肾纳象为水，水宜上升；而心纳火象，火应下降，此乃水火既济。故112题选E，113题选D。

(114~115题共用备选答案)
A. 喜
B. 怒
C. 悲
D. 思
E. 恐

114. 脾在志为
答案：D

115. 肝在志为
答案：B

考点：五脏与五志的关系（2015）

解析：心在志为喜；肝在志为怒；肺在志为悲（忧）；脾在志为思；肾在志为恐。故114题选D，115题选B。

(116~117题共用备选答案)
A. 津
B. 液
C. 受纳水谷
D. 贮存尿液
E. 运化

116. 小肠主
答案：B

117. 胃主
答案：C

考点：胃、小肠的生理机能（2014）

解析：小肠的主要生理机能是主受盛化物和泌别清浊。小肠在吸收水谷精微的同时，还吸收了大量的水液，与水谷精微融合为液态物质，由脾气转输到全身脏腑形体官窍。其中较清稀者上输于肺，经肺气的宣发肃降作用，布散于全身皮毛肌腠和内在脏腑，并将脏腑代谢后产生的浊液下输肾或膀胱，以成尿液生成之源。由于小肠参与了人体的水液代谢，故有"小肠主液"之说。胃的主要生理机能是主受纳和腐熟水谷。主受纳水谷，是指胃气具有接受和容纳饮食水谷的作用。故116题选B，117题选C。

(118～119题共用备选答案)
　　A. 元气
　　B. 宗气
　　C. 营气
　　D. 卫气
　　E. 中气
118. 贯心脉而行气血的气是
　　答案：B
119. 推动生长发育的气是
　　答案：A
　　考点：人体之气的分类（2013）
　　解析：元气的生理功能主要有两个方面：一是推动和调节人体的生长发育和生殖机能；二是推动和调控各脏腑、经络、形体、官窍的生理活动。宗气的生理功能主要有行呼吸、行血气和资先天三个方面。宗气贯注于心脉之中，促进心脏推动血液运行。故118题选B，119题选A。

(120～121题共用备选答案)
　　A. 气能生血
　　B. 气能摄血
　　C. 气能行血
　　D. 血能载气
　　E. 血能生气
120. 治疗血虚，常配伍补气药，其根据是
　　答案：A
121. 气随血脱的生理基础是
　　答案：D
　　考点：气与血的关系（2006）
　　解析：气能生血，气能行血，气能摄血，气为血帅。治疗血虚，常配伍补气药，是由于气能生血。气随血脱的生理基础是血能载气。故120题选A，121题选D。

(122～123题共用备选答案)
　　A. 督脉
　　B. 任脉
　　C. 冲脉
　　D. 带脉
　　E. 维脉
122. 与女子妊娠关系密切，主胞胎的是
　　答案：B
123. 与妇女月经关系密切的是
　　答案：C
　　考点：任脉、冲脉的基本机能（2010）

解析：督脉主司生殖，为"阳脉之海"。任脉为"阴脉之海"，"任主胞胎"。冲脉能调整十二经气血，故有"十二经之海""五脏六腑之海"和"血海"之称。妇女月经与冲脉功能联系密切。带脉有固护胎儿和主司妇女带下的作用。阳维脉联络各阳经，与阴维脉共同起溢蓄气血的作用。故122题选B，123题选C。

(124～125题共用备选答案)
　　A. 阴跷脉、阳跷脉
　　B. 阴维脉、阳维脉
　　C. 督脉、任脉
　　D. 冲脉、任脉
　　E. 阴跷脉、阴维脉
124. 患者，女。因流产而失血过多，导致月经不调，久不怀孕。其病在
　　答案：D
125. 患者久病，眼睑开合失司，下肢运动不利。其病在
　　答案：A
　　考点：冲脉、任脉、跷脉的基本机能（2000）
　　解析：阴阳跷脉主肢节运动，司眼睑开合；阴阳维脉具有维系、联络全身阳经或阴经的作用；督脉具有调节阳经气血的作用，反映脑、髓和肾的功能；任脉具有调节阴经气血的作用，"任主胞胎"；冲脉具有调节十二经气血的作用，"冲为血海"。故124题选D，125题选A。

(126～127题共用备选答案)
　　A. 风
　　B. 寒
　　C. 暑
　　D. 燥
　　E. 火
126. 六淫邪气中，最易伤肺的是
　　答案：D
127. 具有明显季节性的邪气是
　　答案：C
　　考点：燥邪、暑邪的性质及致病特点（2006）
　　解析：风为百病之长，其性轻扬开泄，易袭阳位，善行数变，主动。寒为阴邪，易伤阳气，凝滞收引。暑为阳邪，其性炎热，升散，易扰心神，易伤津耗气，多夹湿。湿为阴邪，易伤阳

气，重浊黏滞，其性趋下，易袭阴位。燥性干涩，易伤肺津。火热为阳邪，其性燔灼趋上，易扰心神，易伤津耗气，易生风动血，易致疮痈。故126题选D，127题选C。

(128~129题共用备选答案)
　　A. 风
　　B. 寒
　　C. 湿
　　D. 燥
　　E. 火

<u>128. 易致肿疡的邪气是</u>
　　答案：E

<u>129. 易阻遏气机的邪气是</u>
　　答案：C
　　考点：火邪、湿邪的性质及致病特点（2010）
　　解析：参见126、127题。故128题选E，129题选C。

(130~131题共用备选答案)
　　A. 气上
　　B. 气下
　　C. 气结
　　D. 气消
　　E. 气乱

<u>130. 过度思虑可导致的是</u>
　　答案：C

<u>131. 过度恐惧可导致的是</u>
　　答案：B
　　考点：七情内伤的致病特点（2006）
　　解析：怒则气上，喜则气缓，悲则气消，恐则气下，寒则气收，惊则气乱，劳则气耗，思则气结。故130题选C，131题选B。

(132~133题共用备选答案)
　　A. 实热
　　B. 实寒
　　C. 虚热
　　D. 虚寒
　　E. 真寒假热

<u>132. 阴偏衰所形成的病理变化是</u>
　　答案：C

<u>133. 阴偏胜所形成的病理变化是</u>
　　答案：B

考点：阴阳失调（2006）
解析：阴偏衰则阳盛，阳盛则热；实是相对邪气而言，虚是相对脏腑而言，外感引起的发热，为实热，内伤引起的发热为虚热，故阴偏衰引起的病理变化为实热；阴盛则寒，邪气盛为实寒。故132题选C，133题选B。

(134~135题共用备选答案)
　　A. 邪气偏盛
　　B. 正气不足
　　C. 邪盛正衰
　　D. 正胜邪衰
　　E. 正虚邪恋

<u>134. 疾病发生的内在根据是</u>
　　答案：B

<u>135. 疾病发生的重要条件是</u>
　　答案：A
　　考点：正气不足是疾病发生的内在因素、邪气是发病的重要条件（2014）
　　解析：正气不足是疾病发生的内在因素，正气具有抵御病邪侵袭，及时驱除病邪而防止发病的作用。邪气是发病的重要条件，疾病是邪气作用于人体而引起邪正相搏的结果，没有邪气的侵袭，机体一般不会发病。故134题选B，135题选A。

(136~137题共用备选答案)
　　A. 体质因素
　　B. 精神刺激
　　C. 工作环境
　　D. 气候因素
　　E. 精神状态

<u>136. "恬淡虚无，真气从之，精神内守，病安从来。"指出与防病关系密切的因素是</u>
　　答案：E

<u>137. "肉不坚，腠理疏，则善病风。"指出与发病关系密切的因素是</u>
　　答案：A
　　考点：精神状态与发病、体质与发病（2010）
　　解析："恬淡虚无……病安从来。"讲的是精神调节方面的要点。可理解为：身心平静，不会得病。B是干扰项，精神刺激是致病因素。此句话讲的是精神状态与发病的关系。"肉为墙"，意即肌肉起着屏障作用。肌肉既可保护内在脏器，缓冲外力的损伤，又可抗拒外邪的侵袭。"肉"为身体的组成部分。此句话讲的是体质与发病的关系。故136题选E，137题选A。

(138~139题共用备选答案)
  A. 风气内动
  B. 寒从中生
  C. 湿浊内生
  D. 津伤化燥
  E. 火热内生

138. 久病累及脾肾，以致脾肾阳虚，温煦气化失司，可以形成
  答案：B

139. 邪热炽盛，煎灼津液，伤及营血，燔灼肝经，可以形成
  答案：A
  考点：寒从中生、风气内动（2003）
  解析：内寒，指因阳气虚弱，脏腑功能衰退而引起的水液运化障碍、浊阴潴留的病证。脾主运化水湿，肾主水液调节，肾阳为人身阳气之本，故本证多与脾肾阳虚有关。热极生风，多见

于热性病的极期，由于火热亢盛化风，邪热煎灼津液，伤及营血，燔灼肝经，筋脉失其柔顺之性。故138题选B，139题选A。

(140~141题共用备选答案)
  A. 热因热用
  B. 寒因寒用
  C. 通因通用
  D. 塞因塞用
  E. 寒者热之

140. 适用于脾虚腹胀的治则治法是
  答案：D

141. 适用于真热假寒的治则治法是
  答案：B
  考点：正治与反治（2005）
  解析：塞因塞用即以补开塞。脾虚腹胀是因脾气虚衰无力运化所致、当采用健脾益气的方剂治疗，使其恢复运化及气机升降，则症自减。寒因寒用是指用寒性药物治疗具有假寒征象的病证。真热假寒，证见寒象，但实质为热，故用寒药治之。故140题选D，141题选B。

中医诊断学

【A1 型题】

1. 病人目无光彩，眼球呆滞，呼吸微弱，属于
   A. 失神
   B. 得神
   C. 少神
   D. 神乱
   E. 假神
   答案：A
   考点：失神（2015）
   解析：失神的临床表现：目无光彩，眼球呆滞；精神萎靡或神志昏迷，思维混乱，反应迟钝，表情淡漠；面色晦暗，形体羸瘦、动作艰难等。得神的临床表现：目光明亮，目珠灵活；神志清楚，思维有序，反应灵敏，表情丰富；面色荣润；形体丰满，姿态自如等。少神的临床表现：两目乏神，目珠运动迟慢；神志清楚，但精神不振，思维迟钝；面色少华；肌肉松软、动作迟缓等。神乱的临床表现：主要包括神志不宁、癫、狂、痫。假神的临床表现：由失神时的目光晦暗，瞳神呆滞，突然变为目光明亮，但浮光外露；由神志昏迷或精神萎靡，突然变为神志清楚，精神躁动；由面色晦暗，突然变为颧赤如妆。故本题选 A。

2. 下列各项，属于失神表现的是
   A. 颧赤如妆
   B. 呼吸微弱
   C. 壮热面赤
   D. 目珠灵活
   E. 撮空理线
   答案：E
   考点：失神（2013）
   解析：精亏神衰之失神的表现：精神萎靡，意识模糊，反应迟钝，面色无华，晦暗暴露，目无光彩，眼球呆滞，呼吸微弱，或喘促无力，肉削著骨，动作艰难等。邪盛神乱之失神的表现：神昏谵语，躁扰不宁，循衣摸床，撮空理线；或猝然昏倒，双手握固，牙关紧闭等。故本题选 E。

3. 病人目光乏神，面色淡白少华，少气懒言，食欲减退属于
   A. 神乱
   B. 假神
   C. 失神
   D. 少神
   E. 得神
   答案：D
   考点：少神（2014）
   解析：参见第1题。故本题选 D。

4. 下列除哪项外，均提示病情严重，预后不良
   A. 目暗睛迷
   B. 舌苔骤剥
   C. 脉微欲绝
   D. 抽搐吐沫
   E. 昏迷烦躁
   答案：D
   考点：失神、神乱（2002，2009）
   解析：目暗睛迷、脉微欲绝是失神的表现，提示脏腑精气亏虚已极，正气大伤，功能活动衰竭。多见于慢性久病重病之人，预后不良。舌苔骤剥是胃的气阴不足，正气衰败的表现。抽搐吐沫是神乱的表现，多由于脏气失调，肝风挟痰上逆，蒙蔽清窍所致，属痫病。昏迷烦躁是邪盛神乱之失神的表现，提示气血功能障碍，气血津液失调，多见于急性病人，亦属病重。故本题选 D。

5. 假神的病机是
   A. 气血不足，精神亏损
   B. 机体阴阳严重失调
   C. 脏腑虚衰，功能低下
   D. 精气衰竭，虚阳外越
   E. 阴盛于内，格阳于外

答案：D

考点：假神（2001）

解析：久病、重病之人，精气本已极度衰竭，而突然出现某些神气暂时"好转"的虚假表现，是为假神。假神的出现，是因为脏腑精气极度衰竭，正气将脱，阴不敛阳，虚阳外越，阴阳即将离决所致，常是危重病人临终前的征兆。故本题选D。

6. 下列各项，不属面色青主病的是
   A. 寒证
   B. 惊风
   C. 湿证
   D. 气滞
   E. 血瘀

答案：C

考点：五色主病（2006）

解析：面色青主寒证、疼痛、气滞、血瘀、惊风等，多由寒凝气滞，或痛则不通，或瘀血内阻，或筋脉拘急，使面部脉络血行受阻所致。湿证多见面色黄。故本题选C。

7. 面色黑而干焦，多见于
   A. 肾阳亏虚
   B. 肾阴亏虚
   C. 瘀血内阻
   D. 水饮内停
   E. 心阳虚衰

答案：B

考点：五色主病（2013）

解析：面黑淡暗，伴腰膝酸冷者，属肾阳虚。面黑干焦，伴头晕耳鸣者，属肾阴虚。眼眶周围色黑者，多属肾虚水饮或寒湿带下。面色黧黑伴肌肤甲错者，多为瘀血久停所致。故本题选B。

8. 按《素问·刺热》面部分候法，候脾的部位是
   A. 额部
   B. 鼻部
   C. 左颊
   D. 右颊
   E. 颏部

答案：B

考点：面部色诊（2016）

解析：《素问·刺热》划分法：左颊候肝，右颊候肺，额候心，鼻候脾，颏候肾。故本题选B。

9. 目的脏腑分属中，白睛所属的是
   A. 心
   B. 肺
   C. 肝
   D. 肾
   E. 脾

答案：B

考点：目的脏腑分属（2016）

解析：《灵枢·大惑论》将目的不同部位分属于不同脏腑，后世医家据此发展为中医特有的"五轮学说"。即瞳仁属肾，称为水轮；黑睛属肝，称为风轮；两眦及血络属心，称为血轮；白睛属肺，称为气轮；眼胞属脾，称为肉轮。故本题选B。

10. 脾肾两亏的目态是
    A. 戴眼反折
    B. 目睛微定
    C. 昏睡露睛
    D. 双睑下垂
    E. 横目斜视

答案：D

考点：望目态（2000）

解析：双睑下垂多为先天不足，脾肾亏虚。故本题选D。

11. 咽喉溃烂处上覆白腐，形如白膜者，称为
    A. 乳蛾
    B. 喉痈
    C. 发颐
    D. 咽喉成脓
    E. 伪膜

答案：E

考点：望咽喉形态（2016）

解析：咽部溃烂处表面所覆盖的层黄白或灰白色膜，称为伪膜。若伪膜色灰白，坚韧不易拭去，重剥出血，旋即复生者，称为白喉。咽部一侧或两侧喉核红肿疼痛、形如乳头，或有黄白色脓点，称为乳蛾。咽喉部红肿高突，疼痛剧烈，吞咽困难，身发寒热者，为喉痈。咽喉红肿高突，色深红，周围红晕紧束，发热不退者，多已成脓，称为咽喉成脓。故本题选E。

12. 下列四肢动态异常中，因寒邪凝滞所致的临床表现是
    A. 四肢痿废
    B. 四肢抽搐
    C. 手足拘急

D. 手足颤动
E. 手足蠕动

答案：C

考点：望四肢（2016）

解析：手足拘急多因寒邪凝滞或气血亏虚，筋脉失养所致。四肢痿废常因精津亏虚或湿热浸淫，筋脉失养所致。四肢抽搐多因肝风内动，筋脉拘急所致。手足颤动多由血虚筋脉失养或饮酒过度所致，亦或为动风先兆。手足蠕动多由阴液亏虚，筋脉失养，虚风内动所致。故本题选C。

13. 小腿部皮肤突然鲜红成片，色如涂丹，边缘清楚，灼热肿胀者，称为
    A. 抱头火丹
    B. 麻疹
    C. 流火
    D. 瘾疹
    E. 赤游丹

答案：C

考点：望皮肤色泽的内容及其临床意义（2016）

解析：皮肤发赤，色如涂丹，边缘清楚，灼热肿胀者，称为丹毒。发于头而者，称为抱头火丹；发于小腿者，称为流火；发于全身，游走不定者，称为赤游丹。故本题选C。

14. 疹的主要特点是
    A. 色深红或青紫
    B. 平铺于皮肤
    C. 抚之碍手
    D. 压之不褪色
    E. 点大成片

答案：C

考点：望斑疹（2006）

解析：凡色红、点小如粟或如花瓣，高出皮肤，抚之碍手，压之褪色者为疹。色深红或青紫，点大成片者为斑。故本题选C。

15. 肝胆郁热的呕吐物为
    A. 黄绿色
    B. 暗红色
    C. 紫暗
    D. 白稠
    E. 黄稠

答案：A

考点：望呕吐物（2013）

解析：呕吐清水，多为寒呕，是因胃阳不足，腐熟无力，或寒邪犯胃，损伤胃阳，导致水饮内停，胃失和降。吐出物中夹有消化不全的食物残渣，多属伤食，因暴饮暴食，损伤脾胃，而致胃气上逆。呕吐黄绿色苦水，多属肝胆郁热，以致胃失和降。呕吐清水痰涎，胃脘有振水声者，为痰饮，因痰饮内停于胃脘，胃气不降所致。吐血鲜红或紫暗有块，夹有食物残渣者，属胃有积热，或肝火犯胃，或胃脘瘀血，因热伤胃络，络破血溢所致，出血量多，立即吐出，则血色鲜红；出血量少，蓄积后吐出则血色紫暗。故本题选A。

16. 食滞胃脘呕吐的特点是
    A. 喷射状呕吐
    B. 饮后即吐出
    C. 朝食而暮吐
    D. 呕吐物酸腐
    E. 吐黏稠之黄水

答案：D

考点：望呕吐物（2016）

解析：厌食伴脘腹胀满、嗳气酸腐，甚或呕吐酸馊食物者，为食滞胃脘；喷射状呕吐为热扰神明；饮后即吐出为妊娠恶阻；朝食而暮吐为胃寒呕吐；吐黏稠之黄水多属实热证。故本题选D。

17. 长期抗生素后舌苔的变化是
    A. 灰黑苔
    B. 黑腻苔
    C. 燥腻苔
    D. 花剥苔
    E. 糙苔

答案：B

考点：舌诊注意事项（2013，2015）

解析：饮食和某些药物可以使舌象发生变化。如进食后，由于口腔咀嚼的摩擦、自洁作用使舌苔由厚变薄；多喝水可使舌苔由燥润润；过冷、过热或刺激性的食物可使舌色发生变化；刚进辛热食物，舌色偏红；多吃糖果、甜腻食品、服用大量镇静剂后，可使舌苔厚腻；长期服用某些抗生素，可产生黑腻苔或霉腐苔。故本题选B。

18. 舌淡白胖嫩，苔白滑者，常提示的是
    A. 阴虚夹湿
    B. 脾胃湿热
    C. 气分有湿
    D. 阳虚水停

E. 瘀血内阻

答案：D

考点：舌色变化（2006）

解析：舌淡多为气血两虚、阳虚，舌胖嫩提示虚证，苔白滑提示有水湿。阴虚者舌质为红色，有热者舌质为绛红或红，有瘀血者舌多见紫暗色。故本题选D。

19. 舌红绛而光者，属

A. 阴虚
B. 气虚
C. 血虚
D. 气阴两虚
E. 水涸火炎

答案：A

考点：舌色变化（2002，2004）

解析：舌红绛而无苔，多属久病阴虚火旺。故本题选A。

20. 阴寒内盛，血行瘀滞的舌象表现是

A. 舌淡红润泽
B. 舌红绛少苔
C. 舌绛紫而干
D. 舌淡白光莹
E. 舌青紫湿润

答案：E

考点：舌色变化（2016）

解析：舌色淡紫或青紫湿润，多因阴寒内盛，血脉瘀滞所致。舌淡红润泽为气血调和的征象，常见于正常人。舌红绛少苔提示阴虚阳亢，多由热病后期阴液受损，或久病阴虚火旺，属虚热证。舌绛紫而干多属热盛伤津。舌淡白光莹多属阳虚水停。故本题选E。

21. 气血两虚证的舌象是

A. 舌体淡瘦
B. 舌淡齿痕
C. 舌尖芒刺
D. 舌暗瘀点
E. 舌红裂纹

答案：A

考点：舌形变化（2000，2001）

解析：当气血两虚时，气血不能濡养舌体，舌体失于濡养后出现瘦的表现。且因气血虚少，舌色呈现淡白。故本题选A。

22. 舌体小，有裂纹，舌鲜红少苔，其临床意义是

A. 虚热证

B. 湿热证
C. 热极津伤
D. 风热表证
E. 寒邪入里化热

答案：A

考点：舌形变化（2016）

解析：裂纹舌多由舌体失养，舌面乳头萎缩或组织皲裂所致。舌色淡白而裂者，是血虚之候。多为血不上荣于舌所致。舌红绛而裂，则由热盛伤津，或阴虚火旺，阴津耗损，舌失濡养所致。全舌绛色，或有横直裂纹而短小者，表明阴虚液涸。舌色淡白胖嫩，边有齿痕，又兼见裂纹多为脾虚湿浸，因脾失健运，湿邪内蕴，浸淫舌体，舌失气血濡养所致。舌体小，舌鲜红而少苔，或有裂纹，或光红无苔，属虚热证。故本题选A。

23. 高热导致的舌象是

A. 淡嫩舌
B. 草莓舌
C. 齿痕舌
D. 胖大舌
E. 瘦薄舌

答案：B

考点：舌形变化（2013）

解析：淡嫩舌多见于虚证，气血不足或阳气亏虚所致；草莓舌，见于猩红热初期或长期发烧的病人；齿痕舌主脾虚、水湿内盛；胖大舌多主水湿内停；瘦薄舌主气血不足、阴虚火旺。故本题选B。

24. 下列各项，属颤动舌临床意义的是

A. 湿热蕴脾
B. 肝阳化风
C. 气虚血瘀
D. 气滞血瘀
E. 阳气虚弱

答案：B

考点：舌态变化（2016）

解析：舌颤动是动风的表现之一。凡气血虚衰，阴液亏损，舌失濡养而无力平稳伸展舌体；或热极动风，肝阳化风等都可以导致舌颤动。故本题选B。

25. 久病重病，突然语声嘶哑的临床意义是

A. 脏气将绝
B. 风热袭肺
C. 阴虚火旺

D. 肺气不足
E. 咽喉失润

答案：A

考点：音哑与失音（2014）

解析：新病音哑或失音者，多因外感风寒或风热袭肺，或痰湿壅肺，以致肺气不宣，清肃失司，邪闭清窍。常伴发热、恶寒、咽喉肿痛等症，多属实证，古人喻为"金实不鸣"。久病、重病导致音哑或失音，多因肺肾精气虚衰，失于濡养所致，多属虚证，即所谓"金破不鸣"。暴怒叫喊或持续性高声宣讲，耗气伤阴，咽喉失润，亦可导致音哑或失音。声音嘶哑伴有低热、舌红少苔、咽干口燥者，多为阴虚火旺。当情绪发生变化也可突然发生失音，喉部检查无异常，多见于脏躁症。若出现持续性声音嘶哑，并逐渐加重，而咽喉无不适者，应及时检查咽喉有无肿瘤。妇女妊娠末期出现音哑或失音者，称为妊娠失音，古称"子喑"，系因胎儿渐长，压迫肾之络脉，使肾精不能上荣于咽喉听致，分娩后即愈，一般不必治疗。故本题选A。

26. 外感风寒或风热之邪，或痰湿壅肺，肺失宣肃，导致的音哑或失音，称为

　　A. 子喑
　　B. 金破不鸣
　　C. 金实不鸣
　　D. 少气
　　E. 短气

答案：C

考点：音哑与失音（2006）

解析：外感风寒或风热之邪，或痰湿壅肺，肺失宣肃，导致的音哑或失音，称为"金实不鸣"。久病音哑或失音者，常因各种原因导致阴虚火旺，肺肾精气内伤所致，即所谓"金破不鸣"。妊娠后出现音哑或失音者称为子喑。故本题选C。

27. 独语、错语的共同病因是

　　A. 风痰阻络
　　B. 热扰心神
　　C. 心气大伤
　　D. 心气不足
　　E. 痰火扰心

答案：D

考点：独语、错语（2000，2002）

解析：独语指自言自语，喃喃不休，见人语止，首尾不续的症状。多因心气虚弱，神气不足，或气郁痰阻，蒙蔽心神所致，属阴证。错语是指病人意识清楚而语言错乱，语后自知言错的症状。证有虚实之分，虚证多因心气虚弱，神气不足所致；实证多因痰湿、瘀血、气滞阻碍心窍所致。故二者的共同病因是心气虚弱，神气不足。故本题选D。

28. 下列哪一项不属于十问歌

　　A. 问饮食
　　B. 问胸腹
　　C. 问睡眠
　　D. 问寒热
　　E. 问头身

答案：C

考点：十问歌（2013）

解析：十问歌："一问寒热二问汗，三问头身四问便，五问饮食六胸腹，七聋八渴俱当辨，九问旧病十问因，再兼服药参机变，妇女尤必问经期，迟速闭崩皆可见，再添片语告儿科，天花麻疹全占验。"故本题选C。

29. 下列各项，属阳明潮热发热特点的是

　　A. 低热，食后发作
　　B. 夏季长期低热
　　C. 热势较低，午后或夜间发生
　　D. 身热不扬，午后热甚
　　E. 热势较高，日晡为甚

答案：E

考点：但热不寒（2016）

解析：阳明潮热发热特点是热势较高，日晡为甚；低热，食后发作为气虚发热；夏季长期低热热势较低为小儿夏季热；午后或夜间发生为阴虚潮热；身热不扬，午后热甚为湿温潮热。故本题选E。

30. 外感热病中，正邪相争，提示病变发展转折点的是

　　A. 战汗
　　B. 自汗
　　C. 盗汗
　　D. 冷汗
　　E. 热汗

答案：A

考点：特殊汗出（2000，2001，2011，2015）

解析：战汗指病人先恶寒战栗而后汗出的症状。因邪盛正衰，邪伏不去，一旦正气来复，正邪剧争所致。常见于温病或伤寒正邪剧烈斗争的阶段，是病变发展的转折点。若汗出热退，脉静

身凉,提示邪去正安,疾病好转;若汗出身热不退,烦躁不安,脉来急疾,提示邪盛正衰,病情恶化。故本题选 A。

31. 有形实邪闭阻气机所致的疼痛,其疼痛性质是
   A. 胀痛
   B. 灼痛
   C. 冷痛
   D. 绞痛
   E. 隐痛
   答案:D
   考点:疼痛的性质(2006,2016)
   解析:胀痛为气滞作痛的特点。灼痛为火邪窜络,或阴虚火旺,组织被灼所致。冷痛因寒邪阻滞经络所致。绞痛多因有形实邪闭阻气机,或寒邪凝滞气机所致。隐痛多由精血亏虚,或阳气不足,阴寒内盛,机体失却充养、温煦而致。故本题选 D。

32. 情志郁结不疏所致胸痛的特点是
   A. 胸背彻痛
   B. 胸痛喘促
   C. 胸痛咯血
   D. 胸痛走窜
   E. 胸部刺痛
   答案:D
   考点:问胸痛(2001,2002)
   解析:胸背彻痛多因实邪阻滞心脉所致;胸痛喘促多因热邪壅肺,肺络不利所致;胸痛咯血多因痰热阻肺,热壅血瘀所致;胸部刺痛多瘀血所致,胸胁脘腹疼痛而走窜不定,称之窜痛,多因气滞所致,情志郁结常可导致气滞。故本题选 D。

33. 右少腹作痛拒按,或出现反跳痛的临床意义是
   A. 水鼓
   B. 气鼓
   C. 虚积
   D. 肠痈
   E. 虫积
   答案:D
   考点:问腹痛(2016)
   解析:大腹隐痛,喜温喜按,食少便溏者,为脾胃虚寒;小腹胀满疼痛,小便频急灼热而涩痛者,为膀胱湿热;小腹刺痛,随月经周期而发者,多瘀阻胞宫;小腹疼痛,痛而欲泻,泻后痛

减者,为肠道气滞;少腹冷痛拘急,牵引外阴收缩痛者,为寒凝肝脉;右少腹作痛拒按,或出现反跳痛为肠痈(麦氏点压痛)。故本题选 D。

34. 痰湿内阻所致头晕的特征,是伴有
   A. 胀痛
   B. 刺痛
   C. 眼花
   D. 耳鸣
   E. 昏沉
   答案:E
   考点:问头晕(2000,2002,2005)
   解析:痰湿内阻,上蒙轻窍,清阳不升,故感觉头部昏沉。故本题选 E。

35. 下列哪项不会出现口渴多饮
   A. 热盛伤津
   B. 汗出过多
   C. 剧烈呕吐
   D. 泻下过度
   E. 湿热内阻
   答案:E
   考点:口渴与饮水(2000)
   解析:临床中,由于津液亏虚出现口渴多饮。热盛伤津、汗出过多、剧烈呕吐和泻下过度都可以从不同途径导致津液亏虚;而湿热内阻是有湿和热内阻与人体之中,并非津液的亏虚,故不出现口渴多饮。故本题选 E。

36. 下列各项,可见口干但欲漱水不欲咽症状的是
   A. 湿热
   B. 阴虚
   C. 痰饮
   D. 瘀血
   E. 温病营分证
   答案:D
   考点:口渴与饮水(2006)
   解析:口干但欲漱水不欲咽提示内有瘀血。因瘀血内阻,气不化津,津不上承,故口干欲漱水;但水本不亏,乃气化不行,故又不欲咽。湿热、痰饮为患,都可见口渴喜饮但饮水不多。温病营分证多见渴喜冷饮。故本题选 D。

37. 口渴不多饮,兼见身热不扬,头身困重,胸闷纳呆,舌苔黄腻,其临床意义是
   A. 湿热内蕴
   B. 饮停胃肠
   C. 瘀血内阻

D. 热入营分
E. 阴虚火旺
答案：A
考点：口渴与饮水（2014）
解析：渴不多饮，兼身热不扬、头身困重、苔黄腻者，属湿热证，由于湿热内蕴，津失布散所致；渴喜热饮，饮水不多，多为痰饮内停，津不上承所致；口干但欲漱水而不欲咽，兼舌紫暗或有瘀斑者，多属瘀血内停，气化不利所致；口渴饮水不多也可见于温病营分证，多因邪热入营，蒸腾营阴上承所致。故本题选A。

38. 消谷善饥的临床意义是
A. 脾胃虚弱
B. 湿热蕴脾
C. 肝胆湿热
D. 胃阴不足
E. 胃火炽盛
答案：E
考点：食欲与食量（2016）
解析：消谷善饥多因胃火炽盛，腐熟太过所致；食欲减退其病机有虚实之分，虚者多因脾胃虚弱，纳运失职，实者多因饮食积滞，或湿邪内阻，脾胃升降失职所致；厌食多因食滞或湿邪困阻脾胃所致；饥不欲食为胃阴虚。故本题选E。

39. 饥不欲食可见于
A. 胃火亢盛
B. 胃强脾弱
C. 脾胃湿热
D. 胃阴不足
E. 肝胃蕴热
答案：D
考点：食欲与食量（2001，2003，2014）
解析：胃阴不足，胃中虚热扰动，消食较快，则有饥饿感，而胃阴失滋，纳化迟滞，则饥不欲食。故本题选D。

40. 病人口淡乏味，常提示的是
A. 痰热内盛
B. 湿热蕴脾
C. 肝胃郁热
D. 脾胃虚弱
E. 食滞胃脘
答案：D
考点：口味（2006，2011）
解析：脾胃阳气亏虚，运化腐熟功能不振，故口淡乏味。故本题选D。

41. 口中黏腻不爽，其临床意义是
A. 胃火炽盛
B. 湿热蕴脾
C. 胆火上炎
D. 心火上炎
E. 脾胃气虚
答案：B
考点：口味（2016）
解析：口中黏腻不爽，伴舌苔厚腻，多由湿浊困阻中焦所致；口黏腻而苦，多属肝胆湿热；口黏腻而甜，多为脾胃湿热。口淡多见于脾胃虚弱；口苦多见于心火、肝胆火旺，胆气上逆证；口酸多见于肝胃郁热，或食滞胃脘；口甜多见于脾胃湿热或脾虚之证；口咸多与肾病或寒水上泛有关；口涩多为燥热伤津，或脏腑热盛所致。故本题选B。

42. 肝胃蕴热的口味是
A. 口中泛酸
B. 口中酸馊
C. 口甜黏腻
D. 口中味苦
E. 口中味咸
答案：A
考点：口味（2000，2009，2013）
解析：酸味入肝，肝郁化热犯胃，胃失和降，则泛吐酸水，是为肝胃郁热证。B和A很相似，但它常见于脾胃湿热证。其余选项均不正确。故本题选A。

43. 下列各项，不属于排便感异常的是
A. 肛门灼热
B. 排便不爽
C. 里急后重
D. 肛门重坠
E. 完谷不化
答案：E
考点：大便异常（2013）
解析：排便感异常有：肛门灼热、排便不爽、里急后重、肛门重坠、大便失禁。完谷不化为便质异常。故本题选E。

44. 月经先期的临床意义是
A. 血海空虚
B. 阴寒凝滞
C. 瘀血阻滞
D. 肝郁化热
E. 阳气盛衰

答案：D

考点：经期异常（2016）

解析：月经先期多因气虚不固，或阳盛血热、肝郁血热、阴虚火旺，以致热扰冲任，血海不宁，或瘀阻胞络，络伤血瘀等所致；月经后期多因营血亏损、阳气虚衰、血源不足，使血海空虚，不能按时蓄溢，或气滞、寒凝血瘀，冲任受阻所致；月经先后不定期多因肝气郁滞，或脾肾虚损，使冲任气血失调、血海蓄溢失常所致。故本题选 D。

45. 切脉时三指沿寸口脉长轴循行，诊察脉之长短，比较寸关尺三部脉象特点的方法是

A. 循法
B. 寻法
C. 总按
D. 举法
E. 按法

答案：A

考点：医生指法（2016）

解析：循是指切脉时三指沿寸口脉长轴循行，诊察脉之长短，比较寸关尺三部脉象的特点。医生手指用力适中，按至肌肉以体察脉象的方法称为"中取"。故本题选 A。故本题选 A。

46. 切脉时指力从轻到重，左右推寻的是

A. 举法
B. 按法
C. 寻法
D. 推法
E. 循法

答案：C

考点：医生指法（2015）

解析：参见45题。故本题选 C。

47. 具有短、滑、数三种脉象的特点的是

A. 涩脉
B. 动脉
C. 弦脉
D. 滑脉
E. 数脉

答案：B

考点：常见脉象（2015）

解析：动脉：脉形如豆，厥厥动摇，滑数有力；涩脉：脉细而缓，往来艰涩不畅，如轻刀刮竹；弦脉：端直以长、如按琴弦；滑脉：往来流利，如盘走珠，应指圆滑；数脉：脉来急促，一息五六至。故本题选 B。

48. 阳极阴竭可见的脉象是

A. 濡脉
B. 弱脉
C. 缓脉
D. 数脉
E. 疾脉

答案：E

考点：常见脉象（2015）

解析：濡脉主诸虚，又主湿；弱脉主气血俱虚，阳虚；缓脉主湿病，脾胃虚弱；数脉主热证，有力为实热，无力为虚热，亦可见于虚阳外浮之时；疾脉主阳极阴竭，元气将脱。故本题选 E。

49. 滑脉、动脉相似的特点是

A. 脉形如豆
B. 来去俱盛
C. 来盛去衰
D. 往来流利
E. 脉率均快

答案：D

考点：常见脉象（2014）

解析：滑脉往来流利，如盘走珠，应指圆滑；动脉脉形如豆，厥厥动摇，滑数有力。两脉均见往来流利。故本题选 D。

50. 结脉与代脉的主要区别在于

A. 节律不同
B. 至数不同
C. 脉力不同
D. 脉位不同
E. 流利度不同

答案：A

考点：常见脉象（2016）

解析：脉来缓而时一止，止无定数为结脉，主阴盛气结，寒痰血瘀，亦主气血虚衰；脉来一止，止有定数，良久方来为代脉，主脏气衰微，亦主风证，痛证，七情惊恐，跌打损伤。故本题选 A。

51. 在脉象上濡脉与弱脉的主要区别是

A. 节律
B. 至数
C. 脉力
D. 脉位
E. 流利度

答案：D

考点：常见脉象（2006，2012，2015）

解析：濡脉浮而细软，应指少力，如絮浮水，轻手相得，重按不显，又称软脉。弱脉极软而沉细，切脉时沉取方得，细而无力。两者均无力，而一浮一沉，可见主要区别在脉位。故本题选D。

52. 沉弦脉多见于
   A. 素体多痰湿而又感受外邪者
   B. 表热证
   C. 太阳中风证
   D. 肝郁气滞或水饮内停
   E. 肝胆湿热
   答案：D
   考点：相兼脉的主病（2013）
   解析：沉弦脉主肝郁气滞或水饮内停；沉涩脉主血瘀，尤常见于阳虚而寒凝血瘀者；沉迟脉主里寒证，常见于脾肾阳虚、阴寒凝滞的病证；沉缓脉主脾虚而水湿停留。故本题选D。

53. 主阳虚而寒凝血瘀的脉象是
   A. 沉迟脉
   B. 沉弦脉
   C. 沉涩脉
   D. 弦紧脉
   E. 沉缓脉
   答案：C
   考点：相兼脉的主病（2016）
   解析：沉涩脉主血瘀，尤常见于阳虚而寒凝血瘀者；沉迟脉主里寒证，常见于脾肾阳虚、阴寒凝滞的病证；沉弦脉主肝郁气滞或水饮内停；沉缓脉主脾虚而水湿停留；弦紧脉主寒证、痛证，常见于寒凝肝脉，或肝郁气滞等所致疼痛等。故本题选C。

54. 下列对表证与里证鉴别的叙述，最恰当的是
   A. 表证为新病，里证多为久病
   B. 表证病较轻浅，里证病较深重
   C. 表证寒热并见，里证寒热单见
   D. 表证起病较急，里证起病较缓
   E. 表证多为外感，里证皆属内伤
   答案：B
   考点：表证与里证（2016）
   解析：表证又有表寒证、表热证、表虚证之分，表证主要见于外感疾病初期阶段，由于表证病位浅，正气未伤，病情轻，一般1~2周就可能痊愈，但若外邪太重或治疗不当等，外邪则可进一步内传，形成半表半里证或里证。里证多见于外感病的中、后期阶段或内伤疾病之中，里证其起病可急可缓，与表证相比一般病情较重、病程较长，除表证和半表半里后，基本可诊断为里证。故本题选B。

55. 下列各项，一般不属寒证的症状是
   A. 面色㿠白，大便稀溏
   B. 口淡不渴，小便清长
   C. 大便秘结，口臭咽干
   D. 苔白而润，舌淡胖大
   E. 脉象沉紧
   答案：C
   考点：寒证（2016）
   解析：寒证的临床表现：恶寒，畏寒，肢凉，冷痛，喜暖，口淡不渴，肢冷蜷卧，痰、涎、涕清稀，小便清长，大便稀溏，面色㿠白，舌淡苔白而润，脉紧或迟等。故本题选C。

56. 下列关于实证和虚证的鉴别，错误的是
   A. 实证疼痛拒按，虚证疼痛喜按
   B. 实证多发热，虚证多恶寒
   C. 实证声高气粗，虚证声低息微
   D. 实证舌质老，虚证舌质嫩
   E. 实证脉有力，虚证脉无力
   答案：B
   考点：虚证与实证（2016）
   解析：虚证常见的症状有神疲乏力，面色少华，畏寒肢冷，声低息微，懒言，自汗或盗汗，消瘦，颧红，舌质娇嫩，脉虚无力等。实证常见的症状有发热烦躁，神昏谵语，痰涎壅盛，胸闷气粗，腹胀满痛拒按，大便秘结，暴泻，里急后重，小便淋漓涩痛，舌质苍老，苔厚腻，脉实有力等。故本题选B。

57. 临床病证的虚实，主要取决于
   A. 正气的强弱
   B. 正邪的消长
   C. 阴阳的盛衰
   D. 气血的盛衰
   E. 气机的失调
   答案：B
   考点：虚证与实证（2010）
   解析：八纲为表里、寒热、虚实、阴阳。根据病情资料，运用八纲进行分析综合，从而辨别疾病现阶段病变部位的浅深（表里）、病情性质的寒热（寒热）、邪正斗争的盛衰（虚实）和病证类别的阴阳（阴阳），以作为辨证纲领的方法，称为八纲辨证。故本题选B。

58. 阳虚证最主要的表现是

A. 舌质淡白苔薄白
B. 口不渴或少饮
C. 面色白而无华
D. 脉沉细无力
E. 经常畏寒肢凉
答案：E
考点：阳虚证（2000，2016）
解析：由于阳气亏虚，机体失却温煦，不能抵御阴寒之气，而寒从内生，于是出现畏冷肢凉等一派病性属虚、属寒的症候。故本题选E。

59. 下列哪一项不是表寒证的临床表现
A. 恶寒发热
B. 头身疼痛
C. 鼻塞流清涕
D. 无汗
E. 舌苔薄黄
答案：E
考点：证候相兼（2011）
解析：表寒证见恶寒重，发热轻，无汗，苔薄白润，脉浮紧，因外感寒邪卫阳受损所致。表热证见发热，微恶风寒或有汗，舌边尖红赤，脉数，因外感热邪卫气被郁所致。舌苔薄黄为表热证表现。故本题选E。

60. 患者身热恶热，汗多口渴，疲乏无力，舌红苔白，脉虚数的临床意义是
A. 风淫证
B. 火淫证
C. 寒淫证
D. 暑淫证
E. 燥淫证
答案：D
考点：暑淫证（2013）
解析：暑淫证的临床表现：发热恶热，汗出，口渴喜饮，心烦，气短神疲，肢体困倦，小便短黄，舌红，苔白或黄，脉虚数，或发热，卒然昏倒，汗出不止，口渴，气急，甚或昏迷、抽搐，舌绛干燥，脉细数。故本题选D。

61. 下列各项，不属血瘀临床表现的是
A. 出血紫暗
B. 固定刺痛
C. 面色黧黑
D. 胸胁胀痛
E. 脉象细涩
答案：D
考点：血瘀证（2016）

解析：血瘀证的临床表现：疼痛如针刺、痛有定处、拒按，常在夜间加重。肿块在体表者，常呈青紫色；在体内者，坚硬而按之不移的包块。出血反复不止，色呈紫暗色，血中多夹有瘀块，或大便色黑如柏油状，妇女崩漏。面色黧黑，唇甲青紫，皮下瘀斑，肌肤甲错，或皮肤丝状红缕，或腹壁青筋怒张，妇女闭经，舌质紫暗，或有瘀点、瘀斑，舌下络脉曲张，脉细涩或结代，或无脉。胸胁胀痛为气滞证的表现。故本题选D。

62. 下列各项，不是血虚证临床表现的是
A. 经少经闭
B. 头晕眼花
C. 心烦失眠
D. 面色淡白
E. 肢体麻木
答案：C
考点：血虚证（2006）
解析：血虚者血少不能上濡头目，故见头晕眼花、面色淡白；血虚不养心神，故见心悸多梦；血少不能濡养经脉肌肤，故可见手足麻木、皮肤干涩；血虚则血海空虚，冲任失充，故见经量少或经闭。心烦失眠为心神被扰之象。故本题选C。

63. 脘腹痞胀，泛吐清水，肠鸣水声辘辘，舌苔白滑，脉弦，其证候是
A. 痰证
B. 饮证
C. 湿证
D. 阴水
E. 阳水
答案：B
考点：饮证（2016）
解析：饮证的临床表现：胸腹痞满，沥沥有声，泛吐清水；咳嗽气喘，痰多清稀，喉中有哮鸣声，胸闷心悸，甚或咳逆倚息不得平卧；或胸胁饱满，支撑胀痛，随呼吸、咳嗽、转身而疼痛加剧；小便不利，四肢浮肿、沉重酸痛。头晕目眩，苔白滑，脉弦或滑。故本题选B。

64. 下列各项，属于心阴虚证和心血虚证共有症状的是
A. 心悸心烦
B. 失眠多梦
C. 口燥咽干
D. 面色淡白

E. 潮热盗汗

答案：B

考点：心血虚、心阴虚证（2016）

解析：心血虚的临床表现：心悸怔忡，失眠多梦，健忘，眩晕，面色淡白或萎黄，唇舌色淡，脉细。心阴虚证的临床表现：心悸怔忡，心烦，失眠多梦，五心烦热，潮热，盗汗，颧红，舌红少苔，脉细数。故本题选B。

65. 心烦失眠，面赤口渴，尿黄便结，或口舌生疮，赤烂疼痛，舌红苔黄，脉数的临床意义是

　　A. 心火亢盛证
　　B. 热闭心神证
　　C. 心火迫血妄行证
　　D. 心火下移证
　　E. 热扰心神证

答案：A

考点：心火亢盛证（2016）

解析：心主神明，火热内炽，扰乱心神，则心烦失眠，甚或狂躁，神昏谵语；火邪伤津，故口渴，尿黄，便结；心之华在面，开窍于舌，火热循经上炎，则面赤，口舌生疮，腐烂疼痛；热伤血络，迫血妄行，则见吐血、衄血；心热下移小肠，故小便赤、涩、灼、痛；舌尖红绛，脉数有力，为火热内盛之象。故本题选A。

66. 寒滞胃肠证、食滞胃肠证、胃肠气滞证的共同症状是

　　A. 胃脘冷痛剧烈
　　B. 脘腹胀痛走窜
　　C. 胃脘疼痛痞胀
　　D. 胃脘隐痛痞胀
　　E. 胃脘疼痛喜按

答案：C

考点：寒滞胃肠证、食滞胃肠证、胃肠气滞证（2016）

解析：寒滞胃肠证的临床表现：胃脘冷痛，甚则剧痛，得温痛减，遇寒加剧，恶心呕吐，吐后痛缓，或呃逆嗳气，口淡不渴或口泛清水，形寒肢冷，舌淡苔白滑，脉沉紧或弦。食滞胃肠证的临床表现：脘腹胀满疼痛，拒按，嗳腐吞酸，或呕吐酸腐食物，吐后觉舒，纳呆厌食；或肠鸣矢气，便溏不爽或便秘，舌苔厚腻，脉滑。胃肠气滞证的临床表现：胃脘腹部胀满疼痛，走窜不定，痛而欲吐或泻，泻而不爽，嗳气，肠鸣矢气，得嗳气、矢气后痛胀缓解，或无肠鸣矢气则胀痛加剧，大便秘结，苔厚，脉弦。故本题选C。

67. 大肠液亏证的主症是

　　A. 口干咽燥
　　B. 口臭头晕
　　C. 便干难以排出
　　D. 舌红苔白干
　　E. 脉象细涩

答案：C

考点：肠燥津亏证（2002，2011）

解析：大肠液亏证又称肠燥津亏证，指津液亏损，肠失濡润，传导失职，以大肠燥结，排便困难及津亏症状为主要表现的证候。故本题选C。

68. 大便中夹有不消化的食物，酸腐臭秽，其常见病因是

　　A. 肝脾不调
　　B. 寒湿内盛
　　C. 大肠湿热
　　D. 脾胃虚弱
　　E. 食滞胃肠

答案：E

考点：食滞胃肠证（2006）

解析：A见肠鸣矢气，便溏不爽，或腹痛欲便，泻后痛减，或大便溏结不调。B、D均可见口淡不渴。C见下痢脓血，里急后重，或暴泻，或泻而不爽。E见完谷不化。故本题选E。

69. 下列肝胆病中，哪项不见眩晕症

　　A. 肝血虚
　　B. 肝阴虚
　　C. 胆郁痰扰
　　D. 肝阳上亢
　　E. 肝气郁结

答案：E

考点：肝气郁滞证（2000，2002）

解析：肝血虚，血不能上荣于头面，故出现眩晕；肝阴虚，不能上滋头目，也会出现眩晕；胆郁痰扰，痰湿上蒙头面，故出现眩晕；肝阳上亢，升发太过，血随气逆，亢扰于上，故见眩晕。肝气郁结不会出现眩晕。故本题选E。

70. 对辨证肝阳上亢最有意义的表现是

　　A. 疲劳乏力
　　B. 眩晕耳鸣
　　C. 腰酸膝软
　　D. 口苦咽干
　　E. 失眠多梦

答案：B

考点：肝阳上亢证（2012）

解析：肝阳上亢证为肝阳亢扰于上，肝肾阴亏于下，以眩晕耳鸣、头目胀痛、面红、烦躁、腰膝酸软等为主要表现。由此可知答案应从B、C中选择。其病机属上实下虚，虚实夹杂，以眩晕、头目胀痛、头重脚轻等上亢症状为主，且见腰膝酸软、耳鸣等下虚症状。C只是下虚，B则为上实下虚同见。故本题选B。

71. 对诊断肾阳虚证最有意义的临床表现是
 A. 小便频数，滑精早泄
 B. 大便稀薄，完谷不化
 C. 下肢水肿，凹陷不起
 D. 畏寒肢冷，精神萎靡
 E. 腰膝冷痛，精冷不育

答案：E

考点：肾阳虚证（2016）

解析：肾阳虚证的临床表现：腰膝酸软冷痛，畏寒肢冷，下肢尤甚，面色㿠白或黧黑，神疲乏力；或见性欲冷淡，男子阳痿、滑精、早泄，女子宫寒不孕，白带清晰量多；或大便稀溏，或五更泄泻，尿频清长，夜尿多；舌淡苔白，脉沉细迟无力，尺部尤甚。故本题选E。

72. 以胸胁胃脘胀痛，急躁易怒，嗳气吞酸，不思饮食，舌淡红，脉弦为特征的证候是
 A. 肝胃不和证
 B. 胃肠气滞证
 C. 脾气虚证
 D. 肝郁气滞证
 E. 肝脾不调证

答案：A

考点：肝胃不和证（2016）

解析：肝胃不和证的临床表现：胃脘、胁肋胀痛或窜痛，嗳气呃逆，吞酸嘈杂，食少纳减，情志抑郁，善太息，急躁易怒，舌红苔薄黄，脉弦或弦数。故本题选A。

73. 下列除哪项外，均为阳明腑实证的临床表现
 A. 脉沉迟而实
 B. 日晡潮热
 C. 身热不扬
 D. 腹胀拒按
 E. 大便秘结

答案：C

考点：阳明病实证（2002，2004）

解析：阳明腑实证是邪热内盛，与肠中糟粕相搏，燥屎内结，以潮热汗出、腹满痛、便秘、脉沉实等为主要表现的证候。证候分析：阳明经气旺于日晡，故日晡潮热；邪热与糟粕结于肠中，腑气不通，故腹胀满、拒按、大便秘结；邪热亢盛，有形之邪阻滞，脉道壅滞，故脉沉而有力。身热不扬是阴虚发热的表现。故本题选C。

74. 阳明经证与腑证的鉴别要点是
 A. 有无发热
 B. 有无汗出
 C. 有无神志改变
 D. 有无燥屎内结
 E. 有无舌苔黄燥

答案：D

考点：阳明病热证、实证（2006）

解析：阳明经证是指邪热亢盛，充斥阳明经，弥漫全身，而肠中无燥屎内结。阳明腑证指邪热内盛阳明之里，与肠中糟粕相结，燥屎内结所表现的证候。故两者之间的鉴别要点为有无燥屎内结。故本题选D。

75. 下列各项，称为"合病"的是
 A. 伤寒病初起不从阳经传入，直接邪入于三阴者
 B. 伤寒病按六经的顺序相传者
 C. 伤寒病不经过传变，两经或三经同时出现病证者
 D. 伤寒病按隔一经或两经以上相传者
 E. 伤寒病一经病证未罢，又见他经病证者

答案：C

考点：合病（2016）

解析：两经或三经的病证同时出现者，称为合病；传经是指病邪从外侵入，逐渐向里深入，由一经病证转变为另一经病证；一经病证未罢，又出现另一经病证，称为并病，并病的两经病证合并出现，但有先后之别；凡伤寒病初起，病邪不从阳经传入，而直接侵袭三阴经而发病者，称为直中。故本题选C。

76. 下列各项，不属气分证临床表现的是
 A. 心烦懊恼
 B. 便秘尿赤
 C. 胁痛口苦
 D. 谵语狂乱
 E. 身热夜甚

答案：E

考点：气分证（2006）

解析：气分证为里实热证候，临床可见发

热，反恶热，口渴，心烦，尿赤，便秘，或时有谵语、狂乱，舌红苔黄，脉数有力。身热夜甚为热入营分的表现。故本题选 E。

77. 上焦传中焦，中焦传下焦属于三焦病证传变的
   A. 逆传
   B. 顺传
   C. 循经传
   D. 表里传
   E. 越经传
   答案：B
   考点：顺传（2013）
   解析：三焦病证的传变，一般多由上焦手太阴肺卫开始，传入中焦，进而传入下焦，此为"顺传"，标志着病情由浅入深，由轻到重的病理进程。若病邪从肺卫而传入心包者，称为"逆传"，说明邪热炽盛，病情重笃。故本题选 B。

【B1 型题】

(78～79 题共用备选答案)
   A. 瞳仁
   B. 黑睛
   C. 白睛
   D. 两眦血络
   E. 眼睑

78. 五轮学说中被称为风轮的是
   答案：B
79. 五轮学说中被称为气轮的是
   答案：C
   考点：望目（2013）
   解析：《灵枢·大惑论》将目的不同部位分属于不同脏腑，后世医家据此发展为中医特有的"五轮学说"。即瞳仁属肾，称为水轮；黑睛属肝，称为风轮；两眦及血络属心，称为血轮；白睛属肺，称为气轮；眼胞属脾，称为肉轮。故 78 题选 B，79 题选 C。

(80～81 题共用备选答案)
   A. 显于风关
   B. 达于气关
   C. 达于命关
   D. 透关射甲
   E. 未超风关

80. 邪入脏腑，病情severer者，指纹的表现是

答案：C

81. 病情凶险者，指纹的表现是
   答案：D
   考点：小儿指纹病理变化（2006）
   解析：指纹显于风关是邪气入络，邪浅病轻之象。指纹达到气关，其色较深为邪气入经，邪深病重。指纹达于命关，为邪入脏腑之象。指纹透关射甲则病情凶险，预后不良。正常指纹不超出风关。故 80 题选 C，81 题选 D。

(82～83 题共用备选答案)
   A. 指纹淡白
   B. 指纹色青
   C. 指纹鲜红
   D. 指纹紫红
   E. 指纹紫黑

82. 外感风寒常见到的小儿指纹是
   答案：C
83. 疳积常见到的小儿指纹是
   答案：A
   考点：小儿指纹病理变化（2016）
   解析：络脉颜色的变化多反映病邪的性质。若络脉鲜红，多属外感表证。络脉紫红，多属于里热证。络脉色青，主疼痛、惊风。络脉紫黑，为血络郁闭，病属重危。络脉色淡，多见于脾虚、疳积等虚弱患儿。一般来说，指纹色深暗滞者多属实证，是邪气有余；色淡不泽多属虚证，是正气不足。故 82 题选 C，83 题选 A。

(84～85 题共用备选答案)
   A. 伸舌时舌体歪向一侧
   B. 舌体紧缩，不能伸长
   C. 舌体震颤抖动，不能自主
   D. 舌伸出口外，不即回缩或立即收回
   E. 舌体软弱，无力伸缩，痿废不用

84. 颤动舌的舌象特征是
   答案：C
85. 吐弄舌的舌象特征是
   答案：D
   考点：舌态变化（2013）
   解析：伸舌时舌体歪向一侧称歪斜舌；舌体紧缩，不能伸长称为短缩舌；舌体不自主地颤动，动摇不宁者，称颤动舌；舌伸出口外，不即回缩者，称为吐舌，伸即回缩，或反复舐口唇四周，掉动不宁者，均称弄舌；舌体软弱，无力

伸缩，痿废不用称为痿软舌。故84题选C，85题选D。

(86~87题共用备选答案)
A. 痿软舌
B. 强硬舌
C. 吐弄舌
D. 短缩舌
E. 胖嫩舌

86. 热盛伤津动风，多见
答案：D

87. 心脾有热，多见
答案：C

考点：舌态变化（2010）

解析：痿软舌多见于伤阴或气血俱虚。强硬舌多见于热入心包或高热伤津或风痰阻络。吐弄舌属心脾有热。短缩舌为病情危重，可由寒凝筋脉气血俱虚或热盛伤津所致。胖嫩舌多属水湿内停痰湿上泛。故86题选D，87题选C。

(88~89题共用备选答案)
A. 舌苔的润燥
B. 舌苔的腐腻
C. 舌苔的颜色
D. 舌苔的偏全
E. 舌苔的薄厚

88. 判断邪气在表在里，主要观察的是
答案：E

89. 判断津液盈亏，主要观察的是
答案：A

考点：苔质变化（2016）

解析：舌苔的润燥主要反映体内津液盈亏和输布情况；舌苔的腐腻主要反映阳气与湿浊的消长；舌苔的颜色需要同苔质、舌色、舌的形态变化结合起来，具体分析；舌苔的偏全：舌苔偏于某一局部，常提示舌所分候的脏腑有邪气停；舌苔的薄厚主要反映邪正的盛衰和病位的浅深。故88题选E，89题选A。

(90~91题共用备选答案)
A. 燥邪犯肺
B. 痰湿阻肺
C. 热邪犯肺
D. 肺气虚损
E. 肺阴不足

90. 咳嗽，咳声不扬，痰少而黏，不易咳出，其临床意义是
答案：A

91. 咳嗽，咳有痰声，痰多色白易咳，其临床意义是
答案：B

考点：咳嗽（2016）

解析：咳声清脆，干咳无痰或痰少而黏，多属燥热，多因燥邪犯肺或阴虚肺燥所致；咳声重浊紧闷，痰多易咳，多属实证，是寒痰湿浊停聚于肺，肺气不宣所致；咳声不扬，痰稠色黄，不易咳出，多属热证，多因热邪犯肺，灼伤肺津所致；咳声低微，咳嗽无力，气短而喘，多属虚证，多因久病肺气虚损，失于宣降所致。故90题选A，91题选B。

(92~93题共用备选答案)
A. 夜间咳甚
B. 咳声不扬
C. 咳声低微
D. 咳声重浊
E. 天亮咳甚

92. 肾水亏之咳嗽，多表现为
答案：A

93. 脾虚之咳嗽，多表现为
答案：E

考点：咳嗽（2003）

解析：咳声不扬多属热，为热邪犯肺，肺津被灼之故。咳声低微多属虚证，为久病伤肺，肺失宣降之故。咳声重浊多属实，为实邪停聚于肺，肺失宣降之故。夜间咳甚为肾水亏的表现。天亮咳甚为脾虚的表现。故92题选A，93题选E。

(94~95题共用备选答案)
A. 气虚阳虚
B. 邪正俱衰
C. 邪正俱盛
D. 邪去正复
E. 邪盛正衰

94. 战汗后身热不退，烦躁不安，脉来急疾的临床意义是
答案：E

95. 战汗后汗出热退，脉静身凉的临床意义是
答案：D

考点：特殊汗出（2016）

解析：战汗：指患者先见恶寒战栗而后汗出者。多见于外感热病中，提示邪正相争剧烈。战汗是病情变化的转折点，应注意观察战汗后的病情变化。若汗出热退，脉静身凉，是邪去正复之佳兆；若汗出而身热不减，烦躁不安，脉来疾急，是邪盛正衰之危候。故 94 题选 E，95 题选 D。

(96 ~ 97 题共用备选答案)
 A. 阳明热盛
 B. 中风
 C. 心脾两虚
 D. 上焦热盛
 E. 阳虚

96. 手足汗出可见于
 答案：A
97. 半身汗出可见于
 答案：B
 考点：局部汗出（2013）
 解析：手足汗出指手足心汗出过多者。常见原因有以下三种：①中焦湿热郁蒸所致者，常兼头身困重、身热不扬、苔黄腻等；②阳明热盛所致者，常兼身热、烦渴饮冷、尿赤便秘、脉洪数等；③阴虚内热所致者，常兼见咽干口燥、五心烦热、脉细数等。半身汗出指患者身体的一半出汗，另一半无汗。无汗的半身是病变的部位所在。多因风痰或瘀痰等邪气阻滞经络，营卫不得周流，半身肌肤缺乏气血充养所致，半身无汗多见于中风、痿证及截瘫等。故 96 题选 A，97 题选 B。

(98 ~ 99 题共用备选答案)
 A. 寒证或实热证
 B. 邪闭
 C. 阴寒内盛
 D. 气虚
 E. 虚热证

98. 迟脉见于
 答案：A
99. 数脉见于
 答案：E
 考点：常见脉象（2014）
 解析：迟脉多主寒证，也可见于邪热结聚的里实热证。数脉主热证，有力为实热，无力为虚

热，亦可见于虚阳外浮之时。故 98 题选 A，99 题选 E。

(100 ~ 101 题共用备选答案)
 A. 濡脉
 B. 缓脉
 C. 紧脉
 D. 芤脉
 E. 涩脉

100. 大失血，伤阴的脉象是
 答案：D
101. 可见于正常人的脉象是
 答案：B
 考点：常见脉象（2016）
 解析：濡脉主诸虚，又主湿；缓脉主湿病，脾胃虚弱，生理性缓脉见于正常人，表现为脉来从容不迫，应指均匀，和缓有力，是神气充沛的正常脉象；紧脉主寒证，痛证，宿食；芤脉主失血，伤阴；涩脉主伤精、血少、气滞、血瘀，夹痰、夹食。故 100 题选 D，101 题选 B。

(102 ~ 103 题共用备选答案)
 A. 脉来一止，止有定数，良久方还
 B. 往来流利，应指圆滑，如盘走珠
 C. 脉形如豆，滑数有力，厥厥动摇，关部尤显
 D. 形细而行迟，往来艰涩不畅，脉势不匀
 E. 脉来数而时有一止，止无定数

102. 促脉的脉象特点是
 答案：E
103. 动脉的脉象特点是
 答案：C
 考点：常见脉象（2013）
 解析：促脉脉来数而时有一止，止无定数；主阳盛实热，气血、痰饮、宿食停滞，亦主脏气虚弱，阴血衰少。动脉脉形如豆，厥厥动摇，滑数有力，关部尤为明显，且动摇不定；主痛、惊。故 102 题选 E，103 题选 C。

(104 ~ 105 题共用备选答案)
 A. 滑
 B. 促
 C. 弦
 D. 涩
 E. 数

104. 胸痹心痛患者，脉象多见
    答案：C
105. 心烦不寐患者，脉象多见
    答案：E
    考点：常见脉象（2002）
    解析：弦脉主疼痛，故在胸痹心痛中会出现弦脉。数脉主热证，心烦不寐患者多为阳热或虚热导致。故104题选C，105题选E。

（106～107题共用备选答案）
    A. 表寒证
    B. 真寒假热证
    C. 虚寒证
    D. 实寒证
    E. 亡阳证

106. 脘腹冷痛拒按，大便秘结，多见于
    答案：D
107. 脘腹冷痛喜按，大便溏软，多见于
    答案：C
    考点：寒证（2010）
    解析：脘腹冷痛为寒象，题干中无热象表现，故答案在C、D中选择，其中实证疼痛特点为拒按，虚证疼痛特点为喜按。故106题选D，107题选C。

（108～109题共用备选答案）
    A. 疫毒痢初期，高热烦渴，舌红脉数，急骤出现四肢厥冷，面色苍白
    B. 咳嗽吐痰、息粗而喘、苔腻脉滑，久之气短而喘、声低懒言
    C. 初为关节冷痛、重着，病久见患处红肿灼痛
    D. 自觉发热、欲脱衣揭被，下肢厥冷，面色浮红如妆
    E. 神识昏沉，四肢厥冷、胸腹灼热，口鼻气灼，舌红苔黄

108. 热证转寒的临床表现是
    答案：A
109. 真寒假热的临床表现是
    答案：D
    考点：证候转化、证候真假（2016）
    解析：热证转寒是指原为热证，后出现寒证，而热证随之消失的病变。疫毒痢初期，高热烦渴，舌红脉数，急骤出现四肢厥冷，面色苍白，原为热证后出现寒证。真寒假热证其表现既有四肢厥冷，下利清谷，小便清长，舌淡苔白等一派真寒之象，又有面赤，身热，口渴，脉大的热象。但面虽赤，仅颧红如妆，时隐时现，与热证之满而通红不同；身虽热而反欲盖衣被，或自感燥热而胸腹必无灼热，下肢必厥冷；口虽渴但不欲饮或不多饮或喜热饮，与热证之渴喜冷饮不同；脉虽浮大但按之必无力，与热证之脉洪大有力不同。由此可以判定其面赤、身热、口渴、脉大均为假热。故108题选A，109题选D。

（110～111题共用备选答案）
    A. 真寒假热
    B. 真热假寒
    C. 真实假虚
    D. 真虚假实
    E. 不虚不实

110. 热结肠胃，痰食壅积，以致经脉阻滞，气血不能畅达，致倦怠懒言，身体羸瘦，脉象沉细。此为
    答案：C
111. 脏腑虚衰，气血不足，运化无力，致腹部胀满，呼吸喘促，二便闭涩等。此为
    答案：D
    考点：证候真假（2010）
    解析：当病情发展到寒极或热极的时候，有时会出现一些与其寒热本质相反的"假象"症状或体征，即所谓真热假寒、真寒假热。辨别寒热证候的真假，应以表现于内部、中心的症状为准、为真，肢末、外部的症状可能为假象，故胸腹的冷热是辨别寒热真假的关键。虚证与实证，都有真假疑似的情况。所谓"至虚有盛候""大实有羸状"，就是指证候的虚实真假。虚实真假的辨别，关键在于脉象的有力无力、有神无神，其中尤以沉取之象为真谛；其次是舌质的嫩胖与苍老，言语呼吸的高亢粗壮与低怯微弱；病人体质状况、病之新久、治疗经过等，也是辨析的依据。故110题选C，111题选D。

（112～113题共用备选答案）
    A. 风淫证
    B. 寒淫证
    C. 暑淫证
    D. 湿淫证
    E. 火淫证

112. 恶寒重，或伴发热，无汗，头身疼痛，鼻

塞流清涕,其证候是
答案:B

113. 突发皮肤瘙痒、丘疹,其证候是
答案:A
考点:风淫证、寒淫证(2016)
解析:寒淫证的临床表现:恶寒重,或伴发热,无汗,头身疼痛,鼻塞流清涕,脉浮紧,或咳喘痰鸣、咳痰稀白;或脘腹冷痛,呕吐清稀,肠鸣泄泻;或局部冷痛拘急;或四肢厥冷,面色苍白口淡不渴,或渴喜热饮,小便清长,舌苔白润,脉紧或迟而有力。风淫证的临床表现:恶风,微发热,汗出,头痛,喷嚏,鼻塞流涕,咽喉痒痛,舌苔薄白,脉浮缓,或突发皮肤瘙痒、风团时隐时现;或突发口眼㖞斜,肌肤麻木不仁;或肌肉强直、痉挛,肢体抽搐,角弓反张;或肢体关节游走性疼痛;新起颜面、眼睑、周身浮肿等。故112题选B,113题选A。

(114~115题共用备选答案)
A. 风淫证
B. 暑淫证
C. 寒淫证
D. 湿淫证
E. 火淫证

114. 发热、汗出、口渴、疲乏、舌红、脉虚数,多见于
答案:B

115. 脘腹冷痛,呕吐腹泻,多见于
答案:C
考点:寒淫证、暑淫证(2010)
解析:风淫证指风邪侵袭人体肌表、经络,卫外机能失常,表现出符合"风"性特征的证候。寒淫证指寒邪侵袭机体,阳气被遏,以恶寒甚、无汗、头身或胸腹疼痛、苔白、脉弦紧等为主要表现的实寒证候。暑淫证指感受暑热之邪,耗气伤津,以发热口渴、神疲气短、心烦头晕、汗出、小便短黄、舌红苔黄干等为主要表现的证候。湿淫证指感受外界湿邪,或体内水液运化失常而形成湿浊,阻遏气机与清阳,以身体困重、肢体酸痛、腹胀腹泻、纳呆、苔滑脉濡等为主要表现的证候。燥淫证指外界气候干燥,耗伤津液,以皮肤、口鼻、咽喉干燥等为主要表现的证候。故114题选B,115题选C。

(116~117题共用备选答案)
A. 胆怯易惊,心悸失眠
B. 精神涣散,喜笑不休
C. 哭笑无常,打人毁物
D. 忧愁不乐,胸胁胀满
E. 烦躁发狂,头胀头痛

116. 悲恐证的临床表现是
答案:A

117. 喜证的临床表现是
答案:B
考点:喜证、悲恐证(2016)
解析:喜伤证的临床表现:精神涣散,得意忘形,语无伦次,举止失常,甚者癫疯狂乱,哭笑无常。怒伤证的临床表现:头胀头痛,面红目赤,呕逆吐血,腹胀,泄泻,自觉气冲胸满,甚至神昏,不省人事。忧伤证的临床表现:情绪抑郁,闷闷不乐,善叹息,胸闷脘痞,干咳少痰,甚则咯血或痰中带血,面白无华,消瘦,神疲乏力。思伤证的临床表现:表情淡漠,神思恍惚,食少纳呆,胸闷、腹胀、脘痞,便溏,甚者心悸健忘,失眠消瘦,面色萎黄。悲伤证的临床表现:善悲喜哭,精神沮丧,面色惨淡,神疲乏力,甚者心悸怔忡,健忘失眠,意志消沉。恐伤证的临床表现:怵惕不安,常欲闭户独处,暴病则二便失禁,身体不支,久病则骨瘦痿厥,遗精遗尿。惊伤证的临床表现:惊悸,怔忡,胆怯,失眠,坐卧不安,情绪波动,健忘失眠,甚则神志错乱。故116题选A,117题选B。

(118~119题共用备选答案)
A. 面色苍白,口唇青紫
B. 头晕眼花,气短疲乏
C. 脘腹坠胀,便意频频,久泻脱肛
D. 神疲乏力,气短,汗出不止,劳累后加重
E. 全身瘫痪,神识朦胧

118. 气不固证的临床表现是
答案:D

119. 气陷证的临床表现是
答案:C
考点:气陷证、气不固证(2016)
解析:气虚不固证的临床表现:少气懒言,乏力,舌淡,脉虚无力或自汗或出血,或大便失禁,或余沥不尽,遗尿,小便失禁,滑胎小产,遗精早泄。气陷证的临床表现:头晕目眩,少气

倦怠,便意频频,久泻久痢,形体消瘦,腹部有坠胀感,内脏下垂,脱肛,子宫脱垂,舌淡苔白,脉弱。故118题选D,119题选C。

(120~121题共用备选答案)
  A. 刺痛拒按,固定不移,舌暗,脉涩
  B. 气短疲乏,脘腹坠胀,舌淡,脉弱
  C. 胸胁胀闷窜痛,时轻时重,脉弦
  D. 面色淡白,口唇爪甲色淡,舌淡,脉细
  E. 少气懒言,疲乏无力,自汗,舌淡,脉虚

120. 血瘀证可见的症状是
  答案：A
121. 气陷证可见的症状是
  答案：B
  考点：气陷证、血瘀证（2006）
  解析：血瘀证可见疼痛状如针刺刀割,痛处不移而固定。在腹内者,可触及较坚硬而推之不移的肿块（称为癥积）,出血反复不止,色紫暗或夹有血块,或大便色黑如柏油状,可见面色黧黑,或唇甲青紫,或皮下紫斑,或肌肤甲错,或腹部青筋显露,或皮肤出现丝状红缕（皮肤显露红色脉络）,或下肢筋青胀痛,妇女可见经闭。气陷证主要表现为头晕目花,少气倦怠,久痢久泻,腹部有坠胀感,脱肛或子宫脱垂等。舌淡苔白,脉弱。以气虚证伴有内脏下垂为辨证要点。故120题选A,121题选B。

(122~123题共用备选答案)
  A. 气滞血瘀
  B. 气不摄血
  C. 气随血脱
  D. 气血两虚
  E. 气血失和

122. 肝病日久,两胁胀满疼痛,并见舌质瘀斑、瘀点。其病机是
  答案：A
123. 产后大出血,继则冷汗淋漓,甚则晕厥。其病机是
  答案：C
  考点：气滞血瘀、气随血脱证（2000,2002）
  解析：肝病日久,导致肝的功能失常,肝气瘀滞,进而出现血瘀症状。胁胀疼痛,是血瘀之象。且舌质出现瘀点瘀斑,更加印证了气滞血瘀的病理改变。产后大出血,导致血液丢失过多,使气随血脱,不能顾护人体,出现冷汗淋漓和晕厥的表现。故122题选A,123题选C。

(124~125题共用备选答案)
  A. 咳嗽痰多,胸闷
  B. 神昏,喉中痰鸣
  C. 形体肥胖
  D. 脘痞纳呆
  E. 肌肤见圆滑包块

124. 痰泛于肌肤的临床表现是
  答案：E
125. 痰浊中阻,胃失和降的临床表现是
  答案：D
  考点：痰证（2014）
  解析：痰浊阻于肺,宣降失常,肺气不逆,故咳嗽,气喘,咳痰。气为痰阻,肺气不利,故胸闷不舒。痰阻气道,痰随气逆,故见喉中痰鸣。痰浊停于胃,胃失和降,故脘痞纳呆；胃气上逆则恶心,呕吐痰涎。痰可随气升降,流窜全身,如痰蒙清窍则头晕目眩,痰迷心窍,心神受蒙,则见表情淡漠、神昏心乱。痰浊停聚或流窜经络,气血运行不畅,则见肢体麻木,半身不遂；痰结皮下、肌肉,局部气血不畅,凝聚成块。在颈则见气瘿、瘰疬,在肢体见痰核,在乳房则见乳癖,在咽喉可见梅核气,即喉中有异物梗阻感,吞之不下,吐之不出。苔白腻,脉滑为痰浊内阻之象。故124题选E,125题选D。

(126~129题共用备选答案)
  A. 肌肤水肿,无汗,身体疼痛
  B. 胸胁胀满,咳唾引痛
  C. 胸闷,咳喘,不能平卧,其形如肿
  D. 喉中有物,吞之不下,吐之不出
  E. 肠鸣辘辘有声

126. 饮留胸胁则见
  答案：B
127. 饮在胸膈则见
  答案：C
128. 饮留肠间则见
  答案：E
129. 饮溢肌肤则见
  答案：A
  考点：饮证（2010）
  解析：胸胁胀满疼痛、呼吸、咳唾、转侧时

加重，气短息促，为饮留胸胁。咳喘胸满，不能平卧，呼吸困难，痰如白沫量多，久咳则面目浮肿，为饮留胸膈。脘腹胀满而疼，肠间辘辘有声，为饮留胃肠。四肢沉重或关节疼痛，甚则肢体微肿，为饮溢肌肤。故126题选B，127题选C，128题选E，129题选A。

(130~131题共用备选答案)
  A. 咳嗽，咳痰稀白
  B. 咳嗽，痰多泡沫
  C. 咳喘，咳痰黄稠
  D. 咳嗽，痰少难咳
  E. 咳喘，痰多易咳

130. 热邪壅肺证，可见
  答案：C

131. 燥邪犯肺证，可见
  答案：D
  考点：热邪壅肺、燥邪犯肺证（2002）
  解析：热邪壅肺，可以出现肺气宣发不利，热邪壅阻肺间，出现咳喘症状，热灼津液成痰，并出现黄稠痰。燥邪犯肺，同样导致肺气宣发不利，因肺燥伤津，故出现咳嗽症状，而并无喘证，并导致痰少而难以咳出。故130题选C，131题选D。

(132~133题共用备选答案)
  A. 腹痛腹胀，暴泻如水，肛门灼热
  B. 大便溏薄，时干时稀，排便不爽
  C. 下痢脓血，里急后重，身热口渴
  D. 腹满硬痛，大便秘结，日晡潮热
  E. 大便燥结，艰涩难下，口干口臭

132. 肠热腑实证的临床表现是
  答案：D

133. 肠燥津亏的临床表现是
  答案：E
  考点：肠热腑实证、肠燥津亏证（2014）
  解析：肠热腑实证的临床表现：脐腹胀满疼痛，拒按，大便秘结或热结旁流，小便短赤，高热或日晡潮热，汗出口渴；或失眠狂乱，甚则神昏谵语，舌红苔黄厚干焦；或起芒刺甚则焦黑燥裂，脉沉迟有力或滑数。肠燥津亏的临床表现：大便干结难解，数日一行，口干咽燥，或伴头晕，口臭，嗳气，腹胀，舌红少津苔黄燥，脉细涩。故132题选D，133题选E。

(134~135题共用备选答案)
  A. 脾不统血证
  B. 脾虚气陷证
  C. 寒湿困脾证
  D. 脾阳虚证
  E. 脾气虚证

134. 以神疲乏力，气短懒言，脘腹坠胀，小便浑浊如米泔为特征的证候是
  答案：B

135. 以脘腹胀闷，泛恶欲呕，腹痛便溏身重为特征的证候是
  答案：C
  考点：脾虚气陷证、寒湿困脾证（2014）
  解析：脾虚气陷证的临床表现：除脾气虚证表现外，尚见眩晕耳鸣，脘腹坠胀，便意频数，肛门重坠，或久泻久痢，或小便浑浊如米泔，或脱肛、子宫下垂、胃肾下垂、眼睑下垂，舌淡苔白，脉弱。寒湿困脾的临床表现：脘腹痞闷胀痛，泛恶欲吐，口淡不渴，纳呆便溏，头身困重，或身目发黄，晦暗如烟熏色，或浮肿，小便短少，或妇女白带量多清稀，舌淡胖苔白腻，脉濡缓。故134题选B，135题选C。

(136~137题共用备选答案)
  A. 肝阳化风证
  B. 阴虚动风证
  C. 血虚生风证
  D. 热极生风证
  E. 肝阳上亢证

136. 可见步履不稳，眩晕欲仆症状的是
  答案：A

137. 可见眩晕肢体震颤，面白无华症状的是
  答案：C
  考点：肝风内动四证（2006）
  解析：肝阳化风可见眩晕欲仆，步履不稳。阴虚风动以手足蠕动，眩晕耳鸣为主。血虚生风以手足震颤，伴面色无华为主。热极生风以高热烦躁，颈项强直为主。肝阳上亢以眩晕耳鸣，头目胀痛为主。故136题选A，137题选C。

(138~139题共用备选答案)
  A. 腰膝酸软而痛，头晕失眠，耳鸣遗精
  B. 腰及小腹胀痛，小便频数，尿血
  C. 腰膝酸软，耳鸣耳聋，健忘，闭经
  D. 腰膝酸软，小便频数，带下清稀量多

E. 腰膝酸冷，头目胀痛，眩晕耳鸣

138. 肾阴虚证的临床表现是

答案：A

139. 肾气不固证的临床表现是

答案：D

考点：肾阴虚证、肾气不固证（2014）

解析：肾阴虚证的临床表现：腰膝酸软而痛，眩晕耳鸣，失眠多梦，形体消瘦，潮热盗汗，五心烦热，咽干颧红，男子阳强易举，遗精早泄，女子经少经闭，或见崩漏，舌红少苔或无苔，脉细数。肾气不固证的临床表现：腰膝酸软，神疲乏力，耳鸣耳聋；尿频数清长，夜尿频多，或遗尿，或尿后余沥不尽，或尿失禁；男子滑精、早泄，女子月经淋漓不尽，带下清稀量多，或胎动易滑；舌淡苔白、脉弱。故138题选A，139题选D。

（140~141题共用备选答案）

A. 心肝血虚证
B. 心肾阳虚证
C. 脾肺气虚证
D. 心肾不交证
E. 心脾气血虚证

140. 心悸怔忡，纳呆腹胀，便溏乏力，舌淡嫩，脉弱，其证候是

答案：E

141. 心烦失眠，腰膝酸软，遗精盗汗，舌红少苔，脉细数，其证候是

答案：D

考点：心肾不交、心脾气血虚证（2016）

解析：心脾两虚证的临床表现：心悸怔忡，眩晕耳鸣，失眠多梦，食欲不振，腹胀便溏，面色萎黄，神疲乏力，或见皮下出血，妇女月经量少色淡，淋漓不尽，舌淡嫩，脉细弱。心肾不交证的临床表现：心烦不寐，惊悸多梦，头晕耳鸣，健忘，腰膝酸软，遗精、梦交，五心烦热，口干咽燥，潮热盗汗，舌红少苔或无苔，少津，脉细数；或伴见腰部下肢酸困发冷，脉细弱。故140题选E，141题选D。

（142~143题共用备选答案）

A. 脾肾阳虚证
B. 肝肾阴虚证
C. 心肾不交证
D. 肺肾阴虚证
E. 心脾气血虚证

142. 以心烦失眠，遗精，耳鸣为主症的证候是

答案：C

143. 以眩晕胁痛，遗精，耳鸣为主症的证候是

答案：B

考点：心肾不交、肝肾阴虚证（2014）

解析：心肾不交证的临床表现：心烦不寐，惊悸多梦，头晕耳鸣，健忘，腰膝酸软，遗精、梦交，五心烦热，口干咽燥，潮热盗汗，舌红少苔或无苔，少津，脉细数；或伴见腰部下肢酸困发冷，脉细弱。肝肾阴虚的临床表现：头晕目眩，耳鸣健忘，失眠多梦，腰膝酸软，胁肋胀痛，口燥咽干，五心烦热，颧红盗汗，男子遗精，女子经少，舌红少苔，脉细数。故142题选C，143题选B。

（144~145题共用备选答案）

A. 肺肾气虚
B. 肺气虚
C. 脾肺气虚
D. 心肺气虚
E. 肾气不固

144. 久病咳喘，乏力少气，呼多吸少，自汗耳鸣，舌淡脉弱。其证候是

答案：A

145. 久病咳喘，胸闷心悸，乏力少气，自汗声低，舌淡脉弱。其证候是

答案：D

考点：肺肾气虚、心肺气虚证（2006）

解析：久病咳嗽提示为肺虚证，伴呼吸少，提示肾虚摄纳无权；自汗耳鸣，舌淡脉弱为肺肾虚之象。综合以上可知144题为肺肾气虚证。久病咳喘提示肺气虚；胸闷心悸提示心气虚；伴乏力少气，自汗声低提示气虚证。可知145题为心肺气虚证。故144题选A，145题选D。

中药学

【A1 型题】

1. 归经的理论基础是
   A. 阴阳学说
   B. 五行学说
   C. 运气学说
   D. 整体观念
   E. 脏腑经络理论
   答案：E
   考点：归经（2001，2009）
   解析：归经就是指药物对于机体某部分的选择性作用，主要对某经（脏腑及其经络）或某几经发生明显的作用，而对其他经则作用较小，或没有作用。归经是以脏腑、经络理论为基础，以所治具体病证为依据的。故本题选E。

2. 下列除哪项外均为苦味药的作用
   A. 清泄火热
   B. 泄降气逆
   C. 引药下行
   D. 通泄大便
   E. 燥湿坚阴
   答案：C
   考点：五味的作用及适应证（2011，2015）
   解析：苦味药"能泄、能燥、能坚"，即具有清泄火热、泄降气逆、通泄大便、燥湿、坚阴（泻火存阴）等作用。一般来讲，清热泻火、下气平喘、降逆止呕、通利大便、清热燥湿、苦温燥湿、泻火存阴的药物多具有苦味。故本题选C。

3. 下列各项，与乌头相反的药物是
   A. 甘草
   B. 海藻
   C. 人参
   D. 藜芦
   E. 天花粉
   答案：E

考点："十八反"的内容（2013）
解析：张子和在《儒门事亲》中记载了"十八反歌"："本草名言十八反，半蒌贝蔹及攻乌，藻戟遂芫俱战草，诸参辛芍叛藜芦。"里面提到与乌头相反的药物有贝母、瓜蒌、半夏、白及、白蔹。天花粉是葫芦科植物瓜蒌的干燥根，属于瓜蒌类。其余几味药不属于与乌头相反的药物类别。故本题选E。

4. "十九畏"中，人参"畏"的是
   A. 三棱
   B. 朴硝
   C. 硫黄
   D. 五灵脂
   E. 密陀僧
   答案：D
   考点："十九畏"的内容（2006）
   解析：十九畏歌：硫黄原是火中精，朴硝一见便相争，水银莫与砒霜见，狼毒最怕密陀僧，巴豆性烈最为上，偏与牵牛不顺情，丁香莫与郁金见，牙硝难合京三棱，川乌草乌不顺犀，人参最怕五灵脂，官桂善能调冷气，若逢石脂便相欺。故本题选D。

5. 孕妇应慎用的药物是
   A. 金银花
   B. 连翘
   C. 牛黄
   D. 鱼腥草
   E. 蒲公英
   答案：C
   考点：妊娠禁忌药的分类与使用原则（2001）
   解析：某些药物有损害胎元以致堕胎的副作用，根据药物对胎元的损害程度不同，可分为慎用和禁用两大类。慎用的药物包括通经祛瘀，行气破滞，辛热滑利之品，如桃仁、大黄等；牛黄为干燥的牛胆结石，可发生过敏反应。故本题选C。

6. 一般幼儿的用药剂量是成人的

A. 1/6
B. 1/3
C. 1/2
D. 2/3
E. 1/4

答案：E
考点：影响中药剂量的因素（2013）
解析：中药的剂量与年龄等因素相关，一般5岁以下的小儿用成人药量的1/4。故本题选E。

7. 下列各药中，入汤剂宜包煎的药物是

A. 砂仁
B. 沉香
C. 磁石
D. 五灵脂
E. 天南星

答案：D
考点：煎煮方法（2005）
解析：砂仁为干燥的成熟果实，宜后下。沉香为含有树脂的木材，性芳香辛散，入汤剂宜后下。磁石为矿石，宜打碎先煎。天南星为草本天南星的干燥块茎，无特殊煎法。五灵脂为复齿鼯鼠的干燥粪便，气味腥臭，服后易引起呕吐，故宜包煎。故本题选D。

8. 驱虫药的服用时间是

A. 饭前服
B. 空腹服
C. 饭后服
D. 定时服
E. 睡前服

答案：B
考点：服药时间（2006）
解析：病在胸膈以上，如眩晕、头痛、目疾等宜饭后服；病在胸腹以下，如胃、肝、肾等脏疾病，以及对胃肠道有刺激作用的药物应饭前服；安神药宜睡前服；慢性病应定时服。驱虫药应空腹服。故本题选B。

9. 既治风寒表实无汗，又治风寒表虚有汗的药物是

A. 麻黄
B. 紫苏
C. 桂枝
D. 香薷
E. 荆芥

答案：C
考点：桂枝的应用（2006）
解析：麻黄用于外感风寒，恶寒发热，头、身疼痛，鼻塞，无汗，脉浮紧等表实证，排除A。紫苏用于风寒感冒、恶寒发热、咳嗽、气喘、胸腹胀满，排除B。桂枝用于外感风寒表证，不论有汗、无汗均可应用，亦用于表虚有汗者。香薷发散风寒，有发汗解表作用，但多用于夏季贪凉，感冒风寒所引起的发热、恶寒、头痛、无汗，排除D。荆芥辛散气香，长于发表散风，且微温不烈，药性缓和，排除E。故本题选C。

10. 下列解表药中兼有化湿和中功效的是

A. 紫苏
B. 香薷
C. 生姜
D. 白芷
E. 防风

答案：B
考点：香薷的功效（2002，2011）
解析：以上五个备选答案均为解表药。紫苏解表散寒，行气宽中，解鱼蟹毒。生姜解表散寒，温中止呕，温肺止咳，解毒。白芷解表散寒，祛风止痛，通鼻窍，燥湿止带，消肿排脓。防风祛风解表，胜湿止痛，止痉。香薷发汗解表，化湿和中，利水消肿，主治外感风寒，内伤湿邪之阴暑证，有"夏月麻黄"之称。故本题选B。

11. 炒炭后可用于治疗便血的药物是

A. 防风
B. 香薷
C. 羌活
D. 黄连
E. 荆芥

答案：E
考点：荆芥的应用（2014）
解析：荆芥属于发散风寒药。功效是祛风解表，透疹消疮，止血。荆芥炒炭后其性味由辛温变为苦涩平和，长于理血止血，可用于吐血、衄血、便血、崩漏等多种出血证。其余几味药均无止血的功效。故本题选E。

12. 既可用治外感风寒，又可用于外感风热的药物是

A. 麻黄
B. 防风

C. 桂枝
D. 紫苏
E. 羌活

答案：B

考点：防风的应用（2005，2009）

解析：防风祛风解表，为治风之通用品，既可治疗外感风寒，亦可治疗外感风热。故本题选B。

13. 太阳经头痛可选用的引经药物是
    A. 羌活、白芷
    B. 细辛、葛根
    C. 川芎、吴茱萸
    D. 柴胡、黄芩
    E. 羌活、川芎

答案：E

考点：羌活、川芎的应用（2013）

解析：羌活善治太阳经之头痛，川芎为头痛之"要药"，二者常配伍使用，治疗太阳经头痛。葛根、白芷善治阳明经头痛，柴胡善治少阳经头痛，吴茱萸善治厥阴经头痛，细辛善治少阴经头痛。故本题选E。

14. 下列药物中，能燥湿止带的是
    A. 防风
    B. 白芷
    C. 羌活
    D. 苍耳子
    E. 藁本

答案：B

考点：白芷的功效（2009）

解析：防风祛风解表，胜湿止痛，解痉止泻。白芷解表散寒，祛风止痛，通鼻窍，燥湿止带，消肿排脓。羌活解表散寒，祛风胜湿，止痛。苍耳子发散风寒，通鼻窍，祛风湿，止痛。藁本祛风散寒，除湿止痛。故本题选B。

15. 下列各项不属于细辛功效的是
    A. 宣通鼻窍
    B. 温肺化饮
    C. 祛风止痛
    D. 解表散寒
    E. 燥湿止带

答案：E

考点：细辛的功效（2014）

解析：细辛属于发散风寒药，其功效是解表散寒，祛风止痛，通窍，温肺化饮。A、B、C、D选项均包含在细辛的功效之内，E选项不符。故本题选E。

16. 下列具有透疹功效的药物是
    A. 桂枝、柴胡、辛夷
    B. 升麻、葛根、香薷
    C. 升麻、柴胡、藁本
    D. 薄荷、葛根、升麻
    E. 荆芥、麻黄、薄荷

答案：D

考点：薄荷、葛根、升麻的功效（2014、2015）

解析：薄荷、葛根、升麻都属于发散风热药。薄荷的功效是疏散风热，清利头目，利咽透疹，疏肝行气；葛根的功效是解肌退热，透疹，生津止渴，升阳止泻；升麻的功效是解表透疹，清热解毒，升举阳气，三味药均具有透疹功效。A选项中三味药无透疹之功，B选项中香薷无透疹之功，C选项中柴胡和藁本无透疹之功，E选项中麻黄无透疹之功。故本题选D。

17. 肺热壅盛，喘促气急，治疗宜与平喘药配伍的是
    A. 栀子
    B. 芦根
    C. 石膏
    D. 夏枯草
    E. 淡竹叶

答案：C

考点：石膏的应用（2001）

解析：栀子苦寒清降，主要用于清泻三焦火邪，排除A。芦根清胃热而止呕逆，主要用于祛胃热，排除B。夏枯草归肝、胆经，主要用于清肝胆经之火邪，排除D。淡竹叶性寒，清泻心胃实火，用于治疗心、胃火盛，口舌生疮及移热小肠热淋涩痛，排除E。石膏辛寒入肺经，善清肺经实热。故本题选C。

18. 关于栀子的应用，下列不正确的是
    A. 热病心烦
    B. 目赤肿痛
    C. 骨蒸潮热
    D. 淋证涩痛
    E. 血热吐衄

答案：C

考点：栀子的应用（2015）

解析：栀子属于清热泻火药，其功效是泻火除烦，清热利湿，凉血解毒。栀子的应用：热病心烦、湿热黄疸、血淋涩痛、血热吐衄、目赤肿

痛、火毒疮疡。A、B、D、E 均属于栀子的应用，故本题选 C。

19. 下列除哪组外，均为治疗肝火目赤肿痛的药组
   A. 夏枯草、密蒙花
   B. 龙胆草、赤芍
   C. 青葙子、决明子
   D. 石决明、谷精草
   E. 女贞子、枸杞子
   答案：E
   考点：清热药的主治病证（2011）
   解析：女贞子、枸杞子性偏寒凉，能补益肝肾之阴，适用于肝肾阴虚所致的目暗不明、视力减退等，而非肝火所致目赤肿痛。A、B、C、D 均可治疗肝火旺目赤肿痛。故本题选 E。

20. 黄芩具有而黄柏不具有的功效是
   A. 燥湿
   B. 泻火
   C. 解毒
   D. 清肺热
   E. 退虚热
   答案：D
   考点：黄芩、黄柏功效的不同点（2002,2004）
   解析：黄芩清热燥湿、泻火解毒、凉血止血、安胎。黄柏清热燥湿、泻火解毒、清退虚热。A、B、C 为两者同有功效；C 为黄柏有而黄芩没有的功效；D 为黄芩有而黄柏没有的功效。故本题选 D。

21. 既能清热燥湿，又能泻火解毒，尤善治疗痈肿疔疮的药物是
   A. 决明子
   B. 生地黄
   C. 大血藤
   D. 黄连
   E. 马勃
   答案：D
   考点：黄连的应用（2013）
   解析：这几味药都属于清热药，其中黄连既能清热燥湿，又能泻火解毒，可用于治疗痈肿疔毒。决明子清热明目，润肠通便；马勃清热解毒，利咽，止血；生地黄清热凉血，养阴生津，均不适合治疗痈疽疔疮。大血藤是治疗肠痈的要药，但不能治疗疔疮。故本题选 D。

22. 下列具有清热燥湿，杀虫，利尿功效的药物是
   A. 茯苓
   B. 槟榔
   C. 猪苓
   D. 苦参
   E. 皂荚
   答案：D
   考点：苦参的功效（2012）
   解析：茯苓利水渗湿，健脾，宁心。槟榔杀虫消积，行气，利水，截疟。猪苓利水渗湿。苦参清热燥湿，杀虫，利尿。皂荚祛痰顽痰，通窍开闭，祛风杀虫。故本题选 D。

23. 可用于治疗小便不利的药物是
   A. 金银花
   B. 大青叶
   C. 苦参
   D. 秦皮
   E. 龙胆
   答案：C
   考点：苦参的主治病证（2013）
   解析：这几味药都属于清热药，但苦参归心、肝、胃、大肠、膀胱经，具有清热燥湿，杀虫，利尿的功效，因此可治疗湿热小便不利。而金银花、大青叶属于清热解毒药，秦皮、龙胆虽属清热燥湿药，但不归膀胱经，也不用于治疗小便不利。故本题选 C。

24. 大青叶具有的功效是
   A. 清热燥湿，泻火解毒
   B. 清热解毒，凉血消斑，清肝泻火，定惊
   C. 清热解毒，凉血消斑
   D. 清热解毒，凉血，利咽
   E. 清热解毒，利咽喉，散肿止痛
   答案：C
   考点：大青叶的功效（2015）
   解析：大青叶属于清热解毒药，其功效是清热解毒，凉血消斑，A、B、D、E 均与题意不符。故本题选 C。

25. 贯众具有的功效是
   A. 止血
   B. 止泻
   C. 止呕
   D. 止咳
   E. 止痒
   答案：A
   考点：贯众的功效（2002,2004）

解析：贯众清热解毒、凉血止血、杀虫。并无止泻、止呕、止咳、止痒之功。故本题选 A。

26. 治疗梅毒的要药是
    A. 土茯苓
    B. 漏芦
    C. 鱼腥草
    D. 败酱草
    E. 野菊花
答案：A
考点：土茯苓的主治病证（2014）
解析：这几味药都属于清热解毒药，但土茯苓可应用于杨梅毒疮，肢体拘挛，对梅毒或因毒服汞剂中毒而致肢体拘挛、筋骨疼痛者疗效尤佳，是治梅毒的"要药"，而其余几味药均无此特殊功效。故本题选 A。

27. 具有养阴生津功效的药物是
    A. 生地黄
    B. 牡丹皮
    C. 赤芍
    D. 紫草
    E. 金银花
答案：A
考点：生地黄的功效（2002）
解析：生地黄有清热凉血、养阴生津之功，为清热凉血的要药。牡丹皮清热凉血、活血化瘀。赤芍清热凉血、化瘀止痛。紫草清热凉血，活血解毒，透疹，为预防麻疹的专药。金银花清热解毒，疏散风热。故本题选 A。

28. 青蒿的功效是
    A. 退虚热，除疳热，清湿热
    B. 清热凉血，活血解毒，透疹消斑
    C. 清热凉血，解毒，定惊
    D. 清虚热，除骨蒸，解暑热
    E. 清热凉血，利尿通淋，解毒疗疮
答案：D
考点：青蒿的功效（2013）
解析：青蒿属于清虚热药，故排除 B、C、E。青蒿的功效是清透虚热，凉血除蒸，解暑，截疟，无除疳热、清湿热的功效，排除 A。故本题选 D。

29. 下列药物，不宜久煎的是
    A. 青蒿
    B. 白薇
    C. 地骨皮
    D. 银柴胡

    E. 胡黄连
答案：A
考点：青蒿的用法（2014）
解析：这几味药都属于清虚热药，其中青蒿属于气味芳香的药物。久煎会使芳香类药物的有效成分挥发而降低药效，因此常后下。而白薇、地骨皮、银柴胡、胡黄连都不属于芳香类药物，宜久煎。故本题选 A。

30. 具有凉血解毒功效的药物是
    A. 大黄
    B. 芒硝
    C. 芦荟
    D. 火麻仁
    E. 桃仁
答案：A
考点：大黄的功效（2000）
解析：芒硝泻下攻积，润燥软坚，清热消肿，排除 B。芦荟泻下通便，清肝，杀虫，排除 C。火麻仁润肠通便，排除 D。桃仁活血祛瘀，止咳平喘，润肠通便，排除 E。大黄泻下攻积，清热泻火，凉血解毒，逐瘀通经。故本题选 A。

31. 芒硝的用法是
    A. 煎服
    B. 包煎
    C. 烊化
    D. 冲服
    E. 后下
答案：D
考点：芒硝的用法（2014）
解析：芒硝为硫酸钠的天然矿物经精制而成的结晶体，易溶于水，故内服时冲入药汁内或开水溶化后服，用法属于冲服。故本题选 D。

32. 郁李仁具有的功效是
    A. 活血祛瘀
    B. 清肝泻火
    C. 利水消肿
    D. 软坚散结
    E. 凉血解毒
答案：C
考点：郁李仁的功效（2009）
解析：郁李仁润肠通便，利水消肿。故本题选 C。

33. 甘遂入丸散的用量是
    A. 0.5～1g
    B. 1.5～3g

C. 0.6~0.9g
D. 3~9g
E. 0.1~0.3g
答案：A
考点：甘遂的用量（2014）
解析：甘遂属于泻下药，苦、寒；有毒，故用法用量有要求。一般甘遂入丸、散剂，每次0.5~1g，内服醋制可以减轻毒性。故本题选A。

34. 既能泻下逐水，又能去积杀虫的药物是
A. 槟榔
B. 甘遂
C. 使君子
D. 牵牛子
E. 京大戟
答案：D
考点：牵牛子的功效（2006）
解析：槟榔杀虫消积，行气利水，截疟，排除A。甘遂泻水逐饮，消肿散结，排除B。使君子杀虫消积，排除C。京大戟泻水逐饮，消肿散结，排除E。牵牛子泻下逐水，去积杀虫。故本题选D。

35. 独活可用治
A. 阳明头痛
B. 厥阴头痛
C. 太阳头痛
D. 少阳头痛
E. 少阴头痛
答案：E
考点：独活的应用（2013）
解析：独活属于祛风湿药，功效是祛风除湿，通痹止痛，解表。善入肾经而搜伏风，常与细辛、川芎相配，可治疗风扰肾经，伏而不出之少阴头痛，如独活寄生汤。故本题选E。

36. 川乌的用法是
A. 后下
B. 包煎
C. 先煎
D. 另煎
E. 煎汤代水
答案：C
考点：川乌的用法（2014）
解析：川乌属于祛风湿药，辛、苦、热，有大毒。由于川乌的毒副作用较强，在内服时宜先煎45~60分钟后再下他药，久煎可以降低毒性，安全用药。故本题选C。

37. 秦艽的归经是
A. 脾经
B. 肝、胆经
C. 胃、肝、胆经
D. 肾经
E. 三焦经
答案：C
考点：秦艽的性能（2012）
解析：秦艽性味辛、苦、平，归胃、肝、胆经。故本题选C。

38. 桑寄生、五加皮除均可祛风湿外，还具有的功效是
A. 清热安胎
B. 利尿消肿
C. 定惊止痉
D. 温通经络
E. 补肝肾，强筋骨
答案：E
考点：桑寄生、五加皮功效的共同点（2006）
解析：桑寄生祛风湿，补肝肾，强筋骨，安胎；五加皮祛风湿，补肝肾，强筋骨，利水。桑寄生、五加皮除均可祛风湿外，还能补肝肾、强筋骨。故本题选E。

39. 具有燥湿健脾，祛风湿，发汗，明目功效的药物是
A. 苍术
B. 厚朴
C. 藿香
D. 佩兰
E. 砂仁
答案：A
考点：苍术的功效（2001）
解析：厚朴的功效是燥湿消痰，下气除满，排除B。藿香的功效是化湿，止呕，解暑，排除C。佩兰的功效是化湿，解暑，排除D。砂仁的功效是化湿行气，温中止泻，安胎，排除E。苍术的功效是燥湿健脾，祛风散寒，明目。故本题选A。

40. 治寒湿偏盛的疟疾当选用的药物是
A. 常山
B. 槟榔
C. 草果
D. 青蒿
E. 柴胡

答案：C

考点：草果的功效（2011）

解析：草果燥湿温中，除痰截疟，用于治疗寒湿偏盛的疟疾。常山用于寒热往来之疟疾；槟榔、青蒿、柴胡用于热疟。故本题选C。

41. 功能甘淡渗湿，兼能泄热的药物是
A. 茯苓
B. 车前子
C. 木通
D. 泽泻
E. 冬瓜皮

答案：D

考点：泽泻的功效（2008）

解析：茯苓利水消肿，渗湿，健脾，宁心。车前子利尿通淋，渗湿止泻，明目，祛痰。木通利尿通淋，清心除烦，通经下乳。泽泻利水消肿，渗湿泄热。冬瓜皮利水消肿，清热解暑。故本题选D。

42. 治疗夏伤暑湿，身热烦渴，小便不利，泄泻者，应首选
A. 茯苓
B. 猪苓
C. 金钱草
D. 滑石
E. 泽泻

答案：D

考点：滑石的应用（2000，2001）

解析：茯苓主治水肿，痰饮，脾虚泄泻，心悸、失眠，排除A。猪苓主治水肿，小便不利，泄泻，排除B。金钱草主治湿热黄疸，石淋、热淋；痈肿疮毒、毒蛇咬伤，排除C。泽泻主治水肿，小便不利，泄泻，淋证，遗精，排除E。滑石主治热淋，石淋，尿热疼痛，暑湿，湿温，湿疮，湿疹，痱子；滑石既能利水湿，又能解暑热，是治疗暑热常用药。故本题选D。

43. 具有清肺止咳功效的药物是
A. 海金沙
B. 石韦
C. 冬葵子
D. 灯心草
E. 赤小豆

答案：B

考点：石韦的功效（2008，2013）

解析：海金沙利尿通淋，止痛。石韦利尿通淋，清肺止咳，凉血止血。冬葵子行水利尿

淋，下乳，润肠。灯心草清心降火，利尿通淋。赤小豆利水除湿，和血排脓，消肿解毒。故本题选B。

44. 既能利尿通淋，又治湿热痹痛的药物是
A. 滑石
B. 通草
C. 木通
D. 地肤子
E. 生苡仁

答案：C

考点：木通的功效（2008）

解析：滑石利尿通淋，清热解暑，祛湿敛疮。通草利尿通淋，通气下乳。木通利尿通淋，清心火，通经下乳，还能利血脉，通关节，治疗湿热痹痛。地肤子利尿通淋，清热利湿，止痒。生苡仁利水消肿，渗湿健脾，除痹，清热排脓。故本题选C。

45. 金钱草具有的功效是
A. 清肺润燥
B. 清肺化痰
C. 泄热通便
D. 解毒消肿
E. 清热解暑

答案：D

考点：金钱草的功效（2001，2008）

解析：金钱草利湿退黄，利尿通淋，解毒消肿。用于热淋、石淋、尿涩作痛，黄疸尿赤，痈肿疔疮，毒蛇咬伤，肝胆结石，尿路结石。故本题选D。

46. 具有清热利湿功效的药物是
A. 丹参
B. 牛膝
C. 苏木
D. 姜黄
E. 虎杖

答案：E

考点：虎杖的功效（2000，2012）

解析：丹参活血调经，祛瘀止痛，凉血消痈，除烦安神，排除A。牛膝活血通经，补肝肾，强筋骨，利水通淋，排除B。苏木活血疗伤，祛瘀通经，排除C。姜黄活血行气，通经止痛，排除D。虎杖利湿退黄，清热解毒，散瘀止痛，化痰止咳，泻热通便。故本题选E。

47. 辛甘温热，可温补命门，引火归元的药物是
A. 高良姜

B. 附子
C. 干姜
D. 吴茱萸
E. 肉桂

答案：E

考点：肉桂的功效（2014）

解析：这几味药都属于温里药。肉桂的功效是补火助阳，散寒止痛，温经通脉，引火归元。肉桂大热入肝肾，是治疗命门火衰之要药，能使因下元虚衰所致上浮之虚阳回归故里，名曰引火归元。高良姜、干姜善治中焦之寒，附子是"回阳救逆第一品药"，吴茱萸为治肝寒气滞诸痛之主药，均与题意不符。故本题选E。

48. 可应用治疗肾虚作喘，虚阳上浮的药物是
    A. 吴茱萸
    B. 小茴香
    C. 肉桂
    D. 干姜
    E. 花椒

答案：C

考点：肉桂的应用（2013）

解析：这几味药都属于温里药。其中肉桂辛、甘、大热，入肝肾，具有引火归元的功效，可用于治疗元阳亏虚、虚阳上浮之虚喘、面赤、汗出、心悸、失眠、脉微弱者。其余几味药都不具有引火归元的功效。故本题选C。

49. 既能疏肝破气，又能散结消滞的药物是
    A. 橘皮
    B. 青皮
    C. 枳实
    D. 木香
    E. 香附

答案：B

考点：青皮的功效（2000，2001）

解析：橘皮的功效为理气健脾，燥湿化痰，排除A。枳实的功效为破气消积，化痰除痞，排除C。木香的功效为行气止痛，健脾消食，排除D。香附的功效为疏肝解郁，调经止痛，理气调中，排除E。青皮的功效为疏肝破气，消积化滞。故本题选B。

50. 下列药物中，脾胃虚寒者慎服的是
    A. 川楝子
    B. 乌药
    C. 香橼
    D. 香附

E. 荔枝核

答案：A

考点：川楝子的使用注意（2015）

解析：这几味药都属于理气药。川楝子药性苦寒，有小毒，脾胃虚寒者慎服，但炒用可降低寒性。乌药药性辛、温，香橼药性辛、温，香附药性辛、平，荔枝核药性辛、温，从药性可看出本题选A。

51. 均能治疗蛔虫、蛲虫证，小儿疳积的药物是
    A. 使君子
    B. 苦楝皮
    C. 麦芽
    D. 稻芽
    E. 槟榔

答案：A

考点：使君子的主治病证（2015）

解析：使君子功效是杀虫消积，可应用于蛔虫病、蛲虫病和小儿疳积。而麦芽、稻芽属于消食类药物，不具有驱虫的功效，苦楝皮和槟榔虽有驱虫的功效，却无治疗小儿疳积的功效，与题意不符。故本题选A。

52. 川楝子、槟榔皆具有的功效是
    A. 杀虫行气
    B. 杀虫利水
    C. 行气利水
    D. 行气疏肝
    E. 行气健脾

答案：A

考点：川楝子与槟榔功效的共同点（2011）

解析：川楝子行气止痛，杀虫；槟榔杀虫消积，行气，利水，截疟。二者均可杀虫行气。故本题选A。

53. 雷丸治疗绦虫病，其内服用法是
    A. 久煎
    B. 后下
    C. 入丸、散剂
    D. 另煎兑服
    E. 熬膏

答案：C

考点：雷丸的用法（2015）

解析：雷丸属于驱虫药，具有杀虫消积的功效，其主要成分是一种蛋白水解酶，加热60℃左右即易于破坏而失效，故不宜入煎剂，内服时常作丸剂用温开水送服，或作散剂冲服。故本题选C。

54. 既能杀虫，又能润肺止咳的药物是
    A. 贯众
    B. 槟榔
    C. 花椒
    D. 雷丸
    E. 榧子
    答案：E
    考点：榧子的功效（2014）
    解析：贯众、槟榔、雷丸、花椒都有杀虫的功效，但均无润肺的功效，排除 A、B、C、D。榧子归肺、胃、大肠经，有杀虫消积、润肠通便、润肺止咳的功效。故本题选 E。

55. 具有散瘀消痈功效的药物是
    A. 大蓟
    B. 地榆
    C. 槐花
    D. 白茅根
    E. 侧柏叶
    答案：A
    考点：大蓟的功效（2002，2003，2004）
    解析：以上五个备选答案均为止血药，有凉血止血之功，但又各自兼有其他功效。大蓟能散瘀解毒消痈。地榆有解毒敛疮之功效。槐花兼能清肝明目。白茅根又可清热利尿，清肺胃热。侧柏叶可化痰止咳。故本题选 A。

56. 善治血热便血、痔血及肝热目赤头痛的药物是
    A. 虎杖
    B. 槐花
    C. 小蓟
    D. 地榆
    E. 大蓟
    答案：B
    考点：槐花的主治病证（2006）
    解析：虎杖主治湿热黄疸，淋浊，带下；水火烫伤，痈肿疮毒，毒蛇咬伤；经闭，癥瘕，跌打损伤；肺热咳嗽；热结便秘。槐花主治血热出血证；目赤，头痛。小蓟主治血热妄行的咯血、衄血、吐血、尿血及崩漏；热毒痈肿。地榆主治下焦血热的便血、痔血、血痢、崩漏、烫伤、湿疹、疮疡痈肿等。大蓟主治血热出血证；热毒痈肿。故本题选 B。

57. 下列各项，可用于治疗须发早白的药物是
    A. 大蓟
    B. 白茅根
    C. 侧柏叶
    D. 地榆
    E. 三七
    答案：C
    考点：侧柏叶的主治病证（2015）
    解析：这几味药都属于止血药，但除止血外，侧柏叶还具有生发乌发的功效，可用于治疗血热脱发、须发早白，而其余几味止血药均无此特殊功效。故本题选 C。

58. 白茅根具有的功效是
    A. 解毒敛疮
    B. 消肿生肌
    C. 清热利尿
    D. 祛痰止咳
    E. 活血祛瘀
    答案：C
    考点：白茅根的功效（2000，2001）
    解析：白茅根的功效是凉血止血，清热利尿，清肺胃热。故本题选 C。

59. 具有收敛止血、止痢、截疟、补虚功效的药物是
    A. 苦楝皮
    B. 沙苑子
    C. 侧柏叶
    D. 仙鹤草
    E. 三七
    答案：D
    考点：仙鹤草的功效（2014）
    解析：苦楝皮的功效是杀虫，疗癣。沙苑子的功效是补肾助阳，固精缩尿，养肝明目。侧柏叶的功效是凉血止血，化痰止咳，生发乌发。仙鹤草的功效是收敛止血，止痢，截疟，补虚。三七的功效是散瘀止血，消肿定痛。故本题选 D。

60. 下列活血药中，哪一味不兼有行气作用
    A. 川芎
    B. 郁金
    C. 玄胡
    D. 三棱
    E. 五灵脂
    答案：E
    考点：五灵脂的功效（2011）
    解析：川芎、郁金、玄胡、三棱既可活血，又可行气。五灵脂活血止痛，化瘀止血，无行气之功。故本题选 E。

61. 下列不属于牛膝功效的是

A. 活血祛瘀
B. 强健筋骨
C. 引火归元
D. 利尿通淋
E. 补益肝肾

答案：C

考点：牛膝的功效（2010）

解析：牛膝活血通经，补肝肾，强筋骨，利水通淋，引火下行。故本题选C。

62. 既能活血定痛，又能敛疮生肌的药物是
A. 三七
B. 茜草
C. 红花
D. 血竭
E. 桃仁

答案：D

考点：血竭的功效（2006）

解析：三七化瘀止血，活血定痛，排除A。茜草凉血化瘀，止血通经，排除B。红花活血通经，祛瘀止痛，排除C。桃仁活血祛瘀，润肠通便，止咳平喘，排除E。血竭活血定痛，化瘀止血，敛疮生肌。故本题选D。

63. 破血行气首选
A. 黄连
B. 莪术
C. 益母草
D. 红花
E. 柴胡

答案：B

考点：莪术的功效（2012）

解析：莪术力专破血行气，消积止痛。同类破血消癥药常用之品为三棱、水蛭、穿山甲。其余选项或清热，或活血，或解表，皆非破血药。故本题选B。

64. 可用于治疗血滞经闭，癥瘕的药物是
A. 马钱子
B. 三棱
C. 血竭
D. 儿茶
E. 自然铜

答案：B

考点：三棱的应用（2013）

解析：马钱子的功效是通络止痛，散结消肿。主治跌打损伤，骨折肿痛；风湿顽痹，麻木瘫痪；痈疽疮毒，咽喉肿痛。三棱的功效是破血

行气，消积止痛，其破血力量较强，善于治疗血滞经闭以及癥瘕。血竭应用于跌打损伤，心腹瘀痛；外伤出血；疮疡不敛。儿茶应用于跌仆伤痛；外伤出血，吐血衄血；疮疡不敛，湿疹，湿疮，牙疳，痔疮；肺热咳嗽。自然铜应用于跌打损伤，筋骨折伤，瘀肿疼痛。故本题选B。

65. 下列有消癥功效的中药是
A. 水蛭
B. 莪术
C. 丹参
D. 红花
E. 白花蛇舌草

答案：A

考点：水蛭的功效（2012）

解析：水蛭破血通经，逐瘀消癥。莪术破血行气，消积止痛。丹参活血调经，祛瘀止痛，凉血消痈，除烦安神。红花活血通经，祛瘀止痛。白花蛇舌草清热解毒，利湿通淋。故本题选A。

66. 半夏的归经是
A. 心、脾、肾经
B. 肝、脾、肾经
C. 肺、胃、肾经
D. 心、肝、胃经
E. 肺、脾、胃经

答案：E

考点：半夏的性能（2011）

解析：半夏味辛、性温，有毒，归脾、胃、肺经。故本题选E。

67. 治疗痰壅气逆，咳喘痰多，胸闷食少，甚则不能平卧，宜选用的药物是
A. 紫苏子、白芥子、莱菔子
B. 紫菀、款冬花、川贝母
C. 桑叶、贝母、北沙参
D. 杏仁、麻黄、甘草
E. 麻黄、石膏、杏仁

答案：A

考点：紫苏子、白芥子、莱菔子的应用（2006）

解析：紫苏子、白芥子、莱菔子用于痰壅气逆，咳喘痰多，胸闷食少，甚则不能平卧。紫菀、款冬花、川贝母用于肺热咳嗽，排除B。桑叶、贝母、北沙参，用于肺热或燥热伤肺，咳嗽痰少，色黄而黏稠，或干咳少痰，咽痒等，排除C。杏仁、麻黄、甘草，用于治疗风寒外束，肺气壅遏的喘咳实证，排除D。杏仁、麻黄、石

膏，用于肺热壅盛，高热喘急，排除 E。故本题选 A。

68. 具有降逆止呕功效的药物是
A. 白前
B. 旋覆花
C. 桔梗
D. 前胡
E. 白芥子

答案：B

考点：旋覆花的功效（2001）

解析：白前有降气化痰之功效。旋覆花降气化痰、降逆止呕。桔梗宣肺、祛痰、利咽、排脓。前胡降气化痰、疏散风热。白芥子温肺化痰、利气散结，通络止痛。故本题选 B。

69. 治疗胸痹结胸，乳痈，应选用的药物是
A. 半夏
B. 瓜蒌
C. 薤白
D. 桂枝
E. 枳实

答案：B

考点：瓜蒌的应用（2014）

解析：薤白、枳实、桂枝三味药常配伍使用，治疗胸阳不振、痰阻胸痹之证，半夏可用于治疗痰热胸痹，这四味药可治疗胸痹结胸，但不能治疗乳痈，均与题意不符。瓜蒌的功效是清热化痰，宽胸散结，润肠通便，可应用于痰热咳嗽，胸痹结胸，肠燥便秘，还可配伍清热解毒药以治疗痈证。故本题选 B。

70. 桔梗的功效是
A. 润肺，止咳，下气，化痰
B. 宣肺，利咽，清肺，化痰
C. 宣肺，利咽，祛痰，排脓
D. 降气，止咳，祛痰，排脓
E. 降气，止呕，祛痰，排脓

答案：C

考点：桔梗的功效（2015）

解析：桔梗属于化痰止咳平喘药，药性苦、辛，平。归肺经。其功效是宣肺，祛痰，利咽，排脓。故本题选 C。

71. 治疗外感风热，咳嗽痰多，咽痛音哑，胸闷不舒者，应首选
A. 百部
B. 川贝母
C. 桔梗
D. 杏仁
E. 旋覆花

答案：C

考点：桔梗的应用（2000，2005）

解析：百部主治新旧咳嗽，百日咳，蛲虫，排除 A。川贝母主治虚劳咳嗽，肺热燥咳，排除 B。杏仁主治咳嗽气喘，肠燥便秘，排除 D。旋覆花主治咳嗽痰多，痰饮蓄结，呕吐，排除 E。桔梗主治咳嗽痰多，胸闷不畅，咽喉肿痛，肺痈咳嗽。故本题选 C。

72. 葶苈子的性能是
A. 甘，寒
B. 辛，苦，大寒
C. 辛，微苦，平
D. 甘，苦，涩，平
E. 辛，温

答案：B

考点：葶苈子的性能（2014）

解析：葶苈子属于止咳平喘药，药性是苦、辛，大寒，归肺、膀胱经，其功效是泻肺平喘，利水消肿。故本题选 B。

73. 具有平肝疏肝、祛风明目功效的药物是
A. 钩藤
B. 牛蒡子
C. 柴胡
D. 刺蒺藜
E. 沙苑子

答案：D

考点：刺蒺藜的功效（2014）

解析：钩藤的功效是清热平肝，息风止痉；牛蒡子的功效是疏散风热，宣肺透疹，解毒利咽；柴胡的功效是解表退热，疏肝解郁，升举阳气；刺蒺藜的功效是平肝疏肝，祛风明目；沙苑子的功效是补肾固精，养肝明目。故本题选 D。

74. 既能息风止痉，又能祛风湿，止痹痛的药物是
A. 羚羊角
B. 地龙
C. 钩藤
D. 天麻
E. 珍珠

答案：D

考点：天麻的功效（2000，2002，2004）

解析：羚羊角为"肝风内动，惊痫抽搐之要药"，其功效为平肝息风，清肝明目，清热解毒。地龙清热定惊，通络平喘，利尿。钩藤息风止痉，平抑肝阳，清肝热。天麻息风止痉，平抑肝阳，祛风通络。珍珠可平肝潜阳，安神，定惊明目，外用燥湿收敛。故本题选D。

75. 具有息风镇痉、攻毒散结、通络止痛功效的药物是
A. 全蝎、蜈蚣
B. 地龙、僵蚕
C. 龙骨、牡蛎
D. 石决明、决明子
E. 天麻、钩藤
答案：A
考点：全蝎、蜈蚣的功效（2013）
解析：全蝎、蜈蚣的功效都是息风止痉，攻毒散结，通络止痛，两味药相须有协同增效作用，与题意相符。地龙与僵蚕都有息风之效；天麻与钩藤都有平息肝风止痉之效；龙骨与牡蛎都有重镇安神、平肝潜阳、收敛固涩之效，石决明与决明子都有清肝明目之效。故本题选A。

76. 热闭、寒闭神昏，均常选用的药物是
A. 石菖蒲
B. 麝香
C. 牛黄
D. 羚羊角
E. 苏合香
答案：B
考点：麝香的应用（2006）
解析：石菖蒲、牛黄、苏合香皆有开窍醒神之功，但是各有寒热偏性，不可同用于寒闭、热闭。羚羊角平肝息风，清肝明目，清热解毒，无开窍之功。麝香走窜之性甚烈，有极强的开窍通闭醒神作用，为醒神回苏之要药，无论寒闭、热闭，用之皆效。故本题选B。

77. 治疗大失血、大吐泻所致体虚欲脱，脉微欲绝之证，宜首选
A. 西洋参
B. 太子参
C. 人参
D. 党参
E. 黄芪
答案：C
考点：人参的应用（2005）
解析：西洋参可治疗阴虚火旺的喘咳痰血证及热病气阴两伤之烦渴。太子参为清补之品，适用于脾肺亏虚、热病后期气阴不足者。人参

功擅大补元气，故用于挽救元气虚衰、脉微欲绝之脱证，无论因大失血、大吐泻或久病、大病所致者。党参既善补中气又善益肺气，为治肺脾气虚证最常用。黄芪既善补益脾肺之气，又善升举阳气，托毒生肌，有"补气之长""疮家圣药"之称。故本题选C。

78. 具有缓急止痛、清热解毒功效的药物是
A. 山药
B. 白术
C. 黄芪
D. 甘草
E. 党参
答案：D
考点：甘草的功效（2014）
解析：这几味药都属于补气药，但是功效需要鉴别。山药的功效是益气养阴，补脾肺肾，固精止带；白术的功效是益气健脾，燥湿利水，止汗，安胎；黄芪的功效是补气健脾，升阳举陷，益卫固表，利尿消肿，托毒生肌；甘草的功效是补脾益气，祛痰止咳，缓急止痛，清热解毒，调和诸药；党参的功效是补脾肺气，补血，生津。故本题选D。

79. 治疗热毒疮疡，咽喉肿痛，宜首选
A. 甘草
B. 黄芪
C. 猪苓
D. 苦参
E. 桂枝
答案：A
考点：甘草的应用（2012）
解析：甘草性味甘、平，具有补脾益气，祛痰止咳，缓急止痛，清热解毒，调和诸药等作用。主要用于①心气不足，脉结代，心动悸；②脾气虚证；③咳喘；④脘腹、四肢挛急疼痛；⑤热毒疮疡，咽喉肿痛，药食中毒；⑥调和药性。黄芪补气健脾，升阳举陷，益卫固表，利尿消肿，托毒生肌。主要用于①脾气虚；②肺气虚；③气虚自汗；④气血亏虚，疮疡难溃难腐，或溃久难敛。黄芪为主要干扰项，其所治疮疡为气血亏虚，难溃难敛型；又无解咽喉肿痛之效。而甘草所治疮疡为热毒型。猪苓利水渗湿；苦参清热燥湿，杀虫，利尿；桂枝发汗解肌，温经通脉，助阳化气。均无治疗热毒疮疡，咽喉肿痛之功。故本题选A。

80. 具有补肾益精、养血益气功效的药物是

A. 沉香
B. 磁石
C. 蛤蚧
D. 益智仁
E. 紫河车

答案：E

考点：紫河车的功效（2006，2013）

解析：沉香行气止痛，温中止呕，纳气平喘，排除A。磁石镇惊安神，平肝潜阳，聪耳明目，纳气定喘，排除B。蛤蚧补肺益肾，纳气平喘，助阳益精，排除C。益智仁温脾开胃，摄唾，暖肾固精缩尿，排除D。紫河车补肾益精，养血益气。故本题选E。

81. 具有补益肝肾、强筋健骨、止血安胎、疗伤续折功效的药物是
A. 杜仲
B. 牛膝
C. 续断
D. 土鳖虫
E. 自然铜

答案：C

考点：续断的功效（2014）

解析：牛膝属于活血调经药，有补肝肾、强筋骨的功效，但无止血安胎、疗续伤的功效；土鳖虫、自然铜有疗续伤的功效，但无补益的功效；杜仲有补肝肾、强筋骨、安胎的功效，但无疗伤续折的功效；续断的功效是补益肝肾、强筋健骨、止血安胎、疗伤续折。故本题选C。

82. 石斛的功效是
A. 养阴润肺，清心安神
B. 养阴清肺，益胃生津
C. 滋补肝肾，益精明目
D. 养阴润燥，生津止渴
E. 益胃生津，滋阴清热

答案：E

考点：石斛的功效（2015）

解析：石斛属于补阴药，药性甘，微寒，归胃、肾经。其功效是益胃生津，滋阴清热。故本题选E。

83. 墨旱莲的功效是
A. 解毒敛疮，凉血止血
B. 散瘀消痈，凉血止血
C. 活血化瘀止血，通经
D. 解毒消痈，凉血止血
E. 滋补肝肾，凉血止血

答案：E

考点：墨旱莲的功效（2015）

解析：墨旱莲属于补阴药，药性甘、酸，寒，归肝、肾经。其功效是滋补肝肾，凉血止血。故本题选E。

84. 女贞子的功效是
A. 补益肝肾，益精明目
B. 补益肝肾，乌须明目
C. 补益肝肾，润肠通便
D. 补益肝肾，养血补心
E. 补益肝肾，清心安神

答案：B

考点：女贞子的功效（2013）

解析：女贞子属于补阴药，药性甘、苦，凉，归肝、肾经，其功效是滋补肝肾，乌须明目。《本草备药》："女贞子，益肝肾，安五脏，强腰膝，明耳目，乌须发，补风虚，除百病。"故本题选B。

85. 龟甲、鳖甲共同具有的功效是
A. 养血补心
B. 软坚散结
C. 益肾健骨
D. 滋阴潜阳
E. 清肺化痰

答案：D

考点：龟甲、鳖甲功效的共同点（2006）

解析：龟甲滋阴潜阳，益肾健骨，养血补心；鳖甲滋阴潜阳，退热除蒸，软坚散结；故龟甲、鳖甲共同功效为滋阴潜阳。故本题选D。

86. 治疗温病后期，阴液耗伤，邪伏阴分，夜热早凉，热退无汗者，宜用
A. 龟甲
B. 鳖甲
C. 女贞子
D. 胡黄连
E. 玄参

答案：B

考点：鳖甲的应用（2014）

解析：玄参和胡黄连都属于清热药，但玄参属于清热凉血药，常用于温病热入营分证；胡黄连属于清虚热药，但无滋养阴分的作用；女贞子、龟甲与鳖甲都属于补阴药，前者无退虚热的作用；后两者均能滋养肝肾之阴、平肝潜阳，但龟甲长于滋肾阴，而鳖甲长于退虚热、除骨蒸，故鳖甲多用于温病后期，邪伏阴分者。故本题

选 B。

87. 具有固表止汗，益气除热功效的药物是
 A. 麻黄根
 B. 浮小麦
 C. 麻黄
 D. 五味子
 E. 山茱萸
 答案：B
 考点：浮小麦的功效（2001，2006）
 解析：麻黄根固表止汗，排除 A。麻黄发汗散寒，宣肺平喘，利水消肿，排除 C。五味子收敛固涩，益气生津，补肾宁心，排除 D。山茱萸补益肝肾，收敛固涩，排除 E。浮小麦固表止汗，益气，除热。故本题选 B。

88. 白豆蔻、肉豆蔻的共同功效是
 A. 温中行气
 B. 涩肠止泻
 C. 化湿行气
 D. 温中止呕
 E. 温肾助阳
 答案：A
 考点：肉豆蔻、白豆蔻功效的共同点（2006）
 解析：肉豆蔻涩肠止泻、温中行气。白豆蔻化湿行气、温中止呕。两者同有温中行气之功。故本题选 A。

89. 具有涩肠，止血，杀虫功效的药物是
 A. 椿皮
 B. 苦楝皮
 C. 贯众
 D. 榧子
 E. 肉豆蔻
 答案：A
 考点：椿皮的功效（2000，2002）
 解析：苦楝皮杀虫，疗癣，排除 B。贯众清热解毒，凉血止血，杀虫，排除 C。榧子杀虫消积，润肠通便，润肺止咳，排除 D。肉豆蔻涩肠止泻，温中行气，排除 E。椿皮清热燥湿，收敛止带，止泻，止血。故本题选 A。

90. 下列各项，只可外用，不可内服的药物是
 A. 铅丹
 B. 白矾
 C. 轻粉
 D. 硼砂
 E. 升药

答案：E
考点：升药的用法（2015）
解析：这几味药中只有升药、轻粉、铅丹的药性有毒，用法需要注意。其中升药有大毒，外用应适量，而且只供外用，不能内服。轻粉内服每次 0.1～0.2g，铅丹内服每次 0.3～0.6g。故本题选 E。

91. 具有攻毒杀虫，蚀疮去腐功效的药物是
 A. 砒石
 B. 炉甘石
 C. 硫黄
 D. 硼砂
 E. 莲子
 答案：A
 考点：砒石的功效（2013）
 解析：炉甘石的功效是解毒明目退翳，收湿止痒敛疮；硼砂的功效是外用清热解毒，内服清肺化痰；硫黄的功效是外用解毒杀虫止痒，内服补火助阳通便；莲子的功效是补脾止泻，止带，益肾涩精，养心安神。砒石的药性辛，大热，有大毒，归肺、肝经。外用攻毒杀虫，蚀疮祛腐；内服劫痰平喘，截疟，与题意相符。故本题选 A。

【B1 型题】

(92～93 题共用备选答案)
 A. 苦寒
 B. 甘寒
 C. 辛苦温
 D. 甘苦温
 E. 甘辛温

92. 清热燥湿药的性味多为
 答案：A

93. 理气药的性味多为
 答案：C
 考点：四气、五味的适应证（2001）
 解析：清热燥湿类药物性味为苦寒；理气药的性味为辛苦温。故 92 题选 A，93 题选 C。

(94～95 题共用备选答案)
 A. 肺、胃、肾经
 B. 肺、脾、肾经
 C. 心、脾、肾经
 D. 心、肝、肾经
 E. 心、肝、脾经

94. 知母的主要归经是
答案：A
95. 龟甲的主要归经是
答案：D
考点：知母、龟甲的性能（2002）
解析：知母归肺、胃、肾经。龟甲归肝、肾、心经。故94题选A，95题选D。

(96～97题共用备选答案)
A. 石膏
B. 知母
C. 栀子
D. 天花粉
E. 夏枯草

96. 治疗肝火上炎，目珠疼痛，应选用
答案：E
97. 治疗痰火郁结，瘰疬痰核，应选用
答案：E
考点：夏枯草的应用（2000）
解析：石膏用治温热病气分热证、肺热喘咳证，胃火牙痛，溃疡不敛；知母用治热病烦渴，肺热燥咳，骨蒸潮热，内热消渴；栀子用治热病心烦，血淋涩痛；天花粉用治热病烦渴，肺热燥咳，内热消渴，疮疡肿毒；夏枯草用治目赤肿痛，头痛眩晕，瘰疬，乳痈肿痛。故96题选E，97题选E。

(98～99题共用备选答案)
A. 石膏
B. 知母
C. 芦根
D. 天花粉
E. 夏枯草

98. 治疗胃热呕逆，宜选用
答案：C
99. 治疗热淋涩痛，宜选用
答案：C
考点：芦根的应用（2001）
解析：芦根主治热病烦渴，胃热呕逆，肺热咳嗽，肺痈吐脓，热淋涩痛。余参见96、97题。故98题选C，99题选C。

(100～101题共用备选答案)
A. 连翘
B. 白头翁
C. 土茯苓
D. 蒲公英
E. 板蓝根

100. 被誉为"治痢要药"的药物是
答案：B
101. 被誉为"疮家圣药"的药物是
答案：A
考点：白头翁、连翘的应用（2005）
解析：连翘功可清热解毒、消痈散结，善治疗疮痈、瘰疬，有"疮家圣药"之称。白头翁清热解毒、凉血止痢，为治疗热毒血痢之良药，被誉为"治痢要药"。土茯苓对梅毒或因梅毒服汞剂中毒所致的肢体拘挛者疗效为佳。蒲公英为治疗热毒内外痈肿之常用药，尤善乳痈。板蓝根功善清热解毒、凉血利咽。故100题选B，101题选A。

(102～103题共用备选答案)
A. 化湿和胃
B. 凉血消肿
C. 活血止痛
D. 清热解毒
E. 清退虚热

102. 豨莶草具有的功效是
答案：D
103. 络石藤具有的功效是
答案：B
考点：豨莶草、络石藤的功效（2005）
解析：豨莶草祛风湿、利关节、解毒。络石藤祛风通络、凉血消肿。故102题选D，103题选B。

(104～105题共用备选答案)
A. 威灵仙
B. 防己
C. 狗脊
D. 独活
E. 木瓜

104. 既能祛风湿，又能消骨鲠的药物是
答案：A
105. 既能祛风湿，又能强腰膝的药物是
答案：C
考点：威灵仙、狗脊的功效（2006）
解析：威灵仙祛风湿，通络止痛，消骨鲠；木瓜疏筋活络，和胃化湿；狗脊祛风湿，补肝

肾,强腰膝;防己利水消肿,祛风止痛;独活祛风湿,止痛,解表。故104题选A,105题选C。

(106~107题共用备选答案)
　　A. 独活
　　B. 秦艽
　　C. 防己
　　D. 狗脊
　　E. 川乌

106. 既能祛风湿,又能温经止痛的药物是
　　答案:E
107. 既能祛风湿,又能退虚热的药物是
　　答案:B
　　考点:川乌、秦艽的功效(2006)
　　解析:秦艽功效为祛风湿,通络止痛,退虚热,清湿热。川乌功效为祛风除湿,温经止痛。余参见104、105题。故106题选E,107题选B。

(108~109题共用备选答案)
　　A. 泽泻
　　B. 滑石
　　C. 茵陈
　　D. 萆薢
　　E. 地肤子

108. 具有利湿去浊,祛风除痹功效的药物是
　　答案:D
109. 具有利湿退黄,解毒疗疮功效的药物是
　　答案:C
　　考点:萆薢、茵陈的功效(2006)
　　解析:泽泻利水渗湿,泄热;滑石利尿通淋,清热解暑,祛湿敛疮;茵陈利湿退黄,解毒疗疮;萆薢利湿去浊,祛风除痹;地肤子清热利湿,利尿通淋,止痒。故108题选D,109题选C。

(110~111题共用备选答案)
　　A. 丁香
　　B. 肉桂
　　C. 吴茱萸
　　D. 干姜
　　E. 花椒

110. 治疗中焦虚寒,肝气上逆之巅顶头痛,宜选用
　　答案:C

111. 治疗蛔虫引起的腹痛,呕吐,宜选用
　　答案:E
　　考点:吴茱萸、花椒的应用(2001)
　　解析:丁香温中降逆,散寒止痛,温肾助阳;肉桂补火助阳,散寒止痛,温经通脉,引火归原;吴茱萸散寒止痛,降逆止呕,助阳止泻;干姜温中散寒,回阳通脉,温肺化饮;花椒温中止痛,杀虫止痒。故110题选C,111题选E。

(112~113题共用备选答案)
　　A. 寒湿痹痛
　　B. 胸痹心痛
　　C. 热毒血痢
　　D. 寒饮咳喘
　　E. 寒疝腹痛

112. 吴茱萸的主治病证是
　　答案:E
113. 薤白的主治病证是
　　答案:B
　　考点:吴茱萸、薤白的主治病证(2006)
　　解析:吴茱萸主治寒凝腹痛、畏寒呕吐、虚寒泄泻。薤白主治胸痹心痛、脘腹痞满胀痛、泻痢里急后重。故112题选E,113题选B。

(114~115题共用备选答案)
　　A. 丁香
　　B. 细辛
　　C. 花椒
　　D. 小茴香
　　E. 高良姜

114. 治疗睾丸偏坠胀痛,应选用
　　答案:D
115. 治疗阳痿肾阳不足证,应选用
　　答案:A
　　考点:小茴香、丁香的应用(2002)
　　解析:丁香为治"虚寒呕逆之要药",善治脘腹冷痛、呕吐及肾虚阳痿。细辛为发散风寒药,治疗风寒在表,寒饮咳喘,痹痛,尤为少阴头痛牙痛所常用。花椒长于治疗中寒腹痛、寒湿呕吐,并可杀虫止痒。小茴香功能散寒止痛、理气和中,既为治寒疝腹痛、睾丸偏坠胀痛之佳品,又常治肝经受寒之少腹冷痛、痛经等证。高良姜可治脘腹冷痛及胃寒呕吐。故114题选D,115题选A。

(116~117题共用备选答案)
　　A. 杀虫，疗癣
　　B. 清热解毒，凉血止血，杀虫
　　C. 杀虫，解暑
　　D. 杀虫消积，行气利水，截疟
　　E. 杀虫，润肺下气止咳

116. 槟榔的功效是
　　答案：D
117. 百部的功效是
　　答案：E
　　考点：槟榔、百部的功效（2013）
　　解析：槟榔药性辛、苦，温，归胃、大肠经。其功效是杀虫消积，行气，利水，截疟。百部药性甘、苦，微温，归肺经。其功效是润肺下气止咳，杀虫灭虱。故116题选D，117题选E。

(118~119题共用备选答案)
　　A. 白及
　　B. 仙鹤草
　　C. 棕榈炭
　　D. 血余炭
　　E. 炮姜

118. 具有止痢功效的药物是
　　答案：B
119. 具有杀虫功效的药物是
　　答案：B
　　考点：仙鹤草的功效（2002）
　　解析：白及收敛止血、消肿生肌。仙鹤草收敛止血、止痢、截疟、补虚、解毒杀虫，治疗身体各部位出血均可，又能收涩止泻，杀虫。棕榈炭收敛止血，止泻止带。血余炭功能收敛止血，化瘀利尿。炮姜可温经止血，温中止痛。故118题选B，119题选B。

(120~121题共用备选答案)
　　A. 侧柏叶
　　B. 仙鹤草
　　C. 白及
　　D. 三七
　　E. 炮姜

120. 具有温经止血功效的药物是
　　答案：E
121. 只有凉血止血功效的药物是
　　答案：A
　　考点：炮姜、侧柏叶的功效（2006）

　　解析：侧柏叶凉血止血，祛痰止咳，生发乌发。三七可化瘀止血，活血定痛。故120题选E，122题选A。

(122~123题共用备选答案)
　　A. 活血行气，祛风止痛
　　B. 活血行气，清心凉血
　　C. 活血调经，除烦安神
　　D. 活血通经，清热解毒
　　E. 活血通经，祛瘀止痛

122. 郁金具有的功效是
　　答案：B
123. 红花具有的功效是
　　答案：E
　　考点：郁金、红花的功效（2006）
　　解析：郁金活血止痛，行气解郁，清心凉血，利胆退黄；红花活血通经，祛瘀止痛。故122题选B，123题选E。

(124~125题共用备选答案)
　　A. 葶苈子
　　B. 杏仁
　　C. 白芥子
　　D. 黄药子
　　E. 苏子

124. 能止咳平喘，润肠通便，且无毒性的药物是
　　答案：E
125. 能止咳平喘，润肠通便，但有小毒的药物是
　　答案：B
　　考点：杏仁、苏子的功效（2002）
　　解析：葶苈子泻肺平喘，利水消肿。杏仁止咳平喘，润肠通便，有小毒。白芥子温肺化痰，利气，散结消肿。黄药子化痰散结消瘿，清热解毒。苏子降气化痰，止咳平喘，润肠通便。故124题选E，125题选B。

(126~127题共用备选答案)
　　A. 旋覆花
　　B. 款冬花
　　C. 紫菀
　　D. 白芥子
　　E. 杏仁

126. 有小毒，婴幼儿应慎用的药物是

答案：E

127. 性温燥，阴虚燥咳者不宜的药物是
答案：D
考点：杏仁、白芥子的使用注意（2001）
解析：旋覆花，阴虚劳嗽，津伤燥咳者慎用；款冬花，外感暴咳生用，肺虚久咳炙用；紫菀，外感暴咳生用，肺虚久咳炙用；白芥子，久咳肺虚及阴虚火旺者忌用；杏仁，有小毒，阴虚咳嗽及大便溏者忌用。故126题选E，127题选D。

（128～129题共用备选答案）
  A. 养心安神，润肠通便
  B. 补气安神，止咳平喘
  C. 安神益智，交通心肾
  D. 解郁安神，活血消肿
  E. 养心补肝，宁心安神
128. 柏子仁的功效是
答案：A
129. 酸枣仁的功效是
答案：E
考点：柏子仁、酸枣仁的功效（2014）
解析：柏子仁和酸枣仁都属于养心安神药。柏子仁药性：甘，平，归心、肾、大肠经，功效是养心安神，润肠通便；酸枣仁药性：甘、酸、平，归心、肝、胆经，功效是养心益肝，安神，敛汗，生津。故128题选A，129题选E。

（130～131题共用备选答案）
  A. 合欢皮
  B. 酸枣仁
  C. 远志
  D. 琥珀
  E. 磁石
130. 既能活血消肿，又能解郁安神的药物是
答案：A
131. 既能活血散瘀，又能镇惊安神的药物是
答案：D
考点：合欢皮、琥珀的功效（2006）
解析：合欢皮解郁安神，活血消肿；酸枣仁养心益肝，安神，敛汗；远志宁心安神，祛痰开窍，消散痈肿；琥珀镇惊安神，活血散瘀，利尿通淋；磁石镇惊安神，平肝潜阳，聪耳明目，纳气定喘。故130题选A，131题选D。

（132～133题共用备选答案）
  A. 补阳
  B. 通阳
  C. 升阳
  D. 潜阳
  E. 固阳
132. 石决明具有的功效是
答案：D
133. 桂枝具有的功效是
答案：B
考点：石决明、桂枝的功效（2005）
解析：石决明平肝潜阳，清肝明目。桂枝发汗解肌，温经通脉，助阳化气。故132题选D，133题选B。

（134～135题共用备选答案）
  A. 甘、咸，温
  B. 酸、苦，温
  C. 苦、咸，温
  D. 甘、淡，温
  E. 辛、甘，温
134. 鹿茸的性味
答案：A
135. 淫羊藿的性味
答案：E
考点：鹿茸、淫羊藿的性能（2012）
解析：此二味皆为补阳药，味甘，性温。而鹿茸味咸，功偏益精血，强筋骨；淫羊藿味辛，功偏祛风除湿。故134题选A，135题选E。

（136～137题共用备选答案）
  A. 补肾助阳，固精缩尿，养肝明目
  B. 补肺益肾，纳气平喘，助阳益精
  C. 补肾阳，强筋骨，祛寒湿
  D. 补肾阳，强筋骨，祛风湿
  E. 补肝肾，强筋骨，止崩漏
136. 沙苑子的功效是
答案：A
137. 淫羊藿的功效是
答案：D
考点：沙苑子、淫羊藿的功效（2014）
解析：沙苑子和淫羊藿都属于补阳药。沙苑子药性甘，温，归肝、肾经，功效是补肾固精，养肝明目；淫羊藿药性辛、甘，温，归肾、肝经，功效是补肾壮阳，祛风除湿。故136题选

A，137题选D。

(138~139题共用备选答案)
  A. 祛寒除湿
  B. 祛风止痒
  C. 益肝明目
  D. 活血止痛
  E. 温脾止泻

138. 补骨脂具有的功效是
  答案：E

139. 仙茅具有的功效是
  答案：A
  考点：补骨脂、仙茅的功效（2001）
  解析：补骨脂补肾助阳，固精缩尿，温脾止泻，纳气平喘。仙茅温肾壮阳，祛寒除湿。故138题选E，139题选A。

(140~141题共用备选答案)
  A. 肝、脾经
  B. 肝、肾经
  C. 肺、肝、肾
  D. 心、脾经
  E. 肝、心、肾经

140. 熟地的归经是
  答案：B

141. 白芍的归经是
  答案：A
  考点：熟地、白芍的性能（2014）
  解析：熟地和白芍都属于补血药，但是归经不同，功效也不同。熟地归肝、肾经，功效是补血养阴，填精益髓；白芍归肝、脾经，功效是养血敛阴，柔肝定痛，平肝抑阳。故140题选B，141题选A。

(142~143题共用备选答案)
  A. 山茱萸
  B. 五倍子
  C. 莲子
  D. 诃子
  E. 金樱子

142. 具有补脾止泻，养心安神功效的药物是
  答案：C

143. 具有益肾固精，养心安神功效的药物是
  答案：C
  考点：莲子的功效（2002）
  解析：山茱萸补益肝肾，收敛固涩；五倍子敛肺降火，止咳止汗，涩肠止泻，固精止遗，收敛止血，收湿敛疮；莲子补肾固精缩尿，补脾止泻止带，养心安神；诃子敛肺止咳，利咽开音，涩肠止泻；金樱子固精缩尿止带，涩肠止泻。故142题选C，143题选C。

方剂学

【A1 型题】

1. 桂枝汤中桂枝与芍药的比例为
   A. 1∶1
   B. 3∶1
   C. 5∶1
   D. 4∶1
   E. 7∶1
   答案：A
   考点：桂枝汤的配伍意义（2014）
   解析：桂枝汤中桂枝9g，芍药9g，两药比例为1∶1。桂芍等量合用的寓意有三：一为针对卫强营弱，体现营卫同治，邪正兼顾；二为相辅相成，桂枝得芍药，使汗有源，芍药得桂枝，则滋而能化；三为相制相成，散中有收，汗中寓补。故本题选A。

2. 具有"发中有补，散中有收，邪正兼顾，阴阳并调"配伍特点的方剂是
   A. 桂枝汤
   B. 麻黄汤
   C. 止嗽散
   D. 小青龙汤
   E. 九味羌活汤
   答案：A
   考点：桂枝汤的全方配伍特点（2016）
   解析：桂枝汤的功用是解肌发表，调和营卫，主治外感风寒表虚证。本方发散与酸收相配，使散中有收，汗不伤正；且助阳药与益阴药同用，以阴阳兼顾，营卫并调。故本题选A。

3. 下列各项中，麻黄用量最大的方剂是
   A. 麻黄汤
   B. 大青龙汤
   C. 小青龙汤
   D. 麻杏石甘汤
   E. 麻黄细辛附子汤
   答案：B

考点：大青龙汤的组成药物（2015）
解析：麻黄附子细辛汤麻黄二两，麻黄汤、小青龙汤中麻黄三两，麻杏石甘汤中麻黄四两，唯大青龙汤麻黄六两，因其治风寒表实重证兼里有郁热者，需倍用麻黄，增强发汗之功。故本题选B。

4. 主治外感风寒湿邪，内有蕴热证的方剂是
   A. 败毒散
   B. 九味羌活汤
   C. 羌活胜湿汤
   D. 柴葛解肌汤
   E. 麻黄杏仁甘草石膏汤
   答案：B
   考点：九味羌活汤的主治证候（2016）
   解析：九味羌活汤以羌活为君，散表寒，祛风湿，利关节，止痹痛，为治太阳风寒湿邪在表之要药。以苍术、防风解表除湿为臣。细辛、白芷、川芎"分经论治"头痛，生地、黄芩清泄里热，以上五味俱为佐药。甘草调和为使。诸药配伍，既兼治内外，又通六经，协调表里而成发汗祛湿，兼清里热之剂。故本题选B。

5. 下列属分经论治的方剂是
   A. 柴胡疏肝散
   B. 桂枝汤
   C. 九味羌活汤
   D. 四物汤
   E. 半夏泻心汤
   答案：C
   考点：九味羌活汤的配伍意义（2012）
   解析：九味羌活汤主治外感风寒湿邪，内有蕴热证。以羌活为君，臣以防风、苍术。佐以细辛、白芷、川芎祛风散寒，宣痹止痛。其中细辛善止少阴头痛，白芷善解阳明头痛，川芎长于止少阳、厥阴头痛，此三味与羌活、苍术合用，为本方"分经论治"的基本结构。故本题选C。

6. 止嗽散的功用是

A. 宣肺解表，止咳平喘
B. 宣肺利气，疏风止咳
C. 宣肺化痰，止嗽定喘
D. 疏风清热，止咳化痰
E. 宣降肺气，化痰止嗽

答案：B

考点：止嗽散的功用（2013）

解析：止嗽散主治风邪犯肺之咳嗽证。方用紫菀、百部为君，止咳化痰，桔梗开宣肺气，白前降气化痰，二者一宣一降，恢复肺气之宣降，为臣药。陈皮燥湿化痰，仅用一味荆芥，辛而微温，疏风解表，后用甘草调和诸药，又有利咽之功。诸药配伍，宣肺利气，疏风止咳，则咳痰咽痒得瘥。故本题选B。

7. 银翘散中辛而微温，协君药开皮毛以助祛邪的药物是
A. 薄荷、桔梗
B. 芦根、竹叶
C. 薄荷、牛蒡子
D. 荆芥穗、淡豆豉
E. 金银花、连翘

答案：D

考点：银翘散的配伍意义（2015）

解析：银翘散于辛凉之中配伍少量辛温之品。荆芥穗、淡豆豉辛而微温，解表散邪，虽属辛温，但辛而不烈，温而不燥，配入辛凉解表方中，增强辛散透表之力，是为去性取用之法。故本题选D。

8. 被称为"辛凉平剂"的方剂是
A. 桂枝汤
B. 麻杏石甘汤
C. 白虎汤
D. 桑菊饮
E. 银翘散

答案：E

考点：银翘散的运用（2014）

解析：《温病条辨》称银翘散为"辛凉平剂"，是治疗风温初起之常用方。"辛凉轻剂"为桑菊饮，"辛凉重剂"为白虎汤。故本题选E。

9. 麻黄杏仁甘草石膏汤中，石膏与麻黄的比例为
A. 7:1
B. 1:1
C. 2:1
D. 3:1
E. 5:1

答案：C

考点：麻黄杏仁甘草石膏汤的配伍意义（2015）

解析：麻黄杏仁甘草石膏汤主治外感风邪，邪热壅肺证。石膏倍于麻黄，使本方不失为辛凉之剂。麻黄得石膏，宣肺平喘而不助热；石膏得麻黄，清解肺热而不凉遏，相制为用。方中石膏半斤，麻黄四两，两药比例为2:1。故本题选C。

10. 败毒散的组成药物中不包括
A. 柴胡、前胡
B. 羌活、独活
C. 桔梗、枳壳
D. 人参、甘草
E. 当归、芍药

答案：E

考点：败毒散的组成药物（2002，2003，2005）

解析：败毒散的药物组成：柴胡、前胡、川芎、枳壳、羌活、独活、茯苓、桔梗、人参、甘草。当归、芍药不属败毒散的组成药物。故本题选E。

11. 大黄牡丹汤的功用是
A. 攻下冷积，温补脾阳
B. 润肠泄热，行气通便
C. 温里散寒，通便止痛
D. 泻热破瘀，散结消肿
E. 泄热通便，补益气血

答案：D

考点：大黄牡丹汤的功用（2014）

解析：本方治疗肠痈初起，湿热瘀滞证。正如方名，大黄、牡丹皮共为本方君药，大黄苦寒攻下，泄热逐瘀，荡涤肠中湿热瘀结之毒；丹皮苦辛微寒，能清热凉血，活血化瘀，两药合用，泻热破瘀。故本题选D。

12. 不属于麻子仁丸组成药物的是
A. 芍药
B. 杏仁
C. 大黄
D. 厚朴
E. 甘草

答案：E

考点：麻子仁丸的组成药物（2000，2005）

解析：麻子仁丸的药物组成：麻子仁、芍

药、枳实、厚朴、大黄、杏仁。甘草不属麻子仁丸的组成药物。故本题选 E。

13. 往来寒热，胸胁苦满，默默不欲饮食，心烦喜呕，口苦，咽干，目眩，舌苔薄白，脉弦者，治疗宜用
　　A．逍遥散
　　B．四逆散
　　C．大柴胡汤
　　D．小柴胡汤
　　E．半夏泻心汤
　　答案：D
　　考点：小柴胡汤的主治证候（2014）
　　解析：小柴胡汤主治：①伤寒少阳证。往来寒热，胸胁苦满，默默不欲饮食，心烦喜呕，口苦，咽干，目眩，脉弦。②妇人中风，热入血室。经水适断，寒热发作有时。③疟疾、黄疸等病而见少阳证者。故本题选 D。

14. 小柴胡汤主治证候中，兼见心下悸，小便不利，治宜
　　A．去半夏、人参，加瓜蒌
　　B．去半夏加天花粉
　　C．去黄芩，加芍药
　　D．去黄芩，加茯苓
　　E．去人参，加桂枝
　　答案：D
　　考点：小柴胡汤的运用（2014）
　　解析：若胸中烦而不呕者，去半夏、人参，加瓜蒌实一枚；若渴，去半夏，加人参合前成四两半，瓜蒌根四两；若腹中痛者，去黄芩，加芍药三两；若胁下痞硬，去大枣，加牡蛎四两；若不渴，外有微热者，去人参，加桂枝三两，温覆微汗愈；若咳者，去人参、大枣，加五味子半升，去生姜，加干姜二两。心下悸，小便不利，是水气凌心，宜去黄芩，加茯苓利水宁心。故本题选 D。

15. 具有清胆利湿，和胃化痰功用的是
　　A．蒿芩清胆汤
　　B．截疟七宝饮
　　C．四逆散
　　D．逍遥散
　　E．小柴胡汤
　　答案：A
　　考点：蒿芩清胆汤的功用（2014）
　　解析：蒿芩清胆汤主治少阳湿热痰浊证。方用青蒿清透少阳邪热，黄芩燥湿清胆热，共为君

药。竹茹清胆胃之热，化痰止呕；枳壳下气宽中，除痰消痞；半夏燥湿化痰，和胃降逆；陈皮理气化痰，宽胸畅膈，共为臣药。赤茯苓、碧玉散清热利湿，为佐使药。诸药合用，达清胆利湿，和胃化痰之功。故本题选 A。

16. 四逆散配伍中体现"一升一降，升清降浊"作用的药物是
　　A．柴胡、芍药
　　B．甘草、枳实
　　C．枳实、芍药
　　D．柴胡、甘草
　　E．柴胡、枳实
　　答案：E
　　考点：四逆散的配伍意义（2016）
　　解析：四逆散中柴胡入肝胆经，升发阳气，疏肝解郁，透邪外出，为君药。佐以枳实理气解郁，泄热破解，与柴胡为伍，一升一降，加强疏畅气机之功，并奏调和肝脾之效。故本题选 E。

17. 四逆散中用于条达肝气的药物是
　　A．柴胡、枳实
　　B．柴胡、白芍
　　C．柴胡、甘草
　　D．枳实、白芍
　　E．柴胡、甘草
　　答案：B
　　考点：四逆散的配伍意义（2013）
　　解析：方用柴胡入肝胆经，升发阳气，疏肝解郁，透邪外出，为君药；白芍敛阴养血柔肝为臣，与柴胡合用以补养肝血，条达肝气，可使柴胡升散而无耗伤阴血之弊，为调肝的常用组合。故本题选 B。

18. 四逆散与四逆汤的组成中均含有的药物是
　　A．茯苓
　　B．附子
　　C．白术
　　D．甘草
　　E．人参
　　答案：D
　　考点：四逆散与四逆汤的组成药物（2014）
　　解析：四逆散的组成：柴胡、枳实、芍药、甘草；四逆汤的组成：附子、干姜、甘草。两方中共同含有的药物是甘草。故本题选 D。

19. 主治肝郁血虚脾弱证的方剂是
　　A．蒿芩清胆汤
　　B．痛泻要方

C. 逍遥散
D. 小柴胡汤
E. 大柴胡汤
答案：C
考点：逍遥散的主治证候（2014）
解析：逍遥散以柴胡疏肝解郁，为君药。当归养血和血；白芍养血敛阴，柔肝缓急，共为臣药。白术、茯苓、甘草健脾益气，共为佐药。薄荷疏散郁遏之气，透达肝经郁热；烧生姜温运和中，且能辛散达郁，为佐药。甘草调和诸药，为使药。本方疏肝解郁，养血健脾，主治肝郁血虚脾弱证。故本题选 C。

20. 清营汤主治证候所见的热象是
    A. 但热不寒
    B. 往来寒热
    C. 夜热早凉
    D. 身热夜甚
    E. 日晡潮热
    答案：D
    考点：清营汤的主治证候（2015）
    解析：清营汤治热入营分证。邪热传营，伏于阴分，入夜阳气内归于营阴，与热相合，故身热夜甚。故本题选 D。

21. 具有"透热转气"之功的方剂是
    A. 白头翁汤
    B. 黄连解毒汤
    C. 清瘟败毒饮
    D. 清营汤
    E. 犀角地黄汤
    答案：D
    考点：清营汤的全方配伍特点（2013）
    解析：清营汤主治热入营分证。本方以清营解毒为主，配以养阴生津和"透热转气"，使入营之邪透出气分而解。具体用银花、连翘、竹叶清热解毒，轻清透泄，使营分热有外达之机，促其透出气分而解。故本题选 D。

22. 体现叶天士"入血就恐耗血动血，直须凉血散血"的方剂是
    A. 清营汤
    B. 芍药汤
    C. 白虎汤
    D. 黄连解毒汤
    E. 犀角地黄汤
    答案：E
    考点：犀角地黄汤的配伍意义（2016）

解析：犀角地黄汤治热入血分证。热入血分，一则热扰心神；二则热邪迫血妄行，血不循经，溢于脉外则出血，离经之血则为瘀血；三则血分热毒耗伤血中津液，而成瘀。此时不清其热则血不宁，不散其血则瘀不去，不滋其阴则火不熄，故叶天士所谓"入血就恐耗血动血，直须凉血散血"，故组方配伍当以清热解毒，凉血散瘀为法。故本题选 E。

23. 黄连解毒汤中，既入上焦以清心火，又入中焦、泻中焦之火的药物是
    A. 黄柏
    B. 栀子
    C. 石膏
    D. 黄芩
    E. 黄连
    答案：E
    考点：黄连解毒汤的配伍意义（2014）
    解析：方中以黄连为君，既入上焦以清泻心火，盖因心为君火之脏，泻火必先清心，心火宁，则诸经之火自降；又入中焦，泻中焦之火。故本题选 E。

24. 下列方剂清上泄下的是
    A. 凉膈散
    B. 小半夏汤
    C. 四物汤
    D. 瓜蒌薤白半夏汤
    E. 平胃散
    答案：A
    考点：凉膈散的配伍意义（2012）
    解析：凉膈散主治上中二焦邪郁生热证。本方证由脏腑积热，聚于胸膈所致，故以上、中二焦见证为主。上焦无形火热炽盛，中焦燥热内结，唯有清泻兼施方能切用病情，故治宜泻火通便，清上泄下为法。方中连翘轻清透散，长于清热解毒，透散上焦无形之热，重用为君。黄芩清胸膈郁热，山栀通泻三焦，引火下行；大黄、芒硝泻火通便，荡涤中焦燥热内结，共为臣药。薄荷、竹叶清上焦之热，共为佐药。全方配伍，清上与泻下并行，泻下是为清泄胸膈郁热而设，即所谓"以泻代清"。故本题选 A。

25. 仙方活命饮中的君药是
    A. 赤芍
    B. 当归
    C. 陈皮
    D. 天花粉

E. 金银花

答案：E

考点：仙方活命饮的配伍意义（2016）

解析：仙方活命饮主治痈疡肿毒初起。方中金银花善清热解毒疗疮，乃"疮疡圣药"，重用为君。故本题选 E。

26. 治疗肝火犯胃宜选用

   A. 左金丸

   B. 泻白散

   C. 清胃散

   D. 玉女煎

   E. 芍药汤

答案：A

考点：左金丸的主治证候（2013）

解析：左金丸主治肝火犯胃证。泻白散主治肺热咳喘证。清胃散主治胃火牙痛。玉女煎主治胃热阴虚证。芍药汤主治湿热痢疾。故本题选 A。

27. 气喘咳嗽，皮肤蒸热，日晡尤甚，舌红苔黄，脉细数，治疗应首选的方剂是

   A. 桑菊饮

   B. 泻白散

   C. 桑杏汤

   D. 清燥救肺汤

   E. 百合固金汤

答案：B

考点：泻白散的主治证候（2016）

解析：桑菊饮治风温初起轻证，邪犯肺络，仍有表证。桑杏汤治外感温燥证，特点为干咳无痰或痰少而黏。清燥救肺汤治温燥伤肺，气阴两伤证，干咳无痰，心烦口渴，舌干少苔，脉虚大数。百合固金汤治肺肾阴虚，虚火上炎证。咳嗽气喘，痰中带血。泻白散治肺有伏火郁热之证。肺主气，宜清肃下降，火热郁结于肺，则气逆不降为喘咳；肺合皮毛，肺热外蒸于皮毛，故皮肤蒸热；伏热渐伤阴，故午后热甚；阴虚发热则舌红苔黄，脉细数。故本题选 B。

28. 配伍主以甘寒，清中有润，泻中寓补，清泻肺中伏火以适稚阴娇脏之性的是

   A. 左金丸

   B. 蒿芩清胆汤

   C. 清骨散

   D. 清胃散

   E. 泻白散

答案：E

考点：泻白散的配伍意义（2013）

解析：泻白散中桑白皮甘寒性降，清泻肺热，止咳平喘，为君。地骨皮甘寒入肺，清降肺中伏火，为臣。炙甘草、粳米养胃和中，为佐使。本方配伍主以甘寒，清中有润，泻中寓补，培土生金，祛邪不伤正，清泻肺中伏火以适稚阴娇脏之性。故本题选 E。

29. 泻白散的治法体现的五行相互关系是

   A. 培土生金

   B. 培土制水

   C. 滋水涵木

   D. 金水相生

   E. 益火补土

答案：A

考点：泻白散的配伍意义（2013）

解析：泻白散中用桑白皮甘寒性降，清泻肺热，止咳平喘，为君。地骨皮甘寒入肺，清降肺中伏火，为臣。炙甘草、粳米养胃和中，培土生金，以扶肺气，兼调药性，共为佐使。故本题选 A。

30. 芍药汤中大黄苦寒沉降，其泻下通腑可导湿热积滞从大便而去，此法为

   A. 塞因塞用

   B. 通因通用

   C. 热因热用

   D. 火郁发之

   E. 逆流挽舟

答案：B

考点：芍药汤的配伍意义（2015）

解析：芍药汤中大黄苦寒沉降，合芩、连则清热燥湿之功著，合归、芍则活血行气之力彰，其泻下通腑可导湿热积滞从大便而去，乃"通因通用"之法。故本题选 B。

31. 下列为当归六黄汤主治的是

   A. 阴虚火旺盗汗

   B. 肾虚腰酸膝软

   C. 小便不利

   D. 阴虚口干

   E. 气虚乏力

答案：A

考点：当归六黄汤的主治证候（2012，2014）

解析：当归六黄汤主治阴虚火旺盗汗。故本题选 A。

32. 清暑益气汤的君药是

A. 粳米、竹叶
B. 石斛、麦冬
C. 西洋参、石斛
D. 荷梗、知母
E. 西瓜翠衣、西洋参

答案：E

考点：清暑益气汤的配伍意义（2013）

解析：本方主治暑热气津两伤证。方中西瓜翠衣清热解暑，西洋参益气生津，养阴清热，共为君药。荷梗助西瓜翠衣清热解暑；石斛、麦冬助西洋参养阴生津，共为臣药。黄连苦寒泻火，以助清热祛暑之功；知母苦寒质润，泻火滋阴；竹叶甘淡，清热除烦，共为佐药。甘草、粳米益胃和中，为使药。故本题选E。

33. 理中丸除温中祛寒外，还具有的功用是
A. 和中缓急
B. 和胃止呕
C. 降逆止痛
D. 养血通脉
E. 补气健脾

答案：E

考点：理中丸的功用（2000，2003）

解析：理中丸温中祛寒、补气健脾。无和中缓急、止呕、止痛、养血之功，排除A、B、C、D。故本题选E。

34. 吴茱萸汤中吴茱萸的作用是
A. 温胃暖肝，降逆止呕
B. 温中补虚，和胃止呕
C. 疏肝解郁，和胃止呕
D. 温肾暖肝，降逆止呕
E. 温中补虚，疏肝解郁

答案：A

考点：吴茱萸汤的配伍意义（2016）

解析：方中吴茱萸味辛苦性热，归肝、脾、胃、肾经，上可温胃散寒，下可温暖肝肾，又能降逆止呕，一药而三经并治，《金镜内台方义》谓"吴茱萸能下三阴之逆气"，故以为君。故本题选A。

35. 手足厥寒，或腰、股、腿、足、肩臂疼痛，口不渴，舌淡苔白，脉沉细或细而欲绝，治疗宜选
A. 参附汤
B. 当归四逆汤
C. 金匮肾气丸
D. 活血逐瘀汤

E. 六味地黄汤

答案：B

考点：当归四逆汤的主治证候（2014）

解析：当归四逆汤温经散寒，养血通脉，主治血虚寒厥证。由营血虚弱，寒凝经脉，血行不利所致。素体血虚又经脉受寒，寒邪凝滞，血行不利，阳气不能达于四肢末端，营血不能充盈血脉，遂手足厥寒、脉细欲绝。故本题选B。

36. 下列方剂组成药物中，不含有附子的是
A. 实脾散
B. 真武汤
C. 乌梅丸
D. 温脾汤
E. 阳和汤

答案：E

考点：阳和汤的组成药物（2009，2011）

解析：实脾散的药物组成：厚朴、白术、木瓜、木香、草果、大腹子、附子、茯苓、干姜、甘草。真武汤的药物组成：茯苓、芍药、白术、生姜、附子。乌梅丸的药物组成：乌梅、细辛、干姜、黄连、当归、附子、蜀椒、桂枝、人参、黄柏。温脾汤的药物组成：大黄、附子、干姜、人参、当归、芒硝、甘草。阳和汤的药物组成：熟地、肉桂、麻黄、鹿角胶、白芥子、姜炭、生甘草。阳和汤中不含附子。故本题选E。

37. 主治阴疽的方剂是
A. 大黄牡丹汤
B. 苇茎汤
C. 阳和汤
D. 半夏厚朴汤
E. 仙方活命饮

答案：C

考点：阳和汤的主治证候（2016）

解析：阳和汤主治阴疽。如贴骨疽、脱疽、流注、痰核、鹤膝风等，患处漫肿无头，皮色不变，酸痛无热，口中不渴，舌淡苔白，脉沉细或迟细。故本题选C。

38. 主治少阳阳明合病的方剂是
A. 当归四逆汤
B. 小柴胡汤
C. 蒿芩清胆汤
D. 大柴胡汤
E. 葛根芩连汤

答案：D

考点：大柴胡汤的主治证候（2013）

解析：大柴胡汤为小柴胡汤去人参、甘草，加大黄、芍药、枳实。既和解少阳半表半里之邪，又通腑泄热以治内有阳明热结。故本题选D。

39. 防风通圣散的功用是
    A. 解表散热，清里消积
    B. 解积散邪，清热止利
    C. 疏风清热，宜肺止咳
    D. 辛凉疏表，清肺平喘
    E. 疏风解表，泻热通便
    答案：E
    考点：防风通圣散的功用（2013，2016）
    解析：防风通圣散的功用是疏风解表，泻热通便，主治风热壅盛，表里俱实证。故本题选E。

40. 参苓白术散的主治病证是
    A. 脾虚湿盛证
    B. 脾胃气虚证
    C. 脾虚气陷证
    D. 心脾两虚证
    E. 脾肾两虚证
    答案：A
    考点：参苓白术散的主治证候（2016）
    解析：人参、白术、茯苓益气健脾渗湿为君。山药、莲子肉助君药以健脾益气，兼止泻；白扁豆、薏苡仁助白术、茯苓以健脾渗湿，均为臣药。砂仁行气化湿，健脾和胃，为佐药。桔梗宣肺利气，通调水道，又载药上行，培土生金；甘草健脾和中，调和诸药，共为佐使。诸药相合，益气健脾，渗湿止泻，主治脾虚夹湿证。故本题选A。

41. 归脾汤除益气补血外，还具有的功用是
    A. 健脾养心
    B. 补血调血
    C. 敛阴止汗
    D. 滋阴复脉
    E. 益阴降火
    答案：A
    考点：归脾汤的功用（2000，2014）
    解析：归脾汤益气补血、健脾养心，主治心脾两虚、脾不统血。除益气补血外，还具有的功用是健脾养心。故本题选A。

42. 下列方剂既能治疗自汗又能治疗盗汗的是
    A. 四物汤
    B. 归脾汤
    C. 六味地黄丸
    D. 肾气丸
    E. 镇肝息风汤
    答案：B
    考点：归脾汤的主治（2012）
    解析：归脾汤主治心脾气血两虚证之心悸怔忡，健忘失眠，盗汗食少；脾不统血证之便血，紫癜，崩漏，月经提前，或淋漓不止。其出处《正体类要》所写主治尚有跌扑损伤，自汗，大便不调。故本题选A。

43. 炙甘草汤中配伍阿胶的用意是
    A. 滋养心阴
    B. 益气养心
    C. 益气养血
    D. 滋阴养血
    E. 滋阴润燥
    答案：D
    考点：炙甘草汤的配伍意义（2015）
    解析：本方主治阴血不足，阳气虚弱证；虚劳肺痿。方中以生地黄为君，滋阴养血；臣以炙甘草益气养心；麦门冬滋养心阴，桂枝温通心阳；佐以人参补中益气；阿胶滋阴养血，麻仁滋阴润燥，大枣益气养血；生姜温通阳气。故本题选D。

44. 下列关于六味地黄丸的说法中错误的是
    A. 重用熟地黄为君
    B. 功用是滋阴养血，益气温阳，复脉定悸
    C. 症见脉结代，心动悸，虚羸少气
    D. 主治虚劳肺痿
    E. 药物组成为肾气丸去附子、肉桂
    答案：E
    考点：六味地黄丸的组成药物、功用、主治证候、配伍意义（2014）
    解析：六味地黄丸的功用为填精滋阴补肾；主治肾阴精不足证；症见腰膝酸软，头晕目眩，视物昏花，耳鸣耳聋，盗汗，遗精，消渴，骨蒸潮热，手足心热，舌燥咽痛，牙齿动摇，足跟作痛，以及小儿囟门不合，舌红少苔，脉沉细数。排除B、C、D。方中重用熟地黄为君药，填精益髓，滋补阴精，排除A。药物组成为肾气丸减去桂枝、附子而成。故本题选E。

45. 左归丸在补阴之品中配伍补阳药的意义是
    A. 培本清源
    B. 温补元阳
    C. 阴中求阳

D. 阳中求阴
E. 壮水济火

答案：D

考点：左归丸的配伍意义（2016）

解析：左归丸是张介宾由六味地黄丸化裁而成，去"三泻"，加入枸杞、龟板胶、牛膝加强滋补肾阴之力，又加入鹿角胶、菟丝子温润之品。以补阳益阴，阳中求阴，即所谓"善补阴者，必阳中求阴，则阳得阴生而泉源不竭"之义。配伍特点为纯补无泻，阳中求阴。故本题选D。

46. 配伍中体现"阳中求阴"之法的方剂是

A. 百合固金汤
B. 八珍汤
C. 左归丸
D. 清瘟败毒饮
E. 右归丸

答案：C

考点：左归丸的全方配伍特点（2013）

解析：左归丸是张介宾由六味地黄丸化裁而成，去"三泻"，加入枸杞、龟板胶、牛膝加强滋补肾阴之力，又加入鹿角胶、菟丝子温润之品。以补阳益阴，阳中求阴，即所谓"善补阴者，必阳中求阴，则阳得阴生而泉源不竭"之义。配伍特点为纯补无泻，阳中求阴。故本题选C。

47. 生地、熟地同用的方剂是

A. 地黄饮子
B. 一贯煎
C. 百合固金汤
D. 炙甘草汤
E. 独活寄生汤

答案：C

考点：百合固金汤的组成药物（2013）

解析：百合固金汤主治肺肾阴亏，虚火上炎证。症见咳嗽气喘，痰中带血，咽喉燥痛，头晕目眩，午后潮热，舌红少苔，脉细数。方中生地、熟地并用，滋肾壮水，其中生地兼能凉血止血。故本题选C。

48. 治疗肝肾阴虚，肝气郁滞证的方剂是

A. 暖肝煎
B. 逍遥散
C. 六味地黄丸
D. 四逆散
E. 一贯煎

答案：E

考点：一贯煎的主治证候（2016）

解析：一贯煎主治肝肾阴虚，肝气郁滞证。方中重用生地黄滋阴养血，补益肝肾为君，内寓滋水涵木之意。当归、枸杞养血滋阴柔肝；北沙参、麦冬滋养肺胃，养阴生津，意在佐金平木，扶土制木，共为臣药。少量川楝子，疏肝泄热，理气止痛，复其调达之性。诸药合用，则肝阴得补，肝气得疏，则诸症自愈。故本题选E。

49. 治疗五更泄泻的首选方剂是

A. 吴茱萸汤
B. 理中丸
C. 真人养脏汤
D. 四神丸
E. 金匮肾气丸

答案：D

考点：四神丸的主治证候（2013）

解析：五更泻，多由命门火衰，火不暖土，脾失健运所致。吴茱萸汤主治胃寒呕吐证；肝寒上逆证；肾寒上逆证。理中丸主治脾胃虚寒证；阳虚失血证；胸痹等。真人养脏汤主治久泻久痢，脾肾阳虚证。四神丸主治脾肾虚之五更泻。金匮肾气丸主治肾阳不足证。故本题选D。

50. 固冲汤的组成药物中不含有的是

A. 白术
B. 生黄芪
C. 五味子
D. 海螵蛸
E. 山萸肉

答案：C

考点：固冲汤的组成（2006）

解析：固冲汤的组成药物：白术、生黄芪、龙骨、牡蛎、山萸肉、杭芍、海螵蛸、茜草、棕边炭、五倍子。五味子不是固冲汤的组成药物。故本题选C。

51. 酸枣仁汤组成中含有的药物是

A. 龙眼肉、远志
B. 川芎、柏子仁
C. 茯苓、朱砂
D. 知母、川芎
E. 甘草、石菖蒲

答案：D

考点：酸枣仁汤的组成药物（2016）

解析：酸枣仁汤的功用是养血安神，清热除烦，主治肝血不足，虚热内扰证。主要组成为：

酸枣仁、甘草、知母、茯苓、川芎。故本题选D。

52. 心肝血虚，虚热内扰而虚烦失眠、眩晕心悸者。治宜选用
A. 天王补心丹
B. 酸枣仁汤
C. 磁朱丸
D. 甘麦大枣汤
E. 朱砂安神丸
答案：B
考点：酸枣仁汤的主治证候（2014）
解析：酸枣仁汤主治肝血不足之虚烦失眠伴头目眩晕，脉弦细等。天王补心丹主治心肾阴虚血少，虚火内扰之虚烦失眠伴手足心热，舌红少苔，脉细数者。磁朱丸主治肾阴不足，心阳偏亢，心肾不交之失眠心悸、耳鸣耳聋、视物昏花等。甘麦大枣汤主治心阴不足，肝气失和之脏躁，精神恍惚、喜悲伤欲哭等。朱砂安神丸主治心火亢盛，阴血不足之失眠、惊悸、舌红、脉细数等。故本题选B。

53. 酸枣仁汤中养肝血，安心神的药物是
A. 知母
B. 川芎
C. 茯苓
D. 甘草
E. 酸枣仁
答案：E
考点：酸枣仁汤的配伍意义（2002，2004）
解析：酸枣仁汤养血安神，清热除烦。酸枣仁养肝血，安心神为主药；川芎调养肝血；茯苓宁心安神；知母补不足之阴，清内炎之火，滋清兼备；甘草清热和药。故本题选E。

54. 紫雪的功用是
A. 辟秽解毒，清热开窍
B. 辟秽解毒，化痰开窍
C. 清热开窍，息风止痉
D. 清热开窍，化浊解毒
E. 芳香开窍，行气止痛
答案：C
考点：紫雪的功用（2014）
解析：紫雪的功用为清热开窍，息风止痉。主治温热病，热闭心包及热盛动风证。症见高热烦躁，神昏谵语，痉厥，口渴唇焦，尿赤便闭，舌质红绛，苔黄燥，脉数有力或弦数；以及小儿热盛惊厥。故本题选C。

55. 至宝丹的功用是
A. 开窍定惊，清热化痰
B. 清热解毒，开窍醒神
C. 清热解毒，开窍安神
D. 化浊开窍，清热解毒
E. 清热开窍，息风止痉
答案：D
考点：至宝丹的功用（2006）
解析：至宝丹化浊开窍，清热解毒。故本题选D。

56. 下列各项，不属于苏合香丸主治证候的是
A. 心腹卒痛
B. 高热烦躁
C. 牙关紧闭
D. 苔白
E. 脉迟
答案：B
考点：苏合香丸的主治证候（2016）
解析：苏合香丸主治寒闭证。症见突然昏倒，牙关紧闭，不省人事，苔白，脉迟。亦治心腹卒痛，甚则昏厥，属寒凝气滞者。故本题选B。

57. 越鞠丸的组成药物中不含
A. 香附
B. 白术
C. 神曲
D. 川芎
E. 栀子
答案：B
考点：越鞠丸的组成药物（2014）
解析：越鞠丸主治六郁证。功用为行气解郁。主要组成为香附、川芎、苍术、栀子、神曲。故本题选B。

58. 越鞠丸中以行气为主的药物是
A. 木香
B. 沉香
C. 香附
D. 枳壳
E. 厚朴
答案：C
考点：越鞠丸的配伍意义（2000，2003，2013）
解析：越鞠丸的药物组成：香附、川芎、山栀子、苍术、神曲。其中香附行气解郁以治气郁；川芎活血祛瘀以治血郁；栀子清热泻火以治火郁；苍术燥湿运脾以治湿郁；神曲消食导滞以食郁。从越鞠丸的药物组成可排除A、B、D、E选项，而方中香附功效以行气为主，故本题选C。故本题选C。

59. 主治胸痹的方剂是
A. 十枣汤
B. 大陷胸汤
C. 苇茎汤
D. 泻白散
E. 瓜蒌薤白白酒汤
答案：E
考点：瓜蒌薤白白酒汤的主治证候（2014）
解析：十枣汤的功用是攻逐水饮，主治悬饮和水肿。大陷胸汤的功用是泻热逐水，主治水热互结之结胸证。苇茎汤的功用是清肺化痰，逐瘀排脓，主治肺痈，热毒壅滞，痰瘀互结证。泻白散的功用是清热泻肺，止咳平喘，主治肺热喘咳证。瓜蒌薤白白酒汤的功用是通阳散结，行气祛痰，主治胸阳不振，痰气互结之胸痹轻证。故本题选E。

60. 半夏厚朴汤中体现湿去则痰无生，"治痰不理脾胃非其治"的药物是
A. 茯苓
B. 半夏
C. 厚朴
D. 生姜
E. 苏叶
答案：A
考点：半夏厚朴汤的配伍意义（2015）
解析：半夏厚朴汤主治痰气郁结于咽喉之梅核气，组方以行气散结，降逆化痰为法。方中半夏辛温入脾胃，化痰散结，降逆和胃，为君药；厚朴苦辛性温，下气除满，为臣药；茯苓甘淡渗湿健脾，湿去则痰无由生；生姜辛温散结，和胃止呕，且制半夏之毒；苏叶芳香，理肺疏肝，助厚朴行气宽中、宣通郁结之气，共为佐药。故本题选A。

61. 主治脾胃寒湿气滞证的方剂是
A. 半夏厚朴汤
B. 天台乌药散
C. 厚朴温中汤
D. 枳实薤白桂枝汤
E. 苏子降气汤
答案：C
考点：厚朴温中汤的主治证候（2016）

解析：半夏厚朴汤主治痰气郁结于咽喉所致的梅核气。天台乌药散主治肝经寒凝气滞证。厚朴温中汤主治脾胃寒湿气滞证。枳实薤白桂枝汤主治胸阳不振，痰气互结之胸痹。苏子降气汤主治上实下虚喘咳证。故本题选C。

62. 定喘汤的组成药物中含有
A. 半夏、当归
B. 麻黄、杏仁
C. 桑白皮、地骨皮
D. 黄芩、陈皮
E. 苏子、橘红
答案：B
考点：定喘汤的组成药物（2002，2016）
解析：定喘汤的药物组成：白果、麻黄、苏子、甘草、款冬花、杏仁、桑白皮、黄芩、半夏。麻黄、杏仁是定喘汤的组成药物。故本题选B。

63. 下列各项，不属血府逐瘀汤组成的药物是
A. 牛膝
B. 柴胡
C. 地黄
D. 白芍
E. 枳壳
答案：D
考点：血府逐瘀汤的组成药物（2016）
解析：血府逐瘀汤主治胸中血瘀证，功用为活血化瘀，行气止痛。方中主要由桃仁、红花、当归、生地黄、川芎、赤芍、牛膝、桔梗、柴胡、枳壳、甘草组成。故本题选D。

64. 血府逐瘀汤，还具有的功用是
A. 散结止痛
B. 温经止痛
C. 补气通络
D. 行气止痛
E. 疏肝通络
答案：D
考点：血府逐瘀汤的功用（2000，2003）
解析：血府逐瘀汤活血化瘀，行气止痛。无散结、温经、补气、疏肝之功，排除A、B、C、E。故本题选D。

65. 血府逐瘀汤的臣药为
A. 桃仁、生地
B. 桔梗、枳壳
C. 桃仁、红花
D. 生地、当归

E. 赤芍、川芎
答案：E
考点：血府逐瘀汤的配伍意义（2014）
解析：血府逐瘀汤主治胸中血瘀证。本方以活血化瘀，行气止痛为法。方中桃仁破血行滞润燥，红花活血祛瘀止痛，共为君药；赤芍、川芎助君药活血祛瘀，牛膝活血通经，祛瘀止痛，引血下行，共为臣药；生地、当归养血益阴，清热活血，桔梗、枳壳，一升一降，宽胸行气，柴胡疏肝解郁，升达清阳，与桔梗、枳壳同用，尤善理气行滞，使气行则血行，以上均为佐药；桔梗并能载药上行，兼有使药之用，甘草调和诸药，亦为使药。故本题选 E。

66. 补阳还五汤的组成药物中不含
   A. 地龙
   B. 红花
   C. 黄芪
   D. 生地
   E. 赤芍
   答案：D
   考点：补阳还五汤的组成药物（2014）
   解析：补阳还五汤主治中风之气虚血瘀证。功用为补气、活血、通络。方中主要由黄芪、当归、赤芍、地龙、川芎、红花、桃仁组成。故本题选 D。

67. 组成药物中含有炮姜、川芎的方剂是
   A. 生化汤
   B. 温经汤
   C. 血府逐瘀汤
   D. 通窍活血汤
   E. 身痛逐瘀汤
   答案：A
   考点：生化汤的组成药物（2006，2016）
   解析：生化汤的药物组成：全当归、川芎、桃仁、炮姜、甘草。温经汤的药物组成：吴茱萸、当归、芍药、川芎、人参、桂枝、阿胶、牡丹皮、生姜、甘草、半夏、麦冬。血府逐瘀汤的药物组成：桃仁、红花、当归、生地黄、川芎、赤芍、牛膝、桔梗、柴胡、枳壳、甘草；通窍活血汤的药物组成：赤芍、川芎、桃仁、红花、老葱、鲜姜、红枣、麝香、黄酒；身痛逐瘀汤的药物组成：秦艽、川芎、桃仁、红花、甘草、羌活、没药、当归、五灵脂、香附、牛膝、地龙。故本题选 A。

68. 咳血方主治证的病机是

A. 肝火犯肺，灼伤肺络
B. 脾阳不足，统血失常
C. 阴虚火旺，损伤肺络
D. 血热妄行，损伤肺络
E. 心脾两虚，气不摄血
答案：A
考点：咳血方的主治证候（2006，2016）
解析：咳血方清火化痰，敛肺止咳，主治肝火犯肺，灼伤肺络。故本题选 A。

69. 下列除哪项外，均为川芎茶调散的主治病证
   A. 目眩鼻塞
   B. 口眼㖞斜
   C. 偏正头痛
   D. 巅顶头痛
   E. 恶寒发热
   答案：B
   考点：川芎茶调散的主治证候（2013）
   解析：川芎茶调散的功用是疏风止痛，主治外感风邪头痛。症见偏正头痛，或巅顶作痛，目眩鼻塞，或恶风发热，舌苔薄白，脉浮。故本题选 B。

70. 用于治疗肝热生风证的方剂是
   A. 天麻钩藤饮
   B. 大定风珠
   C. 羚角钩藤汤
   D. 镇肝息风汤
   E. 川芎茶调散
   答案：C
   考点：羚角钩藤汤的主治证候（2014）
   解析：天麻钩藤饮主治肝阳偏亢证，肝风上扰证，功用为平肝息风，清热活血，补益肝肾。大定风珠主治阴虚风动证，功用为滋阴息风。羚角钩藤汤主治热盛动风证，功用为凉肝息风，增液舒筋。镇肝息风汤主治类中风，功用为镇肝息风，滋阴潜阳。川芎茶调散主治外感风邪头痛，功用为疏风止痛。故本题选 C。

71. 镇肝息风汤中清泻肝热，疏理肝气的药物是
   A. 玄参、天冬
   B. 龟板、白芍
   C. 生麦芽、川楝子
   D. 怀牛膝、代赭石
   E. 龙骨、牡蛎
   答案：C
   考点：镇肝息风汤的配伍意义（2013）
   解析：镇肝息风汤的功用是镇肝息风、滋阴

潜阳。方中怀牛膝引血下行，补益肝肾为君；代赭石镇肝降逆，合牛膝引血下行，急治其标；龙骨、牡蛎、龟板、白芍益阴潜阳，镇肝息风，共为臣药。玄参、天冬下走肾经。滋阴清热，合龟板、白芍滋水以涵木，滋阴以柔肝；肝为刚脏，性喜条达而恶抑郁，以茵陈、川楝子、生麦芽清泄肝热，疏肝理气，甘草调和诸药，合生麦芽能和胃安中，以防金石、介类药物碍胃。故本题选C。

72. 主治肝阳偏亢、肝风上扰所致头痛、眩晕、失眠的方剂是

    A. 羚角钩藤汤
    B. 镇肝息风汤
    C. 天麻钩藤饮
    D. 大定风珠
    E. 地黄饮子

    答案：C

    考点：天麻钩藤饮的主治证候（2005，2016）

    解析：羚角钩藤汤主治肝经热盛，热极动风。镇肝息风汤主治肝肾阴亏，肝阳上亢，气血逆乱。天麻钩藤饮主治肝阳偏亢，肝风上扰。大定风珠主治温病热邪久羁，热灼真阴。地黄饮子主治喑痱证。故本题选C。

73. 桑杏汤主治

    A. 风邪犯肺的咳嗽证
    B. 凉燥犯肺的咳嗽证
    C. 温燥犯肺的咳嗽证
    D. 风热犯肺的咳嗽证
    E. 风寒犯肺的咳喘证

    答案：C

    考点：桑杏汤的主治证候（2015）

    解析：桑杏汤的功用是清宣温燥，润肺止咳。主治外感温燥证。症见身热不甚，口渴，咽干鼻燥，干咳无痰或少痰而黏，舌红，苔薄白而干，脉浮数而右脉大者。故本题选C。

74. 麦门冬汤中配伍粳米、大枣、甘草的意义有

    A. 佐金平木
    B. 培土生金
    C. 扶土抑木
    D. 滋水涵木
    E. 益火补土

    答案：B

    考点：麦门冬汤的配伍意义（2002，2005）

    解析：粳米、大枣、甘草补脾益胃，使中气健运，则津液自能上输于肺。土属脾，金属肺，为培土生金。故本题选B。

75. 玉液汤中助脾健运，化水谷为津液的药物是

    A. 山药
    B. 鸡内金
    C. 葛根
    D. 五味子
    E. 黄芪

    答案：B

    考点：玉液汤的配伍意义（2014）

    解析：玉液汤主治消渴之气阴两虚证，以口渴尿多、困倦气短、脉虚细无力为主要表现，乃元气不升，真阴不足，故治以益气滋阴，固肾止渴。方中以黄芪、山药益气生津，补脾固肾为君；知母、天花粉滋阴清热、润燥止渴为臣；葛根助黄芪升发脾胃清阳，输布津液以止渴为佐药；鸡内金助脾健运，运化水谷精微，《医学衷中参西录》谓："化饮食中糖质为津液也。"五味子助山药补肾固精，收敛阴津以缩尿，使精微不至于下趋。故本题选B。

76. 增液汤的组成药物中含有

    A. 党参
    B. 白参
    C. 玄参
    D. 沙参
    E. 丹参

    答案：C

    考点：增液汤的组成药物（2002，2011）

    解析：增液汤的药物组成：玄参、麦冬、生地。玄参为增液汤的组成药物。故本题选C。

77. 治疗湿热黄疸，应首选

    A. 龙胆泻肝汤
    B. 柴胡疏肝散
    C. 旋覆花汤
    D. 一贯煎
    E. 茵陈蒿汤

    答案：E

    考点：茵陈蒿汤的主治证候（2014）

    解析：龙胆泻肝汤的功用是清泻肝胆实火，清利肝胆湿热；主治肝胆实火上炎证；肝经湿热下注证。柴胡疏肝散的功用是疏肝行气，活血止痛；主治肝气郁滞证。旋覆花汤的功用是下气散结；主治消渴，腹胁虚胀，心下满闷。一贯煎的功用是滋阴疏肝；主治肝肾阴虚，肝气郁滞证。茵陈蒿汤的功用是清热利湿退黄；主治湿热黄

疽。故本题选 E。

78. 三仁汤主治证中，身热的特点是
A. 身热夜甚
B. 身热不扬
C. 皮肤蒸热
D. 壮热不休
E. 往来寒热

答案：B
考点：三仁汤的主治证候（2016）
解析：三仁汤的功用是宣畅气机、清利湿热，主治湿温初起及暑温夹湿之湿重于热证。症见头痛恶寒，身重疼痛，肢体倦怠，面色淡黄，胸闷不饥，午后身热，苔白不渴，脉弦细而濡。故本题选 B。

79. 三仁汤中具有"宣上、畅中、渗下"作用的药物是
A. 杏仁、草蔻仁、薏苡仁
B. 杏仁、白蔻仁、冬瓜仁
C. 杏仁、白蔻仁、薏苡仁
D. 杏仁、桃仁、薏苡仁
E. 桃仁、白蔻仁、薏苡仁

答案：C
考点：三仁汤的配伍意义（2006，2011，2012，2013）
解析：三仁汤中杏仁宣利上焦肺气。白蔻仁宣畅中焦气机，薏苡仁渗利下焦气机，共为君药。三仁"宣上、畅中、渗下"。故本题选 C。

80. 下列哪项为八正散的组成药物
A. 车前子、淡竹叶
B. 瞿麦、山栀子仁
C. 石膏、滑石
D. 木通、蒲黄
E. 白术、泽泻

答案：B
考点：八正散的组成药物（2013）
解析：八正散的功用是清热泻火、利水通淋，主治热淋。症见尿频尿急，溺时涩痛，淋漓不畅，尿色浑赤，甚则癃闭不通，小腹急满，口燥咽干，舌苔黄腻，脉滑数。组成为车前子、瞿麦、萹蓄、滑石、山栀子仁、甘草、木通、大黄、灯心。故本题选 B。

81. 下列哪项不是八正散主治证候的症状
A. 小腹急满
B. 小便涩痛
C. 恶心呕吐
D. 舌苔黄腻
E. 脉数有力

答案：C
考点：八正散的主治证候（2011，2016）
解析：八正散清热泻火，利水通淋。主治湿热淋证。尿频尿急，溺时涩痛，淋沥不畅，尿色混赤，甚则癃闭不通，小腹急满，口燥咽干，舌苔黄腻，脉滑数。故本题选 C。

82. 防己黄芪汤的组成药物除防己、黄芪外，还有
A. 白术、桂枝
B. 白术、防风
C. 白术、甘草
D. 茯苓、防风
E. 茯苓、甘草

答案：C
考点：防己黄芪汤的组成药物（2009，2016）
解析：防己黄芪汤的药物组成：防己、黄芪、白术、甘草、生姜、大枣。故本题选 C。

83. 完带汤中起燥湿运脾作用的药物是
A. 苍术
B. 车前子
C. 白术
D. 白芍
E. 荆芥穗

答案：A
考点：完带汤的配伍意义（2014）
解析：完带汤的功用是补脾疏肝，化湿止带。方中重用白术、山药为君，意在补脾祛湿，使脾气健运，湿浊得消；山药并有固肾止带之功。臣以人参补中益气，以助君药补脾之力；苍术燥湿运脾，以增祛湿化浊之力；白芍柔肝理脾，使肝木条达而脾土自强；车前子利湿清热，令湿浊从小便分利。佐以陈皮理气燥湿，既可使补药补而不滞，又可行气以化湿；柴胡、芥穗之辛散，得白术则升发脾胃清阳，配白芍则疏肝解郁；使以甘草调药和中。故本题选 A。

84. 二陈汤与半夏白术天麻汤二方中均含有的药物是
A. 半夏、杏仁
B. 枳实、橘皮
C. 半夏、茯苓
D. 白术、半夏
E. 橘红、乌梅

答案：C

考点：二陈汤、半夏白术天麻汤的组成药物（2016）

解析：二陈汤的组成为半夏、橘红、白茯苓、甘草、乌梅、生姜。半夏白术天麻汤的组成为半夏、天麻、茯苓、橘红、白术、甘草、生姜、大枣。两方的共同药物是半夏、茯苓。故本题选C。

85. 主治胆胃不和，痰热内扰证的方剂是
    A. 温胆汤
    B. 大陷胸汤
    C. 小青龙汤
    D. 小陷胸汤
    E. 半夏泻心汤

答案：A

考点：温胆汤的主治证候（2014）

解析：温胆汤的功用是理气化痰，和胃利胆，主治胆郁痰扰证。大陷胸汤的功用是泻热逐水，主治水热互结之结胸证。小青龙汤的功用是解表散寒，温肺化饮，主治外寒里饮证。小陷胸汤的功用是清热化痰，宽胸散结，主治痰热互结之结胸证。半夏泻心汤的功用是寒热平调，消痞散结，主治寒热错杂之痞证。故本题选A。

86. 具有清热化痰，理气止咳功用的方剂是
    A. 小陷胸汤
    B. 小青龙汤
    C. 大青龙汤
    D. 麻杏石甘汤
    E. 清气化痰丸

答案：E

考点：清气化痰丸的功用（2013）

解析：小陷胸汤的功用是清热化痰，宽胸散结，主治痰热互结之结胸证。小青龙汤的功用是解表散寒，温肺化饮，主治外寒里饮证。大青龙汤的功用是发汗解表，兼清里热，主治外感风寒，内有郁热证。麻杏石甘汤的功用是辛凉疏表，清肺平喘，主治外感风邪，邪热壅肺证。清气化痰丸的功用是清热化痰，理气止咳，主治痰热咳嗽。故本题选E。

87. 主治痰热咳嗽的方剂是
    A. 桑杏汤
    B. 温胆汤
    C. 清气化痰丸
    D. 清燥救肺汤
    E. 贝母瓜蒌散

答案：C

考点：清气化痰丸的主治证候（2016）

解析：桑杏汤的功用是清宣温燥，润燥止咳，主治外感温燥证。温胆汤的功用是理气化痰、和胃利胆，主治胆郁痰扰证。清气化痰丸的功用是清热化痰、理气止咳，主治痰热咳嗽。清燥救肺汤的功用是清燥润肺、养阴益气，主治温燥伤肺，气阴两伤证。贝母瓜蒌散的功用是润肺清热，理气化痰，主治燥痰咳嗽。故本题选C。

88. 眩晕头痛，胸膈痞闷，恶心呕吐，舌苔白腻，脉弦滑者，治宜选用
    A. 温胆汤
    B. 镇肝息风汤
    C. 羚角钩藤汤
    D. 天麻钩藤饮
    E. 半夏白术天麻汤

答案：E

考点：半夏白术天麻汤的主治证候（2006，2014）

解析：眩晕头痛，胸膈痞闷，恶心呕吐，舌苔白腻，脉弦滑，为风痰上扰之表现。半夏白术天麻汤燥湿化痰，平肝息风，主治风痰上扰。故本题选E。

89. 保和丸的药物组成中不含
    A. 茯苓
    B. 半夏
    C. 山楂
    D. 麦芽
    E. 神曲

答案：D

考点：保和丸的组成药物（2015）

解析：保和丸的功用是消食和胃，主治食滞胃脘证，组成为山楂、神曲、半夏、茯苓、陈皮、连翘、莱菔子。故本题选D。

90. 食积属湿热积滞者，宜选用
    A. 保和丸
    B. 乌梅丸
    C. 香连丸
    D. 枳实导滞丸
    E. 健脾丸

答案：D

考点：枳实导滞丸的主治证候（2011）

解析：本题所有选项均可用于治疗泻痢。保和丸主治食积。乌梅丸主治蛔厥证。香连丸主治湿热痢疾。枳实导滞丸主治湿热食积。健脾丸主

治脾虚停食证。故本题选 D。

91. 乌梅丸的配伍特点，下列哪项除外
   A. 酸苦并用
   B. 邪正兼顾
   C. 寒热并用
   D. 酸苦辛并进
   E. 消补兼施
   答案：E
   考点：乌梅丸的全方配伍特点（2014）
   解析：乌梅丸的配伍特点：一是酸苦辛并进，使"蛔得酸则静，得辛则伏，得苦则下"。二是寒热并用，邪正兼顾。故本题选 E。

【B1 型题】

(92~93 题共用备选答案)
   A. 具有调和方中诸药作用的药物
   B. 引方中诸药至特定病所的药物
   C. 针对主病或主证起主要治疗作用的药物
   D. 针对兼病或兼证起主要治疗作用的药物
   E. 直接治疗次要兼证的药物

92. 上述各项，君药指的是
   答案：C

93. 上述各项，臣药指的是
   答案：D
   考点：方剂的组成原则（2016）
   解析：君药是针对主病或主证起主要治疗作用的药物，是方中不可或缺，且药力居首的药物。臣药：一是辅助君药加强治疗主病或主证的药物；二是针对兼病或兼证起治疗作用的药物。其在方中之药力小于君药。故 92 题选 C，93 题选 D。

(94~95 题共用备选答案)
   A. 辅助君药加强治疗主病或主证的药物
   B. 减轻或消除君、臣药毒性的药物
   C. 引方中诸药以达病所的药物
   D. 针对兼病或兼证起治疗作用的药物
   E. 协助君、臣药以加强治疗作用

94. 佐助药指
   答案：E

95. 引经药指
   答案：C
   考点：方剂的组成原则（2013）
   解析：方剂的组方原则即君臣佐使。其中佐药有三种意义：①佐助药；②佐制药；③反佐

药。佐助药，即配合君、臣药以加强治疗作用，或直接治疗次要兼证的药物。此处应与臣药相区别，佐助药仅针对次要兼证，故排除 D。使药有两种意义：①引经药；②调和药。引经药，即引方中诸药至特定病所的药物。A 为臣药；B 为佐制药。故 94 题选 E，95 题选 C。

(96~97 题共用备选答案)
   A. 麻黄汤
   B. 桑菊饮
   C. 银翘散
   D. 麻杏石甘汤
   E. 柴葛解肌汤

96. 主治风温初起，邪客肺络证的方剂是
   答案：B

97. 主治外感风寒表实证的方剂是
   答案：A
   考点：桑菊饮、麻黄汤的主治证候（2013）
   解析：麻黄汤主治外感风寒表实证；桑菊饮主治风温初起，邪客肺络证；银翘散主治温病初起；麻杏石甘汤主治外感风邪，邪热壅肺证；柴葛解肌汤主治外感风寒，郁而化热证。故 96 题选 B，97 题选 A。

(98~99 题共用备选答案)
   A. 发汗祛湿，兼清里热
   B. 发汗解表，宣肺平喘
   C. 发汗解表，兼清里热
   D. 宣利肺气，疏风止咳
   E. 解表散寒，温肺化饮

98. 小青龙汤的功用是
   答案：E

99. 大青龙汤的功用是
   答案：C
   考点：大青龙汤、小青龙汤的功用（2013）
   解析：大青龙汤的功用是发汗解表，兼清里热；主治①外感风寒，里有郁热证；②溢饮。小青龙汤的功用是解表散寒，温肺化饮；主治外寒内饮证。故 98 题选 E，99 题选 C。

(100~101 题共用备选答案)
   A. 肉苁蓉
   B. 甘遂
   C. 大黄
   D. 附子

E. 芒硝

100. 大陷胸汤的君药是

答案：B

101. 济川煎的君药是

答案：A

考点：大陷胸汤、济川煎的配伍意义（2013）

解析：大陷胸汤主治水热互结之结胸证。方中以甘遂为君，攻逐水饮，泻热破结。济川煎主治肾虚便秘。方中以肉苁蓉为君，甘咸性温，温肾益精，暖腰润肠。故100题选B，101题选A。

(102～103题共用备选答案)

A. 大承气汤

B. 温脾汤

C. 葛根芩连汤

D. 大陷胸汤

E. 小陷胸汤

102. 煎药时先煎大黄，治宜峻，中病即止的方剂是

答案：D

103. 煎药时先煎葛根，后纳诸药，则"解肌之力优而清中之气锐"的方剂是

答案：C

考点：大陷胸汤、葛根芩连汤的配伍意义（2014）

解析：大陷胸汤为治疗水热互结之大结胸证的代表方。煎药时，应先煎大黄。本方药力峻猛，中病即止，以防过剂伤正；素体虚弱者慎用本方。葛根芩连汤中重用葛根为君，甘辛而凉，主入阳明经，外解肌表之邪，内清阳明之热，又升发脾胃清阳而止泻升津，使表解里和。先煎葛根而后纳诸药，则"解肌之力优而清中之气锐"。故102题选D，103题选C。

(104～105题共用备选答案)

A. 气分热盛证

B. 热入营分证

C. 热入血分证

D. 三焦火毒证

E. 上中二焦热聚证

104. 凉膈散的主治证是

答案：E

105. 黄连解毒汤的主治证是

答案：D

考点：凉膈散、黄连解毒汤的主治证候（2016）

解析：白虎汤主治气分热盛证；清营汤主治热入营分证；犀角地黄汤主治热入血分证；黄连解毒汤主治三焦火毒热盛证；凉膈散主治上中二焦火热证。故104题选E，105题选D。

(106～107题共用备选答案)

A. 疏散肺经风热

B. 疏达肝经郁热

C. 疏散头面风热

D. 辛凉透表散邪

E. 辛凉解表疏肝

106. 薄荷在逍遥散中的主要作用是

答案：B

107. 薄荷在普济消毒饮中的主要作用是

答案：C

考点：逍遥散、普济消毒饮的配伍意义（2016）

解析：逍遥散主治肝郁血虚脾弱证。肝郁易化火，故加少许薄荷为佐药，疏散郁遏之气，透达肝经郁热。普济消毒饮主治大头瘟，故需薄荷辛凉疏散头面风热，为臣药。故106题选B，107题选C。

(108～109题共用备选答案)

A. 肝郁气滞胁痛

B. 肝郁化火胁痛

C. 肝郁血虚胁痛

D. 肝郁阴虚胁痛

E. 肝胆实火胁痛

108. 金铃子散主治

答案：B

109. 龙胆泻肝汤主治

答案：E

考点：金铃子散、龙胆泻肝汤的主治证候（2006）

解析：金铃子散行气疏肝，活血止痛，主治肝郁化火胁痛。龙胆泻肝汤泻肝胆实火，清下焦湿热，主治肝胆实火胁痛。故108题选B，109题选E。

(110～111题共用备选答案)

A. 玉女煎

B. 导赤散

C. 六一散
D. 黄连解毒汤
E. 竹叶石膏汤

110. 心胸烦热，口渴面赤，口舌生疮者，治疗应选用

答案：B

111. 小便短赤，溲时热涩刺痛者，治疗应选用

答案：B

考点：导赤散的主治证候（2000）

解析：玉女煎清胃热，益肾阴，主治胃热阴虚证；六一散清暑利湿，主治暑温证；黄连解毒汤清热解毒，主治三焦火盛证；竹叶石膏汤清热生津、益气和胃，主治气津两伤证。心胸烦热，口渴面赤，口舌生疮，为心经热盛之表现。小便短赤，溲时热涩刺痛，亦为心经热盛、心热移于小肠之表现。导赤散清心养阴，利水通淋，主治心经热盛。故110题选B，111题选B。

(112~113题共用备选答案)
A. 肝火犯胃
B. 胃热阴虚
C. 湿热痢疾
D. 肺热喘咳
E. 胃火牙痛

112. 清胃散主治

答案：E

113. 玉女煎主治

答案：B

考点：清胃散、玉女煎的主治证候（2013）

解析：左金丸主治肝火犯胃证。玉女煎主治胃热阴虚证。芍药汤主治湿热痢疾。泻白散主治肺热喘咳证。清胃散主治胃火牙痛。故112题选E，113题选B。

(114~115题共用备选答案)
A. 败毒散
B. 芍药汤
C. 白头翁汤
D. 葛根芩连汤
E. 真人养脏汤

114. 主治湿热痢疾的方剂是

答案：B

115. 主治热毒痢疾的方剂是

答案：C

考点：芍药汤、白头翁汤的主治证候

(2014)

解析：败毒散主治气虚外感风寒湿证。芍药汤主治湿热痢疾。白头翁汤主治热毒痢疾。葛根芩连汤主治协热下利。真人养脏汤主治久泻久痢，脾肾虚寒证。故114题选B，115题选C。

(116~117题共用备选答案)
A. 祛暑解表，化湿和中
B. 祛暑解表，清热化湿
C. 清暑解热，化气利湿
D. 清暑化湿，理气和中
E. 祛暑化湿，健脾和中

116. 香薷散的功用是

答案：A

117. 新加香薷饮的功用是

答案：B

考点：香薷饮、新加香薷饮的功用（2006）

解析：香薷散祛暑解表、化湿和中，主治夏月乘凉饮冷，外感于寒，内伤于湿。新加香薷饮祛暑解表、清热化湿，主治暑温初起，复感于寒。故116题选A，117题选B。

(118~119题共用备选答案)
A. 温中补虚，理气健脾
B. 温中补虚，和里缓急
C. 温中补虚，降逆止痛
D. 温中补虚，降逆止呕
E. 温中补虚，散寒止痛

118. 大建中汤的功用是

答案：C

119. 吴茱萸汤的功用是

答案：D

考点：大建中汤、吴茱萸汤的功用（2006）

解析：大建中汤温中补虚，降逆止痛。吴茱萸汤温中补虚，降逆止呕。故118题选C，119题选D。

(120~121题共用备选答案)
A. 四物汤
B. 归脾汤
C. 当归补血汤
D. 四君子汤
E. 八珍汤

120. 患者妊娠2个月，食少便软，面色萎白，语声低微，四肢乏力，舌质淡，脉细缓。治疗应

首选

答案：D

121. 患者面色萎黄，头晕眼花，四肢倦怠，气短少言，心悸不安，食欲减退，舌淡苔白，脉细弱。治疗应首选

答案：E

考点：四君子汤、八珍汤的主治证候（2000）

解析：食少便溏，面色萎白，语声低微，四肢乏力，舌质淡，脉细缓，为脾胃气虚之表现。面色萎黄，头晕眼花，四肢倦怠，气短少言，心悸不安，食欲减退，舌淡苔白，脉细弱，为气血两虚之表现。四君子汤益气健脾，主治脾胃气虚。八珍汤补益气血，主治气血两虚。四物汤补血调血，主治冲任虚损；归脾汤养血安神、补心益脾、调经，主治心脾两虚证；当归补血汤补气生血，主治血虚发热证。故120题选D，121题选E。

（122～123题共用备选答案）

A. 四物汤
B. 归脾汤
C. 炙甘草汤
D. 补中益气汤
E. 当归补血汤

122. 以"补血而不滞血，行血而不伤血"为配伍特点的方剂是

答案：A

123. 以"心脾同治，重在补脾"为配伍特点的方剂是

答案：B

考点：四物汤、归脾汤的全方配伍特点（2016）

解析：四物汤的配伍特点是以熟地、白芍阴柔补血之品与辛甘之当归、川芎相配，动静相宜，重在滋补营血，且补中寓行，使补血而不滞血，行血而不伤血。归脾汤的配伍特点是心脾同治，以补脾为主，使脾旺则气血生化有权；气血双补，以补气为主，使气旺而益于生血。故122题选A，123题选B。

（124～125题共用备选答案）

A. 炙甘草汤
B. 生脉散
C. 补中益气汤

D. 左归丸
E. 六味地黄丸

124. 配伍中体现"甘温除热"的代表方剂是

答案：C

125. 配伍中体现"三补三泻"的代表方剂是

答案：E

考点：补中益气汤、六味地黄丸的全方配伍特点（2013）

解析：补中益气汤可治气虚发热。实质为脾胃元气虚馁，清阳下陷，脾湿下流，下焦阳气郁而上冲而出现热象。因非实火，故其热不甚，病程较长，且有时发有时止、手心热甚于手背等特点。李东垣提出"唯当以甘温之剂，补其中，升其阳，甘寒以泻其火则愈"，"盖温能除大热，大剂苦寒之药以泻胃土耳！今立补中益气汤。"六味地黄丸，六味合用，三补三泻，其中"补药"用量重于"泻药"，是以补为主；肾、肝、脾三阴并补，以补肾阴为主；补中寓泻，以泻助补。故124题选C，125题选E。

（126～127题共用备选答案）

A. 炙甘草汤
B. 右归丸
C. 地黄饮子
D. 左归丸
E. 大补阴丸

126. 具有温补肾阳功用的方剂是

答案：B

127. 具有滋阴补肾功用的方剂是

答案：D

考点：右归丸、左归丸的功用（2014）

解析：炙甘草汤益气养阴，通阳复脉。右归丸温补肾阳，填精益髓。地黄饮子滋肾阴，补肾阳，开窍化痰。左归丸滋阴补肾，填精益髓。大补阴丸滋阴降火。故126题选B，127题选D。

（128～129题共用备选答案）

A. 小活络丹
B. 血府逐瘀汤
C. 酸枣仁汤
D. 炙甘草汤
E. 失笑散

128. 主治肝血不足，虚烦不眠的是

答案：C

129. 主治胸中血瘀证的是

答案：B

考点：酸枣仁汤、血府逐瘀汤的主治证候（2013）

解析：小活络丹主治风寒湿痹。血府逐瘀汤主治胸中血瘀证。酸枣仁汤主治肝血不足，虚热内扰证。炙甘草汤主治阴血阳气虚弱，心脉失养证；虚劳肺痿。失笑散主治瘀血停滞证。故128题选C，129题选B。

（130～131题共用备选答案）
A. 越鞠丸
B. 半夏厚朴汤
C. 厚朴温中汤
D. 旋覆代赭汤
E. 天台乌药散

130. 具有行气解郁清热功用的方剂是
答案：A

131. 具有暖肝行气止痛功用的方剂是
答案：E

考点：越鞠丸、天台乌药散的功用（2016）

解析：越鞠丸主治六郁证，功用为行气解郁。半夏厚朴汤主治痰气郁结于咽喉之梅核气，功用为行气散结，降逆化痰。厚朴温中汤主治脾胃寒湿气滞证，功用为行气除满，温中燥湿。旋覆代赭汤主治胃虚痰阻气逆证，功用为降逆化痰，益气和胃。天台乌药散主治肝经寒凝气滞证，功用为行气疏肝，散寒止痛。故130题选A，131题选E。

（132～133题共用备选答案）
A. 温经汤
B. 生化汤
C. 失笑散
D. 补阳还五汤
E. 桂枝茯苓丸

132. 具有活血祛瘀，散结止痛功用的方剂是
答案：C

133. 具有活血化瘀，缓消癥块功用的方剂是
答案：E

考点：失笑散、桂枝茯苓丸的功用（2016）

解析：温经汤主治冲任虚寒、瘀血阻滞证，功用为温经散寒，养血祛瘀。生化汤主治血虚寒凝，瘀血阻滞证，功用为养血活血，温经止痛。失笑散主治瘀血停滞证，功用为活血祛瘀，散结止痛。补阳还五汤主治中风之气虚血瘀证，功用为补气活血通络。桂枝茯苓丸主治瘀阻胞宫证，功用为活血化瘀，缓消癥块。故132题选C，133题选E。

（134～135题共用备选答案）
A. 防风
B. 细辛
C. 白芷
D. 川芎
E. 羌活

134. 川芎茶调散中偏于治阳明经头痛的药物是
答案：C

135. 川芎茶调散中偏于太阳经头痛的药物是
答案：E

考点：川芎茶调散的配伍意义（2016）

解析：川芎茶调散主治外感风邪头痛。李东垣谓"头痛须用川芎。如不愈，各加引经药，太阳羌活，阳明白芷"。方中川芎长于治疗少阳、厥阴经头痛；羌活长于治疗太阳经头痛；白芷长于治疗阳明经头痛；细辛长于治疗少阴经头痛。故134题选C，135题选E。

（136～137题共用备选答案）
A. 沙参
B. 人参
C. 玄参
D. 石斛
E. 天花粉

136. 清燥救肺汤中含有的药物是
答案：B

137. 玉液汤中含有的药物是
答案：E

考点：清燥救肺汤、玉液汤的组成药物（2016）

解析：清燥救肺汤能清燥润肺、养阴益气，主治温燥伤肺，气阴两伤证。方中组成为桑叶、石膏、甘草、人参、胡麻仁、阿胶、麦门冬、杏仁、枇杷叶。玉液汤的功用是益气滋阴、固肾止咳，主治消渴之气阴两虚证。方中组成为山药、生黄芪、知母、生鸡内金、葛根、五味子、天花粉。故136题选B，137题选E。

（138～139题共用备选答案）
A. 9∶1
B. 7∶1

C. 5∶1
D. 3∶1
E. 1∶1

138. 麦门冬汤组成中麦门冬与半夏的用量比例是

答案：B

139. 旋覆代赭汤组成中旋覆花与代赭石的用量比例是

答案：D

考点：麦门冬汤、旋覆代赭汤的配伍意义（2014）

解析：麦门冬汤的功用是清养肺胃，降逆下气，主治虚热肺痿以及胃阴不足证。方中重用麦冬为君，既养肺胃之阴又清肺胃虚热，佐以半夏降逆下气，化其痰涎，其使用比例为7∶1。旋覆代赭汤的功用是降逆化痰、益气和胃，主治胃虚痰阻气逆证。方中重用旋覆花下气消痰，降逆止噫为君，代赭石质重沉降，善镇冲逆，气味苦寒，用量较小，比例为3∶1。故138题选B，139题选D。

（140~141题共用备选答案）
 A. 杏苏散
 B. 清燥救肺汤
 C. 桑杏汤
 D. 麦门冬汤
 E. 养阴清肺汤

140. 含有半夏、麦冬、人参的方剂是

答案：D

141. 含有生地、麦冬、玄参的方剂是

答案：E

考点：麦门冬汤、养阴清肺汤的组成药物（2006）

解析：麦门冬汤的药物组成：麦冬、半夏、人参、甘草、粳米、大枣。养阴清肺汤的药物组成：生地、甘草、麦冬、玄参、贝母、丹皮、薄荷、白芍。麦门冬汤含有半夏、麦冬、人参，养阴清肺汤含有生地、麦冬、玄参。杏苏散的药物组成：苏叶、半夏、茯苓、前胡、苦桔梗、枳壳、甘草、生姜、大枣、杏仁、橘皮。清燥救肺汤的药物组成：桑叶、石膏、甘草、人参、胡麻仁、阿胶、麦门冬、杏仁、枇杷叶。桑杏汤的药物组成：桑叶、杏仁、沙参、象贝、香豉、栀皮、梨皮。故140题选D，141题选E。

（142~143题共用备选答案）
 A. 三仁汤
 B. 九仙散
 C. 连朴饮
 D. 桑螵蛸散
 E. 甘露消毒丹

142. 组成中含有菖蒲、半夏的方剂是

答案：C

143. 组成中含有菖蒲、远志的方剂是

答案：D

考点：连朴饮、桑螵蛸散的组成药物（2016）

解析：三仁汤的组成为杏仁、飞滑石、白通草、白蔻仁、竹叶、厚朴、生薏苡仁、半夏。九仙散的组成为人参、款冬花、桑白皮、桔梗、五味子、阿胶、乌梅、贝母、罂粟壳。连朴饮的组成为制厚朴、川连、石菖蒲、制半夏、香豉、焦栀、芦根。桑螵蛸散的组成为桑螵蛸、远志、菖蒲、龙骨、人参、茯神、当归、龟甲。甘露消毒丹的组成为飞滑石、淡黄芩、绵茵陈、石菖蒲、川贝母、木通、藿香、连翘、白蔻仁、薄荷、射干。故142题选C，143题选D。

（144~145题共用备选答案）
 A. 白术
 B. 泽泻
 C. 猪苓
 D. 滑石
 E. 猪苓

144. 五苓散中起补气健脾作用的方剂是

答案：A

145. 猪苓汤中起清热利水作用的方剂是

答案：D

考点：五苓散、猪苓汤的配伍意义（2014）

解析：五苓散的功用是利水渗湿，温阳化气，方中重用泽泻为君，甘淡利水渗湿，臣以茯苓、猪苓淡渗，增强其利水渗湿之力，佐以白术，和茯苓健脾以运化水湿，佐以桂枝温阳化气以助利水，解表散邪以祛表邪。猪苓汤的功用是利水养阴清热，方中猪苓为君，专以淡渗利湿，臣以泽泻、茯苓甘淡，增加猪苓利水渗湿之力，且泽泻性寒能泄热，茯苓尚可健脾运湿，佐以滑石甘寒，利水、清热两彰其功，阿胶滋阴润燥，既益已伤之阴，又防诸药渗利重伤阴血。故144题选A，145题选D。

(146～147题共用备选答案)
A. 二妙散
B. 易黄汤
C. 完带汤
D. 参苓白术散
E. 龙胆泻肝汤

146. 主治肾虚湿热带下的首选方剂是
答案：B

147. 主治脾虚肝郁，湿浊带下的首选方剂是
答案：C

考点：易黄汤、完带汤的主治证候（2016）

解析：二妙散的功用是清热燥湿，主治湿热下注证。易黄汤的功用是固肾止带，清热祛湿，主治肾虚湿热带下。完带汤的功用是补脾疏肝，化湿止带，主治脾虚肝郁，湿浊带下。参苓白术散的功用是益气健脾，渗湿止泻，主治脾虚湿盛证。龙胆泻肝汤的功用是清泻肝胆实火，清利肝胆湿热，主治肝胆实火上炎证，肝经湿热下注证。故146题选B，147题选C。

(148～149题共用备选答案)
A. 祛风湿止泻
B. 祛风湿止痛
C. 祛风胜湿清热
D. 祛风胜湿化痰
E. 祛风湿，补肝肾

148. 九味羌活汤和羌活胜湿汤共同点是
答案：B

149. 羌活胜湿汤和独活寄生汤共同点是
答案：B

考点：九味羌活汤、羌活胜湿汤、独活寄生汤的功用（2014）

解析：九味羌活汤的功用是发汗祛湿，兼清里热，主治外感风寒湿邪，内有蕴热证。羌活胜湿汤的功用是祛风、胜湿、止痛，主治风湿在表之痹证。九味羌活汤和羌活胜湿汤均可祛风胜湿、治头身痛。独活寄生汤的功用是祛风湿，止痹痛，益肝肾，补气血，主治痹证日久、肝肾两虚、气血不足证。羌活胜湿汤和独活寄生汤均可祛风胜湿止痛。故148题选B，149题选B。

中医内科学

【A1 型题】

1. 下列哪项不是时行感冒的特征
   A. 传染性强
   B. 证候相似
   C. 集中发病
   D. 老幼易感
   E. 流行性强
   答案：D
   考点：感冒的诊断与病证鉴别（2005，2016）
   解析：时行感冒起病急，具有传染性，证候相似，集中发病；全身症状较重，高热，全身酸痛，退热之后肺系症状明显。时行感冒可见于任何年龄。故本题选 D。

2. 时行感冒与风热感冒的区别，关键在于
   A. 恶寒的轻与重
   B. 发热的轻与重
   C. 有无咽喉肿痛
   D. 有无流行性
   E. 是否脉数
   答案：D
   考点：感冒的病证鉴别（2010）
   解析：时行感冒由时行病毒引起，具有广泛的传染性和流行性；感冒风热证由外感风热引起，一般呈散发性。两者的最大区别在于有无流行性。故本题选 D。

3. 下列哪些不是时行感冒和普通感冒的鉴别要点
   A. 普通感冒病情轻
   B. 普通感冒在气候变化时发生率升高
   C. 时行感冒发病急
   D. 时行感冒具有传染性
   E. 普通感冒具有流行性
   答案：E
   考点：感冒的病证鉴别（2011）

   解析：普通感冒病情较轻，全身症状不重，少有传变。在气候变化时发病率可以升高，但无明显流行特点。时行感冒病情较重，发病急，全身症状显著，具有广泛的传染性、流行性。故本题选 E。

4. 治疗咳嗽，应以治肺为主，还应注意治
   A. 肝、脾、肾
   B. 心、肝、肾
   C. 心、脾、肾
   D. 心、肝、脾
   E. 肝、胃、肾
   答案：A
   考点：咳嗽的辨证论治（2001，2004）
   解析：咳嗽除了肺脏本身的病变外，还可以因脾虚生痰，痰浊壅肺，肺气上逆发为咳嗽；肝火犯肺，肃降无权，肺气上逆，发为咳嗽；肾虚，肾不纳气，上逆而咳。与心、胃关系不大。故本题选 A。

5. 治疗咳嗽之风寒袭肺证，应首选的方剂是
   A. 桑菊饮
   B. 三拗汤合止嗽散
   C. 桑杏汤
   D. 荆防达表汤
   E. 沙参麦冬汤
   答案：B
   考点：咳嗽的辨证论治（2016）
   解析：咳嗽之风寒袭肺证治当疏风散寒，宣肺止咳，方选三拗汤合止嗽散加减。桑菊饮适用于风热犯肺证，桑杏汤适用于风燥伤肺证，沙参麦冬汤适用于内伤咳嗽之肺阴亏耗证，荆防达表汤适用于感冒之风寒束表证。故本题选 B。

6. 哮病夙根的形成原因是
   A. 禀赋不足，病后体弱
   B. 肝气郁结，气机不畅
   C. 过食生冷，寒饮内停
   D. 外感风寒或风热之邪

E. 津液运化失常，凝聚成痰
答案：E
考点：哮病的病机（2016）
解析：哮病的病理因素以痰为主。如朱丹溪说："哮喘专主于痰"。《脉因证治·哮病》亦指出："哮病之因。痰饮留伏，结成窠臼，潜伏于内，偶有七情之犯，饮食之伤，或外有时令之风寒束其肌表，则哮喘之症作矣。"痰的产生主要由于人体津液不归正化，凝聚而成，痰伏藏于肺，成为发病的"夙根"。故本题选 E。

7. 虚喘证的病位在
A. 肺、脾
B. 肝、肾
C. 心、肾
D. 肺、肾
E. 肺、心
答案：D
考点：喘证的病机（2016）
解析：喘证的病理性质有虚实之分。实喘在肺，为外邪、痰浊、肝郁气逆、邪壅肺气，宣降不利所致；虚喘责之肺、肾两脏，因阳气不足，阴精亏耗，而致肺肾出纳失常，且尤以气虚为主。故本题选 D。

8. 喘证之正虚喘脱证，治疗应首选
A. 回阳救急汤
B. 参蛤散
C. 金匮肾气丸
D. 生脉散
E. 参附汤
答案：E
考点：喘证的辨证论治（2014）
解析：喘证之正虚喘脱证当扶阳固脱，镇摄肾气，方选参附汤加减。参蛤散及金匮肾气丸适用于肾虚不纳证，生脉散适用于肺气虚耗证，回阳救急汤则适用于哮病久发所致的喘脱危证，故本题选 E。

9. 治疗肺痈初期，应首选
A. 银翘散
B. 《千金》苇茎汤
C. 加味桔梗汤
D. 沙参清肺汤
E. 桔梗杏仁煎
答案：A
考点：肺痈的辨证论治（2014）
解析：肺痈初期治当疏风散热，清肺化痰，方选银翘散加减。《千金》苇茎汤适用于肺痈成痈期，加减桔梗汤适用于肺痈溃脓期，沙参清肺汤和桔梗杏仁煎则适用于肺痈恢复期。故本题选 A。

10. 治疗肺痈成痈期，应首选的方剂是
A. 银翘散
B. 《千金》苇茎汤
C. 加味桔梗汤
D. 沙参清肺汤
E. 桔梗杏仁煎
答案：B
考点：肺痈的辨证论治（2015）
解析：肺痈成痈期治当清肺解毒，化瘀消痈，方选《千金》苇茎汤加减。银翘散适用于肺痈初期，加减桔梗汤适用于肺痈溃脓期，沙参清肺汤和桔梗杏仁煎则适用于肺痈恢复期。故本题选 B。

11. 治疗肺痈溃脓期，应首选
A. 千金苇茎汤
B. 加味桔梗汤
C. 如金解毒散
D. 桔梗杏仁煎
E. 桔梗白散
答案：B
考点：肺痈的辨证论治（2006，2013，2015）
解析：肺痈溃脓期热壅血瘀，血败肉腐，痈肿内溃，脓液外泄，治宜排脓解毒，可用加味桔梗汤。千金苇茎汤和如金解毒散用于成痈期，桔梗杏仁煎用于恢复期正虚邪恋者。桔梗白散峻下逐脓，药性猛烈，一般不宜轻用，体弱者禁用。故本题选 B。

12. 下列哪项不是肺痨的病因
A. 外感六淫
B. 感染痨虫
C. 营养不良
D. 禀赋不足
E. 久病体弱
答案：A
考点：肺痨的病因（2011）
解析：肺痨的病因一方面为感染"痨虫"；另一方面，由于禀赋不足、酒色劳倦、病后失调或营养不良导致正气虚弱，难抵"痨虫"侵袭。外感六淫与肺痨发病无直接关系。故本题选 A。

13. 肺痨的辨证，应首辨的要点是

A. 脏腑
B. 表里
C. 寒热
D. 虚实
E. 外感内伤
答案：A
考点：肺痨的辨证要点（2015）
解析：对于本病的辨证，当辨病变脏器及病理性质。其病变脏器主要在肺，以肺阴虚为主。久则损及脾肾两脏，肺损及脾，以气阴两伤为主；肺肾两伤，元阴受损，则表现阴虚火旺之象；甚则由气虚而致阳虚，表现阴阳两虚之候。故本题选A。

14. 肺痨之肺阴亏虚证最佳选方为
A. 保真汤
B. 月华丸
C. 八珍汤
D. 补天大造丸
E. 补肺汤
答案：B
考点：肺痨的辨证论治（2015）
解析：肺阴亏虚所致肺痨者治当滋阴润肺，方选月华丸加减。本方功在补虚抗痨，养阴润肺止咳，化痰消痨止血，是治疗肺痨的基本方，用于阴虚咳嗽、咯血者。故本题选B。

15. 肺胀偏实者早期的病理因素主要是
A. 瘀血
B. 痰浊
C. 水饮
D. 外邪
E. 本虚
答案：B
考点：肺胀的病机（2014）
解析：肺胀偏实者的病理因素主要为痰浊、水饮与血瘀互为影响，兼见同病。早期以痰浊为主，渐而痰瘀并重，并可兼见气滞、水饮错杂为患。后期痰瘀壅盛，正气虚衰，本虚与标实并重。故本题选B。

16. 肺痿的基本病机是
A. 虚体虫侵，阴虚火旺
B. 肺虚，津气失于濡养，肺叶枯萎
C. 肺气上逆，宣降失职
D. 痰饮瘀血，结于肺间
E. 气无所主，肾失摄纳
答案：B

考点：肺痿的病机（2016）
解析：肺痿的发病机理，总缘肺脏虚损，津气严重耗伤，以致肺叶枯萎。因津伤则燥，燥盛则干，肺叶弱而不用则痿。如《医门法律·肺痈肺痿门》说："肺痿者，肺气萎而不振也……总由肾中津液不输于肺，肺失所养，转枯转燥。"指出肺脏虚损，津液亡失，则肺叶枯萎而不用。故本题选B。

17. 肺痿的病位在肺，与
A. 脾、心、肾密切相关
B. 脾、胃、肾密切相关
C. 脾、肝、肾密切相关
D. 脾、肾密切相关
E. 脾、胃密切相关
答案：B
考点：肺痿的病机（2013）
解析：肺痿总由肺虚，津气大伤，失于濡养，以致肺叶枯萎。其病位在肺，与脾、胃、肾密切相关。脾气虚弱，无以生化、布散津液，或胃阴耗伤，胃津不能上输养肺，土不生金，均可致肺燥津枯，肺失濡养；久病及肾，肾气不足，气不化津，或因肾阴亏耗，肺失濡养，亦可发为肺痿。故本题选B。

18. 肺痿的治疗原则是
A. 清热生津
B. 温肺益气
C. 补肺生津
D. 寒热平调
E. 纳气定喘
答案：C
考点：肺痿的辨证论治（2013）
解析：肺痿的发病机理，总缘肺脏虚损，津气严重耗伤，以致肺叶枯萎。因津伤则燥，燥盛则干，肺叶弱而不用则痿，治疗总以补肺生津为原则。故本题选C。

19. 心悸实证的治疗大法不包括
A. 祛痰
B. 行瘀
C. 化饮
D. 清火
E. 祛风
答案：E
考点：心悸的辨证论治（2016）
解析：心悸的治疗应分虚实。虚证分别予以补气、养血、滋阴、温阳；实证则应祛痰、化饮、清火、行瘀。但本病以虚实错杂为多见，同时，由于心悸以心神不宁为其病理特点且虚实的主次、缓急各有不同，治当相应兼顾。故应酌情配合安神镇心之法。故本题选 E。

20. 心悸不论虚实应酌情配伍的治法是
   A. 滋补肝肾
   B. 培土生金
   C. 镇心安神
   D. 补益心脾
   E. 温补脾肾
   答案：C
   考点：心悸的辨证论治（2016）
   解析：心悸的治疗应分虚实。虚证分别予以补气、养血、滋阴、温阳；实证则应祛痰、化饮、清火、行瘀。但本病以虚实错杂为多见，同时，由于心悸以心神不宁为其病理特点且虚实的主次、缓急各有不同，治当相应兼顾。故应酌情配合安神镇心之法。故本题选 C。

21. 治疗心悸瘀阻心脉证，应首选的方剂是
   A. 通窍活血汤合甘麦大枣汤
   B. 半夏泻心汤合当归活血饮
   C. 桃仁红花煎合桂枝甘草龙骨牡蛎汤
   D. 桂枝甘草龙骨牡蛎汤合参附汤
   E. 黄连温胆汤合炙甘草汤
   答案：C
   考点：心悸的辨证论治（2015）
   解析：心悸瘀阻心脉证，治当活血化瘀，理气通络，方选桃仁红花煎合桂枝甘草龙骨牡蛎汤加减。前方养血活血，理气通脉止痛，适用心悸伴阵发性心痛，胸闷不舒，舌质紫暗等症；后方温通心阳，镇心安神，用于胸闷不舒，少寐多梦之症。故本题选 C。

22. 治疗心悸之阴虚火旺证，应首选
   A. 天王补心丹合朱砂安神丸
   B. 桂枝甘草龙骨牡蛎汤合参附丸
   C. 桃仁红花煎
   D. 黄连温胆汤
   E. 天王补心丹合炙甘草汤
   答案：A
   考点：心悸的辨证论治（2015）
   解析：心悸之阴虚火旺治当滋阴清火，养心安神，方选天王补心丹合朱砂安神丸加减。桂枝甘草龙骨牡蛎汤合参附丸适用于心阳不振证，黄连温胆汤适用于痰火扰心证，桃仁红花煎适用于瘀阻心脉证。故本题选 A。

23. 针对胸痹标实的治法是
   A. 益气固脱
   B. 活血化瘀
   C. 补气温阳
   D. 滋阴益肾
   E. 补益心气
   答案：B
   考点：胸痹的辨证论治（2016）
   解析：本病发作期以标实为主，缓解期以本虚为主，其治疗原则应先治其标，后治其本，先从祛邪入手，然后再予扶正，必要时可根据虚实标本的主次，兼顾同治。标实当泻，针对气滞、血瘀、寒凝、痰浊而疏理气机，活血化瘀，辛温通阳，泄浊豁痰，尤重活血通脉治法；本虚宜补，权衡心脏阴阳气血之不足，有无兼见肺、肝、脾、肾等脏之亏虚，补气温阳，滋阴益肾，纠正脏腑之偏衰，尤其重视补益心气之不足。故本题选 B。

24. 胸痹之气阴两虚证的胸痛类型为
   A. 心胸隐痛
   B. 心痛憋闷
   C. 心痛彻背
   D. 胸闷重而心痛微
   E. 心痛如绞
   答案：A
   考点：胸痹的辨证论治（2016）
   解析：胸痹之气阴两虚证胸痛的特点是心胸隐痛，时作时休；寒凝心脉证胸痛的特点是卒然心痛如绞，心痛彻背，喘不得卧；心肾阴虚证胸痛的特点是心痛憋闷；痰浊闭阻证的胸痛特点是胸闷重而心痛微。故本题选 A。

25. 真心痛其本在
   A. 肾
   B. 心
   C. 脾
   D. 肺
   E. 肝
   答案：A
   考点：真心痛的辨证要点（2014）
   解析：真心痛是的发病基础是本虚，标实是发病条件。如寒凝气滞，血瘀痰浊，闭阻心脉，心脉不通，出现心胸疼痛（胸痹），严重者部分心脉突然闭塞，气血运行中断，可见心胸猝然大痛，而发为真心痛（心肌梗死）。若心气不足，运血无力，心脉瘀阻，心血亏虚，气血运行不

利，可见心动悸，脉结代（心律失常）；若心肾阳虚，水邪泛滥，水饮凌心射肺，可出现心悸、水肿、喘促（心力衰竭），或亡阳厥脱，亡阴厥脱（心源性休克），或阴阳俱脱，最后导致阴阳离决。总之，本病其位在心，其本在肾，总的病机为本虚标实，而在急性期则以标实为主。故本题选 A。

26. 治疗真心痛正虚阳脱证，首选的方剂是
 A. 补阳还五汤
 B. 瓜蒌薤白白酒汤
 C. 瓜蒌薤白半夏汤
 D. 当归四逆汤
 E. 四逆加人参汤
 答案：E
 考点：真心痛的辨证论治（2014，2016）
 解析：真心痛正虚阳脱证，治当回阳救逆，益气固脱，方选四逆加人参汤加减。瓜蒌薤白白酒汤、瓜蒌薤白半夏汤适用于胸痹痰浊闭阻证，当归四逆汤适用于胸痹寒凝心脉证，补阳还五汤适用于中风恢复期气虚络瘀证。故本题选 E。

27. 不寐的病机总属
 A. 阴虚火旺，心肾不交
 B. 脾虚不运，心神失养
 C. 阳盛阴衰，阴阳失交
 D. 邪扰心神，心神不宁
 E. 气血阴阳亏虚，心失所养
 答案：C
 考点：不寐的病机（2015）
 解析：不寐的病因虽多，但其病理变化，总属阳盛阴衰，阴阳失交。一为阴虚不能纳阳、一为阳盛不得入于阴。其病位主要在心，与肝、脾、肾密切相关。故本题选 C。

28. 不寐实证，其病位多在
 A. 心、脾、肾
 B. 心、肝、小肠
 C. 心、肺、大肠
 D. 心、脾、肝
 E. 肝、胃、心
 答案：E
 考点：不寐的病位（2001，2004）
 解析：不寐辨证首分虚实。虚证多属阴血不足，心失所养。实证为邪热扰心。次辨病位，病位主要在心，且与肝、胆、脾、胃、肾相关。如急躁易怒而不寐，多为肝火内扰；脘闷苔腻而不寐，多为胃腑宿食，痰热内盛；心烦心悸，头晕

健忘而不寐，多为阴虚火旺，心肾不交；面色少华，肢倦神疲而不寐，多属脾虚不运，心神失养；心烦不寐，触事易惊，多属心胆气虚等。故本题选 E。

29. 不寐辨证首要辨
 A. 寒热
 B. 阴阳
 C. 病程
 D. 虚实
 E. 年龄
 答案：D
 考点：不寐的辨证论治（2012）
 解析：参见28题。故本题选 D。

30. 治疗不寐痰热内扰证，应首选
 A. 黄连温胆汤
 B. 朱砂安神丸
 C. 安神定志丸
 D. 六味地黄丸
 E. 甘麦大枣汤
 答案：A
 考点：不寐的辨证论治（2010）
 解析：不寐痰热内扰证乃痰热内盛，扰乱心神所致，治疗应清化痰热，和中安神，方选黄连温胆汤。朱砂安神丸清心泻火，安神宁心，适用于心火炽盛型不寐。安神定志丸有镇惊安神定志的功效，适用于心胆气虚型不寐。六味地黄丸有降火滋阴之效，适用于心肾不交型不寐。甘麦大枣汤养心安神，和中缓急，为治疗脏躁的主方，以精神恍惚，悲伤欲哭为证治要点。故本题选 A。

31. 不寐之心胆气虚证，治疗首选
 A. 六味地黄丸
 B. 安神定志丸合酸枣仁汤
 C. 黄连温胆汤
 D. 归脾汤
 E. 交泰丸
 答案：B
 考点：不寐的辨证论治（2013）
 解析：不寐之心胆气虚证治当益气镇惊，安神定志，方选安神定志丸合酸枣仁汤加减。六味地黄丸和交泰丸适用于心肾不交证，黄连温胆汤适用于痰热扰心证，归脾汤适用于心脾两虚证。故本题选 B。

32. 内伤头痛的发生，与下列哪些脏腑关系密切
 A. 心、脾、肾

B. 肺、胃、肾
C. 心、肺、肾
D. 心、肝、肾
E. 肝、脾、肾
答案：E
考点：头痛的病机（2016）
解析：脑为髓海，依赖于肝肾精血和脾胃精微物质的充养，故内伤头痛之病机多与肝、脾、肾三脏的功能失调有关。肝主疏泄，性喜条达。头痛因于肝者，或因肝失疏泄，气郁化火，阳亢火升，上扰头窍而致；或因肝肾阴虚，肝阳偏亢而致；肾主骨生髓，脑为髓海。头痛因于肾者，多因房劳过度，或禀赋不足，使肾精久亏，无以生髓，髓海空虚，发为头痛。脾为后天之本，气血生化之源，头窍有赖于精微物质的滋养。头痛因于脾者，或因脾虚化源不足，气血亏虚，清阳不升，头窍失养而致头痛；或因脾失健运，痰浊内生，阻塞气机，浊阴不降，清窍被蒙而致头痛。故本题选E。

33. 阳明头痛的"引经药"应首选
A. 葛根、白芷、知母
B. 羌活、川芎、蔓荆子
C. 柴胡、黄芩、川芎
D. 藁本、吴茱萸、钩藤
E. 细辛、白芷、羌活
答案：A
考点：根据头痛的不同部位选用不同的"引经药"（2005，2006）
解析：头痛归经不同治疗选用不同的引经药，对发挥药效有重要的意义。太阳头痛选用B；阳明头痛选用A；少阳头痛选用C；厥阴头痛选用吴茱萸、藁本。故本题选A。

34. 治疗肝阳头痛，首选的方剂是
A. 加味四物汤
B. 天麻钩藤饮
C. 通窍活血汤
D. 半夏白术天麻汤
E. 芎芷石膏汤
答案：B
考点：头痛的辨证论治（2015）
解析：肝阳头痛治当平肝潜阳息风，方选天麻钩藤饮加减。加味四物汤适用于血虚头痛，通窍活血汤适用于瘀血头痛，半夏白术天麻汤适用于痰浊头痛，芎芷石膏汤适用于风热头痛。故本题选B。

35. 眩晕的辨证中，应首辨的要点是
A. 病变脏腑
B. 寒热虚实
C. 标本虚实
D. 虚实缓急
E. 外感内伤
答案：A
考点：眩晕的辨证论治（2016）
解析：眩晕病在清窍，但与肝、脾、肾三脏功能失调密切相关。肝阳上亢之眩晕兼见头胀痛、面色潮红、急躁易怒、口苦脉弦等症状。脾胃虚弱，气血不足之眩晕，兼有纳呆、乏力、面色㿠白等症状。脾失健运，痰湿中阻之眩晕，兼见纳呆呕恶、头痛、苔腻诸症。肾精不足之眩晕，多兼有腰酸腿软、耳鸣如蝉等症。所以应首辨相关脏腑，故本题选A。

36. 眩晕的证候分类中，不包括的是
A. 肝阳上亢证
B. 肝火上炎证
C. 气血两虚证
D. 瘀血阻窍证
E. 肾精不足证
答案：B
考点：眩晕的辨证论治（2014）
解析：眩晕病在清窍，与肝、脾、肾三脏功能失调密切相关。眩晕的证候可分为肝阳上亢证、气血亏虚证、肾精不足证、痰湿中阻证、瘀血阻窍证。故本题选B。

37. 中风风痰入络证，治疗首选
A. 还少丹
B. 解语丹
C. 真方白丸子
D. 温胆汤
E. 半夏白术天麻汤
答案：C
考点：中风的辨证论治（2014）
解析：中风风痰入络证，治当祛风化痰通络，方选真方白丸子加减。本方化痰通络，用于治疗风痰入客经络，症见口眼㖞斜，舌强不语，手足不遂等症。故本题选C。

38. 中风脱证的临床表现除下列哪项外均是
A. 突然昏仆，不省人事
B. 目合口开，汗多不止
C. 手撒肢冷，二便自遗
D. 口噤不开，牙关紧闭

86

E. 舌痿，脉微欲绝

答案：D

考点：中风的辨证论治（2016）

解析：中风脱证属虚，乃为五脏真阳散脱，阴阳即将离决之候，临床可见突然昏仆，不省人事，目合口张，鼻鼾息微，手撒肢冷，汗多，大小便自遗，肢体软瘫，舌痿，脉细弱或脉微欲绝。口噤不开，牙关紧闭为中风闭证的临床表现。故本题选 D。

39. 癫狂最重要的病理因素是

A. 血瘀

B. 痰结

C. 火郁

D. 气郁

E. 寒凝

答案：D

考点：癫狂的病机（2016）

解析：癫狂病变所属脏腑，主要在心肺，涉及脾胃，久而伤肾。病理因素以气、痰、火、瘀为主，四者有因果兼夹的关系，且多以气郁为先。肝气郁结，肝失条达，气郁生痰；或心脾气结，郁而生痰，痰气互结，则蒙蔽神机；如气郁化火，炼液为痰，或痰火蓄结阳明，则扰乱神明。病久气滞血瘀，凝滞脑气，又每兼瘀血为患。故本题选 D。

40. 治疗癫证痰气郁结证，应首选的方剂是

A. 逍遥散合顺气导痰汤

B. 半夏厚朴汤

C. 养心汤合越鞠丸

D. 苏合香丸

E. 控涎丹

答案：A

考点：癫狂的辨证论治（2014）

解析：癫证痰气郁结证，治当理气解郁，化痰醒神，方用逍遥散合顺气导痰汤加减。若痰伏较甚者予控涎丹，若神思迷惘，表情呆钝，言语错乱，目瞪不瞬，舌苔白腻，为痰迷心窍，宜理气豁痰，散结宣窍，先以苏合香丸，芳香开窍，继以四七汤加胆星、郁金、菖蒲之类，以行气化痰。养心汤合越鞠丸适用于癫证心脾两虚证。故本题选 A。

41. 痫病的辨证，应首先辨别的要点是

A. 证候虚实

B. 脏腑经络

C. 病情轻重

D. 外感内伤

E. 寒热虚实

答案：C

考点：痫病的辨证论治（2014）

解析：判断本病之轻重要注意两个方面，一是病发持续时间之长短，一般持续时间长则病重，短则病轻；二是发作间隔时间之久暂，即间隔时间短暂则病重，间隔时间长久则病轻。其临床表现的轻重与痰浊之浅深和正气之盛衰密切相关。故本题选 C。

42. 痫病风痰闭阻的治法是

A. 涤痰息风，开窍定痫

B. 清肝泻火，化痰开窍

C. 涤痰开窍，化瘀通络

D. 息风开窍，化痰定志

E. 化痰通络，镇心安神

答案：A

考点：痫病的辨证论治（2001，2008）

解析：痫病风痰闭阻证是指风痰蒙闭心窍，壅塞经络，气机逆乱，元神失控而发病，与 B、C、E 中分别提到的肝、瘀、心的病变关系不大。D 中的化痰定志法治疗程度弱于 A 中的涤痰定痫法。故本题选 A。

43. 中风、厥证、痫病的共同症状是

A. 昏不知人

B. 四肢抽搐

C. 角弓反张

D. 喉中有声

E. 项背强直

答案：A

考点：痫病的病证鉴别（2011，2015）

解析：中风与痫病典型发作均见突然仆倒，昏不知人。痫病与厥证、痉证均可见四肢抽搐和怪叫。痉证还可见角弓反张，身体强直。故本题选 A。

44. 痴呆不包括

A. 神志异常

B. 记忆力下降

C. 学习能力下降

D. 情绪不稳

E. 语言对答能力下降

答案：A

考点：痴呆的概念（2011）

解析：痴呆以记忆力、判定认知能力、计算力与识别空间位置结构的能力减退，理解别人语

言和有条理地回答问题的能力障碍等为主症。伴性情孤僻，表情淡漠，语言重复，自私狭隘，顽固执拗，或无理由地欣快，易于激动或暴怒。其抽象思维能力下降，不能解释或区别词语的相同点和不同点，道德伦理缺乏，不知羞耻，性格特征改变。故本题选 A。

45. 痴呆的基本病机为
   A. 阴精不足，气血亏虚
   B. 髓海不足，神机失用
   C. 脏腑亏虚，痰瘀内阻
   D. 以虚为本，虚实夹杂
   E. 气滞血瘀，痰浊内阻

   答案：B

   考点：痴呆的病机（2016）

   解析：痴呆为一种全身性疾病，其基本病机为髓海不足，神机失用。由精、气、血亏损不足，髓海失充，脑失所养，或气、火、痰、瘀诸邪内阻，上扰清窍所致。故本题选 B。

46. 痴呆痰浊蒙窍证，治疗应选用的方剂是
   A. 半夏厚朴汤
   B. 半夏白术天麻汤
   C. 天麻钩藤饮
   D. 涤痰汤
   E. 黄连温胆汤

   答案：D

   考点：痴呆的辨证论治（2015）

   解析：痴呆痰浊蒙窍证，治当豁痰开窍，健脾化浊，方用涤痰汤加减。本方重在豁痰开窍，兼以益气健脾，适用于痰浊蒙窍之痴呆。故本题选 D。

47. 胃痛之胃阴亏耗证，治法是
   A. 养阴益胃，和中止痛
   B. 化瘀通络，脉络瘀滞
   C. 温中健脾，和胃止痛
   D. 清化热湿，理气和胃
   E. 疏肝理气，和胃止痛

   答案：A

   考点：胃痛的辨证论治（2016）

   解析：胃痛之胃阴亏耗证，治法为养阴益胃，和中止痛；瘀血停胃证，治法为化瘀通络，理气和胃；脾胃虚寒证，治法为温中健脾，和胃止痛；湿热中阻证，治法为清化热湿，理气和胃；肝气犯胃证，治法为疏肝理气，和胃止痛。故本题选 A。

48. 治疗呕吐肝气犯胃证，首选的方剂是

A. 柴胡疏肝散
B. 四七汤
C. 四磨汤
D. 逍遥散
E. 金铃子散

答案：B

考点：呕吐的辨证论治（2014）

解析：呕吐肝气犯胃证治当疏肝理气，和胃降逆，方选四七汤加减。本方具有理气宽中，和胃，降逆止呕之功效，适用于因肝气郁结，气逆犯胃的呕吐。故本题选 B。

49. 噎膈的病位在
   A. 胃
   B. 脾
   C. 肾
   D. 肝
   E. 食管

   答案：E

   考点：噎膈的病机（2011）

   解析：噎膈病位在食道，属胃所主，病变脏腑与肝、脾、肾三脏有关。基本病机是脾、胃、肝、肾功能失调，导致津枯血燥，气郁、痰阻、血瘀互结，而致食管干涩，食管、贲门狭窄。病理因素主要为气、痰、瘀。病理性质总属本虚标实。故本题选 E。

50. 噎膈与梅核气最主要的鉴别点是
   A. 有无吞咽困难
   B. 有无进行性消瘦
   C. 有无胸骨后不适，呈烧灼感
   D. 有无情志不畅，酒食不节史
   E. 有无自觉咽中梗塞不舒

   答案：A

   考点：噎膈的病证鉴别（2013）

   解析：二者均见咽中梗塞不舒的症状。噎膈系有形之物瘀阻于食道，吞咽困难。梅核气则系气逆痰阻于咽喉，为无形之气，无吞咽困难及饮食不下的症状。如《证治汇补·噎膈·附梅核气》所说："梅核气者，痰气窒塞于咽喉之间，咳之不出，咽之不下，状如梅核。"即咽中有梗塞不舒的感觉，无食物哽噎不顺，或吞咽困难，食入即吐的症状。故本题选 A。

51. 下列哪项不是噎膈初期的治法
   A. 降火
   B. 消瘀
   C. 化痰

D. 散寒
E. 理气

答案：D

考点：噎膈的辨证论治（2014）

解析：噎膈初期重在治标，宜理气、化痰、消瘀、降火为主；后期重在治本，宜滋阴润燥，或补气温阳为主。故本题选 D。

52. 治疗噎膈痰气交阻证，应首选

A. 通幽汤
B. 丁香散
C. 启膈散
D. 通关散
E. 四七汤

答案：C

考点：噎膈的辨证论治（2006，2015，2016）

解析：痰气交阻证，治以开郁、化痰、润燥，方用启膈散。通幽汤主治瘀血内结证；丁香散主治胃中虚冷证；通关散通关开窍；四七汤主治七情之气，结成痰涎。故本题选 C。

53. 治疗呃逆胃火上逆证的主方是

A. 麦门冬汤
B. 一贯煎
C. 增液汤
D. 竹叶石膏汤
E. 理中丸

答案：D

考点：呃逆的辨证论治（2016）

解析：呃逆胃火上逆证，治当清胃泄热，降逆止呃，方选竹叶石膏汤加减。本方有清热生津、和胃降逆功能，用于治疗呃声洪亮、口臭烦渴、喜冷饮之呃逆。故本题选 D。

54. 治疗腹痛饮食积滞证，应首选

A. 保和丸
B. 越鞠丸
C. 枳实导滞丸
D. 枳术丸
E. 木香顺气丸

答案：C

考点：腹痛的辨证论治（2002，2005）

解析：保和丸用于食积停滞，脘腹胀满，嗳腐吞酸，不欲饮食，排除 A。越鞠丸用于六郁腹痛，或胸满吐酸，饮食不消，排除 B。枳术丸用于脾胃虚弱，食少不化，脘腹痞满，排除 D。木香顺气丸用于脘腹胀痛，恶心，嗳气，排除 E。枳实导滞丸用于腹痛饮食积滞重证。故本题选 C。

55. 治疗腹痛中脏虚寒证，首选的方剂是

A. 枳实导滞丸
B. 吴茱萸汤
C. 小建中汤
D. 少腹逐瘀汤
E. 理中丸

答案：C

考点：腹痛的辨证论治（2016）

解析：腹痛中脏虚寒证，治当温中补虚，缓急止痛，方选小建中汤加减。枳实导滞丸适用于饮食积滞证，少腹逐瘀汤适用于瘀血内停证，理中丸适用于脾胃虚寒证，吴茱萸汤适用于胃寒呕吐证。故本题选 C。

56. 泄泻的基本病机是

A. 肝气郁结，胃失和降
B. 肝脾湿热，络脉不和
C. 脏腑气机阻滞，经脉痹阻
D. 脾虚湿盛，肠道功能失司
E. 邪滞于肠，气血壅滞，肠道传化失司

答案：D

考点：泄泻的病机（2015）

解析：泄泻的基本病机变化为脾胃受损，湿困脾土，肠道功能失司，病位在肠，脾失健运是关键，同时与肝、肾密切相关。脾主运化，喜燥恶湿，大小肠司泌浊、传导；肝主疏泄，调节脾运；肾主命门之火，能暖脾助运，腐熟水谷。若脾运失职，小肠无以分清泌浊，大肠无法传化，水反为湿，谷反为滞，合污而下，则发生泄泻。故本题选 D。

57. 泄泻的治疗大法是

A. 健脾益气
B. 消食导滞
C. 运脾化湿
D. 清热利湿
E. 芳香化湿

答案：C

考点：泄泻的辨证论治（2016）

解析：泄泻的基本病机变化为脾虚与湿盛，致肠道功能失司而发为泄泻。病理因素主要是湿，湿为阴邪，易困脾阳，《医宗必读》有"无湿不成泻"之说。脾主运化，喜燥恶湿，若脾失健运导致小肠无以分清泌浊，则发为泄泻，所以泄泻的治疗大法为运脾化湿。故本题选 C。

58. 关于泄泻的治疗，下列哪一项不正确
    A. 急性泄泻不可骤用补涩
    B. 久泻不可分利太过
    C. 清热需大量使用苦寒
    D. 补虚不可纯用甘温
    E. 重度泄泻应防止津液亏损
    答案：C
    考点：泄泻的辨证论治（2011）
    解析：泄泻的治疗大法为运脾化湿。急性泄泻多以湿盛为主，重在化湿，佐以分利，再根据寒湿和湿热的不同，分别采用温化寒湿与清化湿热之法。夹有表邪者，佐以疏解；夹有暑邪者，佐以清暑；兼有伤食者，佐以消导。久泻以脾虚为主，当重健脾。因肝气乘脾者，宜抑肝扶脾；因肾阳虚衰者，宜温肾健脾。中气下陷者，宜升提；久泻不止者，宜固涩。暴泻不可骤用补涩，以免关门留寇；久泻不可分利太过，以防劫其阴液。故本题选C。

59. 治疗久泻不止，不宜过用
    A. 健脾
    B. 补肾
    C. 升提
    D. 固涩
    E. 分利
    答案：E
    考点：泄泻的辨证论治（2002，2015）
    解析：参见58题。故本题选E。

60. 虚寒痢的治法是
    A. 补中益气，健脾升阳
    B. 温补脾肾，收涩固脱
    C. 养阴和营，清肠止痢
    D. 温化寒湿，调气和血
    E. 温中补虚，清热化湿
    答案：B
    考点：痢疾的辨证论治（2016）
    解析：虚寒痢的治法是温补脾肾，收涩固脱；寒湿痢的治法是温化寒湿，调气和血；阴虚痢的治法是养阴和营，清肠止痢；湿热痢的治法是清肠化湿，调气和血；痞满脾胃虚弱证的治法是补中益气，健脾升阳。故本题选B。

61. 便秘的基本病机是
    A. 肝气郁结
    B. 肺失肃降
    C. 肝胃不和
    D. 大肠传导失常

    E. 脾失运化
    答案：D
    考点：便秘的病机（2015）
    解析：便秘的基本病变属大肠传导失常，同时与肺、脾、胃、肝、肾等脏腑功能失调有关。如胃热过盛，津液耗伤，则肠失濡润；脾肺气虚，则大肠传送无力；肝气郁结，气机壅滞，或气郁化火伤津，则腑失通利；肾阴不足，则肠道失润；肾阳不足，则阴寒凝滞，津液不通，故皆可影响大肠的传导。故本题选D。

62. 治疗热秘首选的方剂是
    A. 麻子仁丸
    B. 六磨汤
    C. 黄芪汤
    D. 增液承气汤
    E. 济川煎
    答案：A
    考点：便秘的辨证论治（2015）
    解析：热秘治当泻热导滞，润肠通便，方选麻子仁丸加减。六磨汤适用于气秘，黄芪汤适用于气虚秘，增液承气汤适用于阴虚秘，济川煎适用于阳虚秘。故本题选A。

63. 便秘热秘，服药后大便不爽者，治疗宜用
    A. 麻子仁丸
    B. 六磨汤
    C. 更衣丸
    D. 青麟丸
    E. 大承气汤
    答案：D
    考点：便秘的辨证论治（2016）
    解析：便秘属热秘者，当泻热导滞，润肠通便，方选麻子仁丸。若兼郁怒伤肝，易怒目赤者，加服更衣丸以清肝通便，若燥热不甚，或药后大便不爽者，可用青麟丸以通腑缓下，若热势较盛，痞满燥实坚者，可用大承气汤急下存阴。六磨汤则适用于便秘属气秘者。故本题选D。

64. 气秘的治法为
    A. 滋阴增液，润肠通便
    B. 补肾温阳，润肠通便
    C. 顺气导滞，降逆通便
    D. 温里散寒，通便止痛
    E. 补脾益肺，润肠通便
    答案：C
    考点：便秘的辨证论治（2015）
    解析：气秘治当顺气导滞，降逆通便；阴虚

秘治当滋阴增液，润肠通便；阳虚秘治当补肾温阳，润肠通便；冷秘治当温里散寒，通便止痛；气虚秘治当补脾益肺，润肠通便。故本题选 C。

65. 保和丸可用于下列除哪项以外的病证
A. 饮食停滞型胃痛
B. 饮食积滞型腹痛
C. 食滞痰阻型积聚
D. 食滞肠胃型泄泻
E. 饮食停滞型呕吐

答案：C

考点：积聚的辨证论治（2016）

解析：饮食停滞型胃痛，治当消食导滞，和胃止痛，方选保和丸加减；饮食积滞型腹痛，治当消食导滞，理气止痛，方选保和丸加减；食滞痰阻型积聚，治当理气化痰，导滞散结，方选六磨汤加减；食滞肠胃型泄泻，治当消食导滞，方选保和丸加减；饮食停滞型呕吐，治当消食化滞，和胃降逆，方选保和丸加减。故本题选 C。

66. 胁痛的基本病机为
A. 气滞血瘀
B. 肝脾不调
C. 瘀阻心脉
D. 不通则痛
E. 肝络失和

答案：E

考点：胁痛的病机（2014）

解析：胁痛的基本病机为肝络失和，其病理变化可归结为"不通则痛"与"不荣则痛"两类。其病理性质有虚实之分，其病理因素，不外乎气滞、血瘀、湿热三者。因肝郁气滞、瘀血停着、湿热蕴结所导致的胁痛多属实证，是为"不通则痛"。而因阴血不足，肝络失养所导致的胁痛则为虚证，属"不荣则痛"。故本题选 E。

67. 黄疸最主要的辨证要点是
A. 急黄之病因
B. 黄疸病势轻重
C. 辨阳黄、阴黄
D. 阳黄湿热之轻重
E. 阴黄之病因

答案：C

考点：黄疸的辨证论治（2016）

解析：黄疸的辨证以阴阳为纲，分为阳黄和阴黄。阳黄以湿热疫毒为主，有热重于湿、湿重于热、胆腑郁热及疫毒炽盛的不同；阴黄以脾虚寒湿为主，需注意有无血虚血瘀表现。临床应根据黄疸的色泽，结合病史、症状，区别阳黄与阴黄。故本题选 C。

68. 治疗黄疸胆腑郁热证，首选的方剂是
A. 茵陈术附汤
B. 大柴胡汤
C. 茵陈五苓散
D. 茵陈蒿汤
E. 龙胆泻肝汤

答案：B

考点：黄疸的辨证论治（2015）

解析：黄疸胆腑郁热证是由湿热砂石郁滞，脾胃不和，肝胆失疏所致，治应疏肝泄热，利胆退黄，方用大柴胡汤加减。茵陈术附汤主治黄疸寒湿阻遏证；茵陈五苓散主治黄疸湿重于热证；茵陈蒿汤主治黄疸热重于湿证；龙胆泻肝汤主治肝胆湿热证。故本题选 B。

69. 治疗黄疸阴黄寒湿证，应首选
A. 麻黄连翘赤小豆汤
B. 栀子柏皮汤
C. 茵陈五苓散
D. 茵陈术附汤
E. 茵陈蒿汤

答案：D

考点：黄疸的辨证论治（2005，2014）

解析：黄疸据病机可分为阳黄和阴黄。阴黄由寒湿所致，黄色晦暗如烟熏；治宜温中化湿、健脾和胃，方选茵陈术附汤。而麻黄连翘赤小豆汤清热化湿兼解表，适用于湿热兼表型黄疸。栀子柏皮汤清热利湿，常用于伤寒身热发黄。茵陈五苓散利湿退黄，适用于阳黄，湿重于热，小便不利者。茵陈蒿汤清热利湿退黄，适用于阳黄，热重于湿者。故本题选 D。

70. 腹部可见块垒，但触之有积块，固定不移，痛有定处，应诊断为
A. 聚证
B. 积证
C. 痞满
D. 腹痛
E. 疟疾

答案：B

考点：积与聚的主症特点和病机的异同点（2015）

解析：积聚是腹内结块，或痛或胀的病证。分别言之，积属有形，结块固定不移，痛有定处，病在血分，是为脏病；聚属无形，包块聚散无常，痛无定处，病在气分，是为聚病。因积与聚关系密切，故两者往往一并论述。故本题选 B。

71. 积聚中期的治疗原则为
    A. 行气活血
    B. 消补兼施
    C. 扶正培本
    D. 化瘀消积
    E. 疏肝理气
    答案：B
    考点：积聚的辨证论治（2011）
    解析：积证治疗宜分初、中、末三个阶段：积证初期属邪实，应予消散；中期邪实正虚，应予消补兼施；后期以正虚为主，应予养正除积。聚证多实，治疗以行气散结为主。故本题选 B。

72. 下列各项，不属于积证瘀血内结证的表现的是
    A. 腹部积块质软不坚，胀痛并见
    B. 腹部积块大，质地较硬
    C. 积块固定不移，隐痛或刺痛
    D. 面暗消瘦，时有寒热
    E. 纳谷减少，体倦乏力
    答案：A
    考点：积聚的辨证论治（2016）
    解析：积证瘀血内结证可见腹部积块明显，质地较硬，固定不移，隐痛或刺痛，形体消瘦，纳谷减少，面色晦暗黧黑，面颈胸臂或有血痣赤缕等。故本题选 A。

73. 温疟的临床特征是
    A. 发时寒热较轻
    B. 热多寒少
    C. 热少寒多
    D. 壮热不寒
    E. 但寒不热
    答案：B
    考点：疟疾的辨证论治（2014）
    解析：疟疾分为正疟、温疟、寒疟、瘴疟、劳疟。正疟的临床特征为寒热休作有时；温疟发作时热多寒少；寒疟是热少寒多；瘴疟分为热瘴和冷瘴，热瘴表现为热盛寒微或壮热不寒，冷瘴表现为寒盛热微或但热不寒；劳疟发作时寒热较轻，遇劳则发。故本题选 B。

74. 疟疾的主要病因为
    A. 感受风温之邪
    B. 感受风寒之邪

    C. 感受湿热之邪
    D. 感受疟邪
    E. 感受风寒湿之邪
    答案：D
    考点：疟疾的病因（2013）
    解析：疟疾的发生主要是感受"疟邪"，但其发病与正虚抗邪能力下降有关，诱发因素则与外感风寒、暑湿、饮食劳倦有关，其中尤以暑湿诱发为最多。故本题选 D。

75. 疟疾的治疗原则是
    A. 祛邪截疟
    B. 解毒除瘴
    C. 扶正截疟
    D. 祛瘀化痰软坚
    E. 灭蚊截疟
    答案：A
    考点：疟疾的辨证论治（2016）
    解析：疟疾的治疗以祛邪截疟为基本治则，根据寒热的偏盛又有不同的治疗原则，温疟兼清，寒疟兼温，瘴疟宜解毒除瘴，劳疟则扶正截疟，疟母当祛瘀化痰软坚。故本题选 A。

76. 水肿发病涉及的脏腑是
    A. 心、肝、脾
    B. 肝、脾、肾
    C. 肺、脾、肾
    D. 脾、肾、心
    E. 肾、心、肺
    答案：C
    考点：水肿的病机（2001，2002）
    解析：肺失宣降，不能通调水道；脾失健运，不能转输水液；肾失开合，不能化气行水；三焦气化不利，水液代谢失常，溢于肌表而为水肿，所以水肿发病与肺、脾、肾关系密切。故本题选 C。

77. 水肿风水相搏证的表现，下列哪项除外
    A. 伴恶寒、发热
    B. 肢节酸楚，小便不利
    C. 伴咽喉红肿疼痛
    D. 皮肤光亮，尿少色赤，身发疮痍
    E. 眼睑浮肿，波及四肢
    答案：D
    考点：水肿的辨证论治（2015）
    解析：水肿风水相搏证因风邪袭表，肺气闭塞，通调失职，风遏水阻表现为眼睑浮肿，继则四肢及全身皆肿，来势迅速，多有恶寒、发热，

肢节酸楚，小便不利等症。偏于风热者，伴咽喉红肿疼痛，舌质红，脉浮滑数。偏于风寒者，兼恶寒，咳喘，舌苔薄白，脉浮滑或浮紧。故本题选D。

78. 尿血与血淋的鉴别，主要在于
    A. 尿色的深浅
    B. 尿量的多少
    C. 尿味的情况
    D. 有无尿痛
    E. 以上均非
    答案：D
    考点：淋证的病证鉴别（2001，2006，2016）
    解析：血淋与尿血都有小便出血的表现，但血淋是溺血而痛，尿血无尿痛的表现。故本题选D。

79. 治疗淋证之气淋，应首选的方剂是
    A. 小蓟饮子
    B. 补中益气汤
    C. 八正散
    D. 沉香散
    E. 程氏萆薢分清饮
    答案：D
    考点：淋证的辨证论治（2016）
    解析：淋证之气淋病机为气机郁结，膀胱气化不利，治宜理气疏导，通淋利尿，方用沉香散。小蓟饮子主治血淋，补中益气汤主治劳淋，八正散主治热淋，程氏萆薢分清饮主治膏淋。故本题选D。

80. 石淋的治法是
    A. 健脾益气，升清固摄
    B. 清热利湿，分清泄浊
    C. 清热利湿，排石通淋
    D. 清热通淋，凉血止血
    E. 理气疏导，通淋利尿
    答案：C
    考点：淋证的辨证治法（2014）
    解析：石淋的病机为湿热蕴结下焦，尿液煎熬成石，膀胱气化失司。症见尿中夹砂石，排尿涩痛，或排尿时突然中断，尿道窘迫疼痛，少腹拘急，往往突发，一侧腰腹绞痛难忍，甚则牵及外阴，尿中带血，舌红苔薄黄，脉弦或带数。治宜清热利湿，排石通淋。故本题选C。

81. 治疗淋证之膏淋，应首选的方剂是
    A. 小蓟饮子
    B. 补中益气汤
    C. 八正散
    D. 石韦散
    E. 程氏萆薢分清饮
    答案：E
    考点：淋证的辨证论治（2015）
    解析：膏淋病机为湿热下注，阻滞络脉，脂汁外溢，治宜清热利湿，分清泄浊，方选程氏萆薢分清饮加减。小蓟饮子主治血淋，补中益气汤主治劳淋，八正散主治热淋，石韦散主治石淋。故本题选E。

82. 癃闭的辨证要点首辨
    A. 缓急
    B. 脏腑
    C. 虚实
    D. 阴阳
    E. 气血
    答案：C
    考点：癃闭的辨证论治（2015）
    解析：癃闭的辨证首先要判别病之虚实。实证当辨湿热、浊瘀、肺热、肝郁之偏胜；虚证当辨脾、肾虚衰之不同，阴阳亏虚之差别。其次要了解病情之缓急，病势之轻重。水蓄膀胱，小便闭塞不通为急病；小便量少，但点滴能出，无水蓄膀胱者为缓证。由"癃"转"闭"为病势加重，由"闭"转"癃"为病势减轻。故本题选C。

83. 下列不属于关格病因的是
    A. 水肿
    B. 淋证
    C. 癃闭
    D. 消渴
    E. 痰饮
    答案：E
    考点：关格的病因（2015）
    解析：关格是以脾肾虚衰，气化不利，浊邪壅塞三焦，而致小便不通与呕吐并见为临床特征的危重病证。分而言之，小便不通谓之关，呕吐时作称之格。多见于水肿、淋证、癃闭的晚期。其病理改变属正虚标实，由虚入损。故本题选E。

84. 不属于郁证常见证型的是
    A. 痰气郁结证
    B. 心神失养证
    C. 津液亏虚证

D. 肝气郁结证
E. 气郁化火证
答案：C
考点：郁证的辨证（2016）
解析：郁证的病因总属情志所伤，发病与肝的关系最为密切，其次涉及心、脾。肝失疏泄、脾失运化、心失所养、脏腑阴阳气血失调是郁证的主要病机，故临床可见肝气郁结证，气郁化火证，痰气郁结证，心神失养证，心脾两虚证，心肾阴虚证。故本题选C。

85. 治疗郁证之痰气郁结证，应首选
    A. 甘麦大枣汤
    B. 半夏厚朴汤
    C. 柴胡疏肝散
    D. 丹栀逍遥散
    E. 小陷胸汤
答案：B
考点：郁证的辨证论治（2013，2016）
解析：郁证痰气郁结证的病机为气郁痰凝，阻滞胸咽，治宜行气开郁，化痰散结，方选半夏厚朴汤加减。甘麦大枣汤主治郁证心神失养证；柴胡疏肝散主治郁证肝气郁结证；丹栀逍遥散主治郁证气郁化火证。故本题选B。

86. 脏躁的代表方是
    A. 柴胡疏肝散
    B. 滋水清肝饮
    C. 丹栀逍遥散
    D. 甘麦大枣汤
    E. 半夏厚朴汤
答案：D
考点：郁证的辨证论治（2016）
解析：脏躁的临床表现为精神恍惚，心神不宁，多疑易惊，悲忧善哭，喜怒无常，为营阴暗耗，心神失养之郁证；治宜甘润缓急，养心安神，方选甘麦大枣汤加减。柴胡疏肝散主治郁证肝气郁结证；滋水清肝饮主治郁证气郁化火证之热盛伤阴者；丹栀逍遥散主治郁证气郁化火证肝火较旺者；半夏厚朴汤主治郁证痰气郁结证。故本题选D。

87. 治疗"梅核气"，应首选方剂是
    A. 柴胡疏肝散
    B. 丹栀逍遥散
    C. 五磨饮子
    D. 半夏厚朴汤
    E. 甘麦大枣汤

答案：D
考点：郁证的辨证论治（2014）
解析：《医宗金鉴·诸气治法》将郁证痰气郁结证称为"梅核气"，表现为咽中如有物梗塞，吞不下，咳之不出，为气郁痰凝，阻滞胸咽所致，治宜行气开郁，化痰散结，方选半夏厚朴汤加减。故本题选D。

88. 治疗紫斑阴虚火旺证，应首选
    A. 知柏地黄丸
    B. 无比山药丸
    C. 犀角地黄丸
    D. 茜根散
    E. 归脾汤
答案：D
考点：紫斑的辨证论治（2016）
解析：紫斑阴虚火旺证为虚火内炽，灼伤脉络，血溢肌腠，治宜滋阴降火，宁络止血，方选茜根散加减。知柏地黄丸主治尿血肾虚火旺证；无比山药丸主治尿血肾气不固证；犀角地黄丸主治齿衄阴虚火旺证；归脾汤主治脾不统血证。故本题选D。

89. 按痰饮停积的部位分类，饮流胁下的是
    A. 痰饮
    B. 支饮
    C. 溢饮
    D. 悬饮
    E. 伏饮
答案：D
考点：痰饮的分类（2016）
解析：饮邪具有流动之性，饮留胃肠，则为痰饮；饮流胁下，则为悬饮；饮流肢体，则为溢饮；聚于胸肺，则为支饮。故本题选D。

90. 痰饮的治疗原则是
    A. 宣肺
    B. 健脾
    C. 温化
    D. 补肾
    E. 发汗
答案：C
考点：痰饮的辨证论治（2002，2013）
解析：病痰饮者，当以温药和之，故以温阳化饮为痰饮的基本治疗原则。故本题选C。

91. 治疗支饮寒饮伏肺证，应首选的方剂是
    A. 柴枳半夏汤
    B. 小青龙汤

C. 香附旋覆花汤
D. 甘遂半夏汤
E. 金匮肾气丸

答案：B

考点：支饮的辨证论治（2016）

解析：支饮寒饮伏肺证的病机为寒饮伏肺，遇感引动，肺失宣降，治宜宣肺化饮，方选小青龙汤加减。柴枳半夏汤主治悬饮邪犯胸肺证；香附旋覆花汤主治悬饮络气不和证；甘遂半夏汤主治痰饮饮留胃肠证；金匮肾气丸主治支饮脾肾阳虚证。故本题选B。

92. 消渴的病变脏腑主要是
 A. 肝、脾、肾
 B. 脾、胃、肾
 C. 心、肝、肾
 D. 肺、脾、肾
 E. 肺、胃、肾

答案：E

考点：消渴的辨证要点（2014）

解析：消渴的病机主要在于阴津亏损，燥热偏胜，而以阴虚为本，燥热为标。两者互为因果，阴愈虚则燥热愈盛，燥热愈盛则阴愈虚；病变的脏腑主要在肺、胃、肾，尤以肾为关键。故本题选E。

93. 中消的发病病机为
 A. 气阴两虚
 B. 血脉瘀滞
 C. 脾失运化
 D. 胃阴不足
 E. 胃热炽盛

答案：E

考点：消渴的辨证要点（2011）

解析：消渴辨证首先分清三消的脏腑病位。多饮症状较为突出者为上消，以肺燥津伤为主；多食症状较为突出者为中消，以胃热炽盛为主；多尿症状较突出者为下消，以肾虚为主。其次辨标本。本病以阴虚为主，燥热为标，两者互为因果。常因病程长及病情轻重的不同，而阴虚和燥热之表现各有侧重。一般初病多以燥热为主，病程较长者则阴虚与燥热互见，日久则以阴虚为主，进而由于阴损及阳，导致阴阳俱虚。故本题选E。

94. 治疗消渴胃热炽盛证，应首选
 A. 七味白术散
 B. 消渴方

C. 玉女煎
D. 茜根散
E. 清中汤

答案：C

考点：消渴的辨证论治（2016）

解析：胃热炽盛证见多食易饥，口渴，尿多，形体消瘦，大便干燥，苔黄，脉滑实有力，为胃火内炽，胃热消谷，耗伤津液所致；治宜清胃泻火，养阴增液；方用玉女煎加减。七味白术散主治消渴气阴亏虚证；消渴方主治消渴肺热津伤证；茜根散主治紫斑阴虚火旺证；清中汤主治胃痛湿热中阻证。故本题选C。

95. 阳虚发热的首选方剂是
 A. 金匮肾气丸
 B. 右归丸
 C. 中和汤
 D. 清骨散
 E. 归脾汤

答案：A

考点：内伤发热的辨证论治（2016）

解析：阳虚发热的病机为肾阳虚衰，火不归原，治宜温补阳气，引火归原，方选金匮肾气丸加减。右归丸用于肾阳不足，命门火衰；中和汤主治内伤发热之痰湿郁热证；清骨散主治阴虚发热；归脾汤主治血虚发热。故本题选A。

96. 痿证的病理因素主要是
 A. 湿、热
 B. 风、湿
 C. 燥、热
 D. 痰、瘀
 E. 寒、湿

答案：A

考点：痿证的病机（2013）

解析：痿证形成的原因颇为复杂，包括感受温毒、湿热浸淫、饮食毒物所伤、久病房劳、跌仆瘀阻等，致使精血津液亏损，不能束骨而利关节，以致肌肉软弱无力，消瘦枯萎，发为痿证，由此可见湿热邪气为痿证的主要病理因素。故本题选A。

97. 颤证的基本病机是
 A. 阴血不足，肝失濡养，筋脉刚劲太过
 B. 脏腑功能失调
 C. 外邪侵袭肢体，经络痹阻
 D. 肝风内动，筋脉失养
 E. 气机突然逆乱，升降乖戾，气血阴不

相顺接

答案：D

考点：颤证的病机（2015）

解析：颤证基本病机为肝风内动，筋脉失养。"肝主身之筋膜"，为风木之脏，肝风内动，筋脉不能自主，随风而动，牵动肢体及头颈颤抖摇动。其中又有肝阳化风、血虚生风、阴虚风动、瘀血生风、痰热动风等不同病机。故本题选D。

98. 寒湿腰痛的主方是

 A. 甘姜苓术汤

 B. 金匮肾气丸

 C. 右归丸

 D. 独活寄生汤

 E. 附子汤

答案：A

考点：腰痛的辨证论治（2014）

解析：寒湿腰痛的病机为寒湿痹阻，滞碍气血，经脉不利，治宜散寒行湿，温经通络，方选甘姜苓术汤加减。右归丸主治肾阳虚腰痛；独活寄生汤主治寒湿腰痛寒邪较甚者。故本题选A。

99. 治疗瘀血腰痛，首选的方剂是

 A. 身痛逐瘀汤

 B. 独活寄生汤

 C. 甘姜苓术汤

 D. 人参养荣汤

 E. 血府逐瘀汤

答案：A

考点：腰痛的辨证论治（2013）

解析：瘀血腰痛的病机为瘀血阻滞，经脉痹阻，不通则痛，治宜活血化瘀，通络止痛，方选身痛逐瘀汤加减。独活寄生汤主治寒湿腰痛寒较盛者；甘姜苓术汤主治寒湿腰痛湿较盛者；人参养荣汤主治脾肺气虚证；血府逐瘀汤主治胸中血瘀证。故本题选A。

【A2型题】

100. 患者，男，40岁。咳嗽气粗，或喉中有痰声，痰多质黏腻或黄稠，咳吐不爽，或有热腥味，舌质红，舌苔黄腻，脉滑数。治疗应首选

 A. 桑菊饮

 B. 桑杏汤

 C. 杏苏散

 D. 清金化痰汤

 E. 沙参麦冬汤

答案：D

考点：咳嗽的辨证论治（2014）

解析：患者以咳嗽咳痰为主症，诊断为咳嗽。痰热壅肺，肺失肃降，可见咳嗽气粗，或喉中有痰声，痰多质黏腻或黄稠，咳吐不爽，或有热腥味；舌质红，舌苔黄腻，脉滑数为痰热内蕴之症。辨证属痰热郁肺证，治法为清热肃肺，豁痰止咳，方用清金化痰汤加减。故本题选D。

101. 患者，女性，63岁。反复发作气急痰鸣三十余年。短气息促，动则为甚，吸气不利，咳痰质黏起沫，脑转耳鸣，腰酸腿软，心慌，不耐劳累。或五心烦热，颧红，口干，舌质红少苔，脉细数；或畏寒肢冷，面色苍白，舌苔淡白，质胖，脉沉细。其诊断是

 A. 哮病缓解期肺脾气虚证

 B. 喘证肺气虚耗证

 C. 哮病缓解期肺肾两虚证

 D. 哮病发作期风痰哮证

 E. 喘证肾虚不纳证

答案：C

考点：哮病的诊断（2014，2015）

解析：患者反复发作气急痰鸣三十余年，诊断为哮病。哮病久发，精气亏乏，肺肾摄纳失常，气不归原，津凝为痰，可见短气息促，动则为甚，吸气不利，咳痰质黏起沫；肾阴亏虚可见五心烦热，颧红，口干，舌质红少苔，脉细数；肾阳亏虚可见畏寒肢冷，面色苍白，舌苔淡白，质胖，脉沉细。辨证为肺肾两虚证，治当补肺益肾，方选生脉地黄汤合金水六君煎加减。故本题选C。

102. 患者，男，42岁。呼吸气促，喉中哮鸣有声，胸闷如窒，口不渴，形寒怕冷，面色晦暗，舌苔白滑，脉弦紧。治疗应首选

 A. 二陈汤

 B. 麻黄汤

 C. 定喘汤

 D. 射干麻黄汤

 E. 平喘固本汤

答案：D

考点：哮病的辨证论治（2001，2011）

解析：患者呼吸急促，喉中哮鸣有声，可判定该患者为哮病。且患者表现为形寒怕冷，应以寒邪为主，寒痰伏肺，痰升气阻而见呼吸气促，喉中哮鸣有声；寒痰闭郁，肺气不宣，而见胸闷如窒，病因于寒，内无郁热则胸闷如窒，舌苔白

滑，脉弦紧皆为寒盛之象，此为寒痰引起的冷哮，应以温肺散寒，化痰平喘为主。A 燥湿化痰，B 辛温解表，皆用于表证；C 宣肺平喘，治疗喘证；D 温肺散寒，宣肺祛痰，下气止咳，治疗哮病之寒哮；E 补肺纳肾，降气化痰，治疗肺肾气虚之喘咳。故本题选 D。

103. 陈某，男性，61 岁，反复发作气急痰鸣 10 年余。喉中哮鸣有声，胸膈烦闷，呼吸急促，喘咳气逆，咳痰不爽，痰黏色黄，或黄白相兼，烦躁，发热，恶寒，无汗，身痛，口干欲饮，大便偏干，舌苔白腻罩黄，舌尖边红，脉弦紧。治疗应选用

   A. 定喘汤或越婢加半夏汤
   B. 小青龙加石膏汤
   C. 三子养亲汤
   D. 射干麻黄汤或小青龙汤
   E. 平喘固本汤
   答案：B
   考点：哮病的辨证论治（2014）
   解析：患者反复发作气急痰鸣 10 年余，喉中哮鸣有声，诊断为哮病。痰热壅肺，复感风寒，客寒包火，肺失宣降，可见胸膈烦闷，呼吸急促，喘咳气逆，咳痰不爽，痰黏色黄，或黄白相兼，烦躁，发热，恶寒，无汗等症状，结合舌脉，辨证属寒包热哮证，当解表散寒，清化痰热，方选小青龙加石膏汤或厚朴麻黄汤加减。故本题选 B。

104. 何某，男性，56 岁，反复发作气急痰鸣 6 年余。喉中痰涎壅盛，声如拽锯，或鸣声如吹哨笛，喘急胸满，但坐不得卧，咳痰黏腻难出，或为白色泡沫痰液，无明显寒热倾向，面色青暗，起病多急，常倏忽来去，发前自觉鼻、咽、眼、耳发痒，喷嚏，鼻塞，流涕，胸部憋塞，随之迅即发作，舌苔厚浊，脉滑实。其治疗的主方

   A. 小青龙汤
   B. 射干麻黄汤
   C. 定喘汤
   D. 苏子降气汤
   E. 三子养亲汤
   答案：E
   考点：哮病的辨证论治（2013）
   解析：患者反复发作气急痰鸣 6 年余，喉中痰涎壅盛，声如拽锯，或鸣声如吹

哨笛，喘急胸满，但坐不得卧，咳痰黏腻难出，或为白色泡沫痰液；风邪侵袭，可见面色青暗，起病多急，常倏忽来去，结合舌脉，辨证属风痰哮证，治当祛风涤痰，降气平喘，方选三子养亲汤加减。故本题选 E。

105. 患者，女性，56 岁，咳喘 10 余年。一月前感受风寒后见胸膺满闷，短气喘息，咳嗽痰多，色白黏腻或呈泡沫，肢体浮肿，恶寒，无汗，干呕，脘痞纳少，舌苔白腻，脉紧。治疗宜用

   A. 苏子降气汤
   B. 越婢加半夏汤
   C. 小青龙汤
   D. 二陈平胃散
   E. 清金化痰汤
   答案：C
   考点：喘证的辨证论治（2016）
   解析：根据患者症状可诊断为寒饮伏肺，复感客寒而引发的喘证，治法为发表温里，方用小青龙汤加减。故本题选 C。

106. 患者喘促日久，动则喘甚，呼多吸少，气不得续，汗出肢冷，跗肿，面青唇紫，舌淡苔白，脉沉弱。其治疗应首选

   A. 平喘固本汤
   B. 金匮肾气丸合参蛤散
   C. 参附汤合黑锡丹
   D. 生脉散合补肺汤
   E. 生脉地黄汤合金水六君煎
   答案：B
   考点：喘证的辨证论治（2006）
   解析：患者喘促日久，动则喘甚，日久必伤正气。呼多吸少，气不得续，汗出肢冷，面青唇紫，舌淡苔白，脉沉弱，此为肾气虚的表现。因此患者属肾虚不纳型喘证，治疗以补肾纳气为主。方用金匮肾气丸合参蛤散。A 补肺纳肾，降气化痰，治疗虚哮证；C 治疗正虚喘脱证；D 益肺养阴，治疗肺气虚耗之虚喘证；E 治疗哮证缓解期之肺肾两虚证。故本题选 B。

107. 患者，男，32 岁。素日嗜酒，外出着凉后，始见时时振寒，发热，继而壮热汗出，烦躁不宁，咳嗽气急，咳吐腥臭黄绿色浊痰，胸满作痛，口干苦，便秘，舌红苔黄腻，脉滑数。治疗应首选

   A. 银翘散
   B. 千金苇茎汤合如金解毒散
   C. 沙参清肺汤

D. 桔梗杏仁煎
E. 加味桔梗汤
答案：B
考点：肺痈的辨证论治（2001，2011）
解析：肺痈主要表现为咳嗽、胸痛、发热、咳吐腥臭浊痰，甚则咳吐脓血为特征的病证，根据患者症状不难诊断为肺痈，为邪热入里，热毒内盛引起，患者咳嗽气急，咳吐腥臭浊痰处于肺痈成痈期，应用B清热解毒，化瘀消痈。A用于初期，E用于溃脓期，C、D用于恢复期。故本题选B。

108. 患者，男，27岁。干咳少痰，咳声短促，痰中带血，五心烦热，时有盗汗，形体消瘦，胸部闷痛隐隐，舌红少苔，脉细数。其诊断是
A. 咳嗽，肺阴亏耗证
B. 肺痨，肺阴亏损证
C. 哮证，肺虚证
D. 喘证，肺虚证
E. 虚劳，肺阴虚证
答案：B
考点：肺痨的诊断和辨证（2001，2004）
解析：患者干咳少痰，咳声短促，痰中带血，是肺痨的主要症状，痰少，五心烦热，盗汗，形体消瘦，胸部隐痛提示肺阴虚，舌红少苔，脉细数均为阴虚的表现。故患者可诊断为肺痨之肺阴虚证。内伤咳嗽肺阴亏耗证主症虽也见干咳，或痰中带血丝，但并无形体消瘦，胸部闷痛隐隐等症状。哮证则以发作时喉中痰鸣有声，呼吸困难为特点。喘证则以呼吸困难，甚则张口抬肩，鼻翼扇动为特点。故本题选B。

109. 患者，女，57岁。有15年肺胀病史。1周前，劳累后出现面浮，下肢肿，呼吸喘促难续，心悸，胸脘痞闷，尿少，怕冷，纳呆，舌苔白滑，脉沉细。治疗应首选
A. 济生肾气丸
B. 真武汤
C. 实脾饮
D. 参附汤
E. 金匮肾气丸
答案：B
考点：肺胀的辨证论治（2001，2015）
解析：患者肺胀病史日久，易损伤他脏，出现相关证候，面浮肢肿为脾肾阳气衰微，气不化水，水上溢于面部；呼吸喘促难续，心悸，胸脘痞闷为水凌心肺；尿少，怕冷为阳虚；水寒内盛，舌苔白滑，脉沉细皆为阳虚的表现，此为阳虚水泛引起的肺胀。治疗应用真武汤健脾益肾，化饮利水。肾气丸重在补肾，化饮利水力弱；实脾饮也可温补脾肾，但还兼有下气利水的作用，而题中患者气滞症状并不明显，故不选；参附汤重在回阳救逆，均不符。故本题选B。

110. 王某，男，52岁。两年来心中悸动不安，眩晕，胸闷痞满，渴不欲饮，恶心，流涎，舌淡胖，苔白滑，脉沉细而滑。治疗应首选
A. 清气化痰丸
B. 归脾汤
C. 甘麦大枣汤
D. 黄连温胆汤
E. 苓桂术甘汤
答案：E
考点：心悸的辨证论治（2014）
解析：患者两年来心中悸动不安，诊断为心悸。脾肾阳虚，水饮内停，上凌于心，扰乱心神，可见悸动不安、眩晕、胸闷痞满、渴不欲饮、恶心、流涎、舌淡胖、苔白滑、脉沉细而滑。辨证属水饮凌心证，治当振奋心阳，化气行水，宁心安神，方选苓桂术甘汤加减。故本题选E。

111. 患者，男，35岁。心悸不宁，头晕目眩，手足心热，耳鸣腰痛，舌红少苔，脉细数。其证候是
A. 心血不足
B. 心虚胆怯
C. 心阴亏虚
D. 阴虚火旺
E. 心火内盛
答案：D
考点：心悸的辨证（2001，2004）
解析：患者主症心悸不宁，伴有头晕目眩，耳鸣腰痛，提示肾阴虚手足心热，舌红少苔，脉细数，为阴虚火旺的表现。故该患者为心悸之阴虚火旺证。心血不足无手足心热；心虚胆怯以善惊易恐为特点；心火内盛伴有胸闷烦躁。故本题选D。

112. 患者，女，52岁。心悸易惊，心烦失眠，五心烦热，口干，盗汗，思虑劳心则症状加重，伴有耳鸣，腰酸，头晕目眩，舌红少津，苔薄黄或少苔，脉细数。治疗应首选
A. 桂枝甘草龙骨牡蛎汤
B. 苓桂术甘汤

C. 天王补心丹
D. 安神定志丸
E. 桃仁红花煎

答案：C

考点：心悸的辨证论治（2011）

解析：患者主症为心悸，见心烦失眠，五心烦热，口干，盗汗，一派阴虚之象。辨证为心悸之阴虚火旺证。代表方天王补心丹合朱砂安神丸。A用于心悸心阳不振证，B用于心悸水饮凌心证，D用于心悸心虚胆怯证，E用于心悸瘀阻心脉证。故本题选C。

113. 患者心悸而痛，胸闷气短，动则更甚，自汗，神倦怯寒，四肢欠温，舌质淡胖，边有齿痕，苔白腻，脉沉细迟。其证候是

A. 痰浊闭阻
B. 寒凝心脉
C. 气阴两虚
D. 心肾阳虚
E. 水饮凌心

答案：D

考点：胸痹的辨证（2006）

解析：心肾阳虚，胸阳不振，故见心悸而痛，胸闷气短，动则更甚，自汗。阳虚失于温煦，则四肢欠温。舌质淡胖，边有齿痕，苔白腻，脉沉细迟，亦为心肾阳虚之表现。此为胸痹之心肾阳虚证。故本题选D。

114. 患者，男，60岁。胸闷疼痛，痰多气短，肢体沉重，形体肥胖，倦怠乏力，纳呆便溏，苔浊腻，脉滑。治疗应首选

A. 瓜蒌薤白半夏汤合涤痰汤
B. 枳实薤白桂枝汤
C. 血府逐瘀汤
D. 瓜蒌薤白白酒汤
E. 柴胡疏肝散

答案：A

考点：胸痹的辨证论治（2006）

解析：患者痰多气短，肢体沉重，倦怠乏力，为痰浊壅塞，痹阻心脉之象，属胸痹之痰浊壅塞证，治以通阳泄浊、豁痰开结，方用瓜蒌薤白半夏汤合涤痰汤。枳实薤白桂枝汤通阳散结，祛痰下气，主治痰气互结。血府逐瘀汤主治心血瘀阻。瓜蒌薤白白酒汤主治阴寒凝滞。柴胡疏肝散主治气滞心胸。故本题选A。

115. 患者不易入睡，多梦易醒，心悸健忘，神疲食少，伴头晕目眩，四肢倦怠，舌淡苔薄，脉细无力。治疗应首选

A. 酸枣仁汤
B. 归脾汤
C. 交泰丸
D. 天王补心丹
E. 安神定志丸

答案：B

考点：不寐的辨证论治（2006）

解析：患者心悸健忘，为心血虚；神疲食少，头晕目眩，四肢倦怠，为脾气虚，属不寐之心脾两虚证。治以补益心脾，养血安神，方用归脾汤。酸枣仁汤合安神定志丸主治心胆气虚之不寐；交泰丸合六味地黄丸主治心肾不交之不寐；天王补心丹主治阴虚火旺。故本题选B。

116. 患者不寐多梦，甚则彻夜不眠，急躁易怒，伴头晕头胀，目赤耳鸣，口干而苦，不思饮食，便秘赤溲，舌红苔黄，脉弦而数，治疗应首选

A. 归脾汤
B. 龙胆泻肝汤
C. 朱砂安神丸
D. 天王补心丹
E. 安神定志丸

答案：B

考点：不寐的辨证论治（2016）

解析：患者不寐多梦，甚则彻夜不眠，诊断为不寐。肝郁化火，可见急躁易怒，伴头晕头胀，目赤耳鸣，口干而苦，不思饮食，便秘赤溲，结合舌脉，辨证属肝火扰心证，治当疏肝泻火，镇心安神，方选龙胆泻肝汤加减。故本题选B。

117. 王某，男，58岁。近年来心烦不寐，入睡困难，心悸多梦，腰膝酸软，潮热盗汗，咽干少津，舌红少苔，脉细数。治疗此病证首选方剂是

A. 左归丸合酸枣仁汤
B. 六味地黄丸合交泰丸
C. 安神定志丸合酸枣仁汤
D. 六味地黄丸合安神定志丸
E. 右归丸合酸枣仁汤

答案：B

考点：不寐的辨证论治（2014，2016）

解析：患者心烦不寐，入睡困难，心悸多梦，诊断为不寐。肾水亏虚，不能上济于心，心火炽盛，不能下交于肾，可见心烦不寐，心悸多梦，腰酸膝软，潮热盗汗，咽干少津，结合舌脉，辨证属心肾不交证，治当滋阴降火，交通心

肾，方选六味地黄丸合交泰丸加减。故本题选B。

118. 患者头痛而胀，甚则头胀如裂，恶风，面红目赤，口渴喜饮，大便便秘，溲赤，舌尖红，苔薄黄，脉浮数。治疗首选
  A. 天麻钩藤饮
  B. 加味四物汤
  C. 羌活胜湿汤
  D. 川芎茶调散
  E. 芎芷石膏汤
  答案：E
  考点：头痛的辨证论治（2016）
  解析：患者头痛而胀，甚则头胀如裂，诊断为头痛。风热外袭，上扰清空，窍络失和，可见头痛而胀，甚则头胀如裂，恶风；面红目赤，口渴喜饮，大便便秘，溲赤均为实热之症，结合舌脉，辨证为风热头痛，治当疏风清热和络，方选芎芷石膏汤加减。故本题选E。

119. 患者眩晕，头重昏蒙，或伴视物旋转，胸闷恶心，呕吐痰涎，食少多寐，舌苔白腻，脉濡滑，治疗首选的方剂是
  A. 三子养亲汤
  B. 贝母瓜蒌散
  C. 半夏白术天麻汤
  D. 小陷胸汤
  E. 黄连温胆汤
  答案：C
  考点：眩晕的辨证论治（2014，2016）
  解析：患者眩晕，头重昏蒙，或伴视物旋转，诊断为眩晕。痰浊中阻，上蒙清窍，清阳不升，可见眩晕，头重昏蒙，或伴视物旋转，胸闷恶心，呕吐痰涎，食少多寐；舌苔白腻，脉濡滑均为痰浊中阻之症，辨证为痰湿中阻证，治当化痰祛湿，健脾和胃，方选半夏白术天麻汤加减。故本题选C。

120. 患者肌肤不仁，手足麻木，突然发生口眼㖞斜，语言不利，口角流涎，舌强言謇，甚则半身不遂，或兼见手足拘挛，关节酸痛等症，舌苔薄白，脉浮数，其治法是
  A. 息风化痰
  B. 祛风化痰通络
  C. 利湿化饮
  D. 镇肝息风
  E. 清肝息风潜阳
  答案：B

考点：中风的辨证论治（2016）
  解析：患者突然发生口眼㖞斜，语言不利，甚则半身不遂，诊断为中风。脉络空虚，风痰乘虚入中，气血闭阻，可见肌肤不仁，手足麻木；风邪侵袭，可见手足拘挛，关节酸痛等症，辨证为风痰入络证，治当祛风化痰通络。故本题选B。

121. 患者平素头痛眩晕，突发半身不遂，口舌㖞斜，舌强语謇，口苦，尿赤便干，舌红苔黄，脉弦数。治疗应首选
  A. 大秦艽汤
  B. 补阳还五汤
  C. 镇肝息风汤
  D. 天麻钩藤饮
  E. 地黄饮子
  答案：D
  考点：中风的辨证论治（2001，2002）
  解析：根据患者症状可诊断为中风，中经络。患者平素头痛眩晕为肝阳上亢，引动肝风，横窜经络而出现半身不遂，口舌㖞斜，舌强语謇。口苦，尿赤便干，舌红苔黄，脉弦数皆为热象。此为中风中经络风阳上扰证，治宜平肝潜阳，活血通络，首选天麻钩藤饮。大秦艽汤祛风清热，养血活血；补阳还五汤益气养血，化瘀通络，用治中风恢复期气虚络瘀证；镇肝息风汤滋阴潜阳，息风通络，用治中风中经络阴虚风动证；地黄饮子滋养肝肾，合左归丸用治中风恢复期肝肾亏虚证。故本题选D。

122. 患者口眼㖞斜，舌强语謇或失语，半身不遂，肢体麻木，苔滑腻，舌暗紫，脉弦滑。治疗应选的方剂是
  A. 解语丹
  B. 补阳还五汤
  C. 七福饮
  D. 涤痰汤
  E. 三子养亲汤
  答案：A
  考点：中风的辨证论治（2014，2015）
  解析：患者口眼㖞斜，舌强语謇或失语，半身不遂，肢体麻木，诊断为中风。风痰阻络，气血运行不利，故见口眼㖞斜，舌强语謇或失语，半身不遂，肢体麻木；苔滑腻，舌暗紫，脉弦滑为风痰瘀阻之症，辨证属风痰瘀阻证，治法为搜风化痰，行瘀通络，方用解语丹加减。故本题选A。

123. 患者，男，26岁。因遇精神刺激，突发烦躁狂乱，骂詈号叫，毁物伤人，气力逾常，不食不眠，面红目赤，小便黄，大便干，舌质红绛，苔多黄燥而垢，脉滑数。治疗应首选

 A. 癫狂梦醒汤
 B. 生铁落饮
 C. 涤痰汤
 D. 通窍活血汤
 E. 二阴煎

答案：B

考点：狂证的辨证论治（2011）

解析：患者主症为遇精神刺激而突发烦躁狂乱，骂詈号叫，毁物伤人，伴不食不眠，面红目赤，小便黄，大便干，舌质红绛，苔多黄燥而垢，可知为五志化火，痰热上扰。辨证为狂证之痰火扰神证。代表方生铁落饮。A用于狂证痰热瘀结证，E用于狂证火盛伤阴证。故本题选B。

124. 患者表情呆滞，沉默寡言，记忆减退，失认失算，口齿含糊，词不达意，伴腰膝酸软，肌肉萎缩，食少纳呆，气短懒言，口涎外溢，腹痛喜按，鸡鸣泄泻，舌质淡白，舌体胖大，苔少脉沉细弱，双尺尤甚，治疗应首选的方剂是

 A. 七福饮
 B. 归脾汤
 C. 洗心汤
 D. 还少丹
 E. 天王补心丹

答案：D

考点：痴呆的辨证论治（2016）

解析：患者表情呆滞，沉默寡言，记忆减退，失认失算，口齿含糊，词不达意，诊断为痴呆。脾肾两虚，可见腰膝酸软，肌肉萎缩，食少纳呆，气短懒言，口涎外溢；腹痛喜按，鸡鸣泄泻，舌质淡白，舌体胖大，苔少脉沉细弱，双尺尤甚均为脾肾阳虚之症，辨证为脾肾两虚证，治当补肾健脾，益气生精，方选还少丹加减。故本题选D。

125. 患者，男，62岁。智能减退，记忆力和计算力明显减退，头晕耳鸣，懒惰思卧，齿枯发焦，腰酸骨软，步行艰难，舌瘦色淡，苔薄白，脉沉细弱。治疗应首选

 A. 洗心汤
 B. 还少丹
 C. 七福饮
 D. 通窍活血汤
 E. 涤痰汤

答案：C

考点：痴呆的辨证论治（2011）

解析：患者主症为智能减退，记忆力和计算力明显减退，伴头晕耳鸣，懒惰思卧，齿枯发焦，腰酸骨软，步行艰难，可知肾精亏虚，髓海失养。辨证为痴呆之髓海不足证。代表方七福饮。B用于痴呆脾肾两虚证，D用于痴呆瘀血内阻证，E用于痴呆痰浊蒙窍证。故本题选C。

126. 患者胃痛隐隐，喜温喜按，空腹痛甚，得食痛减，神疲乏力，大便溏薄，舌淡苔白，脉虚弱。其治法是

 A. 散寒止痛
 B. 除湿散寒
 C. 温中健脾
 D. 温胃止泻
 E. 温补脾肾

答案：C

考点：胃痛的辨证论治（2001，2004）

解析：患者症状以虚证为主，且喜温喜按是为虚寒之症，神疲乏力，大便溏薄为脾虚不运，此可辨证为脾胃虚寒，治疗应健脾温中。故本题选C。

127. 患者胃痛暴作，恶寒喜暖，脘腹得温则痛减，口和不渴，喜热饮，舌苔薄白，脉弦紧。治疗应首选

 A. 藿朴夏苓汤
 B. 理中汤
 C. 小建中汤
 D. 黄芪建中汤
 E. 良附丸

答案：E

考点：胃痛的辨证论治（2001，2004）

解析：患者胃痛，恶寒喜暖，得温痛减，为寒邪客胃证，治宜温胃散寒，行气止痛，应用良附丸。A解表化湿，B、C、D温中力皆不及良附丸，且建中类以补虚为主。故本题选E。

128. 患者，女，59岁。胃痛时作，喜温喜按，空腹痛甚，得食痛减，纳差，大便溏薄，舌淡苔白，脉虚弱。治疗应首选

 A. 一贯煎
 B. 左归丸
 C. 化肝煎
 D. 黄芪建中汤
 E. 龙胆泻肝汤

答案：D

考点：胃痛的辨证论治（2005，2011）

解析：患者以胃痛为主症，因脾胃阳虚，故喜温喜按，得食痛减；脾虚不运，故纳差便溏；舌淡苔白，脉虚弱，为脾胃虚寒之象。可知证候为脾胃虚寒。治法为温中健脾，方用黄芪建中汤。故本题选D。

129. 患者以胃脘痞塞，满闷不舒为主，按之柔软，压之不痛，望无胀形。发病缓慢，时轻时重，反复发作，病程漫长。多因饮食、情志、起居、寒温等因素诱发。其诊断是

A. 胃痛
B. 鼓胀
C. 痞满
D. 胸痹
E. 结胸

答案：C

考点：痞满的诊断（2006）

解析：痞满指胸腔部痞塞满闷，而外无胀急之形。胃痛以疼痛为主症；鼓胀以腹部胀大如鼓，皮色苍黄，脉络暴露为主症；胸痹以胸闷、胸痛、短气为主症，结胸以心下至小腹硬满而痛、拒按为主症。故本题选C。

130. 患者脘腹痞闷，嘈杂不舒，恶心呕吐，口干不欲饮，口苦，纳少，舌红苔黄腻，脉滑数。治疗应首选

A. 连朴饮
B. 保和丸
C. 二陈平胃汤
D. 柴胡疏肝散
E. 益胃汤

答案：A

考点：痞满的辨证论治（2011）

解析：患者主症为脘腹痞闷，嘈杂不舒，见恶心呕吐，口干不欲饮，口苦，纳少，可知有湿热阻于脾胃，气机不利。辨证为痞满之湿热阻胃证。代表方连朴饮。B用于痞满饮食内停证，C用于痞满痰湿中阻证，D用于痞满肝胃不和证，E用于痞满胃阴不足证，另有补中益气汤用于痞满脾胃虚弱证。故本题选A。

131. 患者脘腹痞闷，胸胁胀满，心烦易怒，善太息，呕恶嗳气，或吐苦水，大便不爽，舌质淡红，苔薄白，脉弦，首选的方剂是

A. 保和丸
B. 龙胆泻肝汤
C. 柴胡疏肝散
D. 补中益气汤
E. 泻心汤合连朴饮

答案：C

考点：痞满的辨证论治（2016）

解析：患者脘腹痞闷，胸胁胀满，诊断为痞满。肝气犯胃，胃气郁滞，可见心烦易怒，善太息，呕恶嗳气，或吐苦水，大便不爽；舌质淡红，苔薄白，脉弦均为肝郁气滞之症，辨证为肝胃不和证，当疏肝解郁，和胃消痞，方选柴胡疏肝散加减。故本题选C。

132. 患者，女，29岁。外感后，突发呕吐，恶寒头痛，胸脘满闷，舌苔白腻，脉濡缓。治疗应首选

A. 左金丸
B. 白虎汤
C. 小柴胡汤
D. 藿香正气散
E. 龙胆泻肝汤

答案：D

考点：呕吐的辨证论治（2005，2011）

解析：患者外感后急性起病，伴恶寒头痛、胸脘满闷为表邪犯胃之象。据此可诊断为外邪犯胃型呕吐，治宜解表疏邪，和胃降逆。选方藿香正气散。左金丸治疗肝火犯胃之吞酸热证；白虎汤治疗实热证；小柴胡汤治疗少阴病变；龙胆泻肝汤泄肝胆实火。以上均无解表之功，无和胃之力。故本题选D。

133. 患者呕吐清水痰涎，脘闷不食，头晕心悸，舌苔白腻，脉滑。其证候是

A. 饮食停滞
B. 痰饮内阻
C. 气滞痰阻
D. 食积痰阻
E. 气滞食积

答案：B

考点：呕吐的辨证（2001，2002）

解析：呕吐清水痰涎，脘闷不食为脾不运化，痰饮内停，胃气上逆；头晕为水饮上犯，清阳不展；心悸为水饮凌心；舌苔白腻，脉滑都为痰饮内停之证。此为痰饮内停引起的呕吐。故本题选B。

134. 患者恶心呕吐，食欲不振，食入难化，脘部痞闷，大便不畅，舌淡胖，苔薄，脉细，首选的方剂是

A. 小半夏汤
B. 四七汤
C. 麦门冬汤
D. 香砂六君子汤
E. 理中汤

答案：D

考点：呕吐的辨证论治（2016）

解析：患者恶心呕吐，食欲不振，诊断为呕吐。脾胃气虚，纳运无力，胃虚气逆，可见恶心呕吐，食欲不振，食入难化，脘部痞闷，大便不畅；舌淡胖，苔薄，脉细均为气虚之症。辨证属脾胃气虚证，治当健脾益气，和胃降逆，方选香砂六君子汤加减。故本题选D。

135. 患者，男，60岁。饮食难下，下而复吐出，呕吐物如赤豆汁，胸膈疼痛，肌肤枯槁，形体消瘦，舌质紫暗，脉细涩。其证候是

A. 痰气交阻
B. 瘀血内结
C. 津亏热结
D. 气虚阳微
E. 肝肾阴虚

答案：B

考点：噎膈的辨证（2006）

解析：饮食难下，下而复吐出，诊断为噎膈。瘀血内结，阻于食道或胃口，故胸膈疼痛，饮食难下，下而复吐出。瘀热伤络，血渗脉外，故吐出物如赤豆汁。瘀血内阻，肌肤失养，故肌肤枯槁，长期饮食不入，故形体消瘦。舌质紫暗，脉细涩，均为瘀血内阻之象。故证候诊断为瘀血内结证。故本题选B。

136. 患者呃逆，呃声沉缓有力，胸膈及胃脘不舒，得热则减，遇寒更甚，进食减少，喜食热饮，口淡不渴，舌淡白润，脉迟缓，首选的方剂是

A. 补中益气汤
B. 吴茱萸汤
C. 理中丸
D. 丁香散
E. 竹叶石膏汤

答案：D

考点：呃逆的辨证论治（2014，2016）

解析：寒蓄中焦，气机不利，胃气上逆，可见呃声沉缓有力，胸膈及胃脘不舒，得热则减，遇寒更甚，舌苔白润，脉沉缓等为寒邪内停之症，辨证属胃中寒冷证，治当温中散寒，降逆止

呃，方选丁香散加减。故本题选D。

137. 患者，男，42岁。呃逆频作，声音洪亮有力，冲逆而出，口臭烦渴，多喜冷饮，脘腹满闷，大便秘结，舌苔黄燥，脉滑数。治疗应首选

A. 竹叶石膏汤
B. 橘皮竹茹汤
C. 凉膈散
D. 小承气汤
E. 泻心汤

答案：A

考点：呃逆的方药（2006）

解析：该患者呃逆声音有力，应为实证，同时口臭烦渴，多喜冷饮，大便秘结，舌燥苔黄，脉滑数，是胃腑积热的表现，应属胃火上逆证，方用竹叶石膏汤。橘皮竹茹汤益气和中，主治胃阴不足；凉膈散主治上、中二焦积热；小承气汤主治大便秘结；泻心汤清热，无止呃之功。故本题选A。

138. 患者脘腹胀满疼痛，拒按，嗳腐吞酸，厌食呕恶，痛而欲泻，泻后痛减，舌苔厚腻，脉滑实，其首选的方剂是

A. 大承气汤
B. 丁香散
C. 益胃汤
D. 保和丸
E. 枳实导滞丸

答案：E

考点：腹痛的辨证论治（2016）

解析：患者脘腹胀满疼痛明显，诊断为腹痛。食滞内停，运化失司，胃肠不和，可见腹痛拒按，嗳腐吞酸，厌食呕恶症，结合舌脉，辨证属饮食积滞证，治当消食导滞，理气止痛。方选枳实导滞丸加减。故本题选E。

139. 患者泄泻清稀，脘闷食少，腹痛肠鸣，恶寒，发热，头痛，肢体酸痛，舌苔白或白腻，脉濡缓，首选的方剂是

A. 四神丸
B. 藿香正气散
C. 胃苓汤
D. 参苓白术散
E. 补中益气汤

答案：B

考点：泄泻的辨证论治（2016）

解析：寒湿内盛，脾失健运，清浊不分，可见泄泻清稀，脘闷食少，腹痛肠鸣；兼有外感风

寒，可见恶寒，发热，头痛，肢体酸痛，结合舌脉，辨证属寒湿内盛证，治当散寒化湿，方选藿香正气散加减。故本题选 B。

140. 患者腹痛阵阵，痛而拒按，便后腹痛暂缓，痢下赤白脓血，黏稠如胶冻，腥臭，肛门灼热，小便短赤，舌苔黄腻，脉滑数。治疗应首选
　　A. 连理汤
　　B. 不换金正气散
　　C. 真人养脏汤
　　D. 芍药汤
　　E. 葛根芩连汤
　　答案：D
　　考点：痢疾的辨证论治（2011）
　　解析：患者主症为痢下赤白脓血，黏稠如胶冻，腥臭，见肛门灼热，小便短赤，舌苔黄腻，脉滑数，可知为湿热蕴结肠道，辨病为痢疾之湿热痢，治法为清肠化湿，调和气血，方用芍药汤加减。故本题选 D。

141. 患者痢下赤白清稀，无腥臭，滑脱不禁，肛门坠胀，便后更甚，腹部隐痛，缠绵不已，喜温喜按，形寒畏冷，四肢不温，食少神疲，腰膝酸软，舌淡苔薄白，脉沉细弱，其证型为
　　A. 虚寒痢
　　B. 湿热痢
　　C. 疫毒痢
　　D. 阴虚痢
　　E. 休息痢
　　答案：A
　　考点：痢疾的辨证（2016）
　　解析：脾肾阳虚，寒湿内生，阻滞肠腑，可见痢下赤白清稀，滑脱不禁，肛门坠胀；喜温喜按，形寒畏冷，四肢不温，舌淡苔薄白，脉沉细弱等表现均为虚寒之症，辨证属虚寒痢。故本题选 A。

142. 患者大便秘结，欲便不得，嗳气频作，胸胁痞满，重则腹中胀痛，纳食减少，舌苔薄腻，脉弦。治疗应首选
　　A. 四磨汤
　　B. 四逆散
　　C. 六磨汤
　　D. 四七汤
　　E. 柴胡疏肝散
　　答案：C
　　考点：便秘的辨证论治（2001，2004）
　　解析：嗳气频作，胸胁痞满，腹中胀痛为腑气不通而上逆；纳食减少为脾气不运；舌苔薄腻，脉弦为气机阻滞之象，此为气秘，应用六磨汤顺气行滞。四磨汤行气降逆，宽胸散结；四逆散透邪解郁，疏肝理气；四七汤理气化痰；柴胡疏肝散疏肝理气。故本题选 C。

143. 患者大便并不干硬，虽有便意，但排便困难，用力努挣则汗出短气，便后乏力，面白神疲，肢倦懒言，舌淡苔白，脉弱，其治法是
　　A. 养血滋阴，润燥通便
　　B. 补脾益肺，润肠通便
　　C. 滋阴增液，润肠通便
　　D. 补肾温阳，润肠通便
　　E. 顺气导滞，润肠通便
　　答案：B
　　考点：便秘的辨证论治（2016）
　　解析：患者排便困难，诊断为便秘。脾肺气虚，传送无力，可见大便并不干硬，虽有便意，但排便困难。气虚可见汗出短气，便后乏力，面白神疲，肢倦懒言，舌淡苔白，脉弱，辨证属气虚秘，治当补脾益肺，润肠通便，方选黄芪汤加减。故本题选 B。

144. 患者，男，55 岁。3 个月前因胸胁部撞伤后，而出现胁肋刺痛，痛有定处，入夜痛甚，舌质紫暗，脉沉涩。治疗应首选
　　A. 复元活血汤
　　B. 少腹逐瘀汤
　　C. 膈下逐瘀汤
　　D. 调营饮
　　E. 香附旋覆花汤
　　答案：A
　　考点：胁痛的辨证论治（2006）
　　解析：胸胁部撞伤后，胁肋刺痛，痛有定处，入夜痛甚，舌质紫暗，脉沉涩，为外伤瘀血停着之表现。治以祛瘀通络，方用复元活血汤或血府逐瘀汤。故本题选 A。

145. 黄疸患者，身目俱黄，黄色鲜明，恶心欲吐，发热恶寒，无汗身痛，小便短赤，舌苔薄黄腻，脉弦滑。治疗应首选
　　A. 大柴胡汤
　　B. 小柴胡汤
　　C. 麻黄连翘赤小豆汤
　　D. 茵陈蒿汤
　　E. 甘露消毒丹
　　答案：C
　　考点：黄疸的辨证论治（2001，2004）

解析：黄疸黄色鲜明可知为阳黄，另见发热恶寒，无汗身痛，小便短赤，舌苔薄黄腻，脉弦滑可辨证为阳黄湿热兼表证，治宜清热化湿解表。应用麻黄连翘赤小豆汤。大柴胡汤用于治疗胆腑郁热之阳黄；茵陈蒿汤则用于阳黄热重于湿者。故本题选C。

146. 患者突发黄疸，迅速加深，其色如金，皮肤瘙痒，高热口渴，胁痛胀满，神昏谵语，烦躁抽搐，或见衄血、便血，肌肤瘀斑，舌质红绛，舌黄而燥，脉弦滑，其治法为
　A. 清热解毒，凉血开窍
　B. 利湿化浊运脾，佐以清热
　C. 清热通腑，利湿退黄
　D. 疏肝泄热，利胆退黄
　E. 利湿清热，以除余邪
　答案：A
　考点：黄疸的辨证论治（2016）
　解析：根据患者临床表现，诊断为黄疸。湿热疫毒炽盛，故见黄疸色如金黄，皮肤瘙痒，高热口渴；热入营血，内陷心肝，故见胁痛胀满，神昏谵语，烦躁抽搐，或见衄血、便血，肌肤瘀斑；舌质红绛，舌黄而燥，脉弦滑为湿热疫毒炽盛的表现，辨证为疫毒炽盛证，治宜清热解毒，凉血开窍。故本题选A。

147. 患者面目及肌肤淡黄，甚则晦暗不泽，肢软乏力，心悸气短，大便溏薄，舌质淡，苔薄，脉濡细，其证候是
　A. 中脏虚寒证
　B. 湿热留恋证
　C. 阴黄脾虚湿滞证
　D. 阳黄湿重于热证
　E. 阴黄寒湿阻遏证
　答案：C
　考点：黄疸的辨证（2016）
　解析：患者面目及肌肤淡黄，辨病为黄疸。黄疸日久，脾血亏虚，湿滞残留，则见面目及肌肤淡黄，甚则晦暗不泽，肢软乏力，心悸气短，大便溏薄，舌质淡，苔薄，脉濡细。故本题选C。

148. 患者胁下结块，隐痛、刺痛不适，胸胁胀闷，面颈部见有赤丝红纹，舌有紫斑或紫点，脉涩。治疗宜首选
　A. 茵陈术附汤
　B. 黄芪建中汤
　C. 大柴胡汤
　D. 膈下逐瘀汤合六君子汤加减
　E.《千金》犀角散
　答案：D
　考点：积聚的辨证论治（2016）
　解析：患者胁下结块，隐痛、刺痛不适，诊断为积聚；瘀血内结，故见胁下结块，隐痛、刺痛不适；肝病日久，则见胸胁胀闷，面颈部见有赤丝红纹，舌有紫斑或紫点，脉涩；辨证属积证之瘀血内结证，治法为祛瘀软坚，佐以扶正健脾，方选膈下逐瘀汤合六君子汤加减。故本题选D。

149. 患者，男，60岁。腹胀大如鼓，按之如囊裹水，有波动感。应首先考虑的是
　A. 水饮
　B. 痞满
　C. 积聚
　D. 水鼓
　E. 内痈
　答案：D
　考点：鼓胀的诊断（2002，2004）
　解析：水鼓指腹中积水。痞满多指胸腔部痞塞满闷，而外无胀急之形，排除B；积聚以腹内结块、伴有胀痛为主要特征，积者，阴气也，聚者，阳气也，排除C；内痈，系脏腑之生痈疽者，排除E。故本题选D。

150. 患者腹大坚满绷急，腹胀拒按，烦热口苦，渴不欲饮，小便赤涩，大便溏垢，面目肌肤发黄，舌边尖红，苔黄腻或灰黑而润，脉弦数。治疗应首选
　A. 实脾饮
　B. 调营饮
　C. 柴胡疏肝散合胃苓汤
　D. 济生肾气丸
　E. 中满分消丸
　答案：E
　考点：鼓胀的辨证论治（2011）
　解析：患者主症为腹大坚满绷急，见腹胀拒按，烦热口苦，渴不欲饮，小便赤涩，大便溏垢，面目肌肤发黄，舌边尖红，苔黄腻或灰黑而润，可知为湿热壅盛，蕴结中焦，浊水内停。诊断为鼓胀之水热蕴结证，治法为清热利湿，攻下逐水，方用中满分消丸合茵陈蒿汤加减。故本题选E。

151. 患者倦怠乏力，短气懒言，食少消瘦，面色萎黄，遇劳则复发疟疾，寒热时作，舌质淡，

脉细无力。治疗应首选
    A. 鳖甲煎丸
    B. 何人饮
    C. 不换金正气散
    D. 白虎加桂枝汤
    E. 柴胡截疟饮
    答案：B
    考点：疟疾的辨证论治（2011）
    解析：患者主症为遇劳则复发疟疾，寒热时作，见倦怠乏力、短气懒言、食少消瘦、面色萎黄，可知为疟邪久留，气血耗伤，辨证为劳疟，方用何人饮。C用于冷瘴，D用于温疟，E用于正疟。故本题选B。

152. 患者眼睑浮肿，继则四肢及全身皆肿，多有恶寒、发热，肢节酸楚，小便不利，咳喘。若经治疗后表证渐解，但仍见身重而水肿不退，则其治法为
    A. 疏风清热，宣肺利水
    B. 运脾化湿，通阳利水
    C. 宣肺解毒，利湿消肿
    D. 健脾温阳利水
    E. 温肾助阳，行气利水
    答案：A
    考点：水肿的辨证论治（2016）
    解析：患者眼睑浮肿，继则四肢及全身皆肿，诊断为水肿。风邪外袭，肺气失宣不能通调水道，下输膀胱，则小便不利，全身浮肿；风邪与水液相搏，风助水势，则水肿起于面目，继则四肢及全身皆肿；邪在肌表，卫外的阳气受到遏制，故可见恶寒、发热，肢节酸楚，水气侵犯肺脏，宣降功能失职，可见咳喘。辨证属风水相搏证，治宜疏风清热，宣肺行水，若表证渐解，身重而水肿不退者，则属水湿内侵，脾气受困，脾阳不振，治宜运脾化湿，通阳利水。故本题选A。

153. 患者遍体浮肿，皮肤绷急光亮，胸脘痞闷，烦热口渴，小便短赤，大便干结，舌红，苔黄腻，脉沉数，其治法是
    A. 温阳助阳，化气行水
    B. 疏风清热，宣肺利水
    C. 运脾化湿，利湿消肿
    D. 健脾温阳利水
    E. 分利湿热
    答案：E
    考点：水肿的辨证论治（2016）

解析：患者遍体浮肿，皮肤绷急光亮，诊断为水肿；水湿之邪，郁而化热，或湿热之邪壅于肌肤经髓之间，故见遍体浮肿，皮肤绷急光亮；由于湿热壅滞三焦，气机通降失常，故见胸脘痞闷；若热邪偏重者，津液被耗，故见烦热口渴，小便短赤，大便干结。苔黄腻，脉沉数均为湿热之症，辨证属湿热壅盛证，治宜分利湿热。故本题选E。

154. 患者小便频数短涩，灼热刺痛，尿色黄赤，少腹拘急胀痛，口苦、呕恶，大便秘结，苔黄腻，脉滑数，首选的方剂是
    A. 程氏萆薢分清饮
    B. 石韦散
    C. 归脾汤
    D. 小蓟饮子
    E. 八正散
    答案：E
    考点：淋证的辨证论治（2016）
    解析：患者小便频数短涩，诊断为淋证；湿热蕴结下焦，膀胱气化失司，故见小便频数短涩，灼热刺痛，尿色黄赤；若湿热内蕴，邪正相争，可见口苦、呕恶，热甚波及大肠，则见大便秘结；苔黄腻，脉滑数，均为湿热之症。故辨证为热淋，治宜清热利湿通淋，方选八正散加减。故本题选E。

155. 患者膏淋病久不已，反复发作，淋出如脂，涩痛不甚，形体日见消瘦，头昏无力，腰膝酸软，舌淡，苔腻，脉细无力。治疗首选
    A. 金匮肾气丸
    B. 七味都气丸
    C. 补中益气汤
    D. 程氏萆薢分清饮
    E. 膏淋汤
    答案：E
    考点：淋证的辨证论治（2015）
    解析：患者膏淋病久不已，反复发作，淋出如脂，诊断为膏淋虚证；膏淋日久反复不愈，脾肾两虚，气不固摄，故见淋出如脂，涩痛不甚，形体日见消瘦，头昏无力，腰膝酸软，舌淡等虚症。治宜益肾固涩，方选膏淋汤。故本题选E。

156. 患者情绪不宁，急躁易怒，胸胁胀满，口苦而干，头痛、目赤、耳鸣，嘈杂吞酸，大便秘结，舌质红，苔黄，脉弦数，其证型是
    A. 痰气郁结证
    B. 气滞血瘀证

C. 气郁化火证
D. 肝气郁结证
E. 心肾阴虚证
答案：C
考点：郁证的辨证论治（2016）
解析：患者情绪不宁，急躁易怒，诊断为郁证；肝气郁结疏泄不利，可见胸胁胀满；肝郁日久化火，故见情绪不宁，急躁易怒，口苦而干，若火上炎，扰乱清空，则见头痛、目赤、耳鸣；肝火犯胃则见嘈杂吞酸；舌质红，苔黄，脉弦数均为气郁化火之象；故辨证为气郁化火证。故本题选C。

157. 患者鼻衄，或兼齿衄，血色鲜红，口渴欲饮，鼻干，口干臭秽，烦躁，便秘，舌红，苔黄，脉数，其证型为
A. 燥热伤肺
B. 阴虚火旺
C. 肝火上炎
D. 胃热炽盛
E. 热邪犯肺
答案：D
考点：血证的辨证论治（2014）
解析：胃热亢盛，上炎犯肺，迫血外溢，上出肺窍，或上扰阳明经脉，则见鼻衄，或兼齿衄，血色鲜红；胃火上熏则见鼻干、口干臭秽；热扰心神则见烦躁；热伤津液则见口渴欲饮，便秘，舌红，苔黄，脉数为胃中有热之象，故辨证为胃热炽盛证。故本题选D。

158. 患者小便短赤灼热，尿血鲜红，心烦口渴，舌红，脉数。其证候是
A. 肾气不固
B. 下焦湿热
C. 脾不统血
D. 肾虚火旺
E. 以上均非
答案：B
考点：尿血的辨证（2001，2004）
解析：患者诊断为尿血，血尿颜色鲜红，伴有心烦口渴，舌红，脉数，这些表现皆为热象，且无虚象，此为下焦湿热，热邪损伤膀胱之络而致尿血。热伤津液则心烦口渴；舌红，脉数为热盛之症。肾气不固之尿血血色淡红，伴有头晕耳鸣，腰膝酸痛；脾不统血之尿血常兼见食少体倦乏力，面色不华；肾虚火旺之尿血伴有头晕耳鸣，颧红潮热。故本题选B。

159. 患者久病尿血，体倦乏力，气短声低，面色不华，舌质淡，脉弱。治疗应首选
A. 知柏地黄丸
B. 无比山药丸
C. 小蓟饮子
D. 归脾汤
E. 十灰散
答案：D
考点：尿血的辨证论治（2001，2004）
解析：患者诊断为尿血。体倦乏力，气短声低，面色不华皆因脾虚，辨证为脾不统血证。治宜补中健脾，益气摄血，方用归脾丸。知柏地黄丸用于肾虚火旺之尿血；无比山药丸用于肾气不固之尿血；小蓟饮子用于下焦热盛之尿血。故本题选D。

160. 患者烦渴多饮，口干舌燥，尿频量多，舌边尖红，苔薄黄，脉洪数，首选的方剂
A. 金匮肾气丸
B. 二冬汤
C. 玉泉丸
D. 消渴方
E. 六味地黄丸
答案：D
考点：消渴的辨证论治（2016）
解析：患者烦渴多饮，尿频量多，诊断为消渴；肺胃津伤，燥热内生，故烦渴多饮，口干舌燥；肺失宣降则治节失司，水不化津，肾关不固，故尿频量多；舌边尖红，苔薄黄，脉洪数均为肺热之症，故辨证属肺热津伤证，治宜清热润肺，生津止渴，方选消渴方加减。故本题选D。

161. 患者，女，30岁。低热，热势常随情绪波动而起伏，精神抑郁，胁肋胀满，烦躁易怒，口干而苦，纳食减少，舌红，苔黄，脉弦数。治疗应首选
A. 三仁汤
B. 丹栀逍遥散
C. 血府逐瘀汤
D. 补中益气汤
E. 清骨散
答案：B
考点：内伤发热的辨证论治（2011）
解析：患者主症为低热，热势常随情绪波动而起伏，见精神抑郁，胁肋胀满，烦躁易怒，口干而苦，纳食减少，可知为气郁化火。辨证为内伤发热之气郁发热证。代表方丹栀逍遥散。故本

题选 B。

162. 患者面色萎黄，食少，形寒，神倦乏力，少气懒言，大便溏薄，肠鸣腹痛，每因受寒或饮食不慎而加剧，其诊断为
   A. 积聚之正虚瘀结证
   B. 黄疸之肝脾不调证
   C. 黄疸之脾虚湿滞证
   D. 虚劳之脾气虚证
   E. 虚劳之脾阳虚证

答案：E

考点：虚劳的诊断（2016）

解析：患者总体表现为一派虚象，故诊断为虚劳；面色萎黄，神倦乏力，少气懒言为气血不足，气虚日久伤阳，脾阳不足，温煦失职则形寒，肠鸣腹痛，每因受寒或饮食不慎而加剧；阳虚运化无权则见食少便溏，故辨证属脾阳虚证。故本题选 E。

163. 患者肢体关节疼痛较剧，痛有定处，得热痛减，遇寒痛增，疼痛局部皮色不红，触之不热，舌苔薄白，脉弦紧。治疗应首选
   A. 独活寄生汤
   B. 蠲痹汤
   C. 薏苡仁汤
   D. 乌头汤
   E. 白虎加桂枝汤

答案：D

考点：痹证的辨证论治（2002，2011）

解析：患者肢体关节疼痛较剧，为痹证，痛有定处，得热痛减，遇寒痛增，疼痛局部皮色不红，触之不热，舌苔薄白，脉弦紧，一派寒象，为痛痹，治以散寒通络，祛风除湿，方用乌头汤。独活寄生汤祛风湿，止痹痛，益肝肾，补气血；蠲痹汤适用于着痹痛甚者；薏苡仁汤治疗中风手足留驻疼痛，麻痹不仁；白虎加桂枝汤治疗热痹。故本题选 D。

164. 患者游走性关节疼痛，活动不便，局部灼热红肿，痛不可触，得冷则舒，发热、恶风、汗出、口渴、烦躁不安等全身症状，舌质红，舌苔黄，脉滑数，首选的方剂为
   A. 白虎桂枝汤合宣痹汤
   B. 白虎汤
   C. 宣痹汤
   D. 犀角散
   E. 桂枝芍药知母汤

答案：A

考点：痹证的辨证论治（2016）

解析：患者游走性关节疼痛，活动不便，诊断为痹证；感受风湿热邪，或风寒湿邪郁而化热，湿热壅滞经络，流注肢节，气血瘀滞不通，致活动不便，局部灼热红肿，痛不可触；湿热壅盛，营卫郁滞失和，故见发热、恶风，湿热久郁，化燥伤津，故汗出、口渴、烦躁不安；辨证属风湿热痹证，治宜清热通络，祛风除湿，方选白虎桂枝汤合宣痹汤加减。故本题选 A。

165. 患者肢体痿软无力，尤以下肢明显，腰膝酸软，不能久立，甚至步履全废，腿胫大肉渐脱，或伴有眩晕耳鸣，舌咽干燥，遗精或遗尿，或妇女月经不调。舌红少苔，脉细数。治疗应首选
   A. 补血荣筋丸
   B. 圣愈汤
   C. 鹿角胶丸
   D. 虎潜丸
   E. 独活寄生汤

答案：D

考点：痿证的辨证论治（2015）

解析：患者肢体痿软无力，尤以下肢明显，腰膝酸软，不能久立，甚至步履全废，诊断为痿证；肝肾亏虚，精血不能濡养筋骨经脉，久则髓枯筋燥，腿胫大肉消脱，痿废不起，故见腰膝酸软，不能久立；目为肝之窍，耳为肾之窍，发为血之余，肝肾精血亏虚，失之荣养濡润，故见眩晕耳鸣，舌咽干燥；肾不能藏精，则见遗精或遗尿；肝肾亏损，冲任失调，故见女月经不调；舌红少苔，脉细数均为阴虚内热之象，辨证属肝肾亏损证，治宜补益肝肾，滋阴清热，方选虎潜丸加减。故本题选 D。

166. 患者久病体虚，四肢痿弱，肌肉瘦削，手足麻木不仁，四肢青筋显露，伴有肌肉活动时隐痛不适。舌痿不能伸，舌质暗淡有瘀点，脉细涩。治疗应首选
   A. 参苓白术散
   B. 圣愈汤合补阳还五汤
   C. 虎潜丸
   D. 加味二妙散
   E. 清燥救肺汤

答案：B

考点：痿证的辨证论治（2011）

解析：患者主症为久病体虚，四肢痿弱，肌肉瘦削，见手足麻木不仁，四肢青筋显露，伴有

肌肉活动时隐痛不适。舌痿不能伸，舌质暗淡有瘀点，脉细涩，可知为气虚血瘀，脉络失养。辨证为痿证之脉络瘀阻证。代表方圣愈汤合补阳还五汤。C 用于痿证肝肾亏损证，D 用于痿证湿热浸淫证。故本题选 B。

167. 腰痛患者，腰部冷痛重着，转侧不利，静卧痛不减，遇阴雨天疼痛加重，舌苔白腻，脉沉缓。其证候是
A. 寒湿
B. 风寒
C. 瘀血
D. 湿热
E. 肾虚
答案：A
考点：腰痛的辨证（2002，2005）
解析：寒湿腰痛主症为：腰部冷痛重着，转侧不利，静卧不减，阴雨天加重。风寒腰痛，症见腰痛处伴有热感，热天或雨天疼痛加重，活动后可减轻，尿赤，排除 B；瘀血腰痛，症见腰痛痛有定处，刺痛，排除 C；湿热腰痛，症见腰痛处伴有热感，热天或雨天疼痛加重，活动后可减轻，尿赤，排除 D；肾虚腰痛，症见腰痛而酸软，喜按喜揉，足膝无力，遇劳更甚，卧则减轻，常反复发作，排除 E。故本题选 A。

168. 患者腰部冷痛，缠绵不愈，局部发凉，喜温喜按，遇劳更甚，卧则减轻，常反复发作，少腹拘急，面色㿠白，肢冷畏寒，舌质淡，脉沉细无力。其治法为
A. 培补肝肾，通络止痛
B. 散寒行湿，温经通络
C. 滋补肾阴，濡养筋脉
D. 清热利湿，疏筋止痛
E. 补肾壮阳，温煦经脉
答案：E
考点：腰痛的辨证论治（2016）
解析：患者腰部冷痛，诊断为腰痛；肾为腰府，充养腰部，肾中精气亏虚，元阳虚衰，腰脊失养，可见腰部冷痛，缠绵不愈，局部发凉，喜温喜按，遇劳更甚，卧则减轻，常反复发作；肾阳不振，不能温煦则见少腹拘急，肢冷畏寒，面色㿠白；舌质淡，脉沉细无力为阳虚有寒之象；故辨证为肾阳虚腰痛，治宜补肾壮阳，温煦经脉。故本题选 E。

【B1 型题】

(169~170 题共用备选答案)
A. 再造散
B. 参苏饮
C. 荆防败毒散
D. 加减葳蕤汤
E. 银翘散

169. 患者发热，手足心热，微恶风寒，少汗，头昏心烦，口干，干咳少痰，鼻塞流涕，舌红少苔，脉细数。治疗应首选
答案：D

170. 患者反复感冒，感冒则恶寒较重，或发热，热势不高，鼻塞流涕，头痛，汗出，倦怠乏力，气短，咳嗽咳痰无力，舌淡苔薄白，脉浮无力。治疗应首选
答案：B
考点：感冒的辨证论治（2011）
解析：患者主症皆为发热恶寒，一见微恶风寒，手足心热，少汗，头昏口干，可知为阴亏津少；一见恶寒较重，头痛，汗出，倦怠乏力，气短，咳嗽咳痰无力，可知为气虚卫弱。辨证为阴虚感冒——加减葳蕤汤；气虚感冒——参苏饮。C 用于风寒感冒，E 用于风热感冒。故 169 题选 D，170 题选 B。

(171~172 题共用备选答案)
A. 桔梗杏仁煎
B. 银翘散
C. 月华丸
D. 桑杏汤
E. 加味桔梗汤

171. 治疗咳嗽风燥伤肺证，应首选
答案：D

172. 治疗肺痈溃脓期，应首选
答案：E
考点：咳嗽、肺痈的辨证论治（2015）
解析：咳嗽风燥伤肺证，治当疏风清肺，润燥止咳，方选桑杏汤加减。肺痈溃脓期，治当排脓解毒，方选加味桔梗汤加减。月华丸适用于肺痨肺阴亏虚证，银翘散适用于肺痈初期，桔梗杏仁煎适用于肺痈恢复期。故 171 题选 D，172 题选 E。

(173~174 题共用备选答案)
A. 射干麻黄汤

B. 三子养亲汤
C. 定喘汤
D. 厚朴麻黄汤
E. 麻杏石甘汤

173. 治疗哮病寒包热哮证，应首选
答案：D

174. 治疗哮病风痰哮证，应首选
答案：B

考点：哮病的辨证论治（2006）

解析：寒包热哮，治以解表清里，方用小青龙加石膏汤或厚朴麻黄汤；风痰哮，治以祛风化痰，方用三子养亲汤；射干麻黄汤主治寒哮；定喘汤主治热哮。故173题选D，174题选B。

(175~176题共用备选答案)
A. 桑白皮汤
B. 麻杏石甘汤
C. 苏子降气汤
D. 定喘汤
E. 泻白散

175. 治疗热哮发作期，应首选
答案：D

176. 治疗喘证痰热郁肺证，应首选
答案：A

考点：哮病、喘证的辨证论治（2002，2004）

解析：桑白皮汤用于治疗喘证，痰热遏肺；麻杏石甘汤用于治疗喘证，表寒里热；苏子降气汤，治疗上实下虚之喘咳；定喘汤用于热哮发作期；泻白散用于肺热喘咳证。故175题选D，176题选A。

(177~178题共用备选答案)
A. 虚热
B. 实热
C. 上虚下实
D. 上实下虚
E. 虚实夹杂

177. 肺痈多见
答案：B

178. 肺痿多见
答案：A

考点：肺痈、肺痿的病机（2014）

解析：肺痈总属邪热郁肺，蒸液成痰，邪阻肺络，血滞为瘀，而致痰热与瘀血互结，酝酿成痛，血败肉腐化脓，肺损络伤，脓疡破溃外泄，其病理主要表现为邪盛的实热证，脓疡溃后方见阴伤气耗之象。肺痿发病机理，总缘肺脏虚损，津气严重耗伤，以致肺叶枯萎。临床以虚热证为多见，但久延伤气，亦可转为虚寒证。故177题选B，178题选A。

(179~180题共用备选答案)
A. 月华丸
B. 百合固金汤
C. 越婢加半夏汤
D. 三子养亲汤
E. 保真汤

179. 患者咳逆喘息气粗，痰黄或白，黏稠难咳，胸满烦躁，目胀睛突，发热汗出，溲黄便干，口渴欲饮，舌质暗红，苔黄腻，脉滑数。治疗应首选
答案：C

180. 患者干咳，咳声短促，咳少量黏痰，痰中带血丝或血点，血色鲜红，胸部隐闷痛，午后手足心热，皮肤干灼，口干咽燥，舌边尖红苔薄，脉细或细数。治疗应首选
答案：A

考点：肺痿、肺胀的辨证论治（2011）

解析：患者主症一为咳逆喘息气粗，目胀睛突，见痰黄或白，黏稠难咳，胸满烦躁，发热汗出，溲黄便干，口渴欲饮，可知为痰热壅肺，肺气上逆；一为干咳，痰中带血，见血色鲜红，胸部隐闷痛，午后手足心热，皮肤干灼，口干咽燥，可知为阴虚肺燥，肺络损伤。辨证为肺胀痰热郁肺证——越婢加半夏汤或桑白皮汤；肺痿肺阴亏损证——月华丸。B用于肺痿虚火灼肺证，D用于肺胀痰浊壅肺证。故179题选C，180题选A。

(181~182题共用备选答案)
A. 咳嗽、胸闷、喷嚏、呼吸困难
B. 反复咳吐浊唾涎沫
C. 咳嗽、咯血、潮热、盗汗
D. 胸部膨满，憋闷如塞，喘息上气
E. 咳嗽、胸痛、发热、咳吐腥臭浓痰

181. 肺痿的主症为
答案：B

182. 肺痨的主症为
答案：C

考点：肺痿、肺痨的辨证论治（2016）

解析：肺痿，是指肺叶痿弱不用，临床以咳吐浊唾涎沫为主症，为肺脏的慢性虚损性疾患。肺痨是具有传染性的慢性虚损疾患，以咳嗽、咯血、潮热、盗汗以及身体逐渐消瘦为主要临床特征。故181题选B，182题选C。

（183~184题共用备选答案）
A. 肉桂、细辛、高良姜
B. 乳香、没药、郁金
C. 沉香、檀香、荜茇
D. 人参、黄芪
E. 薤白、苏木

183. 胸痹血瘀气滞并重，胸闷痛甚者，可加
答案：C

184. 胸痹瘀血痹阻重证，胸痛剧烈，可加
答案：B

考点：胸痹的辨证论治（2015）

解析：瘀血痹阻重证，胸痛剧烈，可加乳香、没药、郁金、降香、丹参等，加强活血理气之功；若血瘀气滞并重，胸闷痛甚者，可加沉香、檀香、荜茇等辛香理气止痛之药。故183题选C，184题选B。

（185~186题共用备选答案）
A. 通窍活血汤
B. 加味四物汤
C. 血府逐瘀汤
D. 失笑散
E. 复元活血汤

185. 治疗胸痹之心血瘀阻证，应首选
答案：C

186. 治疗瘀血头痛，应首选
答案：A

考点：胸痹、头痛的辨证论治（2014，2015）

解析：胸痹之心血瘀阻证，治当活血化瘀，通脉止痛，方选血府逐瘀汤加减。瘀血头痛，治当活血化瘀，通窍止痛，方选通窍活血汤加减。加味四物汤适用于血虚头痛，复元活血汤适用于胁痛瘀血阻证，失笑散适用于胃痛瘀血停胃证。故185题选C，186题选A。

（187~188题共用备选答案）
A. 头后部
B. 前额部
C. 眉棱骨
D. 颠顶部
E. 头之两侧

187. 太阳头痛的部位在
答案：A

188. 厥阴头痛的部位在
答案：D

考点：根据头痛的不同部位判断其经络归属（2006）

解析：太阳头痛，在头后部。阳明头痛，在前额部及眉棱等。少阳头痛，在头之两侧。厥阴头痛，在颠顶部。故187题选A，188题选D。

（189~190题共用备选答案）
A. 圣愈汤
B. 荆防败毒散
C. 川芎茶调散
D. 芎芷石膏汤
E. 羌活胜湿汤

189. 患者头痛起病较急，其痛如破，痛连项背，恶风畏寒，口不渴，苔薄白，脉多浮紧。治疗应首选
答案：C

190. 患者恶寒重，发热轻，无汗，头痛，肢节酸疼，鼻塞声重，时流清涕，喉痒，咳嗽，痰稀薄色白，舌苔薄白，脉浮。治疗应首选
答案：B

考点：感冒、头痛的辨证论治（2011）

解析：患者主症一为头痛连及项背，见恶风畏寒，口不渴，苔薄白；一为恶寒发热，见无汗，头痛，肢节酸疼，鼻塞声重，时流清涕，喉痒，咳嗽，痰稀薄色白，舌苔薄。皆为风寒所袭。辨证为风寒头痛——川芎茶调散；风寒感冒——荆防达表汤或荆防败毒散。D用于风热头痛，E用于风湿头痛。故189题选C，190题选B。

（191~192题共用备选答案）
A. 眩晕，头痛，健忘，失眠
B. 眩晕，精神萎靡，腰膝酸软
C. 眩晕，动则加剧，面色㿠白
D. 眩晕耳鸣，头目胀痛，口苦
E. 眩晕，头重昏蒙，胸闷恶心

191. 眩晕肝阳上亢的主症是

答案：D

192. 眩晕肾精不足的主症是
答案：B
考点：眩晕的辨证论治（2016）
解析：眩晕肝阳上亢证，表现为眩晕、耳鸣、头目胀痛、口苦、失眠多梦，遇烦劳郁怒而加重，甚则仆倒，颜面潮红，急躁易怒，肢麻震颤，舌红苔黄，脉弦或数。眩晕肾精不足证，表现为眩晕日久不愈，精神萎靡，腰酸膝软，少寐多梦，健忘，两目干涩，视力减退；或遗精滑泄，耳鸣齿摇；或颧红咽干，五心烦热，舌红少苔，脉细数；或面色㿠白，形寒肢冷，舌淡嫩，苔白，脉弱尺甚。故191题选D，192题选B。

（193~194题共用备选答案）
　A. 补阳还五汤
　B. 左归丸
　C. 地黄饮子
　D. 解语丹
　E. 七福饮

193. 中风恢复期风痰瘀阻证，治疗宜选
答案：D
194. 中风恢复期气虚络瘀证，治疗宜选
答案：A
考点：中风的辨证论治（2015）
解析：中风恢复期风痰瘀阻证，治当搜风化痰，行瘀通络，方选解语丹加减。中风恢复期气虚络瘀证，治当益气养血，化瘀通络，方选补阳还五汤加减。左归丸和地黄饮子适用于中风恢复期肝肾亏虚证，七福饮适用于痴呆髓海不足证。故193题选D，194题选A。

（195~196题共用备选答案）
　A. 精神抑郁，表情淡漠，痴呆沉默，语无伦次，静而多喜
　B. 表情呆滞，沉默寡言，记忆减退，失认失算，口齿含糊
　C. 突然昏倒，不省人事，四肢厥冷，呼吸气粗，口噤握拳
　D. 精神亢奋，狂躁不安，喧扰不宁，骂詈毁物，动而多怒
　E. 突然昏仆，不省人事，牙关紧闭，面红，痰鸣气粗

195. 上述表现中属于癫证的是
答案：A

196. 上述表现中属于狂证的是
答案：D
考点：癫狂的概念（2016）
解析：癫狂为临床常见的精神失常疾病。癫病以精神抑郁，表情淡漠，沉默痴呆，语无伦次，静而多喜为特征。狂病以精神亢奋，狂躁不安，喧扰不宁，骂詈毁物，动而多怒为特征。痴呆则表现为表情呆滞，沉默寡言，记忆减退，失认失算，口齿含糊。气厥实证则表现为突然昏倒，不省人事，四肢厥冷，呼吸气粗，口噤握拳。中风阳闭证表现为突然昏倒，不省人事，牙关紧闭，面红，痰鸣气粗。故195题选A，196题选D。

（197~198题共用备选答案）
　A. 七福饮
　B. 还少丹
　C. 转呆丹
　D. 知柏地黄丸
　E. 河车大造丸

197. 治疗痴呆髓海不足证，应首选
答案：A
198. 治疗痴呆脾肾两虚证，应首选
答案：B
考点：痴呆的辨证论治（2006）
解析：痴呆髓海不足证，治法为补肾益髓，填精养神，方用七福饮加减；痴呆脾肾两虚证，治法为补肾健脾，益气生精，方用还少丹加减。故197题选A，198题选B。

（199~200题共用备选答案）
　A. 通窍活血汤
　B. 复元活血汤
　C. 血府逐瘀汤
　D. 失笑散合丹参饮
　E. 加味四物汤

199. 治疗胃痛之瘀血停胃证，首选
答案：D
200. 治疗头痛之血虚头痛证，首选
答案：E
考点：胃痛、头痛的辨证论治（2013）
解析：胃痛之瘀血停胃证，治当化瘀通络，理气和胃，方选失笑散合丹参饮加减。前方活血化瘀，后方化瘀止痛，两方合用加强活血化瘀作用，适宜治疗胃痛如针刺或痛有定处之证。头痛

之血虚头痛证,治当养血滋阴,和络止痛,方选加味四物汤加减。故199题选D,200题选E。

(201~202题共用备选答案)
  A. 复元活血汤
  B. 一贯煎
  C. 龙胆泻肝汤
  D. 温胆汤
  E. 柴胡疏肝散

201. 治疗胁痛肝胆湿热证的首选方剂是
  答案:C
202. 治疗胁痛瘀血阻滞证的首选方剂是
  答案:A
  考点:胁痛的辨证论治(2016)
  解析:胁痛肝胆湿热证,为湿热蕴结,肝胆失疏,络脉失和,治宜清利湿热,方选龙胆泻肝汤加减;胁痛瘀血阻滞证,为瘀血停滞,肝络瘀阻,治宜祛瘀通络,方选血府逐瘀汤或复元活血汤加减。故第201题选C,第202题选A。

(203~204题共用备选答案)
  A. 枳实导滞丸
  B. 保和丸
  C. 柴胡疏肝散
  D. 二陈平胃散
  E. 香砂六君子汤

203. 治疗痞满饮食内停证,应首选
  答案:B
204. 治疗痞满肝胃不和证,应首选
  答案:C
  考点:痞满的辨证论治(2006)
  解析:饮食内停,治以消食导滞,方用保和丸。肝胃不和,治以疏肝和胃,方用柴胡疏肝散加减。故203题选B,204题选C。

(205~206题共用备选答案)
  A. 反胃
  B. 噎膈
  C. 噫气
  D. 呃逆
  E. 梅核气

205. 自觉咽中如物梗塞,吐之不出,吞之不下,但不妨碍进食的病证是
  答案:E
206. 吞咽时哽噎不顺,饮食不下,或食入即吐的病证是
  答案:B
  考点:噎膈、梅核气的诊断(2005,2011)
  解析:反胃见食后脘腹胀满,朝食暮吐,暮食朝吐。噎膈见吞咽时哽噎不顺,饮食不下,或食入即吐。呃逆见气逆上冲,喉间呃呃连声,声短而频,不能自止,呃声或高或低,或疏或密,间歇时间不定。梅核气见自觉咽中如物梗塞,吐之不出,吞之不下,但不妨碍进食。故205题选E,206题选B。

(207~208题共用备选答案)
  A. 藿香正气散
  B. 不换金正气散
  C. 葛根芩连汤
  D. 白头翁汤
  E. 芍药汤

207. 患者泄泻腹痛,泻下急迫,粪色黄褐,气味臭秽,肛门灼热,烦热口渴,舌质红,苔黄腻,脉滑数。治疗应首选
  答案:C
208. 患者腹痛拘急,痢下赤白黏冻,白多赤少,里急后重,脘腹胀满,舌苔白腻,脉濡缓。治疗应首选
  答案:B
  考点:泄泻、痢疾的辨证论治(2006)
  解析:泄泻腹痛,泻下急迫,粪色黄褐,气味臭秽,肛门灼热,烦热口渴,舌质红,苔黄腻,脉滑数,为湿热伤中型泄泻,方用葛根芩连汤。腹痛拘急,痢下赤白黏冻,白多赤少,里急后重,脘腹胀满,舌苔白腻,脉濡缓,为寒湿痢,方用不换金正气散。故207题选C,208题选B。

(209~210题共用备选答案)
  A. 不换金正气散
  B. 芍药汤
  C. 驻车丸
  D. 桃花汤
  E. 连理汤

209. 治疗痢疾之休息痢,应首选
  答案:E
210. 治疗痢疾之湿热痢,应首选
  答案:B
  考点:痢疾的辨证论治(2006)

解析：休息痢治以温中清肠，佐以调气化滞，方用连理汤。湿热痢治以清热解毒，调气行血，方用芍药汤。故209题选E，210题选B。

(211～212题共用备选答案)
A. 麻子仁丸
B. 增液汤
C. 济川煎
D. 黄芪汤
E. 温脾汤

211. 患者大便干结，腹胀腹痛，面红身热，口干口臭，心烦不安，小便短赤，舌红苔黄燥，脉滑数。治疗应首选

答案：A

212. 患者大便干，排出困难，小便清长，面色㿠白，四肢不温，腹中冷痛，得热痛减，腰膝冷痛，舌淡苔白，脉沉迟。治疗应首选

答案：C

考点：便秘的辨证论治（2011）

解析：患者主症皆为大便干，一见腹胀腹痛，面红身热，口干口臭，心烦不安，小便短赤，可知为肠腑燥热，津伤便结；一见小便清长，面色㿠白，四肢不温，腹中冷痛，得热痛减，腰膝冷痛，可知为阳气虚衰，阴寒凝结。辨证为热秘——麻子仁丸，阳虚秘——济川煎。B用于阴虚秘，D用于气虚秘，E用于冷秘。故211题选A，212题选C。

(213～214题共用备选答案)
A. 茵陈五苓散合甘露消毒丹
B. 茵陈蒿汤
C. 茵陈术附汤
D. 犀角散
E. 大柴胡汤

213. 患者身目俱黄，黄色不甚鲜明，胸脘痞满，头重身困，食欲减退，恶心呕吐，腹胀，大便溏，舌苔厚腻微黄，脉濡数。治疗应首选

答案：A

214. 患者身目俱黄，黄色鲜明，发热口渴，脘腹胀闷，口干而苦，恶心呕吐，小便短少黄赤，大便秘结，舌苔黄腻，脉象弦数。治疗应首选

答案：B

考点：黄疸的方药（2011）

解析：患者主症皆为身目俱黄，一见黄色不甚鲜明，胸脘痞满，头重身困，食欲减退，大便溏，脉濡数，可知为湿遏热伏致胆汁溢出；一见黄色鲜明，发热口渴，口干而苦，小便短少黄赤，大便秘结，脉象弦数，可知为湿热熏蒸致胆汁泛滥。辨证为阳黄湿重于热证——茵陈五苓散合甘露消毒丹；阳黄热重于湿证——茵陈蒿汤。C用于阴黄寒湿阻遏证，D用于阳黄疫毒炽盛证，E用于阳黄胆腑郁热证。故213题选A，214题选B。

(215～216题共用备选答案)
A. 逍遥散
B. 六磨汤
C. 柴胡疏肝散合失笑散
D. 膈下逐瘀汤合六君子汤
E. 八珍汤合化积丸

215. 患者腹胀，腹部时有条索状物聚起，按之胀痛更甚，便秘，纳呆，舌苔腻，脉弦滑。治疗应首选

答案：B

216. 患者腹部积块明显，质地较硬，固定不移，刺痛，形体消瘦，纳谷减少，面色晦暗黧黑，舌质紫，脉细涩。治疗应首选

答案：D

考点：积聚的辨证论治（2006）

解析：腹胀，腹部时有条索状物聚起，按之胀痛更甚，便秘，纳呆，舌苔腻，脉弦滑，为食滞痰阻之聚证，治以理气化痰，导滞散结，方用六磨汤。腹部积块明显，质地较硬，固定不移，刺痛，形体消瘦，纳谷减少，面色晦暗黧黑，舌质紫，脉细涩，为瘀血内结之积证，治以祛瘀软坚，扶正健脾，方用膈下逐瘀汤合六君子汤。故215题选B，216题选D。

(217～218题共用备选答案)
A. 寒甚热微，或但寒不热，或呕吐腹泻，甚则嗜睡不语，神志昏蒙
B. 发作时热多寒少，汗出不畅，头痛，骨节酸痛
C. 每日或间一两日发作一次，寒热休作有时
D. 发作时热少寒多，口不渴，胸闷脘痞，神疲体倦
E. 每遇劳则易发作，发时寒热较轻，面色萎黄，倦怠乏力

217. 劳疟的特点是

答案：E

218. 冷瘴的特点是

答案：A

考点：疟疾的辨证论治（2016）

解析：劳疟的病机为疟邪久留，气血耗伤，故见疟邪迁延日久，每遇劳则易发作，发时寒热较轻，面色萎黄，倦怠乏力；冷瘴的病机为瘴毒内盛，湿浊蒙蔽清窍，故见寒甚热微，或但寒不热，或呕吐腹泻，甚则嗜睡不语，神志昏蒙。故217题选E，218题选A。

（219~220题共用备选答案）
A. 肝、肾
B. 脾、肾
C. 肺、肾
D. 肺、脾
E. 肺、肝

219. 阳水的病位在

答案：D

220. 阴水的病位在

答案：B

考点：水肿的病机（2015）

解析：由于致病因素及体质的差异，水肿的病理性质有阴水、阳水之分；阳水属实，多由外感风邪、疮毒、水湿而成，病位在肺、脾。阴水属虚或虚实夹杂，多由饮食劳倦、禀赋不足、久病体虚所致，病位在脾、肾。故219题选D，220题选B。

（221~222题共用备选答案）
A. 小便不通
B. 呕吐时作
C. 吐泻不止
D. 小便点滴短少
E. 小便淋漓不尽

221. 关格中关指

答案：A

222. 关格中格指

答案：B

考点：关格的概念（2013）

解析：关格是以脾肾虚衰，气化不利，浊邪壅塞三焦，而致小便不通与呕吐并见为临床特征的危重病证。分而言之，小便不通谓之关，呕吐时作称之格。故221题选A，222题选B。

（223~224题共用备选答案）
A. 十灰散
B. 半夏厚朴汤
C. 滋水清肝饮
D. 柴胡疏肝散
E. 黄土汤

223. 郁证肝气郁结证的代表方剂是

答案：D

224. 便血脾胃虚寒证的代表方剂是

答案：E

考点：郁证、血证的辨证论治（2013）

解析：郁证肝气郁结证为肝郁气滞，脾胃失和，治宜疏肝解郁，理气畅中，方选柴胡疏肝散加减；便血脾胃虚寒证为中焦虚寒，统血无力，血溢胃肠；治宜健脾温中，养血止血，方选黄土汤加减。故223题选D，224题选E。

（225~226题共用备选答案）
A. 桑杏汤
B. 柴枳半夏汤
C. 桑菊饮
D. 黄土汤
E. 归脾汤

225. 患者鼻燥衄血，口干咽燥，身热，咳嗽痰少，舌质红，苔薄，脉数。治疗应首选

答案：C

226. 患者喉痒咳嗽，痰中带血，口干鼻燥，身热，舌质红，少津，苔薄黄，脉数。治疗应首选

答案：A

考点：血证的辨证论治（2011）

解析：患者主症一为鼻燥衄血，见口干咽燥，身热，咳嗽痰少，舌质红，苔薄，脉数；一为咳嗽痰中带血，见口干鼻燥，身热，舌质红，少津，苔薄黄，脉数。皆为燥热伤肺所致动血。辨证为鼻衄热邪犯肺证——桑菊饮；咯血燥热伤肺证——桑杏汤。故225题选C，226题选A。

（227~228题共用备选答案）
A. 温化
B. 化湿邪，利小便
C. 补虚泻实
D. 清热润燥，养阴生津
E. 治火、治气、治血

227. 消渴的治疗大法是

答案：D

228. 黄疸的治疗大法是
    答案：B
    考点：消渴、黄疸的辨证论治（2013）
    解析：消渴的基本病机是阴虚为本，燥热为标，故清热润燥、养阴生津为本病的治疗大法；黄疸的病机关键是湿，由于湿邪困遏脾胃，壅塞肝胆，疏泄失常，胆汁泛溢而发生黄疸，其治疗大法主要为化湿邪，利小便。故227题选D，228题选B。

(229～230题共用备选答案)
    A. 消渴方
    B. 玉女煎
    C. 人参健脾丸
    D. 丹参饮
    E. 六味地黄丸

229. 消渴中消，可用
    答案：B
230. 消渴下消，可用
    答案：E
    考点：消渴的辨证论治（2012）
    解析：消渴分为上、中、下消。上消肺热津伤证治宜清热润肺，生津止渴，用消渴方。中消胃热炽盛证治宜清胃泻火，养阴增液，用玉女煎；气阴亏虚证治宜益气健脾，生津止渴，用七味白术散。下消肾阴亏虚证治宜滋阴固肾，用六味地黄丸；阴阳两虚证治宜滋阴温阳，补肾固涩，用金匮肾气丸。故229题选B，230题选E。

(231～232题共用备选答案)
    A. 气厥实证
    B. 气厥虚证
    C. 血厥实证
    D. 血厥虚证
    E. 痰厥

231. 患者突然昏倒，不知人事，呼吸气粗，口噤握拳，舌苔白，脉伏。其证候是
    答案：A
232. 患者突然眩晕昏仆，面色苍白，呼吸微弱，汗出肢冷，舌淡，脉沉细微。其证候是
    答案：B
    考点：厥证的辨证（2006）
    解析：呼吸气粗，口噤握拳，为实证表现，突然昏倒，不知人事，呼吸气粗，口噤握拳，舌苔白，脉伏，为气厥实证。面色苍白，呼吸微弱，汗出肢冷，舌淡，脉沉细微，为虚证表现，突然眩晕昏仆，面色苍白，呼吸微弱，汗出肢冷，舌淡，脉沉细微，为气厥虚证。故231题选A，232题选B。

(233～234题共用备选答案)
    A. 关节酸痛，游走不定，屈伸不利
    B. 关节疼痛较剧，痛有定处，得热痛减，遇寒痛增
    C. 肢体关节重着、疲痛，或肿胀
    D. 关节疼痛，局部灼热红肿
    E. 关节红肿，疼痛剧烈，入夜尤甚，壮热烦渴

233. 行痹的主症是
    答案：A
234. 着痹的主症是
    答案：C
    考点：痹证的辨证论治（2016）
    解析：痹证的辨证，一是要辨邪气的偏盛，二是要辨别虚实。临床痹痛游走不定者为行痹，属风邪盛；痛势较甚，痛有定处，遇寒加重者为痛痹，属寒邪盛；关节酸痛、重着、漫肿者为着痹，属湿邪盛；关节肿胀，肌肤焮红，灼热疼痛为热痹，属热邪盛。关节疼痛日久，肿胀局限，或见皮下结节者为痰；关节肿胀，僵硬，疼痛不移，肌肤紫暗或瘀斑等为瘀。故233题选A，234题选C。

(235～236题共用备选答案)
    A. 羌活胜湿汤
    B. 葛根汤
    C. 瓜蒌桂枝汤
    D. 羚角钩藤汤
    E. 大定风珠

235. 治疗痉证邪壅经络证，应首选
    答案：A
236. 治疗痉证肝经热盛证，应首选
    答案：D
    考点：痉证的辨证论治（2006）
    解析：痉证邪壅经络，治以祛风散寒、和营燥湿，方用羌活胜湿汤。痉证肝经热盛，治以凉肝息风，方用羚角钩藤汤。故235题选A，236题选D。

中医外科学

【A1 型题】

1. 湿邪所致外科疾病多发于人体的部位是
   A. 上部
   B. 中部
   C. 胸部
   D. 背部
   E. 下部
   答案：E
   考点：外感六淫致病（2016）
   解析：湿性趋下，重浊黏腻，冒雨涉水或居处潮湿均可感受，外科疾病发于身体下部者多与湿邪有关。故本题选 E。

2. 下列属于外科特殊之毒的是
   A. 红丝疔
   B. 失荣
   C. 药毒
   D. 水火烫伤
   E. 冻伤
   答案：C
   考点：感受特殊之毒致病（2013）
   解析：特殊之毒包括虫毒、蛇毒、疯犬毒、药毒、食物毒和疫毒。红丝疔外因皮肤破损感染毒邪、内有火毒凝聚，失荣病因为情志内伤、痰瘀脏毒凝结，水火烫伤、冻伤属外来伤害。故本题选 C。

3. "痛无定处，忽彼忽此，走注甚速"，其疼痛的原因是
   A. 风痛
   B. 湿痛
   C. 痰痛
   D. 热痛
   E. 化脓痛
   答案：A
   考点：辨痛（2016）
   解析：风善行而数变，故其痛无定处，忽彼忽此，走注甚速，遇风则剧。湿痛痛而酸胀，肢体沉重，按之出现可凹水肿或见糜烂流滋。痰痛疼痛轻微，或隐隐作痛，皮色不变，压之酸痛。热痛皮色焮热疼痛，遇冷则减。化脓痛痛势急胀，痛无止时，如同鸡啄，按之中软应指。故本题选 A。

4. 下列各项，不属外科疾病成脓期特点的是
   A. 疼痛剧烈呈鸡啄样
   B. 皮肤肿胀，皮薄光亮
   C. 局部皮肤瘙痒
   D. 局部皮肤温度增高
   E. 肿块变软
   答案：C
   考点：辨脓（2014）
   解析：成脓的特点应从以下四点辨别。疼痛：阳证脓疡，因正邪交争剧烈，脓液积聚，脓腔张力不断增高，压迫周围组织而疼痛剧烈。局部按之灼热痛甚，拒按明显；老年体弱者应激力差，反应迟钝，痛感缓和。阴证脓疡，则痛热不甚，而酸胀明显。肿胀：皮肤肿胀，皮薄光亮为有脓。深部脓肿，皮肤变化不明显，但胀感较甚。温度：用手仔细触摸患部，与周围正常皮肤相比，若为阳证脓疡，则局部温度增高。硬度：《外科理例》云："按之牢硬未有脓，按之半软半硬已成脓，大软方是脓成。"《疡医大全》又谓："凡肿疡按之软隐者，随手而起者，为有脓；按之坚硬，虽按之有凹，不既随手起者，为脓尚未成。"肿块已软，为脓已成。故本题选 C。

5. 脓液不多且位于组织深部时，应采用的方法是
   A. 推拿法
   B. 接触法
   C. 穿刺法
   D. 透光法
   E. 点压法
   答案：C

考点：辨脓（2015）

解析：确认成脓方法有按触法、透光法、点压法、穿刺法、B超。排除A、B。穿刺法适用于脓液不多且位于组织深部的辨脓。透光法适用于指、趾部甲下的辨脓。点压法适用于在指（趾）部，当病灶处脓液很少的情况下的辨脓。故本题选C。

6. 创面边缘整齐，坚硬削直而如凿成，基底部高低不平，有稀薄臭秽分泌物。其溃疡属于
  A. 麻风性溃疡
  B. 压迫性溃疡
  C. 疮痨性溃疡
  D. 梅毒性溃疡
  E. 岩性溃疡

答案：D

考点：辨溃疡（2006，2011）

解析：麻风性溃疡，呈穿凿形，常可深及骨部，并发出腐臭气味，不觉痛感为麻风溃疡之特点。压迫性溃疡，又称褥疮性溃疡，均发生于人体易摩擦的部位，如臀、背、足跟等处，疮面坏死不易脱落或疮口凹陷甚深，肉色不鲜，日久不易愈合。疮痨性溃疡，疮口多呈凹陷形或潜行空洞或漏管，创面肉色不鲜，脓水清稀，并夹有败絮状物，疮口愈合缓慢或反复溃破，经久难愈。岩性溃疡，疮面多呈翻花如岩穴，有的在溃疡底部见有珍珠样结节，内有紫黑坏死组织，渗流血水。梅毒性溃疡，其边缘削直而如凿成或略微内凹，基底高低不平。故本题选D。

7. 中医外科内治法中，温阳托毒法的代表方是
  A. 透脓散
  B. 托里消毒散
  C. 神功内托散
  D. 右归丸
  E. 桂附八味丸

答案：C

考点：内托法的代表方剂（2015，2016）

解析：内托法中，透托法的代表方是透脓散。益气托毒法的代表方是托里消毒散。温阳脱毒法的代表方是神功内托散；补益助阳法的代表方是右归丸和桂附八味丸。故本题选C。

8. 阴证疮疡的首选外敷药物是
  A. 冲和膏
  B. 阳和解凝膏
  C. 疯油膏
  D. 玉露膏

  E. 太乙膏

答案：B

考点：膏药、油膏的临床应用（2011）

解析：膏药现称硬膏——①太乙膏、千捶膏消肿解毒，均用于红肿热痛明显之阳证疮疡，为肿疡、溃疡通用方。太乙膏偏生肌；千捶膏偏提脓去腐止痛。②阳和解凝膏温经散寒，化痰通络，用于疮形不红不热，漫肿无头之阴证疮疡未溃者。③咬头膏具有腐蚀性，适用于肿疡脓成，不能自破，以及患者不愿接受手术切开排脓者。金黄膏、玉露膏清热解毒、消肿止痛、散瘀化痰，适用于疮疡阳证。油膏现称软膏——①金黄膏长于除湿化痰，对肿而有结块，尤其是急性炎症控制后形成的慢性迁延性炎症更适宜。②玉露膏对焮红灼热明显，肿势散漫者效果较佳。③冲和膏适用于半阴半阳证。④回阳玉龙膏温经散寒，活血化瘀，适用于阴证。⑤溃疡期可选用生肌玉红膏、红油膏、生肌白玉膏。生肌玉红膏适用于一切溃疡；生肌白玉膏适用于溃疡腐肉已净，疮口不敛者，以及乳头皲裂、肛裂等。⑥疯油膏润燥杀虫止痒，适用于牛皮癣、慢性湿疮、皲裂等。⑦青黛散油膏收湿止痒、清热解毒，适用于蛇串疮、急慢性湿疮等皮肤焮红痒痛、渗液不多之症，或痱腮，以及对各种油膏过敏者。⑧消痔膏、黄连膏消痔退肿止痛，适用于内痔脱出、赘皮外痔、血栓外痔等出血、水肿、疼痛之症。故本题选B。

9. 疮疡的半阴半阳证应选用的外用药物是
  A. 冲和膏
  B. 太乙膏
  C. 阳和解凝膏
  D. 咬头膏
  E. 玉露膏

答案：A

考点：油膏的临床应用（2015）

解析：冲和膏适用于半阴半阳证；太乙膏性偏清凉，适用于阳证疮疡，为肿疡、溃疡通用方；阳和解凝膏性偏温热，适用于阴证疮疡未溃者；咬头膏具有腐蚀性，功能蚀破疮头，适用于肿疡脓成，不能自破，以及患者不愿接受手术切开排脓者；玉露膏适用于阳证疮疡。故本题选A。

10. 疮疡破溃后，不宜使用的外用药是
  A. 膏药
  B. 油膏

C. 箍围药
D. 酊剂
E. 腐蚀药

答案：D

考点：掺药的种类及临床应用（2014）

解析：膏药：适用于一切外科疾病的初起、成脓、溃后各个阶段。油膏：适用于肿疡、溃疡，皮肤病糜烂结痂渗液不多者及肛门病等。箍围药：适用于凡外疡不论初起，成脓及溃后，肿势散漫不聚而无集中之硬块者。酊剂：一般用于疮疡未溃及皮肤病等。腐蚀药：凡肿疡在脓未溃时，或痔疮、瘰疬、赘疣、息肉等时；或溃疡破溃以后，疮口太小，引流不畅；或疮口僵硬，或胬肉突出，或腐肉不脱等妨碍收口时，均可使用。故本题选D。

11. 治疗体表脓肿，实施切开引流的有利时机是

A. 肿疡初起
B. 肿疡溃后
C. 脓肿肿疡出现透脓点
D. 肿疡肉芽暗红
E. 脓肿周围肿硬

答案：C

考点：切开法的具体应用（2014）

解析：当肿疡成脓之后，脓肿中央出现透脓点（脓腔中央最软的一点），即为脓已成熟，此时予以切开最为适宜。切口位置应以便于引流为原则，选择脓腔最低点或最薄弱处进刀。故本题选C。

12. 乳房部脓肿切开引流正确的切口选择是

A. 乳晕旁弧形切口
B. 乳晕处放射状切口
C. 乳房下缘弧形切口
D. 以乳头为中心弧形切口
E. 以乳头为中心放射状切口

答案：E

考点：切开法的具体应用（2016）

解析：成脓期局部按之有波动感或经穿刺抽脓抽得脓液者，应及时切开引流。一般采用与乳头方向呈放射状的切口，切口位置选择脓肿稍低的部位，切口长度与脓腔基底的大小基本一致，使引流通畅不致袋脓，但需避免手术损伤乳络形成乳漏。而乳晕部的浅表脓肿、乳房后的脓肿或乳房周边脓肿，则可在乳晕边缘或乳房周边作弧形切口。若脓腔较大者，必要时可在脓腔最低部作对口引流。脓肿小而浅者，可用针吸穿刺抽脓。故本题选E。

13. 溃疡脓腐已尽，新肉已生，但皮肉一时不能黏合者，治疗应选用

A. 结扎法
B. 箍围法
C. 引流法
D. 垫棉法
E. 针灸法

答案：D

考点：垫棉法的适应证（2014）

解析：结扎法适用于瘤、赘疣、痔、脱疽等病，以及脉络断裂引起的出血之症。箍围法：凡外疡不论初起、成脓及溃后，肿势散漫不聚，而无集中之硬块者，均可使用。引流法：①药线引流适用于溃疡疮口过小，脓水不易排出者；或已成瘘管、窦道者；②导管引流适用于附骨疽、流痰、流注等脓腔较深、脓液多且不易畅流者；③扩创术适用于痈、有头疽溃后有袋脓者，瘰疬溃后形成空腔者，脂瘤继发感染化脓时。垫棉法适用于溃疡脓出不畅有袋脓者；或疮孔窦道形成脓水不易排尽者；或溃疡脓腐已尽，新肉已生，但皮肉一时不能黏合者。针灸法：针刺适用于瘰疬、乳痈、乳癖、湿疮、瘾疹、蛇串疮、脱疽、内痔术后疼痛、排尿困难等。灸法适用于肿疡初起坚肿，特别是阴寒毒邪凝滞筋骨，而正气虚弱，难以起发，不能托毒外达者；或溃疡久不愈合，脓水稀薄，肌肉僵化，新肉生长迟缓者。故本题选D。

14. 下列各项，不属溻渍法适应证的是

A. 阳证疮疡初起
B. 阴证疮疡
C. 美容
D. 保健
E. 创面干燥，僵而不敛

答案：E

考点：溻渍法适应证（2006，2011）

解析：溻是将饱含药液的纱布或棉絮湿敷患处，渍是将患处浸泡在药液中。溻渍法是通过湿敷、淋洗、浸泡对患处的物理作用，以及不同药物对患部的药效作用，从而达到治疗目的的一种方法。适应证为阳证疮疡初起、溃后，半阴半阳证，阴证疮疡，美容，保健。故本题选E。

15. 疮疡不包括的疾病是

A. 无头疽
B. 有头疽

C. 发
D. 流注
E. 失荣

答案：E

考点：疮疡（2013）

解析：疮疡是各种致病因素侵袭人体后引起的一切体表化脓感染性疾病的总称，包括急性和慢性两大类。无头疽是发生于骨与关节间的急、慢性化脓性疾病的统称；有头疽是发生于肌肤间的急性化脓性疾病；发是病变范围较痈大的急性化脓性疾病，相当于西医的蜂窝组织炎；流注是发于肌肉深部的急性化脓性疾病；而失荣是发于颈部及耳之前后的岩肿。故本题选E。

16. 蛇眼疔的成脓时间是
    A. 2~3天
    B. 10天左右
    C. 7~10天
    D. 3~5天
    E. 2周

答案：A

考点：手足部疔疮的临床表现（2014）

解析：蛇眼疔初起多局限于手指甲一侧边缘的近端处，有轻微的红肿疼痛，一般2~3天即成脓，可在指甲背面透现一点黄色或灰白色，或整个甲身内有脓液。待出脓后即肿退痛除，迅速愈合；严重者脓出不畅，甲下溃空或胬肉突出，甚至指（趾）甲脱落。故本题选A。

17. 蛇头疔的成脓时间一般是
    A. 3天
    B. 5天
    C. 7天
    D. 10天
    E. 14天

答案：D

考点：手足部疔疮的临床表现（2014）

解析：生于指头顶端者，叫蛇头疔。蛇头疔初起指端觉麻痒而痛，继而刺痛、灼热疼痛，红肿不明显，中期肿势更大，手指末节呈蛇头状肿胀，成脓时有剧烈的跳痛，患肢下垂时疼痛更甚，局部触痛明显，往往影响睡眠和食欲。常伴恶寒、发热、头痛、全身不适等症状。一般约十天左右溃后脓出黄稠，逐渐肿消痛止，趋向痊愈。若处理不及时，任其自溃，溃后脓出臭秽，经久不尽，余肿不消，多为损骨征象。故本题

选D。

18. 蛇头疔溃脓期的治疗，应
    A. 沿甲旁0.2cm挑开引流
    B. 在指掌面一侧作纵行切口，必要时可对口引流
    C. 在指掌面正中切开，务必引流通畅
    D. 在手指侧面作纵行切口，切口长度不得超过上下指关节面
    E. 沿掌横纹切开，切口应够大，保持引流通畅

答案：B

考点：手足部疔疮成脓期切开引流要求（2015）

解析：成脓期脓成应切开排脓，一般应尽可能循经切开，根据患病部位不同，而选择不同的切口。蛇眼疔宜用刀尖沿甲旁0.2cm挑开引流。蛇头疔有脓后应及早切开，在指掌侧面作一纵切口，贯穿指端直至对侧，保持引流。蛇肚疔应在手指侧面作纵形切口，其长度不得超越上下指关节面。托盘疔应依掌横纹切开，切口应足够大，以保持引流通畅。故本题选B。

19. 红丝疔的好发部位是
    A. 面部
    B. 胸腹部
    C. 四肢后侧
    D. 四肢内侧
    E. 四肢外侧

答案：D

考点：红丝疔的定义（2016）

解析：红丝疔是发于四肢，皮肤呈红丝显露，迅速向上走窜的急性传染性疾病。好发于四肢内侧，常有手部生疔或皮肤破损等病史。故本题选D。

20. 治疗颈痈初起应选用
    A. 牛蒡解肌汤
    B. 黄连解毒汤
    C. 仙方活命饮
    D. 普济消毒饮
    E. 五味消毒饮

答案：A

考点：颈痈的治疗（2011）

解析：颈痈初起多为风热痰毒证，治宜散风清热、化痰消肿。用牛蒡解肌汤或银翘散加减。故本题选A。

21. 下列各项，不属发的临床特点的是

A. 初起仅有单个脓头
B. 红肿蔓延成片
C. 灼热疼痛
D. 全身症状明显
E. 红肿中央明显，四周较淡
答案：A
考点：发的含义与特点（2014）
解析：发的特点是初起无头，红肿蔓延成片，灼热疼痛，红肿以中心最为明显，而四周较淡，边界不清，有的3～5天后中央色褐腐溃，周围湿烂，伴有明显的全身症状。故本题选A。

22. 治疗锁喉痈初起，应首选的方剂是
A. 仙方活命饮
B. 牛蒡解肌汤
C. 普济消毒饮
D. 五味消毒饮
E. 黄连解毒汤
答案：C
考点：锁喉痈的治疗（2016）
解析：锁喉痈初起红肿绕喉，肿势散漫不聚，坚硬灼热疼痛，为痰热蕴结证，用普济消毒饮散风清热、化痰解毒。肿势渐趋局限，如按之中软应指者，脓出黄稠，热退肿减为热盛肉腐证，用仙方活命饮以清热化痰，和营托毒。故本题选C。

23. 发于肌肤间的急性化脓性疾患是
A. 疖
B. 有头疽
C. 疔
D. 附骨疽
E. 痈
答案：B
考点：有头疽的特点（2015）
解析：疖是发生于肌肤浅表部位、范围较小的急性化脓性疾病；有头疽是发于肌肤间的急性化脓性疾病；疔是一种发病迅速，易于变化而危险性较大的急性化脓性疾病；附骨疽是一种毒气深沉、附着于骨的化脓性疾病；痈是指发生于体表皮肉之间的急性化脓性疾病。故本题选B。

24. 流注的病因是
A. 跌打损伤，瘀血停留
B. 内郁湿火，外感风邪
C. 恣食膏粱厚味
D. 皮肤外伤感染毒邪

E. 患痧痘、麻疹之后，体虚余毒未清
答案：A
考点：流注的病因病机（2013）
解析：暑湿流注因夏秋季节感受暑湿，客于营卫，阻于肌肉而成。余毒流注因患疔疮、疖、痈，强行挤压或过早切开，或其他热病失于诊治，火热之毒流注入于血分，稽留于肌肉之中而发。瘀血流注多因跌打损伤，瘀血停留，或产后恶露停滞，经络为之壅滞而成。髂窝流注因由感受暑湿之邪外，还可由会阴、肛门、外阴、下肢皮肤破损或生疮疖，邪毒流窜，阻滞经络而成。故本题选A。

25. 内发丹毒的治法是
A. 疏风清热解毒
B. 疏肝泻火利湿
C. 利湿清热解毒
D. 凉血清热解毒
E. 清热化湿行瘀
答案：B
考点：丹毒的内外治法（2014）
解析：丹毒是患部皮肤突然发红成片、色如涂丹的急性感染性疾病，生于躯干部者为内发丹毒，其病因为肝脾湿火，应以清肝泻火利湿的治法。故本题选B。

26. 下列关于乳痈的主要病因病机，叙述错误的是
A. 乳汁淤积，阻塞乳络
B. 肝郁痰凝，积聚乳络
C. 肝郁胃热，闭塞乳络
D. 感受外邪，闭塞乳络
E. 胎气上冲，蕴阻乳络
答案：B
考点：乳痈的病因病机（2011）
解析：乳汁郁积是最常见的原因。肝郁胃热，情志不畅；产后饮食不节，阳明胃热壅滞，均可使乳络闭阻不畅。感受外邪，或乳儿含乳而睡，口中热毒之气侵入乳孔，均可使乳络郁滞不通，化热成痈。故本题选B。

27. 乳痈初起的治疗方法
A. 清热消肿
B. 疏肝解郁
C. 疏肝清胃
D. 凉血消肿
E. 疏肝健脾
答案：C

考点：乳痈的辨证论治（2012）

解析：乳痈初起多见乳汁郁积结块，皮色不变或微红，肿胀疼痛。伴有恶寒发热，周身酸楚，口渴，便秘，苔薄，脉数。为气滞热壅证，治宜疏肝清胃，通乳消肿。故本题选C。

28. 乳痈切开排脓的切口应该是
   A. 切口尽量大
   B. 切口宜高
   C. 纵切口
   D. 横切口
   E. 按乳络方向
   答案：E
   考点：乳痈成脓期切开术的要求（2006，2011）
   解析：乳痈切开排脓的切口应该沿乳络方向，避免手术损伤乳络形成乳漏。故本题选E。

29. 乳核的最好发年龄是
   A. 10～15岁
   B. 15～20岁
   C. 20～25岁
   D. 25～30岁
   E. 30～45岁
   答案：C
   考点：乳核的特点（2014）
   解析：乳核多发于20～25岁女性，其次是15～20岁和25～30岁女性。乳房内出现肿块，常为单发性，或多个在单侧或双侧乳房内出现，乳房各个象限均可发生，而以外上象限较多见。故本题选C。

30. 下列各项，与乳核的发生无关的是
   A. 情志内伤
   B. 月经周期
   C. 痰湿内生
   D. 气滞痰凝
   E. 冲任失调
   答案：B
   考点：乳核的病因病机（2013）
   解析：乳核多由于恼怒伤肝，忧思伤脾，导致肝脾两伤，气机阻滞，水湿失运，痰浊内生；或因冲任失调，痰瘀互结于乳房而成。肿块一般无疼痛，少数可有轻微刺痛或胀痛，但与月经无关。故本题选B。

31. 治疗乳岩冲任失调证，应首选的方剂是
   A. 神效瓜蒌散合开郁散
   B. 二仙汤合开郁散

C. 八珍汤合开郁散
D. 人参养荣汤合开郁散
E. 参苓白术散合开郁散
答案：B
考点：乳岩的辨证分型治疗（2014，2016）
解析：乳岩冲任失调的治法为调摄冲任，理气散结；方用二仙汤合开郁散加减。故本题选B。

32. 乳岩气血亏虚证用
   A. 神效瓜蒌散合开郁散
   B. 二仙汤合开郁散
   C. 八珍汤
   D. 参苓白术散或理中汤
   E. 人参养荣汤
   答案：E
   考点：乳岩的分型治疗（2011，2013）
   解析：乳岩多见5种典型证型。肝郁痰凝治宜疏肝解郁，化痰散结，用神效瓜蒌散合开郁散加减。冲任失调治宜调摄冲任，理气散结，用二仙汤合开郁散加减。正虚毒炽治宜调补气血，清热解毒，用八珍汤酌加清热解毒之品。气血两亏治宜补益气血，宁心安神，用人参养荣汤加味。脾虚胃弱治宜健脾和胃，用参苓白术散或理中汤加减。故本题选E。

33. 肉瘿可选用的外治法是
   A. 固阳玉龙膏掺黑退消
   B. 太乙膏掺红灵丹
   C. 阳和解凝膏掺桂麝散或黑退消
   D. 太乙膏掺阳毒内消散
   E. 阳和解凝膏掺阳毒内消散
   答案：C
   考点：肉瘿的辨证论治（2016）
   解析：肉瘿是由于情志抑郁，肝失调达，遂使肝郁气滞，肝旺侮脾，脾失健运，饮食入胃，不能化生精微，形成痰浊内蕴，湿痰留注于任、督，汇集于结喉，聚而成形，遂成本病。外治法为阳和解凝膏掺桂麝散或黑退消。故本题选C。

34. 瘿痈的治疗大法是
   A. 益气养阴，化痰散结
   B. 理气解郁，化痰软坚
   C. 疏肝活血，化痰散结
   D. 疏肝清热，化痰散结
   E. 疏肝解郁，化痰散结
   答案：D
   考点：瘿痈的内外治法（2015）

解析：瘿痈是由于风温、风火客于肺胃，或内有肝郁胃热，积热上壅，灼津为痰，蕴阻经络，以致气血运行不畅，气血痰热凝滞于肺胃之外系，结于喉部而成。本病以内治为主，宜疏肝清热、化痰散结。故本题选D。

35. 不属于脂瘤好发部位的是
   A. 关节部
   B. 头面部
   C. 下肢
   D. 手掌
   E. 上肢
   答案：A
   考点：脂瘤的诊断（2013）
   解析：脂瘤好发于头面部、背部、臀部等皮脂腺、汗腺丰富的部位。故本题选A。

36. 治疗小面积毛细血管瘤轻症，可用
   A. 风油膏
   B. 冲和膏
   C. 五妙水仙膏
   D. 清凉膏合藤黄膏
   E. 云南白药膏
   答案：C
   考点：血瘤的治疗（2013）
   解析：对于小面积毛细血管瘤及海绵状血管瘤可用五妙水仙膏外擦；清凉膏合藤黄膏外敷，包扎固定，每日换药一次，以促其消散；若血瘤出血，可用云南白药掺敷伤口，既可止血，又具消散作用。故本题选C。

37. 发于颈部及耳之前后的岩肿，属于
   A. 石瘿
   B. 瘰疬
   C. 流痰
   D. 失荣
   E. 肉瘤
   答案：D
   考点：失荣的概念（2014）
   解析：失荣是发于颈部及耳之前后的岩肿，因其晚期气血亏虚而瘀滞，出现面容憔悴，形体消瘦，状如树木失去荣华而得名。故本题选D。

38. 热疮的治疗原则是
   A. 清暑利湿
   B. 疏风清热止痒
   C. 清热解毒散结
   D. 清热解毒养阴
   E. 清热利湿，行气止痛

答案：D
考点：热疮的治疗（2014）
解析：热疮的病因病机主要为外感风温热毒，阻于肺胃二经，蕴蒸皮肤而生；或由肝经湿热下注，阻于阴部而成疮；或因反复发作，热邪伤津，阴虚内热所致。故本病以清热解毒养阴为主要治法。故本题选D。

39. 蛇串疮的皮损特点为
   A. 初起为掌心或指缝水疱或掌部皮肤角化脱屑、水疱
   B. 初起为红斑，或为水疱，约黄豆、豌豆大小
   C. 约如指甲盖大小的黄红色鳞屑斑
   D. 簇集型水疱，内含透明浆液
   E. 簇集型水疱，累累如串珠
   答案：E
   考点：蛇串疮的概念与特点（2013）
   解析：蛇串疮特点是皮肤上出现红斑、水疱或丘疱疹，累累如串珠，排列呈带状，沿一侧周围神经分布。初期为带状红斑，继而出现粟米至黄豆大小簇集成群的水疱，疱液初澄明，数日后混浊化脓，或部分破裂，重者有出血点、血疱或坏死。故本题选E。

40. 传染性软疣的首选治疗措施是
   A. 内治
   B. 中药外洗
   C. 推疣
   D. 挑治
   E. 鸦胆子散敷贴
   答案：D
   考点：传染性软疣的治疗（2016）
   解析：扁平疣、疣目宜内外合治，其余疣多采用外治为主。鼠乳相当于西医学中的传染性软疣，皮损为半球形丘疹，米粒至黄豆、豌豆大小，中央有脐凹，表面有蜡样光泽，挑破顶端可挤压出白色乳酪样物。其外治法用消毒针头挑破患处，挤尽白色乳酪样物，再用碘酒或浓石炭酸溶液点患处。故本题选D。

41. 鼠乳的最佳治疗方法是
   A. 结扎法
   B. 挂线法
   C. 内治法
   D. 挑治法
   E. 砭镰法
   答案：D

考点：传染性软疣的治疗（2015）

解析：发于胸背部有脐窝的赘疣称鼠乳，皮损为半球形丘疹，米粒到黄豆、豌豆大小，中央有脐凹，表面有蜡样光泽，挑破顶端可挤压出白色乳酪样物。扁平疣、疣目宜内外合治，其余疣多采用外治为主。鼠乳的外治疗法用消毒针头挑破患处，挤尽白色乳酪样物，再用碘酒或浓石炭酸溶液点患处。故本题选D。

42. 下列各项，常发于多汗体质青年，并可在家庭中相互传染的是
    A. 白秃疮
    B. 肥疮
    C. 鹅掌风
    D. 圆癣
    E. 花斑癣
    答案：E
    考点：花斑癣的临床特点（2016）
    解析：紫白癜风相当于西医学的花斑癣，俗称汗斑，常发于多汗体质青年，并可在家庭中互相传染。本病属于中医学的癣，即浅部真菌性皮肤病，癣都具有传染性、长期性和广泛性的特点，花斑癣常发于多汗体质青年。故本题选E。

43. 治疗虫咬皮炎热毒蕴结证，应首选的方剂是
    A. 五味消毒饮合清营汤
    B. 黄连解毒汤合犀角地黄汤
    C. 五味消毒饮合黄连解毒汤
    D. 仙方活命饮合清营汤
    E. 银翘散合消风霜
    答案：C
    考点：虫咬皮炎的辨证论治（2016）
    解析：虫咬皮炎热毒蕴结证的治法为清热解毒，消肿止痒。方用五味消毒饮合黄连解毒汤加地肤子、白鲜皮、紫荆皮。故本题选C。

44. 皮肤出现大小不同，形态各异的白斑的病因病机是
    A. 气血失和，脉络瘀阻
    B. 风寒、风热客于肌表，营卫失调
    C. 风湿热之邪阻滞肌肤
    D. 病久耗伤阴液，营血不足，血虚生风生燥
    E. 湿浊内生，蕴久化热，湿热蕴阻肌肤
    答案：A
    考点：白驳风的病因病机（2015）
    解析：白驳风是以皮肤出现大小不同、形态各异的白斑为主要临床表现的后天性局限性色素脱失性皮肤病。本病总由气血失和、脉络瘀阻所致，病因为情志内伤，气机不畅、复受风邪搏于皮肤；或素体肝肾虚弱，或亡精失血伤及肝肾，郁于肌肤；或跌打损伤、化学灼伤，脉络瘀阻，肌肤腠理失养，酿成白斑。故本题选A。

45. 患者发生药毒感染的重复用药时间一般是
    A. 36小时
    B. 32小时
    C. 28小时
    D. 24小时
    E. 20小时
    答案：D
    考点：药毒的诊断（2011，2014）
    解析：药毒的发生有一定的潜伏期，第一次发病多在用药后5~20天内，重复用药常在24小时时发生，短者甚至在用药后瞬间或数分钟内发生。故本题选D。

46. 药毒潜伏期的是
    A. 5~10天
    B. 5~15天
    C. 10~20天
    D. 10~25天
    E. 5~20天
    答案：E
    考点：药毒的诊断（2012）
    解析：参见45题。故本题选E。

47. 尿道口有白色分泌物溢出，可诊断为
    A. 急性淋病
    B. 尿路感染
    C. 阴道感染
    D. 梅毒
    E. 尖锐湿疣
    答案：A
    考点：淋病的诊断（2012）
    解析：淋病特点有：通常以尿道轻度不适起病，数小时后出现尿痛和脓性分泌物。当病变扩展至后尿道时可出现尿频、尿急。检查可见脓性黄绿色尿道分泌物，尿道口红肿，因为细菌感染引起，腹股沟区淋巴结可肿大。故本题选A。

48. 一期梅毒的主要表现是
    A. 硬下疳
    B. 杨梅性白斑
    C. 杨梅疮
    D. 玫瑰疹
    E. 杨梅结毒

答案：A

考点：梅毒的诊断（2016）

解析：梅毒根据病程长短分为一期梅毒、二期梅毒、三期梅毒，其中一期梅毒主要表现为疳疮（硬下疳）和横痃（硬化性淋巴结炎）。二期梅毒的主要表现为杨梅疮，皮损可有斑疹（玫瑰疹）等。三期梅毒主要表现为杨梅结毒。故本题选A。

49. 疳疮自然消退的时间是

    A. 1～2周
    B. 3～4周
    C. 6～8周
    D. 7～10周
    E. 11～12周

答案：B

考点：梅毒的诊断（2014）

解析：一期梅毒主要表现为疳疮（硬下疳）和横痃（硬化性淋巴结炎）。疳疮不经治疗，可在3～4周后消失，而淋巴结肿大持续时间较久。故本题选B。

50. 直肠末端黏膜下和肛管皮肤下的静脉丛发生扩大、曲张所形成的柔软静脉团，属于

    A. 痔
    B. 直肠息肉
    C. 肛乳头肥大
    D. 肛裂
    E. 直肠癌

答案：A

考点：痔的概念（2013）

解析：痔是直肠末端黏膜下和肛管皮肤下的静脉丛发生扩大、曲张所形成的柔软静脉团，又称痔疮、痔核。直肠息肉发生于直肠黏膜上的赘生物，是一种常见的直肠良性肿瘤。肛裂是齿状线下肛管皮肤纵形全层裂开或形成的缺血性溃疡。故本题选A。

51. 初期以无痛性便血为主要症状的疾病是

    A. 肛裂
    B. 肛痈
    C. 肛瘘
    D. 外痔
    E. 内痔

答案：E

考点：内痔的诊断（2014）

解析：内痔初期主要表现为无痛性便血，血液与大便不相混合，出血呈间歇性。肛裂以肛门

周期性疼痛为主要症状，大便时出血，量不多，鲜红色。肛痈主要表现为肛门周围皮肤发红、疼痛、肿胀、结块，伴不同程度全身症状。肛瘘以局部反复流脓、疼痛、瘙痒为主要症状。外痔特点是自觉肛门坠胀、疼痛、有异物感。故本题选E。

52. 内痔可分为

    A. 二期
    B. 三期
    C. 四期
    D. 五期
    E. 六期

答案：C

考点：内痔的诊断（2013）

解析：内痔可分为四期：Ⅰ期内痔痔核较小，不脱出，以便血为主。Ⅱ期内痔痔核较大，大便时可脱出肛外，便后自行回纳，便血或多或少。Ⅲ期内痔痔核更大，大便时痔核脱出肛外，甚至行走、咳嗽、站立时也会脱出，不能自行回纳，须用手推回。Ⅳ期内痔痔核脱出，不能及时回纳，嵌顿于外，因充血、水肿和血栓形成，以致肿痛、糜烂和坏死。故本题选C。

53. 内痔的注射疗法中，应用消痔灵注射液最多

    A. 1～3mL
    B. 3～5mL
    C. 5～8mL
    D. 8～10mL
    E. 15～30mL

答案：E

考点：痔的治疗（2014）

解析：内痔注射疗法常用药物为消痔灵注射，每个痔核注射1～3mL，注入药量多少的标志以痔核弥漫肿胀为度，总量不超过30mL。故本题选E。

54. 贯穿结扎法最适用的是

    A. 内痔嵌顿
    B. 静脉曲张性外痔
    C. 血栓性外痔
    D. 赘皮外痔
    E. Ⅱ、Ⅲ期内痔

答案：E

考点：痔的治疗（2006，2011）

解析：贯穿结扎法：用丝线贯穿结扎于痔根部，以阻断病变部位的气血流通，达到使痔核坏死脱落的目的。适应证为Ⅱ、Ⅲ期内痔，尤其是

纤维型内痔更为适宜。故本题选 E。

55. 运用脓肿一次切开法治疗肛痈，与分次手术最主要的区别是
    A. 切口呈放射状
    B. 切口长度与脓肿等长
    C. 将内口组织切开并搔刮清除
    D. 分开脓腔的纤维间隔
    E. 术后常规换药
    答案：C
    考点：肛痈的治疗（2016）
    解析：脓肿一次切开法切口呈放射状，长度与脓肿等长，使引流通畅，同时寻找齿线处感染的肛隐窝或内口，将切口与内口之间的组织切开，并搔刮清除，以免形成肛漏。分次手术切口在压痛或波动明显处尽可能靠近肛门，切口呈弧状或放射状，须有足够长度，用红油膏纱布引流，保持引流通畅，待肛漏形成后按肛漏处理。故二者最大区别是前者要将内口组织切开并搔刮清除，避免形成肛漏。故本题选 C。

56. 高位肛漏最宜选用的手术方法是
    A. 切开法
    B. 切开疗法+挂线疗法
    C. 结扎法
    D. 垫棉法
    E. 引流法
    答案：B
    考点：肛漏的挂线疗法和切开疗法的适应证（2015）
    解析：切开疗法的适应证为低位单纯性肛漏和低位复杂性肛漏，对高位肛漏切开时，必须配合挂线疗法，以免造成肛门失禁。故本题选 B。

57. 陈旧性肛裂，伴有结缔组织外痔、乳头肥大等，手术方法宜选
    A. 切开法
    B. 纵切横缝法
    C. 微创疗法
    D. 侧切法
    E. 扩肛法
    答案：A
    考点：肛裂手术治疗的不同方法及其适应证（2011）
    解析：扩肛法适用于早期肛裂，无结缔组织外痔、肛乳头肥大等。切开疗法适用于陈旧性肛裂，伴有结缔组织外痔、乳头肥大等。肛裂侧切

术适用于陈旧性肛裂不伴有结缔组织外痔、皮下瘘等。纵切横缝法适用于陈旧性肛裂伴有肛管狭窄者。故本题选 A。

58. 治疗子痈气滞痰凝证的代表方剂是
    A. 小金丸
    B. 橘核丸
    C. 二陈汤
    D. 抵当丸
    E. 橘核汤
    答案：B
    考点：子痈的治疗（2013）
    解析：子痈气滞痰凝证表现为附睾结节，子系粗肿，轻微触痛，或牵引少腹不适；多无全身症状，舌淡苔薄白或腻，脉弦滑。应治以疏肝理气，化痰散结，方用橘核丸加减。故本题选 B。

59. 子痰初起内治宜用
    A. 透脓散
    B. 五味消毒饮
    C. 黄连解毒汤
    D. 阳和汤
    E. 滋阴除湿汤
    答案：D
    考点：子痰的治疗（2014）
    解析：子痰初起硬结期，肾子处坠胀不适，附睾硬结，子系呈串珠状肿硬，苔薄，脉滑，属浊痰凝结证，应治以温经通络，化痰散结，方药用阳和汤加减，配服小金丹。故本题选 D。

60. 治疗子痰阴虚内热证，应首选的方剂是
    A. 阳和汤合小金丹
    B. 开郁散合增液汤
    C. 滋阴除湿汤合透脓散
    D. 六味地黄丸合透脓散
    E. 增液汤合知柏地黄丸
    答案：C
    考点：子痰的治疗（2016）
    解析：子痰阴虚内热证见于中期成脓期，病程日久，肾子硬结逐渐增大并与阴囊皮肤粘连，阴囊红肿疼痛，触之可有应指感；伴低热，盗汗，倦怠；舌红，少苔，脉细数。应治以养阴清热，除湿化痰，佐以透脓解毒，方用滋阴除湿汤合透脓散。故本题选 C。

61. 前列腺炎的主要临床表现是
    A. 无痛性血尿
    B. 精液中有血
    C. 尿中有血，并有腰部剧痛

D. 尿频、进行性排尿困难

E. 尿频急而痛，尿末常有白色分泌物

答案：E

考点：慢性前列腺炎的诊断（2000，2003）

解析：前列腺炎临床表现不一，患者可出现轻微的尿频、尿急、尿痛、尿道内灼热不适或排尿不净之感；有的在排尿终末或大便用力时，自尿道滴出少量乳白色的前列腺液。故本题选 E。

62. 下列全身受冻的复温措施，错误的是

A. 用雪搓、火烤

B. 少量饮酒

C. 姜汤热饮

D. 40℃ 左右温水浸泡

E. 可将伤者置于救护者怀中

答案：A

考点：严重全身冻疮的复温方法（2016）

解析：全身性冻伤患者应脱去冰冷潮湿衣服、鞋袜，如衣服鞋袜连同肢体冻结，可立即浸入 40℃ 左右温水浸泡，融化后脱下。可予姜汤、糖水等热饮，一时无法获得热水，可将伤者置于救护者怀中或腋下复温。早期复温过程中严禁用雪搓、用火烤或冷水浴。故本题选 A。

63. 对冻僵患者立即施行局部或全身快速复温的水温为

A. 36～37℃

B. 37～38℃

C. 38～42℃

D. 42～43℃

E. 43～44℃

答案：C

考点：严重全身冻疮的复温方法（2013）

解析：全身性冻伤患者应脱去冰冷潮湿衣服、鞋袜，如衣服鞋袜连同肢体冻结，可立即浸入 40℃ 左右温水浸泡，融化后脱下。故本题选 C。

64. 烧伤面积的计算按中国九分法，双上肢面积占

A. 9%

B. 18%

C. 27%

D. 36%

E. 45%

答案：B

考点：烧伤面积的计算方法（2006，2011）

解析：中国九分法将全身体表面积分为 11 个 9 等份。成人头、面、颈部为 9%；双上肢为 2×9%；躯干前后包括外阴部为 3×9%；双下肢包括臀部为 5×9%+1%=46%。故本题选 B。

65. 蛇咬伤后立刻用绳子在伤口上方超过 1 个关节结扎的目的是

A. 以防邪毒内陷

B. 促进局部排毒

C. 破坏蛇毒

D. 以防创口闭合

E. 避免局部感染

答案：A

考点：毒蛇咬伤的治疗措施（2015）

解析：毒蛇咬伤后，应立即用柔软的绳子或布袋在伤口上方超过 1 个关节结扎，结扎松紧度以能阻断淋巴液和静脉血的回流而不妨碍动脉血为宜，故目的是防止邪毒内陷。故本题选 A。

66. 潜伏期为 4～14 天，属于伏而后发的疾病是

A. 冻疮

B. 破伤风

C. 肠痈

D. 毒蛇咬伤

E. 胆石症

答案：B

考点：破伤风的临床表现（2013）

解析：破伤风的特点是有皮肉破伤史，有一定潜伏期，一般为 4～14 天。冻疮是遭受寒邪侵袭引起的损伤，肠痈是发于肠道的痈肿，与毒蛇咬伤、胆石症均不是伏而后发的疾病。故本题选 B。

67. 肌肉强直性痉挛是破伤风的典型症状之一，其首先出现的部位是

A. 上肢

B. 下肢

C. 头面

D. 颈项

E. 躯干

答案：C

考点：破伤风的临床表现（2006，2011）

解析：典型表现为肌肉持续性强直收缩及阵发性抽搐，最初出现咀嚼不便、咀嚼肌紧张，疼痛性强直，张口困难，苦笑面容，吞咽困难，颈项强直，角弓反张，呼吸困难，紧张，甚至窒息。故本题选 C。

68. 肠痈湿热证，选方为

A. 大黄牡丹汤

B. 复方大柴胡汤
C. 大黄牡丹汤合红藤煎
D. 大黄牡丹汤合透脓散
E. 附子薏苡仁汤合透脓散
答案：B
考点：肠痈的辨证论治（2011）
解析：肠痈内治常见3个证型。瘀滞证治宜行气活血，通腑泄热，用大黄牡丹汤合红藤煎剂加减。湿热证治宜通腑泄热，解毒利湿透脓，用复方大柴胡汤加减。热毒证治宜通腑排脓，养阴清热，用大黄牡丹汤合透脓散加减。故本题选B。

69. 股肿湿热下注证，证见发病较急，下肢粗肿，局部发热、发红、疼痛，活动受限，舌质红，苔黄腻，脉弦滑。选方为
   A. 活血通脉汤
   B. 四妙勇安汤
   C. 参苓白术散
   D. 大黄牡丹汤
   E. 附子薏苡仁汤
答案：B
考点：股肿的辨证论治（2011）
解析：股肿内治常见3个证型。湿热下注治宜清热利湿，活血化瘀，用四妙勇安汤。血脉瘀阻治宜活血化瘀，通络止痛，用活血通脉汤。气虚湿阻治宜益气健脾，祛湿通络，用参苓白术散。故本题选B。

70. 血栓性浅静脉炎好发于
   A. 上肢
   B. 下肢
   C. 胸腹壁
   D. 颈项
   E. 背腰部
答案：B
考点：血栓性浅静脉炎的临床表现（2014）
解析：血栓性浅静脉炎发病以肢体浅静脉呈条索状突起、色赤、形如蚯蚓、硬而疼痛为特征，部位则以四肢多见，尤其多见下肢，次为胸腹壁处。故本题选B。

71. 治疗血栓性浅静脉炎湿热瘀阻证，应首选的方剂是
   A. 五神汤合四妙勇安汤
   B. 萆薢渗湿汤合五神汤
   C. 二妙散合茵陈赤豆汤
   D. 四妙散合五神汤

E. 六味地黄丸合四妙散
答案：C
考点：血栓性浅静脉炎的辨证论治（2016）
解析：血栓性浅静脉炎湿热瘀阻证的治法为清热利湿，解毒通络，方用二妙散合茵陈赤豆汤加减。故本题选C。

72. 顾步汤适用的脱疽证候是
   A. 寒湿阻络
   B. 血脉瘀阻
   C. 湿热毒盛
   D. 热毒伤阴
   E. 气阴两虚
答案：D
考点：脱疽的辨证论治（2006，2014）
解析：脱疽内治常见5个证型。寒湿阻络治宜温阳散寒，活血通络，用阳和汤加减。血脉瘀阻治宜活血化瘀，通络止痛，用桃红四物汤加减。湿热毒盛治宜清热利湿，解毒活血，用四妙勇安汤加减。热毒伤阴治宜清热解毒，养阴活血，用顾步汤加减。气阴两虚治宜益气养阴，用黄芪鳖甲汤加减。故本题选D。

【A2型题】

73. 患者，男，23岁。右前臂内侧有红丝一条，向上走窜，停于肘部。用砭镰疗法的操作要点是
   A. 沿红线两头，针刺出血
   B. 梅花针沿红线点刺，微微出血
   C. 用三棱针沿红线寸寸挑断，并微微出血
   D. 用三棱针点刺出血
   E. 梅花针沿红线点刺，微微出血，并加神灯照法
答案：C
考点：砭镰法的用法（2006）
解析：砭镰疗法的操作要点是用三棱针沿红线寸寸挑断，并微微出血。故本题选C。

74. 患者1周前因外伤出现右手食指红肿热痛。肿胀呈圆柱状。皮色光亮，关节轻度屈曲，不能伸展，现局部跳痛明显，拟切开排脓。应选择的切口部位是
   A. 指掌侧面
   B. 指掌正中
   C. 手指侧面
   D. 手指正中
   E. 食指关节处
答案：C

考点：切开法的具体应用（2016）

解析：手指脓肿应从侧方切开；关节区附近的脓肿，切口尽量避免损坏关节；若为关节区脓肿，一般施行横切口、弧形切口或"S"形切口，因为纵切口在疤痕形成后易影响关节功能。故本题选 C。

75. 患者，女，50 岁。面部出现小结节，红肿热痛，逐渐肿大并隆起，出现脓栓。其诊断是

A. 疖
B. 痈
C. 疽
D. 丹毒
E. 痰核

答案：A

考点：疖的临床表现（2011）

解析：疖常见 4 种。有头疖见皮肤上红色结块，约 3cm，灼热疼痛，突起根浅，中心有一脓头，出脓即愈。无头疖见皮肤上红色结块，约 3cm，无脓头，表面灼热，触之疼痛，2～3 天化脓，溃后多迅速愈合。蝼蛄疖多发于儿童头部，常见两种。坚硬型，疮形肿势小，但根脚坚硬，溃破出脓而坚硬不退，愈合后还会复发，常一处未愈，他处又生。多发型，疮大如梅李，相联三五枚，溃破脓出而不易愈合，日久头皮空，如蝼蛄串穴之状。病久可损及颅骨，如以探针或药线探之，可触及粗糙的骨质。疖病好发于项后发际、背部、臀部，几个到几十个，反复发作，缠绵不愈。也可在身体各处散发疖肿，一处将愈，他处续发，或间隔周余、月余再发。患消渴病、习惯性便秘或营养不良者易患本病。痈、疽、丹毒多伴发热等全身症状，痰核多为阴证表现。故本题选 A。

76. 患者行注射治疗后，出现臀部结块坚硬，漫肿不红，病情进展缓慢，无全身症状，舌苔白腻，脉缓。其诊断是

A. 臀痈
B. 肉瘤
C. 流痰
D. 内陷
E. 无头疽

答案：A

考点：臀痈的临床特点（2016）

解析：臀痈是发生于臀部肌肉丰厚处范围较大的急性化脓性疾病。由肌肉注射引起者俗称针毒。局部常有注射史。慢性者初起多有漫肿，皮色不变，红热不显而结块坚硬，有疼痛或压痛，患肢步行不便，进展较为缓慢，全身症状也不明显。故本题选 A。

77. 患者，男，27 岁。左眉上出现一坚硬肿块，约 1cm×1cm，中有一粟粒样脓头，坚硬根深，如钉丁之状，疼痛剧烈，左上眼睑肿胀明显，不能睁眼，伴发头痛。其诊断是

A. 痈
B. 发
C. 疖
D. 疔疮
E. 有头疽

答案：D

考点：颜面部疔疮的临床表现（2005）

解析：疔疮是常见的外科急症，好发于面部和指端。因其初起形小根深，底脚坚硬如钉，故名疔疮。本病初起状如粟粒，色或黄或紫，或起脓水疱、脓疱，根结坚硬如钉，自觉麻痒而疼痛轻微，继则红肿灼热，疼痛增剧，多有寒热。故本题选 D。

78. 患者，女，25 岁。左侧手臂内侧有红丝一条，向上走窜，停于肘部，可选用砭镰法治疗。其诊断是

A. 蛇头疔
B. 蛇眼疔
C. 红丝疔
D. 蛇肚疔
E. 托盘疔

答案：C

考点：红丝疔的特点（2011）

解析：红丝疔是发于四肢，皮肤呈红丝显露，迅速向上走窜的急性感染性疾病。红丝细者，宜用砭镰法治疗。蛇眼疔、蛇头疔、蛇肚疔、托盘疔、足底疔均是常见的手足部疔疮。故本题选 C。

79. 患者，男，50 岁。1 周前项后发际处突发一肿块，红肿热痛，渐渐加剧，其后出现多个粟米样脓头，部分溃破溢脓。其治法是

A. 凉血祛风，行瘀通络
B. 凉血清热，解毒利湿
C. 和营托毒，清热利湿
D. 清热解毒，活血通络
E. 养阴清热，托毒透邪

答案：C

考点：有头疽的内治方法（2005）

解析：有头疽湿热壅滞证初期，患部起一肿块，上有粟粒状脓头，随即焮肿高大，脓头相继增多，皮色潮红，疼痛日增，伴有恶寒发热，头痛等全身症状，舌质红，苔薄黄，脉滑数。中期疮面逐渐腐烂，形如蜂窝，脓出黄稠，壮热恶寒，口渴，溲赤便秘，苔黄腻，脉弦数。溃后脓液畅泄，腐肉脱落，全身症状随之减轻或消失。继则脓尽肌生，疮口平复。本患者证属湿热壅滞证，治宜和营托毒，清热利湿。故本题选C。

80. 患者，男，40岁。背部有一圆形块物，中央有一黑头，近1周局部结块增大，红肿疼痛，按之中软应指，伴有发热，舌红苔黄，脉数，外治应首选
   A. 手术切除
   B. 切开排脓
   C. 三黄洗剂外搽
   D. 金黄散水调外敷
   E. 青黛散油调外敷
   答案：B
   考点：有头疽的外治方法（2005）
   解析：有头疽溃脓期脓已成，有波动感，按之中软应指，宜切开排脓。故本题选B。

81. 新生儿，臀部突然出现小红斑片，迅速蔓延成大片鲜红斑，游走不定，边界清楚，压之皮肤红色减退，放手后立即恢复，患部皮肤肿胀，表面紧张光亮，摸之灼手。其诊断应是
   A. 热疮
   B. 疥疮
   C. 血风疮
   D. 赤游丹毒
   E. 浸淫疮
   答案：D
   考点：丹毒的临床特点（2014）
   解析：丹毒发病急骤，初起往往先有恶寒发热、头痛骨楚、胃纳不香、便秘溲赤等全身症状。继则局部见小片红斑，迅速蔓延成大片鲜红斑，略高出皮肤表面，边界清楚，压之皮肤红色稍退，放手后立即恢复，表面紧张光亮，摸之灼手，肿胀、触痛明显。一般预后良好，约经5~6天后消退，皮色由鲜红转暗红或棕黄色，最后脱屑而愈。病情严重者，红肿处可伴有瘀点、紫斑，或大小不等的水疱，偶有化脓或皮肤坏死。亦有一边消退，一边发展，连续不断，缠绵数周者。新生儿多生于臀部，称赤游丹，多有皮肤坏死，全身症状严重。故本题选D。

82. 患者头面部皮肤焮红灼热，肿胀疼痛，甚则发生水疱，眼睑肿胀难睁，伴恶寒，发热，头痛，舌质红，苔薄黄，脉浮数。治疗应选用
   A. 普济消毒饮
   B. 化斑解毒汤
   C. 犀角地黄丸
   D. 黄连解毒汤
   E. 五神汤
   答案：A
   考点：丹毒的内治法（2014）
   解析：风热毒邪犯上，与血分热邪蕴结，郁阻肌肤，故见头面部皮肤焮红灼热，甚则发生水疱；经络阻塞，气血不畅，故皮肤肿胀疼痛，甚则眼胞肿胀难睁，或伴头痛；风热毒邪与正气相争，故见恶寒发热；舌红、苔薄黄、脉滑数为邪热尚在表之象。治法：疏风清热解毒。方药：普济消毒饮加减。故本题选A。

83. 患者胸腹部皮肤红肿蔓延，摸之灼手，肿胀疼痛，伴口苦且干，舌红，苔黄腻，脉弦滑数。治疗首选
   A. 仙方活命饮
   B. 普济消毒饮
   C. 银翘解毒丸
   D. 化斑解毒汤
   E. 黄连解毒汤
   答案：D
   考点：丹毒的内治法（2013）
   解析：患者皮肤红肿蔓延，其病为丹毒，因其发于胸腹部，故为内发丹毒；摸之灼手，肿胀疼痛，为火热之象，其口苦且干，舌红，苔黄腻，脉弦滑数，为肝脾湿火证。治法为清肝泻火利湿，方用柴胡清肝汤、龙胆泻肝汤或化斑解毒汤加减。故本题选D。

84. 患者，女，27岁。左乳胀痛3天，乳汁郁积结块，皮色微红微热，伴恶寒发热，脉滑数。其外治法是
   A. 切开引流，金黄散外敷
   B. 药线引流，金黄散外敷
   C. 湿热疗法，金黄散外敷
   D. 乳房按摩，金黄散外敷
   E. 火针刺脓，金黄散外敷
   答案：D
   考点：乳痈的辨证论治（2016）
   解析：情志内伤，肝气郁结，郁久化热，加之产后恣食厚味，胃内积热，以致肝胃蕴热，气

血凝滞，乳络阻塞，不通则痛，故乳房肿胀疼痛有块；毒热内蕴，故患侧乳房皮肤微红；邪热内盛，正邪相争，营卫失和，故恶寒发热、头痛骨楚；胃经热盛，故口渴、便秘、舌红苔薄黄；弦脉属肝，数脉主热。故为乳痈初起，应以乳房按摩、金黄散外敷。故本题选 D。

85. 患者，女，45 岁。乳房肿块月经前加重，经后缓解，伴有腰酸乏力。神疲倦怠，月经失调，量少色清，舌淡苔白，脉沉细。其治法是
 A. 疏肝散结
 B. 化痰散结
 C. 调摄冲任
 D. 调补气血
 E. 行气活血
答案：C
考点：乳癖的辨证论治（2006，2016）
解析：乳癖是以乳房有形状大小不一的肿块、疼痛，与月经周期相关为主要表现的乳腺组织的良性增生性疾病。其人冲任失调，上则乳房痰浊凝结，故乳房肿块伴胀痛；下则经水逆乱，故月经周期紊乱，量少色淡，甚或闭经；脾失健运，气血亏虚，故神疲乏力、头晕；冲为血海，隶属肝肾，冲任失调，肝气不疏，故经前加重，经水一行，肝气得疏，故经后缓减；肝肾不足，故腰酸乏力；舌淡、脉沉细为冲任失调之象。治法为调摄冲任。故本题选 C。

86. 患者，女，50 岁。乳房局部可见一肿块，皮色不变，质硬而边界不清，性情急躁，胸闷胁胀，苔薄，脉弦。治疗应首选
 A. 银花甘草汤
 B. 逍遥散合桃红四物汤
 C. 丹栀逍遥散
 D. 神效瓜蒌散合开郁散
 E. 二仙汤合开郁散
答案：D
考点：乳岩的辨证分型治疗（2013）
解析：乳房局部可见一肿块，皮色不变，质硬而边界不清，可诊断为乳岩，好发于 40～60 岁。其人肝郁气滞，脾失健运，痰湿内生，以致气郁痰湿交阻乳络，故乳房肿块，皮色不变，质地坚硬，边界不清；肝失疏泄，故性情急躁；肝郁气滞，故胸闷胁胀；舌淡、苔薄、脉弦均为肝郁气滞之象。治法为疏肝解郁、化痰散结。方以神效瓜蒌散合开郁散加减。故本题选 D。

87. 患者，女，19 岁。半月前无意中发现颈部粗大，无异常不适。颈部呈弥漫性肿大，边缘不清，皮色不变，无触痛，并可扪及数个大小不等的结节，随吞咽动作而上下移动。具体诊断是
 A. 气瘿
 B. 石瘿
 C. 肉瘿
 D. 瘿痈
 E. 颈痈
答案：A
考点：气瘿的临床表现（2005）
解析：气瘿，肿块柔软无痛，可随喜怒而消长。石瘿，即甲状腺癌，特点是喉结两侧结块，坚硬如石，高低不平，推之不移。肉瘿，即甲状腺良性肿瘤，无痛，发展缓慢，随吞咽上下移动。瘿痈，喉结两侧肿块，色红灼热，疼痛肿胀，甚而化脓。颈痈，多见于儿童，冬春易发，初起时局部肿胀、灼热、疼痛而皮色不变，结块边界清楚，具有明显的风温外感症状，相当于颈部急性化脓性淋巴结炎。故本题选 A。

88. 患者，女，27 岁。发现颈前部右侧结块半月，自觉作胀。检查：肿块约有 1.5cm×1.5cm，边界清，表面光滑，柔韧而圆，随吞咽上下移动，无压痛。其诊断是
 A. 气瘿
 B. 肉瘿
 C. 瘿痈
 D. 颈痈
 E. 瘰核
答案：B
考点：肉瘿的特点（2005）
解析：参见 87 题。故本题选 B。

89. 患者，男，27 岁。结喉两侧局部见肿块，疼痛明显，常牵扯颌下、耳后或枕部，拒按，伴恶寒发热、头痛、口渴、咽干，舌红苔薄黄，脉浮数或滑数。治疗应首选
 A. 牛蒡解肌汤
 B. 柴胡疏肝散
 C. 四海疏郁丸
 D. 海藻玉壶汤
 E. 逍遥散
答案：A
考点：瘿痈的辨证论治（2014）
解析：风热客于肺胃，灼津为痰，积热挟痰上壅，蕴结于结喉，故颈部结块；风热痰凝，蕴阻经络，气血运行不畅，故结块疼痛；毒热炽

盛，故见寒战高热、咽干、脉滑数等热象；苔薄黄、脉浮数均为风热上壅之象。治法为疏风清热化痰。方用牛蒡解肌汤加减。故本题选 A。

90. 患儿，女，7 岁。结喉处红肿绕喉，根盘散漫，肿势延及颈部两侧，按之中软，有应指感，治疗应首选

A. 内服普济消毒饮
B. 外治以菊花汁调制玉露散箍围束毒
C. 半流质饮食
D. 切开排脓
E. 药线引流

答案：D

考点：瘰疬的外治法（2002）

解析：据患者临床症状，可诊为瘰疬，肿处按之中软，可知脓已形成，治疗以切开排脓为主。故本题选 D。

91. 患者，男，40 岁。结喉两侧各有 1 个 3cm×2cm×1cm，表面光滑，质地韧，无压痛，随吞咽上下活动的肿物。为明确诊断，应首选的检查方法是

A. 胸颈部 X 线
B. 血常规
C. 血气分析
D. T_3、T_4
E. ^{131}I 扫描

答案：E

考点：石瘿的特点（2001，2002，2003）

解析：位于喉结两侧，随吞咽上下活动的肿物，诊断考虑石瘿可能性大；为明确诊断，可用同位素 ^{131}I 扫描，或者穿刺加活检。故本题选 E。

92. 患者，女，48 岁。颈前肿物，生长迅速，质地较硬，轻度疼痛，表面不平，推之不动，声音嘶哑，随吞咽活动减弱，同位素 ^{131}I 扫描显示为冷结节，应首选的治疗措施是

A. 中药外敷
B. 中药内服
C. 中药内服、外敷
D. 内服、外敷、熏洗
E. 手术治疗

答案：E

考点：石瘿的治疗原则（2000）

解析：根据患者临床表现：颈前肿物，生长迅速，质地较硬，轻度疼痛，表面不平，推之不动；再结合辅助检查同位素 ^{131}I 扫描显示为冷结节，可初步诊断为石瘿。石瘿为恶性肿瘤，一旦

确诊，宜早期手术切除。故本题选 E。

93. 患者，男，36 岁。背部左侧肿物约 3 年，大小约 3cm×3cm×3cm，经常出现红、肿、热、痛等症状。检查后确诊为脂瘤，其简便有效的治疗方法是

A. 中药外敷
B. 中药内服
C. 神灯照法
D. 针刺治疗
E. 手术摘除

答案：E

考点：脂瘤的治疗（2001）

解析：脂瘤现在称为粉瘤，其最有效的方法为手术切除。故本题选 E。

94. 患者，男，45 岁。左上臂内侧有一肿块，呈半球形，暗红色，质地柔软，状如海绵，压之可缩小。应首先考虑的是

A. 气瘤
B. 筋瘤
C. 脂瘤
D. 血瘤
E. 肉瘤

答案：D

考点：血瘤的诊断（2006）

解析：气瘤是以皮肤间发生单个或多个柔软结核，按之凹陷，放手凸起，状若有气，皮色如常或褐色斑为主要表现的肿瘤性疾病。筋瘤，以发于下肢，色暗红、温度稍高、青筋垒垒，盘曲成团块，如蚯蚓聚结为主要表现的静脉曲张性疾病。脂瘤是瘤的一种，又名渣瘤或粉瘤。多因痰凝气结而生，常发于头面、项背、臀部等处，小的似豆，大的如鸡蛋，生长缓慢，软而不硬，皮色淡红，推之可移动，顶端常有稍带黑色的小口，可挤压出有臭味的豆腐渣状物质。血瘤，以病变局部色泽鲜红或暗紫，或局限以柔软肿块，边界不清，触之如海绵状为主要表现的瘤病。肉瘤，瘤的一种，为内有湿痰，与气血凝结所致，多少不一，大小不定，瘤体软，推之可移，有时瘤肿略硬，皮色不变，也无痛感，发展较缓慢。故本题选 D。

95. 患者，男，40 岁。左肩部可见一肿块，呈扁平团块状，边界清楚，触之柔软，推之可动。无明显疼痛。应首先考虑的是

A. 血瘤
B. 失荣

C. 肾岩

D. 肉瘿

E. 肉瘤

答案：E

考点：肉瘤的临床表现特点（2006）

解析：失荣一般表现为颈部淋巴结肿大，生长较快，质地坚硬。病变开始时多为单发结节，可活动；后期肿块体积增大，数量增多，融合成团块或连结成串，表面不平，固定不移。一般无疼痛，但合并感染毒时可有压痛。日久癌肿溃破，疮面渗流血水，高低不平，形似翻花状，其肿痛波及范围可向面部、胸部、肩背部扩展。肾岩多发于中老年人，初起时在包皮系带附近、阴茎头部、冠状沟部或尿道口处可见丘疹、红斑、结节、疣状增生等，逐渐增大、刺痒，甚至破溃，状如翻花石榴子样，并有恶臭分泌物，疼痛加重，严重者阴茎溃烂脱落。肉瘿，即甲状腺良性肿瘤，无痛，发展缓慢，随吞咽上下移动。余参见87、94题。故本题选E。

96. 患者耳前出现坚硬肿块，聚结成团，与周围组织粘连而固定，轻度刺痛或胀痛，颈项牵扯感，活动转侧不利，伴心烦、胸闷、胁痛，舌质淡红，苔腻，脉弦滑。治疗应首选

A. 三妙丸合散肿溃坚汤

B. 化痰开郁方

C. 阳和汤

D. 黄连解毒汤合化坚二陈丸

E. 八珍汤合四妙散

答案：B

考点：失荣的辨证论治方法（2013）

解析：肝郁痰凝，阻隔经络，故颈部或耳前后肿块质地坚硬，与周围组织粘连而固定；肝气不疏，故轻度刺痛或胀痛、胸闷胁痛、情绪急躁；肝木克脾土，故其水液运化障碍而痰生，苔白腻、脉弦或弦滑为肝郁痰凝之象。治法为理气化痰散结。方用化痰开郁方加减。故本题选B。

97. 患者，女，58岁。左侧腰周出现绿豆大水疱，簇集成群，累累如串珠，排列成带状，疼痛较重，舌苔薄黄，脉弦数。其诊断是

A. 接触性皮炎

B. 药物性皮炎

C. 蛇串疮

D. 热疮

E. 湿疹

答案：C

考点：蛇串疮的特点（2000，2015）

解析：接触性皮炎，是指皮肤或黏膜因接触某些外界致病物质引起的皮肤急性或慢性炎症，排除A；药物性皮炎，药物通过口服、注射或皮肤黏膜直接用药等途径，进入人体后所引起的皮肤或黏膜的急性炎症，排除B；热疮，是指发热或高热过程中皮肤黏膜交界处所发生的急性疱疹性皮肤病，排除D；湿疹，是一种过敏炎症性皮肤病，排除E。蛇串疮，是一种皮肤上出现成串水疱，呈身体单侧带状分布，痛如火燎的急性疱疹性皮肤病。故本题选C。

98. 患儿，男，9岁。头皮部初起丘疹色红，灰白色鳞屑成斑，毛发干枯，容易折断，易于拔落而不疼痛，已有年余，自觉瘙痒。其诊断是

A. 肥疮

B. 牛皮癣

C. 白秃疮

D. 白疕

E. 圆癣

答案：C

考点：头癣的临床特点和诊断（2000，2015）

解析：肥疮，初起时毛发根部有小丘疹或小脓疱，有特殊臭味，由于毛囊破损，愈后留有瘢痕而局部秃发，排除A；牛皮癣，是指皮肤状如牛项之皮，厚而且坚，排除B；白疕又称银屑病，特点为表面覆盖有干燥的银色鳞屑，轻轻刮除鳞屑，可见小片血点，排除D；圆癣，皮损多呈钱币状，圆形，多发于股胯、外阴处，排除E。白秃疮，特征为头皮有圆形或不规则的覆盖灰白鳞屑的斑片，病损区毛发干枯无泽，头发易剥落且无疼痛。故本题选C。

99. 患者，男，30岁。两大腿内侧可见3枚钱币形红斑，边界清楚，中心消退，外围扩张，无明显疼痛，瘙痒感明显，多在夏季加重，入冬减轻。应首先考虑的是

A. 圆癣

B. 紫白癜风

C. 白秃疮

D. 鹅掌风

E. 肥疮

答案：A

考点：圆癣的诊断（2006）

解析：白秃疮是头癣的一种，多见于学龄儿

童，男性多于女性。皮损特征是在头皮有圆形或不规则的覆盖灰白鳞屑的斑片。病损区毛发干枯无泽，常在距头皮 0.3~0.8m 处折断而呈参差不齐。头发易拔落且不疼痛，病发根部围绕有白色鳞屑形成的菌鞘。自觉瘙痒。发病部位以头顶、枕部居多，但发缘处一般不被累及。青春期可自愈，秃发也能再生，不遗留瘢痕。鹅掌风以成年人多见，男女老幼均可染病。多数为单侧发病，也可波及双手。夏天起水疱，病情加重，冬天则枯裂、疼痛明显。皮疹特点初起为掌心或指缝水疱或掌部皮肤角化脱屑、水疱。水疱多透明如晶，散在或簇集，瘙痒难忍。水疱破后干涸，叠起白屑，中心向愈，四周继发疱疹，并可延及手背、腕部。若反复发作，可致手掌皮肤肥厚，枯槁干裂，疼痛，屈伸不利，宛如鹅掌。损害若侵及指甲，可使甲板被蛀蚀变形，甲板增厚或萎缩翘起，色灰白而成灰指甲（甲癣）。余参见98题。故本题选 A。

100. 患者，男，54 岁。平素嗜食辛辣厚味，现症见脱发成片，偶有头皮瘙痒，或伴头部烘热；心烦易怒，急躁不安；舌质红，苔薄，脉弦。其证候为

　　A. 肝肾不足证
　　B. 血热风燥证
　　C. 气血两虚证
　　D. 肝郁气滞证
　　E. 气血瘀滞证
　　答案：B
　　考点：油风的治疗（2014）
　　解析："发为血之余"，油风的发生与血热、血瘀、血虚有关。过食辛辣厚味，情志不遂，抑郁化火，损耗阴血，血热生风，风热上窜巅顶，故毛发失于阴血濡养而突然脱落；头部烘热，血热风燥，故头皮瘙痒；舌质红、苔薄、脉弦均为气郁化热表现。故本题选 B。

101. 患者，女，26 岁。3 天前突然发生面、颈部红肿与水疱，自觉痒痛，伴恶寒，发热，头痛，舌苔薄黄，脉滑数。怀疑接触过敏引起，治疗应首选

　　A. 桑菊饮
　　B. 银翘散
　　C. 普济消毒饮
　　D. 龙胆泻肝汤
　　E. 黄连解毒汤
　　答案：C

考点：接触性皮炎的治疗（2001）
　　解析：据患者恶寒、发热等临床表现，为风寒束表证。桑菊饮，应用于风热表证，排除 A；银翘散，应用于风热表证，排除 B；龙胆泻肝汤，应用于湿热毒蕴证，排除 D；黄连解毒汤，应用于热毒盛证，偏于中焦热，排除 E。普济消毒饮，用于内有热邪，外有表证，清热解毒，疏风散邪。故本题选 C。

102. 患者因牙痛服用去痛片，7 天后四肢出现豌豆至蚕豆大圆形或椭圆形水肿性红斑，有些部位中央有水疱。其药毒的类型是

　　A. 多形红斑样型
　　B. 湿疹皮炎样型
　　C. 固定红斑型
　　D. 紫癜型药毒
　　E. 大疱性表皮松解型药毒
　　答案：A
　　考点：药毒的诊断（2016）
　　解析：多形红斑型药毒皮损为豌豆至蚕豆大圆形或椭圆形水肿性红斑、丘疹，红斑中心呈紫红色或有水疱。湿疹型药毒皮损为湿疹样皮炎。固定型药疹典型皮损为圆形或椭圆形水肿性紫红斑，边界清楚，重者红斑中央形成水疱或大疱。紫癜型药毒出现针头至豆大的或更大的紫红色瘀点或瘀斑，散在或密集分布。大疱性表皮松解型药毒是最严重的一型，为紫红或暗红色略带铁灰色斑，扩大、增多、融合，红斑上出现松弛性水疱及表皮松解，水疱易破，该处表皮极松，一推即成糜烂面。故本题选 A。

103. 患者，男，27 岁。颈项部皮肤增厚，瘙痒反复发作一年余，局部皮肤呈苔藓化。其诊断是

　　A. 风热疮
　　B. 风瘙痒
　　C. 牛皮癣
　　D. 白屑风
　　E. 慢性湿疮
　　答案：C
　　考点：牛皮癣的皮损特点（2005）
　　解析：牛皮癣好发于颈项部、骶部。皮损初起为有聚集倾向的扁平丘疹，干燥而结实，久之融合成片，皮肤增厚，稍有脱屑，长期搔抓可使皮肤浸润肥厚，呈苔藓化。本病属慢性病，常多年不愈，易反复发作。风热疮的皮损分布以躯干和四肢近端为主，呈对称性，皮损特征为浅红色或黄褐色斑片，圆形或椭圆形，其长轴与皮纹一

致，上覆糠秕状鳞屑，有不同程度的瘙痒。风瘙痒开始只有自觉皮肤瘙痒，而没有任何原发性皮疹，瘙痒呈阵发性，有的患者尚可有灼热或蚁行感，因搔抓、摩擦，而出现抓痕、血痕等；久之可出现色素沉着或色素减退、湿疹样变或苔藓样变，有的可继发感染，有泛发性和局限性之分。白屑风主要发于头皮，重者可见头部弥漫、均匀的糠秕样干燥白屑脱落，自觉痒甚，搔抓时脱落更甚，越搔抓越觉奇痒难止，白屑落而又生，日久则可使毛发失泽、易断落。慢性湿疮多局限于某一部位，表现为皮肤肥厚粗糙，触之较硬，色暗红或紫褐，皮纹显著或呈苔藓样变。皮损表面常附有鳞屑，伴抓痕、血痂、色素沉着，部分皮损可出现新的丘疹或水疱，抓破后有少量渗液。发生于手关节部位者常易出现破裂，自觉疼痛，影响活动。故本题选 C。

104. 患者，男，33 岁。患白疕，发病较久，皮疹多呈斑片状，颜色淡红，鳞屑减少，干燥皲裂，自觉瘙痒，伴口干，舌质淡红，苔少，脉沉细。其治法是

A. 清热泻火，凉血解毒
B. 清利湿热，解毒通络
C. 活血化瘀，解毒通络
D. 养血滋阴，润肤息风
E. 清热凉血，解毒消斑

答案：D

考点：白疕的辨证治疗（2006）

解析：疾病日久，气血耗伤，营血不足，气血循行受阻，阻于肌表而成。表现为斑片状皮疹，色淡红，干燥皲裂，瘙痒。口干，舌淡红，苔少，脉沉细，均为血虚风燥之象。故辨证属白疕之血虚风燥证，治以养血滋阴，润肤息风。故本题选 D。

105. 患者，男，40 岁。患慢性淋病，小便短涩，淋沥不尽，腰酸腿软，五心烦热，食少纳差，舌红、苔少，脉细数。其证候是

A. 湿热毒蕴
B. 脾肾阳虚
C. 阴虚毒恋
D. 脾虚肝旺
E. 阴虚火旺

答案：E

考点：淋病的辨证论治（2006）

解析：久病体虚，或房劳过度，以致正虚毒恋不出，下注膀胱，故见小便不畅，短涩，淋沥不尽；肾阴亏虚，虚热内生，则腰酸腿软，五心烦热；脾虚不运，故见食少、纳差、舌红、苔少、脉细数为阴虚火旺之象。故辨证属淋病之阴虚火旺证，治以滋阴降火，利湿祛浊。故本题选 E。

106. 患者，女，44 岁。周身起杨梅疮，色如玫瑰，不痛不痒，伴口干咽燥、口舌生疮、大便秘结，舌质红绛，苔薄黄或少苔，脉细滑。其治法为

A. 清热利湿，化浊解毒
B. 滋阴降火，解毒除湿
C. 凉血解毒，泻热散瘀
D. 活血解毒，通络止痛
E. 清热利湿，解毒驱梅

答案：C

考点：梅毒的辨证论治（2014）

解析：血热蕴毒证多见于二期梅毒，热入血分，灼伤血络故见色如玫瑰，舌质红绛；苔薄黄或少苔，脉细滑；热毒炽盛，煎灼津液故见口干咽燥，口舌生疮、大便秘结。治以凉血解毒，泻热散瘀。故本题选 C。

107. 张某，女，23 岁。患尖锐湿疣，外生殖器及肛门出现疣状赘生物，色灰，质柔软，表面秽浊潮湿，触之易出血，恶臭，小便色黄、不畅，舌苔黄腻，脉弦数。治拟利湿化浊，清热解毒。应首选

A. 黄连解毒汤
B. 萆薢化毒汤
C. 龙胆泻肝汤
D. 知柏地黄丸
E. 土茯苓合剂

答案：B

考点：尖锐湿疣的辨证论治（2002，2011）

解析：尖锐湿疣损害大小及形状不等。可仅为数个，亦可为多数针头样大的损害；在阴肛部可长成大的肿瘤样物，有压迫感；有恶臭味；有时小的湿疣可出现阴部瘙痒不适，病人可出现尿血和排尿困难。故诊断患者患有尖锐湿疣。感受秽浊之毒，毒邪蕴聚，酿生湿热，湿热下注皮肤黏膜而产生赘生物。小便色黄、不畅，舌苔黄腻，脉弦数，均为湿热下注之象。故辨证属尖锐湿疣之湿热下注证，治以利湿化浊，清热解毒，方选萆薢化毒汤。黄连解毒汤主治实热火毒，三焦热盛之证。龙胆泻肝汤主治肝胆实火上炎证。知柏地黄丸主治肝肾阴虚，虚火上炎证。土茯苓

合剂主治寻常疣湿热瘀结于肌肤者。故本题选B。

108. 患者,男,65岁。动则气急,欲便无力,排便时有肿物自肛门内脱出,严重时走路、咳嗽均有脱出,需手助复位,伴有少量出血,舌淡苔薄,脉细。其诊断是

A. Ⅰ期内痔
B. Ⅱ期内痔
C. Ⅲ期内痔
D. 肛乳头肥大
E. 炎性混合痔

答案:C

考点:内痔的诊断(2005)

解析:Ⅰ度:便时带血、滴血或喷射状出血,便后出血可自行停止,无痔脱出。Ⅱ度:常有便血,排便时有痔脱出,便后可自行还纳。Ⅲ度:偶有便血,排便或久站、咳嗽、劳累、负重时痔脱出,需用手还纳。Ⅳ度:偶有便血,痔脱出不能还纳,多伴有感染、水肿、糜烂和坏死,疼痛剧烈。故本题选C。

109. 患者,男,28岁。肛门部剧痛2天,肛缘可扪及肿物,表面色紫,触痛明显。应首先考虑的是

A. 肛裂
B. 肛旁皮下脓肿
C. 血栓性外痔
D. 肛管癌
E. 内痔嵌顿

答案:C

考点:外痔的诊断(2002)

解析:肛裂是齿状线以下肛管皮肤层裂伤后形成的小溃疡,方向与肛管纵轴平行,常引起剧痛,愈合困难,排除A;肛旁皮下脓肿,是发生在肛门皮下组织化脓性感染所形成的脓肿,主要表现是肛门区持续性跳痛,排便时加重,行走不便,排除B;肛管癌,以便血和排便疼痛症状为主,排除D;内痔嵌顿,以痔核充血、水肿、溢水,突出肛门外而不能回复,局部剧痛为主要表现,排除E。血栓性外痔,是因肛周皮下静脉破裂,血液淤积皮下而成,临床常以患者自觉肛门肿胀、疼痛有异物感为主症,检查可见肛周或肛管皮下有葡萄状暗紫色肿物,有时伴表面轻度糜烂出血,符合此患者诊断。故本题选C。

110. 患者,男,30岁。便后肛门部疼痛、出血反复发作10年。检查:肛门外观截石位6点有结缔组织外痔,并有梭形裂口通向肛内,边缘不齐,创面较深,术中见肛管狭窄明显。应首选的治疗措施是

A. 注射疗法
B. 扩肛疗法
C. 切除疗法
D. 纵切横缝
E. 肛裂切开

答案:D

考点:痔的治疗(2002,2014)

解析:注射疗法,用于内痔,排除A;扩肛疗法,应用于肛裂,排除B;切除疗法,应用于血栓外痔,排除C;肛裂切开,应用于肛裂,排除E。外痔的外科处理,应在痔中心自下缘至齿线做一纵行V切口,缝合应横向缝合。故本题选D。

111. 患者,男,30岁。大量饮酒后肛门周围突然肿痛,逐渐加剧,肛周压痛红肿,伴恶寒发热,口干尿黄,舌红,苔黄腻,脉数。方用

A. 透脓散
B. 青蒿鳖甲汤合三妙丸
C. 龙胆泻肝汤
D. 仙方活命饮合黄连解毒汤
E. 萆薢渗湿汤合黄连解毒汤

答案:E

考点:肛痈的治疗(2011)

解析:肛痈指肛管直肠周围间隙发生急慢性感染而形成的脓肿。其特点是多发病急骤,疼痛剧烈,伴高热,破溃后多形成肛漏。多因过食肥甘、辛辣、醇酒等物,湿热内生,下注大肠,蕴阻肛门;或肛门破损染毒,致经络阻塞,气血凝滞而成。此患者大量饮酒后肛门周围突然肿痛,符合肛痈诊断。且持续加剧,肛周红肿,伴有恶寒发热、口干尿黄,舌红苔黄腻,脉数,辨证为热毒蕴结,兼有湿热之象,治宜清热解毒,用仙方活命饮或黄连解毒汤合萆薢渗湿汤加减。A用于肛痈火毒炽盛证。B用于肛痈火毒阴虚毒恋证。D为干扰项。故本题选E。

112. 患者,男,30岁。便干,便后出血并疼痛1周。检查:肛门外观可见截石位6点有一梭形裂口通向肛内,创面不深,边缘整齐。其分类应是

A. 内痔
B. 外痔

C. 肛窦炎
D. 早期肛裂
E. 陈旧性肛裂

答案：D

考点：肛裂的分类（2001）

解析：内痔，是生于齿线以上，由黏膜下痔内静脉丛扩大曲张所形成柔软的静脉团，排除A；外痔，位于齿线以下，是由痔外静脉丛曲张或肛缘皱襞皮肤发炎、肥大、结缔组织增生或血栓淤滞而形成的肿块，排除B；肛窦炎，是指发生在肛窦、肛门瓣的急慢性炎症，又称肛隐窝炎，排除C；患者出现症状1周，排除陈旧性肛裂可能，排除E。肛裂，是指肛管的全层皮肤纵行裂开并形成感染性溃疡者，患者发病1周，为早期肛裂。故本题选D。

113. 患者，女，29岁，便血伴肛痛五月余，病起于产后，因大便干结所致，每次便后肛门疼痛，持续数小时方缓，大便带血，量少色红，大便干结，状如羊屎，伴面色潮红，形体消瘦，舌红，苔少，脉细数，截石位12点，肛管裂创溃疡面约0.2cm×0.8cm，伴见赘皮外痔。其诊断是

A. 结缔组织性外痔
B. 内痔
C. 早期肛裂
D. 陈旧性肛裂
E. 肛窦炎

答案：D

考点：肛裂的主要症状与分类（2015）

解析：肛裂是齿状线下肛管皮肤纵形全层裂开或形成的缺血性溃疡，主要表现为周期性疼痛、便血、量不多、色红、便秘等，故可诊断为肛裂。根据病程长短及病情轻重分为早期肛裂和陈旧性肛裂，患者肛裂五月余未经适当治疗，裂口组织发炎、充血，引起水肿及结缔组织增生，形成赘皮性外痔，属陈旧性肛裂。故本题选D。

114. 患者，男，30岁。肛门部有物反复脱出近10年。检查：脱出物呈圆锥状，长约7cm，上可见沟纹。其诊断是

A. 混合痔
B. 内痔三期
C. 一度直肠脱垂
D. 二度直肠脱垂
E. 三度直肠脱垂

答案：D

考点：脱肛的分类（2005）

解析：直肠脱垂可分为三度。一度脱垂：为直肠黏膜脱出，脱出物淡红色，长3～5cm，触之柔软，无弹性，不易出血，便后可自行回纳。二度脱垂：为直肠全层脱出，脱出物长5～10cm，呈圆锥状，淡红色，表面为环状而有层次的黏膜皱襞，触之较厚，有弹性，肛门松弛，便后有时需用手回复。三度脱垂：直肠及部分乙状结肠脱出，长达10cm以上，呈圆柱形，触之很厚，肛门松弛无力。内痔脱出时痔核分颗脱出，无环状黏膜皱襞，暗红色或青紫色，容易出血。故本题选D。

115. 患者，男，38岁。患急性子痈2天，恶寒发热，左侧睾丸肿大疼痛，疼痛引及子系（精索），舌红苔黄腻，脉滑数。证属湿热下注，气血壅滞，经络阻隔为患。治宜清热解毒，利湿消肿，应首选

A. 透脓散
B. 滋阴除湿汤
C. 萆薢化毒汤
D. 龙胆泻肝汤
E. 枸橘汤加减

答案：E

考点：子痈的治疗（2001，2014）

解析：湿热下注肾子，气血壅阻，经络不畅，故见睾丸或附睾肿大疼痛，阴囊皮肤红肿，皱纹消失，焮热疼痛，少腹抽痛，局部压痛明显；苔黄腻、脉滑为湿热之象。故辨证属子痈之湿热下注证，治以清热利温，解毒消肿。方选枸橘汤加减。透脓散主治痈疽诸毒，内脓已成，不穿破者，服之即破。滋阴除湿汤合透脓散主治子痰之阴虚内热证。萆薢化毒汤主治湿热痈疡，气血实者。龙胆泻肝汤主治肝胆实火上炎证。故本题选E。

116. 患者，男，40岁。小便频急，茎中热痛，刺痒不适，尿色黄浊，尿末或大便时有白浊滴出，会阴、腰骶、睾丸有明显的胀痛不适，舌红苔黄根腻，脉弦滑。诊为慢性前列腺炎，其证候是

A. 肾阳不足
B. 肝肾不足
C. 阴虚火动
D. 湿热壅阻
E. 气滞血瘀

答案：D

考点：慢性前列腺炎的辨证（2009）

解析：肾阳不足证候特点为排尿淋沥，腰膝酸软，阳痿早泄，形寒肢冷，舌淡胖等；排除A；肝肾不足证候特点为排尿淋漓，腰膝酸软，阳痿早泄，形寒肢冷，目视昏花，耳鸣等，排除B；阴虚火旺证候特点为排尿或大便时偶有白浊，尿道不适，腰膝酸软，五心烦热，排除C；湿热壅结证候特点为尿频、尿急、尿痛，尿道有灼热感，排尿终末或大便时偶有白浊等；气滞血瘀证候特点为少腹、会阴、睾丸坠胀不适，疼痛，有排尿不尽之感，排除E。故本题选D。

117. 患者，男，43岁。尿道中有白色分泌物滴出3年，劳累后更为明显，伴腰膝酸冷，放射至会阴部。形寒肢冷，精神不振，头晕。治疗应首选

A. 龙胆泻肝丸
B. 知柏地黄丸
C. 左归丸
D. 济生肾气丸
E. 独活寄生汤

答案：D

考点：慢性前列腺炎的辨证论治（2006）

解析：该患者形寒肢冷，精神不振，属肾阳虚损证。慢性前列腺炎肾阳虚损型宜补肾助阳，方选济生肾气丸。故本题选D。

118. 患者，女，30岁。左手背不慎被热汤灼伤，皮肤色红肿胀，疼痛剧烈，间有大小不等水疱，基底部潮红。其烧伤深度为

A. Ⅰ度
B. 浅Ⅱ度
C. 深Ⅱ度
D. 浅Ⅲ度
E. 深Ⅲ度

答案：B

考点：烧伤深度的分类（2006）

解析：Ⅰ度烧伤，创面红肿热痛，感觉过敏，表面干燥；浅Ⅱ度烧伤，创面剧痛，感觉过敏，有水疱、基底部呈均匀红色，局部肿胀；深Ⅱ度烧伤，创面痛觉消失，有水疱，基底苍白，间有红色斑点，潮湿；Ⅲ度烧伤，痛觉消失，无弹性，坚硬如皮革样，蜡白焦黄或炭化，干燥。故本题选B。

119. 患者转移性右下腹痛，呈持续性、进行性加剧，右下腹局限性压痛或拒按，伴恶心纳差，

可有轻度发热。苔白腻，脉弦滑或弦紧。治疗应选用

A. 仙方活命饮合黄连解毒汤
B. 止痛如神汤
C. 大黄牡丹汤合红藤煎剂
D. 复方大柴胡汤
E. 大黄牡丹汤合透脓散

答案：C

考点：肠痈的辨证论治（2014）

解析：转移性右下腹痛，呈持续性、进行性加剧，右下腹局限性压痛或拒按为肠痈典型临床表现与体征。六腑以通为用，通腑泄热是治疗肠痈的主要法则。恶心纳差，可有轻度发热，苔白腻，脉弦滑或弦紧，为瘀滞证，应治以行气活血，通腑泄热。方用大黄牡丹汤合红藤煎剂加减。故本题选C。

120. 患者，男，73岁。左下肢内臁疮，面积5cm×5cm，局部红肿，渗液量较少。外治应首选

A. 红油膏、九一丹
B. 白玉膏、生肌散
C. 金黄膏、九一丹
D. 金黄膏掺桃花散
E. 青黛膏、九一丹

答案：C

考点：臁疮的外治原则（2001）

解析：题干所述为臁疮初期表现。臁疮初期，局部红肿，渗液量少者，宜用金黄散薄敷，日一次，亦可加少量九一丹撒布于疮面上，再盖金黄膏。故本题选C。

121. 患者，男，66岁。有高血压病史十余年。2年来双下肢发凉麻木，时有小腿部抽痛及间歇性跛行，近来足痛转为持久性静止痛，夜间尤甚，往往抱膝而坐，足背动脉搏动消失。其诊断是

A. 血栓闭塞性脉管炎
B. 雷诺病
C. 糖尿病足
D. 动脉硬化性闭塞症
E. 动脉栓塞

答案：D

考点：脱疽的诊断（2005，2006）

解析：雷诺病，即雷诺综合征，又称肢端动脉痉挛症，是由于支配周围血管的交感神经功能紊乱引起的肢端小动脉痉挛性疾病。动脉栓塞是一种全身性疾患，可以发生在全身大、中动脉，

但以腹主动脉远侧及髂-骶-腘动脉最为常见，病变后期可以累及腘动脉远侧的主干动脉。由于动脉腔狭窄或闭塞，引起下肢动脉慢性缺血的临床表现。脱疽初起时患肢末端发凉、怕冷、酸痛、麻木，间歇性跛行，继而出现夜间痛，疼痛可剧烈难忍。后期患肢出现坏死，趾（指）节脱落。相当于西医的血栓闭塞性脉管炎、闭塞性动脉硬化症和糖尿病足。具体鉴别见下表。故本题选 D。

脱疽相关疾病的临床鉴别

项目	血栓闭塞性脉管炎	动脉硬化性闭塞症	糖尿病足
发病年龄	20～40岁	40岁以上	40岁以上
浅静脉炎	游走性	无	无
高血压	极少	大部分有	大部分有
冠心病	无	有	可有可无
血脂	基本正常	升高	多数升高
血糖、尿糖	正常	正常	白糖升高、尿糖阳性
受累血管	中小动脉	大中动脉	大微血管

【B1 型题】

（122～123题共用备选答案）
  A. 气血充足
  B. 气火有余
  C. 气血虚弱
  D. 蓄毒日久损伤筋骨
  E. 血络受损

122. 脓色绿黑稀薄者，其病机为
  答案：D

123. 脓液黄浊质稠，色泽不净者，其病机为
  答案：B
  考点：辨脓（2006）
  解析：脓的色泽如黄白质稠，色泽鲜明，为气血充足，最是佳象；如黄浊质稠，色泽不净，为气火有余，尚属顺证；如黄白质稀，色泽洁净，气血虽虚，未为败象；如脓色绿黑稀薄，为蓄毒日久，有损筋伤骨之可能；如脓中夹有瘀血者，为血络损伤。故122题选 D，123题选 B。

（124～125题共用备选答案）
  A. 五味消毒饮
  B. 知柏八味丸
  C. 黄连解毒汤
  D. 犀角地黄汤
  E. 清骨散

124. 疮疡内治，清气分热之常用方剂是
  答案：C

125. 疮疡内治，清血分热之常用方剂是
  答案：D
  考点：清热法的应用（2006）
  解析：清热法是用寒凉药物使内蕴之热毒得以清解，是外科的主要治疗法则。代表方剂为清热解毒方，如五味消毒饮；清气分之热方，如黄连解毒汤；清血分之热方，如犀角地黄汤、清营汤；养阴清热方，如知柏八味丸；清骨蒸潮热方，如清骨散。故124题选 C，125题选 D。

（126～127题共用备选答案）
  A. 施行"S"形切口
  B. 循经直切
  C. 从侧方切开
  D. 沿皮肤的自然纹理切开
  E. 放射状切口

126. 手指脓肿切开引流，应
  答案：C

127. 关节区脓肿切开引流，应
  答案：A
  考点：切开法的具体应用（2013）
  解析：手指脓肿应从侧方切开；关节区附近的脓肿，切口尽量避免损坏关节；若为关节区脓肿，一般施行横切口、弧形切口或"S"形切口，因为纵切口在疤痕形成后易影响关节功能。故126题选 C，127题选 A。

(128～129题共用备选答案)
   A. 红丝疔
   B. 蛇头疔
   C. 蛇眼疔
   D. 蛀节疔
   E. 蛇肚疔

128. 生于手指骨节间的疔疮称为
   答案：D

129. 生于指腹部的疔疮称为
   答案：E

考点：疔的种类（2005）

解析：红丝疔生于四肢。蛇头疔生于指头顶端。蛇眼疔生于指甲缘。蛀节疔生于手指骨节间。蛇肚疔生于指腹部。故128题选D，129题选E。

(130～131题共用备选答案)
   A. 缠腰火丹
   B. 抱头火丹
   C. 流火
   D. 赤游丹
   E. 内发丹毒

130. 发于躯干部的丹毒称为
   答案：E

131. 发于小腿部的丹毒称为
   答案：C

考点：不同部位丹毒的命名（2015）

解析：丹毒是以患部突然皮肤鲜红成片，色如涂丹，灼热肿胀，迅速蔓延为主要表现的急性感染性疾病。本病发无定处，生于胸腹腰胯部者，称内发丹毒；发于头面部者，称抱头火丹；发于小腿足部者，称流火；新生儿多生于臀部，称赤游丹。故130题选E，131题选C。

(132～133题共用备选答案)
   A. 痈
   B. 瘰疬
   C. 流痰
   D. 有头疽
   E. 红丝疔

132. 易发生内陷的疾病是
   答案：D

133. 可发生走黄的疾病是
   答案：E

考点：有头疽、红丝疔的特点（2005）

解析：痈不仅局部病变比疖重，且易并发全身性化脓性感染。瘰疬预后一般良好，少数体虚的人可继发流痰，治愈后每因体虚或过度劳累而复发。流痰起病缓慢，漫肿酸痛，不红不热，化脓亦迟，溃出脓水清稀，并夹有豆腐花样物质，形成窦道后，迁延不愈，易损筋坏骨，轻则致残，重则成为虚痨，危及生命。有头疽若治疗失控或处治失时或误治，往往造成内陷之并发。红丝疔好发于前臂及小腿的内侧，病变在深部，皮色暗红，或不见红丝，但可见条索状肿胀和压痛，如不消退则化脓，严重者可引起"走黄"。故132题选D，133题选E。

(134～135题共用备选答案)
   A. 仙方活命饮
   B. 瓜蒌牛蒡汤
   C. 龙胆泻肝汤
   D. 逍遥蒌贝散
   E. 柴胡疏肝散

134. 治疗乳痈初期，应首选
   答案：B

135. 治疗乳癖肝郁痰凝证，应首选
   答案：D

考点：乳痈、乳癖的辨证论治（2013）

解析：乳痈初期为气滞热壅证，多由乳汁郁积，乳络阻塞结块，郁久化热酿脓而成，治法为疏肝清胃，通乳消肿，方用瓜蒌牛蒡汤加减。乳癖肝郁痰凝证多因情志不畅，肝郁气滞，脾失健运，痰浊内生所致。治法为疏肝解郁，化痰散结。方用逍遥蒌贝散加减。故134题选B，135题选D。

(136～137题共用备选答案)
   A. 阳和汤
   B. 生脉散合海藻玉壶汤
   C. 柴胡疏肝散
   D. 逍遥散合海藻玉壶汤
   E. 牛蒡解肌汤

136. 治疗肉瘿气阴两虚证，首选
   答案：B

137. 治疗肉瘿气滞痰凝证，首选
   答案：D

考点：肉瘿的辨证论治（2013）

解析：肉瘿气阴两虚证的治法为益气养阴，软坚散结，方用生脉散合海藻玉壶汤加减。气滞痰凝证的治法为理气解郁，化痰散结，方用逍遥散合海藻玉壶汤加减。故 136 题选 B，137 题选 D。

(138～139 题共用备选答案)
  A. 挂线法
  B. 内治法
  C. 手术切除
  D. 砭镰法
  E. 挑治法
138. 肉瘿早期的治法是
  答案：B
139. 石瘿早期的治法是
  答案：C
  考点：肉瘿的辨证论治、石瘿的治疗原则(2013)
  解析：肉瘿的治疗一般多采用内治法，以理气解郁、化痰软坚为主，必要时可手术治疗。而石瘿为恶性肿瘤，应及早诊断并早期手术治疗。故 138 题选 B，139 题选 C。

(140～141 题共用备选答案)
  A. 邪气偏盛
  B. 阴阳失调
  C. 阴毒结聚
  D. 正气不足
  E. 经络阻塞
140. 形成瘤的主要病机是
  答案：A
141. 形成岩的主要病机是
  答案：D
  考点：瘤、岩的病机 (2006, 2012)
  解析：形成瘤的主要病机是邪气偏盛。形成岩的主要病机是正气不足。故 140 题选 A，141 题选 D。

(142～143 题共用备选答案)
  A. 气瘤
  B. 血瘤
  C. 筋瘤
  D. 肉瘤
  E. 骨瘤
142. 体表血络扩张，纵横交集的肿瘤，属于
  答案：B
143. 发于皮里膜外，由脂肪组织过度增生而形成的肿瘤，属于
  答案：D
  考点：血瘤、肉瘤的概念 (2015)
  解析：血瘤是指体表血络扩张，纵横交集而形成的肿瘤。可发生于身体任何部位，其特点是局部色泽鲜红或紫，可呈局限性柔软肿块状，边界清或尚清，触之或如海绵。肉瘤是发于皮里膜外，由脂肪组织过度增生而形成的肿瘤。其特点是软似棉，肿似馒，皮色不变，不紧不宽，如肉之隆起。故 142 题选 B，143 题选 D。

(144～145 题共用备选答案)
  A. 5%碘酒
  B. 紫金锭磨水外涂
  C. 肥皂水
  D. 1∶5000～1∶8000 高锰酸钾溶液
  E. 1∶10 聚维酮碘溶液
144. 桑毛虫皮炎的外治，应选用
  答案：A
145. 蜂蜇皮炎的外治，应选用
  答案：B
  考点：虫咬皮炎的辨证论治 (2014)
  解析：虫咬皮炎是被致病虫类叮咬，接触其毒液或虫体毒毛而引起的一种皮炎。发病以外治为主。桑毛虫皮炎可用橡皮膏粘去毒刺，外涂5%碘酒。蜂蜇皮炎应先拔去毒刺，火罐吸出毒汁，消毒后用紫金锭磨水外涂。故 144 题选 A，145 题选 B。

(146～147 题共用备选答案)
  A. 硫黄软膏
  B. 青黛膏
  C. 黄连膏
  D. 黄柏霜
  E. 硼酸水
146. 儿童干性湿疮的外治，应选用
  答案：D
147. 成人慢性湿疮的外治，应选用
  答案：A
  考点：湿疮的辨证治疗 (2014)
  解析：婴儿湿疮干燥型多发于营养不良而瘦弱或皮肤干燥的 1 岁以上婴儿，干性湿疮外治法为三黄洗剂、黄柏霜外搽。成人慢性湿疮可选用各种软膏剂、乳剂，根据瘙痒程度及皮肤肥厚程度可加入不同浓度的止痒剂、角质促成剂和溶

解剂，一般可外搽5%硫黄软膏、10%～20%黑豆馏油软膏。故146题选D，147题选A。

(148～149题共用备选答案)
　　A. Ⅰ期痔疮
　　B. Ⅱ期痔疮
　　C. Ⅲ期痔疮
　　D. 肛瘘
　　E. 便血

148. 痔核较大隆起，质柔软，痔面鲜红色，便时痔核脱出肛外，便后自行回纳。属于
　　答案：B

149. 便时痔核脱出肛外伴3～5cm直肠脱出，不能自行回纳，须用手推回，或平卧、热敷后才能回纳。属于
　　答案：C
　　考点：内痔分期（2011）
　　解析：Ⅰ期内痔无明显自觉症状，痔核小，粪便带血，或便时滴血，量少，无痔核脱出，镜检痔核小，质软，色红。Ⅱ期内痔见周期性、无痛性便血，呈滴血或射血状，量较多，痔核较大，便时痔核能脱出，便后能自行还纳。Ⅲ期内痔便血少或无便血，痔核大，呈灰白色，便时痔核经常脱出肛外，甚至行走、咳嗽、喷嚏、站立时会脱出，不能自行还纳，须用手托、平卧休息或热敷后方能复位。Ⅳ期内痔平时或腹压稍大时痔核即脱出肛外，手托亦常不能复位，痔核经常位于肛外，易感染，形成水肿、糜烂和坏死，疼痛剧烈。故148题选B，149题选C。

(150～151题共用备选答案)
　　A. 透脓散
　　B. 仙方活命饮
　　C. 黄连解毒汤
　　D. 青蒿鳖甲汤合三妙丸
　　E. 萆薢渗湿汤

150. 治疗肛痈火毒炽盛证，应首选
　　答案：A

151. 治疗肛痈阴虚毒恋证，应首选
　　答案：D
　　考点：肛痈的治疗（2006，2014）
　　解析：肛痈火毒蕴结证，方用仙方活命饮、黄连解毒汤；火毒炽盛证，方用透脓散加减；阴虚毒恋证，方用青蒿鳖甲汤合三妙丸加减。故150题选A，151题选D。

(152～153题共用备选答案)
　　A. 程氏萆薢分清饮
　　B. 三金排石汤
　　C. 金铃子散合石韦散
　　D. 十全大补汤
　　E. 八正散或龙胆泻肝汤

152. 治疗尿石症之气血瘀滞证，应首选
　　答案：C

153. 治疗尿石症之湿热蕴结证，应首选
　　答案：B
　　考点：尿石症的治疗方法（2015）
　　解析：尿石症的气血瘀滞证，应治以理气活血，通淋排石，选用金铃子散合石韦散加减。湿热蕴结证，应治以清热利湿，通淋排石，选用三金排石汤加减。故152题选C，153题选B。

(154～155题共用备选答案)
　　A. 失笑散
　　B. 沉香散
　　C. 前列腺汤
　　D. 归脾汤
　　E. 血府逐瘀汤

154. 治疗慢性前列腺炎之气滞血瘀证，应首选
　　答案：C

155. 治疗前列腺增生症之气滞血瘀证，应首选
　　答案：B
　　考点：慢性前列腺炎、前列腺增生症的辨证论治（2013）
　　解析：精浊相当于西医学的前列腺炎，气滞血瘀证的治法为活血化瘀，行气止痛，方用前列腺汤加减。精癃相当于西医学的前列腺增生症，气滞血瘀证的治法为行气活血，通窍利尿，方用沉香散加减。故154题选C，155题选B。

(156～157题共用备选答案)
　　A. 金锁固精丸
　　B. 济生肾气丸
　　C. 真武汤
　　D. 附桂八味丸
　　E. 调元肾气丸

156. 治疗前列腺炎肾阳不足，应首选
　　答案：B

157. 治疗前列腺增生，肾阳不足，气化无权证，应首选
　　答案：B

考点：慢性前列腺炎、前列腺增生的辨证论治（2001，2013）

解析：慢性前列腺炎肾阳不足证，应选用济生肾气丸；前列腺增生，肾阳不足，气化无权证，应选用济生肾气丸。故156题选B，157题选B。

(158～159题共用备选答案)
 A. 眼镜蛇
 B. 竹叶青蛇
 C. 蝰蛇
 D. 烙铁头蛇
 E. 银环蛇

158. 属于神经毒类的毒蛇有
 答案：E
159. 属于混合毒类的毒蛇有
 答案：A
考点：我国常见毒蛇的种类（2013）

解析：我国的毒蛇中对人体构成较大威胁的有10种，神经毒者有银环蛇、金环蛇、海蛇；血循毒者有蝰蛇、尖吻蝮蛇、竹叶青蛇和烙铁头蛇；混合毒者有眼镜蛇、眼镜王蛇和蝮蛇。故158题选E，159题选A。

(160～161题共用备选答案)
 A. 患肢末端发凉、怕冷、苍白、麻木
 B. 筋脉色紫，盘曲突起，状如蚯蚓
 C. 肢体浅静脉呈条索状突起，色赤，形如蚯蚓
 D. 肢体疼痛，肢体肿胀以踝及小腿部为主
 E. 突然性、广泛性、单侧下肢粗肿

160. 小腿深静脉血栓的临床表现是
 答案：D
161. 髂股静脉栓塞的临床表现是
 答案：E
考点：股肿的诊断（2013）

解析：下肢深静脉血栓由于阻塞部位不同临床表现不一，小腿深静脉血栓最主要的临床症状之一是肢体疼痛，肢体肿胀一般较局限，以踝及小腿部为主。髂股静脉栓塞的临床特征是突然性、广泛性、单侧下肢粗肿。患肢末端发凉、怕冷、苍白、麻木为脱疽临床表现；筋脉色紫，盘曲突起，状如蚯蚓为筋瘤临床表现，即下肢静脉曲张；肢体浅静脉呈条索状突起，色赤，形如蚯蚓为血栓浅静脉炎临床表现。故160题选D，161题选E。

(162～163题共用备选答案)
 A. 阳和汤
 B. 桃红四物汤
 C. 顾步汤
 D. 人参养荣汤
 E. 附桂八味丸

162. 治疗脱疽寒湿阻络证，应首选
 答案：A
163. 治疗脱疽热毒伤阴证，应首选
 答案：C
考点：脱疽的辨证论治（2008）

解析：脱疽内治法中，寒湿阻络证用阳和汤；血脉瘀阻证用桃红四物汤；湿热毒盛证用四妙勇安汤；热毒伤阴证用顾步汤；气阴两虚证用黄芪鳖甲汤。故162题选A，163题选C。

中医妇科学

【A1 型题】

1. 阴户的功能不包括
   A. 生育胎儿的关口
   B. 孕育胎儿
   C. 排出月经、带下、恶露的关口
   D. "合阴阳"的出入口
   E. 防止外邪入侵的关口
   答案：B
   考点：阴户的功能（2014）
   解析：阴户，又名"四边"，是指女性阴蒂、大小阴唇、阴唇系带及阴道前庭的部位。阴户是生育胎儿，排出月经、带下、恶露的关口，也是"合阴阳"的出入口。同时，《诸病源候论》云："四边中于湿，风气从下上入阴里。"又云："玉门、四边皆解散，子户未安……若居湿席，令人苦寒，洒洒入腹。"又《校注妇人良方》云："登厕风入阴户。"以上说明阴户又是防止外邪入侵的关口。孕育胎儿为胞宫的功能。故本题选B。

2. 下列关于阴道功能的叙述，错误的是
   A. 排出月经
   B. 分泌带下
   C. 种子育胎
   D. 排出恶露
   E. 阴阳交合
   答案：C
   考点：阴道的功能（2016）
   解析：阴道，又称产道，意指胎儿分娩时所经之道路，位于子宫与阴户之间。阴道是防御外邪入侵的关口，是排出月经、分泌带下的通道，是阴阳交合的器官，又是娩出胎儿、排出恶露的路径，故亦称产道。种子育胎是胞宫的功能，故此题选C。

3. 胞宫的主要生理功能是
   A. 主月经
   B. 主带下
   C. 主孕育胎儿
   D. 主月经和孕育胎儿
   E. 主经、带、胎、产
   答案：E
   考点：子宫的功能（2005，2014）
   解析：胞宫即子宫，其主要的生理功能是经、带、胎、产。故本题选E。

4. 与妊娠有关的是
   A. 冲、任、肾
   B. 冲、任、督
   C. 肾、督、带
   D. 冲、任、带
   E. 任、带、肾
   答案：A
   考点：受孕机理（2015）
   解析：女子发育成熟后，月经按期来潮，就有了受孕的功能。受孕的机制在于肾气充盛，天癸成熟，冲任二脉功能正常，男女两精相合，就可以构成胎孕。故本题选A。

5. 下列关于妊娠期的说法中，错误的是
   A. 妊娠足月子宫容量增大至100倍
   B. 子宫增大变软，子宫颈呈紫蓝色而质软
   C. 妊娠8周时，子宫增大如非孕时的2倍
   D. 妊娠12周时，子宫增大如非孕时的3倍
   E. 妊娠12周时，可在耻骨联合上方触及子宫
   答案：A
   考点：妊娠的生理现象（2013）
   解析：孕后子宫变化最大，早孕40多天，可扪及子宫增大变软，子宫颈呈紫蓝色而质软。妊娠8周，子宫增大如非孕时的2倍。妊娠12周，子宫增大如非孕时的3倍，可在耻骨联合上方触及。非孕时子宫容量为5mL，至妊娠足月约5000mL，增大至1000倍。故本题选A。

6. 下列各项，不属妊娠期生理现象的是

A. 脉滑
B. 月经停闭
C. 头痛
D. 乳晕加大变黑
E. 恶心欲呕，择食

答案：C

考点：妊娠的生理现象（2016）

解析：妊娠初期出现饮食偏嗜、恶心作呕、晨起头晕等现象。早期孕妇可自觉乳房胀大。妊娠2～3个月后，六脉平和滑利，按之不绝，尺脉尤甚。妊娠3个月后，白带稍增多，乳头、乳晕的颜色加深。妊娠4～5个月后，孕妇可自觉胎动，胎体逐渐增大，小腹部逐渐膨隆。妊娠6个月后，可出现轻度肿胀。妊娠末期，可见小便频数、大便秘结。故本题选C。

7. 某孕妇末次月经的时间为2013年7月22日，则其预产期为
A. 2014年3月29日
B. 2014年4月26日
C. 2014年4月27日
D. 2014年4月28日
E. 2014年4月29日

答案：E

考点：预产期的计算方法（2015）

解析：现代推算预产期的公式是：按末次月经的第一天算起，月数加9（或减3），日数加7（阴历则加14）。故此题算法为：（7－3）月（22＋7）日＝4月29日。故本题选E。

8. 妊娠月份已足，腹痛或作或止，腰不痛者，称为
A. 临产
B. 盛胎
C. 试胎
D. 弄胎
E. 正产

答案：D

考点：临产先兆（2005，2014）

解析：弄胎指妇女怀孕足月腹痛或作或止的一种征兆。《医宗金鉴·妇科心法要诀·生育》："临月腹痛腰不痛，或作或止名弄胎。"故本题选D。

9. 产后几天恶露可干净
A. 1～2天
B. 3～4天
C. 4～5天

D. 5～6天
E. 6～7天

答案：B

考点：产褥期生理（2012）

解析：恶露是产后自子宫排出的余血浊液，先是暗红色的血性恶露，也称红恶露，约持续3～4天干净；后渐变淡红，量由多渐少，称为浆液性恶露，约7～10天干净；继后渐为不含血色的白恶露，约2～3周干净。如果血性恶露10天以上仍未干净，应考虑子宫复旧不良或感染，当予以诊治。故本题选B。

10. 下列各项，属寒邪导致的妇科疾病是
A. 子淋
B. 痛经
C. 经行吐衄
D. 崩漏
E. 月经先期

答案：B

考点：寒热湿邪（2016）

解析：寒为阴邪，收引凝涩，易伤阳气，影响气血运行。寒邪伤人的具体病因归纳如下：若感受寒邪、冒雨涉水、过食生冷，则血为寒凝；血行不畅，胞脉阻滞，可出现月经后期、痛经、闭经、癥瘕等。若机体阳气不足，寒自内生，脏腑机能失常，影响冲任、胞宫的功能，可出现痛经、带下病、妊娠腹痛、宫寒不孕等。A、C、D、E为热邪所致。故本题选B。

11. 属于产后常脉的是
A. 滑利平和
B. 弦细而数
C. 沉细涩弱
D. 虚缓和平
E. 浮滑而数

答案：D

考点：切诊（2013）

解析：滑利平和为妊娠常脉；弦细而数为妊娠病脉；沉细涩弱、浮滑而数均为产后病脉。产后冲任气血多虚，故脉多见虚缓和平。故本题选D。

12. 中医妇科内治法中，温补肾阳法的代表方是
A. 温经汤
B. 左归丸
C. 金匮肾气丸
D. 参附汤
E. 举元煎

答案：C

考点：调补脏腑（2016）

解析：肾阳虚，命门火衰，冲任失于温煦，导致经、带、胎、产、杂诸病，治疗以温肾助阳、温养冲任为主，常用的代表方剂为金匮肾气丸、温胞饮、右归丸之类。故本题选C。

13. 养血柔肝法的代表方剂是
    A. 乌药汤
    B. 丹栀逍遥散
    C. 左归丸
    D. 四物汤
    E. 六味地黄丸

答案：D

考点：调补脏腑（2014）

解析：妇女由于经、孕、产、乳数伤于血，肝血不足，冲任血虚，进一步导致月经后期、月经过少、闭经、胎动不安、不孕等疾病，治疗宜养血柔肝、调补冲任，常用的代表方剂为四物汤、滋血汤、养精种玉汤之类。故本题选D。

14. 子宫脱垂合并感染的外治法是
    A. 坐浴法
    B. 阴道纳药
    C. 贴敷法
    D. 宫腔注入
    E. 中药离子导入

答案：A

考点：坐浴（2014）

解析：坐浴可以起到清热解毒、杀虫止痒、消肿止痛及软化局部组织的治疗作用。适用于阴疮、阴痒、阴痛、外阴白色病变、带下量多、小便淋痛、子宫脱垂合并感染等。凡阴道出血、患处溃烂出血、月经期禁用，妊娠期慎用；注意浴具分开，防止交叉感染。阴道纳药适用于带下病、阴痒、阴道炎、宫颈糜烂或肥大、宫颈原位癌、子宫脱垂等。贴敷法多用于外阴红肿、溃疡、脓肿切开、回乳、乳痈、痛经、产后腹痛、妇产科术后腹痛、不孕症、癥瘕等。宫腔注入适用于了解输卵管畅通情况，治疗宫腔及输卵管粘连、阻塞造成的疾病。中药离子导入适用于治疗慢性盆腔炎、输卵管阻塞、妇科术后盆腔粘连、子宫内膜异位症、陈旧性宫外孕、外阴炎等。故本题选A。

15. 下列各项，属月经先期阳盛血热证主症的是
    A. 经色暗淡，质清稀
    B. 经色淡红，质清稀

C. 经色深红，质黏稠
D. 经色暗红，有血块
E. 经色淡红，质黏稠

答案：C

考点：月经先期的辨证论治（2016）

解析：阳盛血热证的主症为经来先期，量多，色深红或紫红，质黏稠；或伴心烦，面红口干，小便短黄，大便燥结；舌质红，苔黄，脉数或滑数。故本题选C。

16. 月经提前，量多或少，经色深红，经行不畅，有血块，胸胁胀痛，乳房胀痛，口苦。治疗原则是
    A. 补肾养血调经
    B. 补血益气调经
    C. 理气行滞调经
    D. 扶阳祛寒调经
    E. 温经散寒调经

答案：C

考点：月经先期的辨证论治（2012）

解析：主症为月经提前，伴经色深红，经行不畅，有血块，胸胁胀痛，乳房胀痛，口苦，辨证为月经先期肝郁血热证，治宜疏肝清热，凉血调经。A为月经先期肾虚证的治法，B为月经先期血虚证的治法，D为月经先期血寒之虚寒证的治法，E为月经先期血寒之实寒证的治法。故本题选C。

17. 治疗月经后期实寒证，应首选的方剂是
    A. 少腹逐瘀汤
    B. 温经汤（《妇人大全良方》）
    C. 乌药汤
    D. 艾附暖宫丸
    E. 温经汤（《金匮要略》）

答案：B

考点：月经后期的辨证论治（2015）

解析：月经后期实寒证的治法为温经散寒调经，方用温经汤（《妇人大全良方》）。故本题选B。

18. 月经先后无定期的主要发病机理是
    A. 肝郁气滞，疏泄失调
    B. 肾气不足，封藏失职
    C. 脾气虚弱，统摄无权
    D. 湿热下注，任带不固
    E. 气血失调，血海蓄溢失常

答案：E

考点：月经先后无定期的病机（2001,

2003，2004）

解析：月经先后无定期的发病机理，主要是肝肾功能失调，冲任功能紊乱，血海蓄溢失常。其病因多为肝郁和肾虚。故本题选 E。

19. 月经先后不定期，经行不畅，胸胁、乳房、少腹胀痛，脘闷不舒，嗳气少食，应首选

　　A. 固阴煎
　　B. 半夏泻心汤
　　C. 逍遥丸
　　D. 归脾汤
　　E. 六味地黄丸
　　答案：C
　　考点：月经先后无定期的辨证论治（2012）
　　解析：主症为月经先后不定期，伴经行不畅，胸胁、乳房、少腹胀痛，脘闷不舒，嗳气少食，辨证为月经先后无定期肝郁证，治宜疏肝理气调经，首选逍遥散。A 用治月经先后无定期肾虚证，D 用治月经先后无定期脾虚证。故本题选 C。

20. 下列除哪项外，均是经期延长血瘀证的主症

　　A. 经行 8～10 天始净
　　B. 月经量少、色暗、有块
　　C. 小腹疼痛拒按
　　D. 腰酸腿软
　　E. 舌紫暗，脉弦涩
　　答案：D
　　考点：经期延长的辨证（2001，2003）
　　解析：经期延长血瘀证的主要证候为经行时间延长，量或多或少，经色紫暗，有块；经行小腹疼痛，拒按；舌质紫暗或有瘀点，脉弦涩。D 为肾虚证候。故本题选 D。

21. 治疗经间期出血肾阴虚证，应首选

　　A. 清肝止淋汤
　　B. 左归丸
　　C. 两地汤合二至丸
　　D. 逐瘀止血汤
　　E. 调肝汤
　　答案：C
　　考点：经间期出血的辨证论治（2000，2015）
　　解析：经间期出血肾阴虚证治以滋肾养阴，固冲止血。主方为两地汤合二至丸或加减一阴煎。故本题选 C。

22. 崩漏的治疗原则是

　　A. 塞流与澄源结合

　　B. 澄源与复旧结合
　　C. 复旧与塞流结合
　　D. 固本与澄源结合
　　E. 急则治标，缓则治本
　　答案：E
　　考点：崩漏的治疗原则（2004，2013）
　　解析：崩漏的治则是急则治其标，缓则治其本，具体分为三步，即塞流、澄源、复旧。故本题选 E。

23. 治疗崩漏实热证，应首选

　　A. 保阴煎
　　B. 固本止崩汤
　　C. 清热固经汤
　　D. 清热调血汤
　　E. 左归丸
　　答案：C
　　考点：崩漏的辨证论治（2001，2003）
　　解析：崩漏实热证治以清热凉血，固冲止血，主方为清热固经汤。故本题选 C。

24. 实证闭经的主要发病机理是

　　A. 寒凝气滞
　　B. 血海空虚
　　C. 气血阻滞
　　D. 肝肾亏损
　　E. 湿热瘀阻
　　答案：C
　　考点：闭经的病因病机（2016）
　　解析：闭经的发病机制有虚实两个方面。虚者多因肾气不足，冲任虚弱；或肝肾亏损，精血不足；或脾胃虚弱，气血乏源；或阴虚血燥等。实者多因气血阻滞，或痰湿流注下焦，使血流不通，冲任受阻，血海阻隔，经血不得下行而成闭经。故本题选 C。

25. 痛经之所以随月经周期而发作，与下列哪项有关

　　A. 寒凝胞中
　　B. 经期胞中血虚邪盛
　　C. 经期冲任气血变化急骤
　　D. 血虚冲任、胞宫失养
　　E. 湿热蕴结胞中
　　答案：C
　　考点：痛经的病机（2000，2001）
　　解析：痛经之所以伴随月经周期而发，与经期及经前后特殊生理状态有关。未行经期间，由于冲任气血平和，致病因素尚不足以引起冲

任、子宫气血瘀滞或不足，故平时不发生疼痛。经期前后，血海由满盈而泻溢，气血盛实而骤虚，子宫、冲任气血变化较平时急剧，易受致病因素干扰，加之体质因素的影响，导致子宫、冲任气血运行不畅或失于煦濡，不通或不荣而痛。故本题选C。

26. 治疗痛经气滞血瘀证，应首选
A. 血府逐瘀汤
B. 膈下逐瘀汤
C. 少腹逐瘀汤
D. 身痛逐瘀汤
E. 通窍活血汤
答案：B
考点：痛经的辨证论治（2002，2004，2014）
解析：痛经气滞血瘀证的治法为理气行滞，化瘀止痛，方用膈下逐瘀汤。C适用于痛经寒凝血瘀证。故本题选B。

27. 下列各项，不属痛经气血虚弱证主症的是
A. 月经量少、色淡、质稀
B. 腹痛出现在行经之后
C. 神疲乏力，面色无华
D. 头晕眼花，腰痛如折
E. 下腹隐隐作痛，喜按
答案：D
考点：痛经的辨证论治（2016）
解析：痛经气血虚弱证的主症为经期或经后小腹隐隐作痛，喜按或小腹及阴部空坠不适；月经量少，色淡，质清稀；面色无华，头晕心悸，神疲乏力；舌质淡，脉细无力。故本题选D。

28. 经行乳房胀痛肝肾亏虚证的治法是
A. 疏肝养血，和胃通络
B. 温肾养阴，和胃通络
C. 疏肝理气，和胃通络
D. 滋肾养肝，和胃通络
E. 补肾健脾，和胃通络
答案：D
考点：经行乳房胀痛的辨证论治（2016）
解析：经行乳房胀痛肝肾亏虚证症见经行或经后两乳作胀作痛，乳房按之柔软无块，月经量少，色淡；两目干涩，咽干口燥，五心烦热；舌淡或舌红少苔，脉细数。治法为滋肾养肝，和胃通络。故本题选D。

29. 经行头痛以头痛伴随月经周期性发作为辨证要点，其治疗大法为
A. 滋阴潜阳，疏风止痛
B. 调理气血，通络止痛
C. 温经养血，疏络止痛
D. 活血化瘀，温经止痛
E. 益气养血，活络止痛
答案：B
考点：经行头痛的治疗原则（2011）
解析：经行头痛属于内伤性头痛，其发作与月经密切相关。因头为诸阳之会，五脏六腑之气皆上荣于头，足厥阴肝经会于巅，肝为藏血之脏，经行时气血下注冲任而为月经，阴血相对不足，故凡外感、内伤均可在此时引起脏腑气血失调而为患。其病机变化以气血失调为本，治疗大法为调理气血，通络止痛。故本题选B。

30. 经行头痛血瘀证的主症是
A. 经前头痛，甚或巅顶掣痛
B. 经期头痛，甚或巅顶掣痛
C. 经期头痛，痛如锥刺
D. 经后头晕，绵绵作痛
E. 经后头痛，痛如锥刺
答案：C
考点：经行头痛血瘀证的辨证论治（2016）
解析：经行头痛血瘀证症见每逢经前、经期头痛剧烈，痛如锥刺，经色紫暗有块；伴小腹疼痛拒按，胸闷不舒；舌暗或尖边有瘀点，脉细涩或弦涩。故本题选C。

31. 治疗经行头痛血瘀证，应首选的方剂是
A. 失笑散合四物汤
B. 桃红四物汤
C. 少腹逐瘀汤
D. 通窍活血汤
E. 血府逐瘀汤
答案：D
考点：经行头痛的辨证论治（2015）
解析：经行头痛血瘀证症见每逢经前、经期头痛剧烈，痛如锥刺，经色紫暗有块；伴小腹疼痛拒按，胸闷不舒；舌暗或尖边有瘀点，脉细涩或弦涩。治宜化瘀通络，方用通窍活血汤。故本题选D。

32. 每值经行前后或正值经期出现感冒症状，属于
A. 经行乳房胀痛
B. 经行身痛
C. 经行发热

D. 经行头痛
E. 经行感冒

答案：E

考点：经行感冒的定义（2015）

解析：经行乳房胀痛是指每于行经前后，或正值经期，出现乳房作胀，或乳头胀痒疼痛，甚至不能触衣者。经行身痛是指每遇经行前后或正值经期，出现以身体疼痛为主症者。经行发热是指每值经期或行经前后，出现以发热为主症者。经行头痛是指每遇经期或行经前后，出现以头痛为主要症状，经后辄止者。经行感冒是指每逢经行前后或正值经期，出现感冒症状，经后逐渐缓解者。故本题选E。

33. 治疗经行身痛血瘀证，应首选的方剂是
A. 失笑散合四物汤
B. 桃红四物汤
C. 趁痛散
D. 通窍活血汤
E. 血府逐瘀汤

答案：C

考点：经行身痛的辨证论治（2015）

解析：经行身痛血瘀证症见经行时腰膝、肢体、关节疼痛，得热痛减，遇寒痛甚，月经推迟，经量少，色暗，或有血块。治宜活血通络，益气散寒止痛，方用趁痛散。故本题选C。

34. 下列方剂可以用于治疗经行浮肿的是
A. 柴胡疏肝散
B. 逍遥丸
C. 健脾丸
D. 乌药散
E. 八物汤

答案：E

考点：经行浮肿的辨证论治（2012）

解析：经前、经行时气血下注于胞宫，若素体脾肾虚损，值经行则脾肾更虚，气化运行失司，水湿生焉，因而出现经行浮肿。也有因肝郁气滞，血行不畅，滞而作胀者。常见脾肾阳虚证，用肾气丸合苓桂术甘汤；气滞血瘀证，用八物汤加泽泻、益母草。故本题选E。

35. 治疗经行吐衄肺肾阴虚证，应首选的方剂是
A. 清肝汤
B. 调肝汤
C. 顺经汤
D. 清肝引经汤
E. 上下相资汤

答案：C

考点：经行吐衄的辨证论治（2016）

解析：经行吐衄肺肾阴虚证的治法为滋阴养肺，方用顺经汤或加味麦门冬汤。故本题选C。

36. 经行口糜的相关脏腑是
A. 肝、肾
B. 肝、胃
C. 肝、脾
D. 心、胃
E. 肾、胃

答案：D

考点：经行口糜的病因病机（2013）

解析：每值经前或经行时，口舌糜烂，如期反复发作，经后渐愈者，称为经行口糜。舌为心之苗，口为胃之门户，故其病机多由心、胃之火上炎所致。其热有阴虚火旺，热乘于心者；有胃热炽盛而致者，每遇经行阴血下注，其热益盛，随冲气上逆而发。故本题选D。

37. 下列各项，不属于绝经前后诸证临床表现的是
A. 烘热汗出，烦躁易怒
B. 潮热面红，眩晕耳鸣
C. 心悸失眠，腰背酸楚
D. 面浮肢肿，情志不宁
E. 精神萎靡，面色晦暗

答案：E

考点：绝经前后诸证的定义（2014）

解析：妇女在绝经期前后，围绕月经紊乱或绝经出现明显不适证候，如烘热汗出、烦躁易怒、潮热面红、眩晕耳鸣、心悸失眠、腰背酸楚、面浮肢肿、情志不宁等症状，称为绝经前后诸证。故本题选E。

38. 绝经前后诸证的治疗原则是
A. 疏肝解郁
B. 调节阴阳平衡
C. 补益气血
D. 健脾补肾
E. 活血化瘀

答案：B

考点：绝经前后诸证的辨证论治（2012）

解析：部分妇女在绝经前后，由于体质、产育、疾病、营养、劳逸、社会环境、精神因素等方面的原因，导致肾阴阳平衡失调，出现明显不适证候，如烘热汗出、烦躁易怒、潮热面红、眩晕耳鸣、心悸失眠、腰背酸楚、面浮肢肿、情

志不宁等症状。肾阴阳失调，常涉及其他脏腑，尤以心、肝、脾为主。若肾阴不足，不能上济心火，则心火偏亢；乙癸同源，肾阴不足，精亏不能化血，导致肝肾阴虚，肝失柔养，肝阳上亢；肾与脾先后天互相滋养，脾阳赖肾阳以温煦，肾虚阳衰，火不暖土，又导致脾肾阳虚。常见肾阴虚、肾阳虚、肾阴阳俱虚证。治疗以调整阴阳为主。故本题选 B。

39. 下列各项，绝经前后诸证的饮食调护应是
   A. 高蛋白饮食
   B. 低盐饮食
   C. 限制高脂、高糖饮食
   D. 限制蛋白饮食
   E. 高糖饮食
   答案：C
   考点：绝经前后诸证的预防与调护（2013）
   解析：绝经前后饮食应适当限制高脂肪、高糖类物质的摄入，注意补充新鲜水果蔬菜及钙、钾等矿物质。故本题选 C。

40. 经断复来的根本原因为
   A. 脾阳虚
   B. 湿热下注
   C. 气滞湿郁
   D. 肾阴虚
   E. 肾阳虚
   答案：D
   考点：经断复来的病因病机（2013）
   解析：经断复来见于老年妇女，其一生经历了经、孕、产、乳等数伤阴血的阶段，年届七七，肾气虚，天癸竭，太冲脉衰少，地道不通，经水断绝。当进入老年期后，肾阴虚逐渐影响他脏，或脾虚肝郁、冲任失固，或湿热下注，或血热，或湿毒瘀结损伤冲任以致经断复行。故本题选 D。

41. 经断复来脾虚肝郁证的出血表现是
   A. 经血色淡，质稀
   B. 经色鲜红，质稠
   C. 经色红，夹白带
   D. 经色暗，质稀
   E. 经色暗，恶臭
   答案：A
   考点：经断复来的辨证论治（2016）
   解析：经断复来脾虚肝郁证症见经断后阴道出血，量少，色淡，质稀，气短懒言，神疲肢倦，食少腹胀，胁肋胀满；舌苔薄白，脉弦无

力。故本题选 A。

42. 带下病的主要发病机理是
   A. 外感湿邪，损及任、带，约固无力
   B. 肾气不足，封藏失职，阴液滑脱而下
   C. 湿邪影响任、带，任脉不固，带脉失约
   D. 脾虚生湿，流注下焦，伤及任、带
   E. 肝经湿热，流注下焦，伤及任、带
   答案：C
   考点：带下病的病机（2004，2013，2016）
   解析：带下病的主要病机是湿邪伤及任带二脉，使任脉不固，带脉失约。故本题选 C。

43. 止带方适用于带下病的哪种证候
   A. 肾阳虚
   B. 肾阴虚
   C. 脾虚
   D. 湿热
   E. 湿毒
   答案：D
   考点：带下过多的辨证论治（2000，2013）
   解析：止带方清利湿热，适用于湿热下注证。肾阳虚证主方为内补丸；阴虚夹湿证主方为知柏地黄汤；脾虚证主方为完带汤；热毒蕴结证主方为五味消毒饮。故本题选 D。

44. 下列各项，不属于带下过少血枯瘀阻临床表现的是
   A. 阴中干涩，阴痒
   B. 面色无华，头晕眼花
   C. 心悸失眠，神疲乏力
   D. 肌肤甲错，下腹有包块
   E. 腰膝酸软，烘热汗出
   答案：E
   考点：带下过少的辨证论治（2015）
   解析：带下过少血枯瘀阻证症见带下过少，甚或全无，阴中干涩，阴痒；或面色无华，头晕眼花，心悸失眠，神疲乏力，或经行腹痛，经色紫暗，有血块，肌肤甲错，或下腹有包块；舌质暗，边有瘀点瘀斑，脉细涩。故本题选 E。

45. 脾胃虚弱型妊娠恶阻，呕吐清涎，应首选
   A. 二陈丸
   B. 健脾丸
   C. 归脾汤
   D. 温胆汤
   E. 香砂六君子汤
   答案：E
   考点：妊娠恶阻的辨证论治（2012）

解析：妊娠恶阻脾胃虚弱证治宜健脾和胃，降逆止呕，用香砂六君子汤。肝胃不和证治宜清肝和胃，降逆止呕，用橘皮竹茹汤或苏叶黄连汤加姜半夏、枇杷叶、竹茹、乌梅。故本题选 E。

46. 妊娠腹痛的病机是
    A. 素体虚弱，七情郁结，痰浊凝滞不散
    B. 冲任气血失调，胎元不固
    C. 冲气上逆，胃失和降
    D. 胞脉阻滞或胞脉失养
    E. 胞脏虚损，胎养不足
    答案：D
    考点：妊娠腹痛的病因病机（2013）
    解析：妊娠腹痛的发病机理，主要是气滞、血瘀、血虚、虚寒，以致胞脉、胞络阻滞或失养，气血运行不畅，"不通则痛"或"不荣则痛"，其病位在胞脉、胞络，尚未损伤胎元。故本题选 D。

47. 妊娠腹痛血虚证的中医治法是
    A. 养血活血，补肾安胎
    B. 暖宫止痛，养血安胎
    C. 疏肝解郁，养血安胎
    D. 养血安胎止痛
    E. 补肾益气，养血安胎
    答案：D
    考点：妊娠腹痛的辨证论治（2014）
    解析：血虚以致胞脉、胞络阻滞或失养，气血运行不畅，"不通则痛"或"不荣则痛"。治法为养血安胎止痛，方用当归芍药散加首乌、桑寄生。故本题选 D。

48. 异位妊娠，未破损期治疗方法为
    A. 活血化瘀，消癥杀胚
    B. 活血化瘀，消癥散结
    C. 益气摄血，佐以止痛
    D. 行气活血，化瘀止痛
    E. 凉血养血，佐以止痛
    答案：A
    考点：异位妊娠的辨证论治（2013）
    解析：异位妊娠未破损期的症状为停经后可有早孕反应，或下腹一侧有隐痛，双合诊可触及一侧附件有软性包块，有压痛，尿妊娠试验为阳性，脉弦滑。治宜活血化瘀，消癥杀胚，方用宫外孕Ⅱ号方加蜈蚣、全蝎、紫草。故本题选 A。

49. 下列各项，不属胎动不安常见证型的是
    A. 肾虚证
    B. 湿热证
    C. 血热证
    D. 血瘀证
    E. 气血虚弱证
    答案：B
    考点：胎动不安的辨证论治（2016）
    解析：胎漏、胎动不安的主要病机是冲任损伤、胎元不固。常见的病因有肾虚、血热、气血虚弱、血瘀。常见证型有肾虚证、血热证、气血虚弱证、血瘀证。故本题选 B。

50. 胎萎不长的病因病机是
    A. 气血虚弱、脾肾不足、血寒宫冷
    B. 气血虚弱、肝肾精亏、脾肾阳虚
    C. 气血虚弱、脾肾不足、寒凝血瘀
    D. 脾肾不足、血寒宫冷、肝郁脾虚
    E. 血热扰胎、气血虚弱、脾肾不足
    答案：A
    考点：胎萎不长的病因病机（2016）
    解析：胎萎不长的主要机理是气血不足以荣养其胎，而致胎儿生长迟缓。主要病因有气血虚弱、脾肾不足、血寒宫冷。故本题选 A。

51. 下列各项，不属于子肿肾虚证临床表现的是
    A. 口淡而腻，脘腹胀满
    B. 面浮肢肿，下肢尤甚
    C. 腰酸乏力，下肢逆冷
    D. 小便不利
    E. 舌淡，苔白润，脉沉迟
    答案：A
    考点：子肿的辨证论治（2014）
    解析：子肿肾虚证症见妊娠数月，面浮肢肿，下肢尤甚，按之如泥，头晕耳鸣，腰酸乏力，下肢逆冷，小便不利，舌淡，苔白润，脉沉迟。A 为脾虚证的表现。故本题选 A。

52. 产后三病是指
    A. 呕吐、泄泻、盗汗
    B. 尿失禁、缺乳、大便难
    C. 血晕、发热、痉证
    D. 病痉、病郁冒、大便难
    E. 腹痛、恶露不下、发热
    答案：D
    考点：产后三病的含义（2004，2008）
    解析：产后的常见病和危重症可概括为"三病""三冲""三急"。"三病"是指产后病痉、郁冒、大便难；"三冲"是指败血冲心、冲胃、冲肺；"三急"是指呕吐、盗汗、泄泻。故

本题选 D。

53. 产后三急是指
    A. 呕吐、泄泻、盗汗
    B. 高热、昏迷、自汗
    C. 心悸、气短、抽搐
    D. 尿闭、便难、冷汗
    E. 下血、腹痛、心悸
    答案：A
    考点：产后三急的含义（2000，2012）
    解析：参见52题。故本题选 A。

54. 下列哪项是产后用药三禁
    A. 活血、通便、消导
    B. 大汗、峻下、利小便
    C. 清热、凉血、滋阴
    D. 祛寒、开郁、化瘀
    E. 以上均非
    答案：B
    考点：产后用药三禁（2001，2015）
    解析：产后用药三禁即禁大汗以防亡阳，禁峻下以防亡阴，禁通利小便以防亡津液。故本题选 B。

55. 产后发热感染邪毒证，应首选
    A. 四物汤加苍附导痰丸
    B. 五味消毒饮
    C. 固阴煎
    D. 银翘散
    E. 丹栀逍遥丸
    答案：B
    考点：产后发热的辨证论治（2012）
    解析：感染邪毒所致的产后发热，是产科危急重症。治宜清热解毒，凉血化瘀，方用五味消毒饮合失笑散或解毒活血汤。故本题选 B。

56. 治疗产后身痛肾虚证，应首选的方剂是
    A. 黄芪桂枝五物汤
    B. 归肾丸
    C. 养荣壮肾汤
    D. 独活寄生汤
    E. 身痛逐瘀汤
    答案：C
    考点：产后身痛的辨证论治（2016）
    解析：产后身痛肾虚证症见产后腰膝、足跟疼痛，艰于俯仰，头晕耳鸣，夜尿多，舌淡暗，脉沉细弦。治宜补肾养血，温腰壮骨，方选养荣壮肾汤加秦艽、熟地黄。故本题选 C。

57. 产后缺乳，面色无华，气血虚弱，应首选
    A. 通乳丹
    B. 下乳涌泉散
    C. 苍附导痰丸
    D. 漏芦散
    E. 补中益气汤
    答案：A
    考点：缺乳的辨证论治（2012）
    解析：缺乳气血虚弱证，治宜补气养血，佐以通乳，用通乳丹。B 用治缺乳肝郁气滞证；C合 D 用治产后缺乳痰浊阻滞证。故本题选 A。

58. 产后小便不通的基本病机是
    A. 气虚冲任不固
    B. 脾肺气虚，传导无力
    C. 膀胱气化不利
    D. 膀胱失约
    E. 脾肾阳虚，水湿不化
    答案：C
    考点：产后小便不通的病因病机（2014）
    解析：产后小便不通的主要病机是膀胱气化失司所致。若肺脾气虚，肾阳不足，气机阻滞或瘀血阻滞，可导致膀胱气化失常，发为小便不通。常见的病因有气虚、肾虚和血瘀。故本题选 C。

59. 产后小便淋痛肝经郁热证，治疗首选
    A. 加味五淋散
    B. 加味四物汤
    C. 小蓟饮子
    D. 龙胆泻肝汤
    E. 沉香散
    答案：E
    考点：产后小便淋痛的辨证论治（2013）
    解析：产后小便淋痛肝经郁热证症见产后小便艰涩而痛，余沥不尽，尿色红赤，情志抑郁或心烦易怒，小腹胀满，甚或两胁胀痛，口苦咽干，大便干结；舌红，苔黄，脉弦数。治当疏肝清热通淋，方选沉香散。故本题选 E。

60. 治疗阴痒肝经湿热证，应首选的方剂是
    A. 易黄汤
    B. 内补丸
    C. 柴胡疏肝散
    D. 龙胆泻肝汤
    E. 清肝利湿汤
    答案：D
    考点：阴痒的辨证论治（2016）
    解析：阴痒肝经湿热证症见阴部瘙痒灼痛，

带下量多，色黄如脓，稠黏臭秽，头晕目眩，口苦咽干，心烦不宁，便秘溲赤，舌红，苔黄腻，脉弦滑而数。治法为清热利湿，杀虫止痒，方用龙胆泻肝汤或萆薢渗湿汤，外用蛇床子散。故本题选 D。

61. 下列各项，属于阴痒肝肾阴虚证临床表现的是
  A. 心烦易怒，小便黄赤
  B. 带下量多，色黄如脓
  C. 带下灰白如凝乳，味腥臭
  D. 会阴部肤色变浅
  E. 舌体胖大，色红
  答案：D
  考点：阴痒的辨证论治（2013）
  解析：阴痒肝肾阴虚证症见阴部瘙痒难忍，干涩灼热，夜间加重，或会阴部肤色变浅变白，皮肤粗糙，皲裂破溃；眩晕耳鸣，五心烦热，烘热汗出，腰酸腿软，口干不欲饮；舌红少苔，脉细数无力。故本题选 D。

62. 治疗阴疮热毒证，应首选的方剂是
  A. 阳和汤
  B. 龙胆泻肝汤
  C. 托里消毒散
  D. 阴蚀生疮方
  E. 萆薢渗湿汤
  答案：B
  考点：阴疮的辨证论治（2013）
  解析：阴疮热毒证的治法为清热利湿，解毒消疮。方用龙胆泻肝汤。故本题选 B。

63. 阴挺多属
  A. 脾肾阳虚
  B. 脾阳虚
  C. 寒湿困脾
  D. 中气下陷
  E. 湿热蕴脾
  答案：D
  考点：阴挺的病因病机（2014）
  解析：阴挺与分娩损伤有关。产后未复，中气不足，或肾气不固，带脉失约，日渐下垂脱出。亦见于长期慢性咳嗽、便秘、年老体衰之体，冲任不固，带脉失摄无力而子宫脱出。常见病因有气虚、肾虚。故本题选 D。

64. 子宫脱垂，宫颈已脱出阴道口，宫体仍在阴道内，属于
  A. Ⅰ度轻型

  B. Ⅰ度重型
  C. Ⅱ度轻型
  D. Ⅱ度重型
  E. Ⅲ度
  答案：C
  考点：子宫脱垂的分度（2015）
  解析：子宫脱垂分为3度。Ⅰ度轻型：宫颈外口距处女膜缘＜4cm，未达处女膜缘；重型：宫颈已达处女膜缘，阴道口可见子宫颈。Ⅱ度轻型：宫颈脱出阴道口，宫体仍在阴道内；重型：部分宫体脱出阴道口。Ⅲ度：宫颈与宫体全部脱出阴道口外。故本题选 C。

65. 治疗阴挺气虚证，应首选的方剂是
  A. 举元煎
  B. 大补元煎
  C. 补中益气汤
  D. 归脾汤
  E. 人参归脾汤
  答案：C
  考点：阴挺的辨证论治（2013）
  解析：阴挺气虚证的治法为补中益气，升阳举陷，方用补中益气汤加金樱子、杜仲、续断。故本题选 C。

66. 工具避孕指的是
  A. 宫内节育器，阴茎套，阴道隔膜
  B. 宫内节育器，阴茎套，阴道药环
  C. 宫内节育器，阴茎套，避孕药物
  D. 宫内节育器，阴茎套，皮下埋植
  E. 宫内节育器，阴茎套，避孕药膏
  答案：A
  考点：工具避孕（2016）
  解析：工具避孕是利用器具防止精液泄入阴道，阻止泄入阴道内的精子进入子宫腔，或改变子宫腔内的环境，以实现避孕目的的方法。目前常用的避孕工具有宫内节育器、阴道隔膜、阴茎套。故本题选 A。

67. 避孕工具除避孕套、宫内节育器外，还有
  A. 避孕药膏
  B. 皮下埋植
  C. 避孕药物
  D. 阴道药环
  E. 阴道隔膜
  答案：E
  考点：工具避孕（2013）
  解析：参见66题。故本题选 E。

68. 子宫内膜增生早期，其内膜厚度约为
    A. 1～2mm
    B. 3～4mm
    C. 5～6mm
    D. 7～8mm
    E. 9～10mm
    答案：A
    考点：子宫内膜的增生期（2016）
    解析：子宫内膜增生早期，内膜的增生与修复在月经期即已开始。约在月经周期的5～7日，此期内膜较薄，约1～2mm。故本题选A。

69. 子宫内膜增生晚期的时间为
    A. 月经周期的1～2天
    B. 月经周期的3～5天
    C. 月经周期的5～8天
    D. 月经周期的8～10天
    E. 月经周期的10～14天
    答案：E
    考点：子宫内膜的增生期（2013）
    解析：子宫内膜增生晚期约在月经周期的第11～14日。此期内膜增厚至3～5mm，表面高低不平，略呈波浪形。组织内水肿明显，小动脉增生。故本题选E。

70. 输卵管造影术的适应证是
    A. 异位妊娠引起的内出血
    B. 输卵管不通的不孕症
    C. 卵泡破裂引起的盆腔炎积液
    D. 探测羊水量
    E. 外阴部特异性感染
    答案：B
    考点：输卵管通畅检查（2013）
    解析：输卵管造影术指将造影剂注入子宫腔及输卵管使之显影，以了解子宫、输卵管内腔的情况，协助诊断子宫内膜息肉、肿瘤、畸形、宫腔粘连、宫颈内口松弛症、盆腔慢性炎症以及输卵管阻塞的部位。适用于不孕症，习惯性流产，确定生殖器畸形的类别。故本题选B。

【A2型题】

71. 患者，女，18岁，经常经期提前一周，量多，经色紫红，质稠有块，经前乳房、胸胁、少腹胀痛，烦躁易怒，舌红，苔黄，脉弦数。其证候是
    A. 肝郁血热证
    B. 阳盛血热证
    C. 阴虚血热证
    D. 肾气虚证
    E. 脾气虚证
    答案：A
    考点：月经先期的辨证（2011）
    解析：主症为经期提前一周，量多，经色紫红，质稠有块，伴经前乳房、胸胁、少腹胀痛，烦躁易怒，辨证为月经先期肝郁血热证。故本题选A。

72. 患者，女，19岁，未婚。月经提前，量少，色红、质黏稠，伴手足心热，两颧潮红，舌红少苔，脉细数。治疗应首选
    A. 大补元煎
    B. 丹栀逍遥散
    C. 清经散
    D. 保阴煎
    E. 两地汤
    答案：E
    考点：月经先期的辨证论治（2001，2003，2006）
    解析：阴虚内热，热扰血海，迫血妄行，故月经先期而至。水亏火旺，故量少、色红而质稠。若虚热上浮则两颧潮红。手足心热，舌红，苔少，脉细数，均为阴虚内热之症。辨证属月经先期阴虚血热证，治法为养阴清热调经，方选两地汤。B用于肝郁血热证。C用于阳盛血热证。故本题选E。

73. 患者，女，22岁，未婚。经来先期，量多，色深红或紫红，质黏稠，伴心烦，面红口干，小便黄短，大便干结，舌质红，苔黄，脉滑数。治疗应首选
    A. 当归地黄饮
    B. 大补元煎
    C. 丹栀逍遥散
    D. 清经散
    E. 乌药汤
    答案：D
    考点：月经先期的辨证论治（2009）
    解析：月经先期，量多，色深，质稠伴心烦面红口干为阳盛血热证。小便黄，大便干，舌红苔黄，脉滑数均为血热之象。治以清经散清热凉血调经。故本题选D。

74. 患者，女，22岁，未婚。经期延后，量少，色暗、有血块，腹痛喜热，畏寒，舌暗苔白，脉沉紧。其治法是

A. 暖宫止痛调经
B. 理气止痛调经
C. 活血行气调经
D. 扶阳祛寒调经
E. 温经散寒调经

答案：E

考点：月经后期的辨证论治（2001，2003）

解析：主症为经期延后，量少、色暗、有块，伴腹痛拒按，喜热畏寒，辨证为月经后期血寒之实寒证，治宜温经散寒调经。D为重要干扰项，为月经后期血寒之虚寒证治法。故本题选E。

75. 患者，女，32岁，未婚。初次月经13岁，经期错后，量少，色淡质稀，小腹隐痛，喜热喜按，腰酸无力，小便清长，舌淡，苔白，脉迟无力。其治法是
A. 扶阳祛寒调经
B. 补血益气调经
C. 补血养营调经
D. 温经散寒调经
E. 理气行滞调经

答案：A

考点：月经后期的辨证论治（2011）

解析：主症为经期延后，量少、色淡质稀，伴小腹隐痛，喜热喜按．腰酸无力，辨证为月经后期血寒之虚寒证，治宜扶阳祛寒调经。D为重要干扰项，为月经后期血寒之实寒证治法。可与74题互相参看。故本题选A。

76. 患者，女，30岁，已婚。月经先后无定期，质稀、量少，腰痛，头晕，舌淡少苔，脉沉细尺弱。其证候是
A. 肝郁
B. 肝血不足
C. 阴虚
D. 肾虚
E. 气血虚弱

答案：D

考点：月经先后无定期的辨证（2001，2003）

解析：肾气虚弱，封藏失司，冲任不调，血海蓄溢失常，以致月经先后无定期；肾气亏损，阴阳两虚，阴不足则经量少，阳不足则经质稀、量少；腰痛、头晕、舌脉均为肾气不足之症。故本题选D。

77. 患者月经先后无定期，量少，色淡暗，质清；腰骶酸痛，头晕耳鸣，舌淡，苔白，脉细弱。治疗应首选的方剂是
A. 肾气丸
B. 六味地黄丸
C. 大补元煎
D. 固阴煎
E. 归肾丸

答案：D

考点：月经先后无定期的辨证论治（2014，2016）

解析：月经量少，色淡暗，质清，辨证为虚证。腰骶酸痛，头晕耳鸣，腰为肾之府，肾开窍于耳，其脉内通于脑，结合舌脉，可辨证为肾虚证。肾气虚弱，封藏失司，冲任失调，血海蓄溢无常，治宜补肾调经，方用固阴煎。故本题选D。

78. 患者，女，34岁，已婚。经行先后不定，经量多、色红、质稠，少腹胀痛，乳房胀痛，舌暗红苔薄黄，脉弦。治疗应首选
A. 逍遥散
B. 小柴胡汤
C. 加味逍遥散
D. 血府逐瘀汤
E. 当归芍药散

答案：A

考点：月经先后无定期的辨证论治（2000，2008）

解析：肝郁疏泄闭藏失职，致冲任气机紊乱，沉思积郁，而肾气日消，则月经或迟或早，量多或少。肝郁气滞，则色红，质稠，少腹、乳房胀痛。舌暗红，苔薄黄，脉弦，均属肝郁。故辨证属月经先后不定期之肝郁证，治以疏肝理气调经，方选逍遥散。小柴胡汤主治妇人伤寒，热入血室。加味逍遥散主治产后发热。血府逐瘀汤主治上焦瘀血证。当归芍药散主治妇人肝郁气滞之腹痛。排除B、C、D、E。故本题选A。

79. 患者，女，30岁，已婚。经行量多，色淡红，质清稀，伴有神疲肢倦，气短懒言，小腹空坠，面色白，舌淡，苔薄，脉细弱。其证候是
A. 血虚
B. 气虚
C. 血瘀
D. 血热
E. 阴虚

答案：B

考点：月经过多的辨证（2006）

解析：气虚则冲任不固，经血失于制约，故经行量多；气虚火衰不能化血为赤，故经色淡红，质清稀；气虚中阳不振，故神疲肢倦，气短懒言；气虚失于升提，故小腹空坠；气虚阳气不布，故面色白；舌淡，脉细弱均为气虚之象。故本题选 B。

80. 患者，女，38 岁，已婚。近半年来，月经 23~25 天一行，量少，色红，质稠，持续 12~14 天，咽干，潮热，舌红少苔，脉细数。应首先考虑的是

A. 经期延长
B. 月经先期
C. 月经量少
D. 漏下
E. 绝经前后诸证

答案：A

考点：经期延长的定义（2009）

解析：月经周期基本正常，行经时间超过 7 天以上，甚或淋漓半月方净者，称为"经期延长"。月经先期：以月经周期比正常提前为主要表现的月经病。月经量少：（月经过少）月经周期基本正常，经量明显减少，甚至点滴即净；或经期缩短不足两天，经量亦少者，均称为"月经过少"。漏下：指妇女经水停后，又续见下血，淋漓不断者。绝经前后诸证：以妇女在绝经前后，或轻或重、或久或暂出现月经紊乱，烘热汗出，头晕耳鸣，失眠健忘，心悸失眠，烦躁易怒，腰背酸楚等为常见表现的妇科疾病。故本题选 A。

81. 患者，女，36 岁，已婚。两次月经中间，阴道少量出血，色鲜红；头晕腰酸，夜寐不宁，五心烦热。舌质红，苔薄，脉细数。其治法是

A. 益气补肾，固冲止血
B. 滋肾养阴，固冲止血
C. 养阴清热，固冲止血
D. 补肾养肝，固冲止血
E. 益气养阴，凉血清热

答案：B

考点：经间期出血的辨证论治（2006）

解析：经期间氤氲之时，阳气内动，若肾阴偏虚，虚火内生，虚火与阳气相搏，损伤阴络，冲任不固，而见阴道出血；阴虚阳动故色鲜红、五心烦热；腰酸头难寐，舌红，脉细数，均为肾阴虚损之症。治法为滋肾养阴，固冲止血。故

本题选 B。

82. 患者，女，45 岁。月经不规律 8 个月，现阴道出血 40 天，量时多时少，近 3 天量极多、色淡、质清稀，伴气短神疲，面浮肢肿，舌淡苔薄白，脉缓弱。治疗应首选

A. 举元煎
B. 补中益气汤
C. 固本止崩汤
D. 清热固经汤
E. 保阴煎

答案：C

考点：崩漏的辨证论治（2004，2013）

解析：由患者症状可诊断为崩漏之脾虚证，治以补气摄血，固冲止崩，方选固本止崩汤或固冲汤。举元煎主治气虚下陷，血崩血脱，亡阳垂危等证。补中益气汤主治清阳下陷，中气不足之证。清热固经汤主治崩漏之血热实证。保阴煎主治阴虚内热动血。排除 A、B、D、E。故本题选 C。

83. 患者，女，20 岁，未婚。月经淋漓 20 日不止，色淡红，质清稀，面色晦暗，头晕耳鸣，腰腿酸软，倦怠乏力，舌淡暗，苔白润，脉沉弱。治疗应首选

A. 八珍汤
B. 归脾汤
C. 加减苁蓉菟丝子丸
D. 右归丸
E. 加减一阴煎

答案：C

考点：崩漏的辨证论治（2006）

解析：先天不足或少女肾气未盛，天癸不充，肾气不壮、而见封藏失司，冲任不固，不能制约月经，发为崩漏。色淡，质稀，面色晦暗，头晕耳鸣，腰膝酸软，倦怠乏力，舌淡，苔白润，脉沉弱，均为肾气虚表现。辨证属崩漏之肾气虚衰证，治以补肾益气，固冲止血，方选加减苁蓉菟丝子丸。八珍汤主治气血不足证。归脾汤主治心脾两虚证。右归丸主治肾阳虚证。加减一阴煎主治阴血不足之虚热证。排除 A、B、D、E。故本题选 C。

84. 患者月经停闭半年，神疲肢倦，头晕眼花，心悸气短，面色萎黄；舌淡，苔薄，脉沉缓。治疗应首选的方剂是

A. 参苓白术散
B. 归肾丸

C. 参芪四物汤
D. 人参养荣汤
E. 大补元煎

答案：D

考点：闭经的辨证论治（2014）

解析：屡伤脾胃，生化之源不足，或久病大病，营血亏虚，血虚气弱，冲任不充，不能按时满溢，故月经周期延迟、量少、色淡红质薄。脏腑气血进一步损伤，血海空虚，无血可下而月经停闭。本题题干均为气血虚弱之症，治宜益气养血调经，方用人参养荣汤。故本题选 D。

85. 患者，女，38岁，已婚。近几年形体渐胖，胸闷呕恶，倦怠乏力，月经停闭半年，平时带下量多色白，舌淡胖苔白腻，脉沉滑。尿妊娠试验阴性。治疗应首选
    A. 血府逐瘀汤
    B. 苍附导痰丸
    C. 参苓白术散
    D. 开郁二陈汤
    E. 香砂六君子汤

答案：B

考点：闭经的辨证论治（2004，2015）

解析：患者停经半年，妊娠试验阴性，可判断为闭经。肥胖之人，多痰多湿，痰湿壅阻经隧；或脾运失职，聚湿生痰，脂膏痰湿阻滞冲任，胞脉闭阻而经水不行。胸闷呕恶，倦怠乏力，带下量多色白，舌淡胖，苔白腻，脉沉滑，均为痰湿滞之象。辨证属闭经之痰湿阻滞证，治以健脾燥湿化痰，活血调经，方选四君子汤合苍附导痰丸。血府逐瘀汤主治上焦瘀血证。参苓白术散主治中气下陷证。开郁二陈汤主治气郁经闭。香砂六君子汤主治脾胃气虚，痰阻气滞证。排除 A、C、D、E。故本题选 B。

86. 患者，女，22岁。月经初潮16岁，痛经6年，每于第1天出现小腹冷痛，喜温喜按，经量少、色暗淡，腰腿酸软，小便清长，舌苔白润，脉沉迟。治疗应首选
    A. 温经汤（《妇人大全良方》）
    B. 圣愈汤
    C. 调肝汤
    D. 温经汤（《金匮要略》）
    E. 金匮肾气丸

答案：D

考点：痛经的辨证论治（2002，2004）

解析：素禀阳虚，阴寒内生，冲任、胞宫失于温养而凝滞，不得畅通而小腹冷痛，喜温喜按。经量少，色暗淡，腰腿酸软，小便清长，舌苔白润，脉沉迟，均为虚寒的表现。故辨证属痛经之阳虚内寒证，治以温经扶阳，暖宫止痛，方选温经汤（《金匮要略》）。温经汤（《妇人大全良方》）主治月经过多，有血块。圣愈汤主治失血或血虚。调肝汤主治妇人肾水不足，肝气不疏。金匮肾气丸主治肾阳不足证。排除 A、B、C、E。故本题选 D。

87. 患者，女，35岁，已婚。经前或经期大便泄泻，脘腹胀满，神疲肢倦，经行量多，色淡质稀，平时带下量多，色白质黏，无臭气，或面浮肢肿，舌淡胖，苔白腻，脉濡缓。治疗应首选
    A. 小建中汤
    B. 健固汤
    C. 参苓白术散
    D. 真人养脏汤
    E. 补中益气汤

答案：C

考点：经行泄泻的辨证论治（2011）

解析：由患者症状可诊断为经行泄泻之脾虚证，治法为健脾渗湿，理气调经，方用参苓白术散。故本题选 C。

88. 患者，女，32岁，已婚。经行肢体肿胀，按之随手而起，经色暗红有块，伴脘闷胁胀，善叹息，舌紫暗，苔薄白，脉弦涩。治疗应首选
    A. 苓桂术甘汤
    B. 参苓白术散
    C. 八物汤
    D. 肾气丸
    E. 丹栀逍遥丸

答案：C

考点：经行浮肿的辨证论治（2006）

解析：气滞情志久郁，经行不畅，气机受阻，升降失司，水道通调不利，水湿不运，水泛为肿，按之随手而起。气滞则血瘀，经色暗红有块，舌紫暗，脉弦涩。脘闷胁胀，善叹息，均属于气滞之象。故辨证属经行浮肿之气滞血瘀证，治以理气行滞，养血调经，方选八物汤。肾气丸合苓桂术甘汤主治经行浮肿之脾肾阳虚证。参苓白术散主治中气下陷证。丹栀逍遥散主治肝脾不和证。排除 A、B、D、E。故本题选 C。

89. 患者，女，49岁。月经或前或后，烘热出汗，五心烦热，头晕耳鸣，腰酸乏力，舌红苔薄，脉细数。治疗应首选

A. 左归丸
B. 内补丸
C. 肾气丸
D. 两地汤合二至丸
E. 二仙汤合二至丸
答案：A
考点：绝经前后诸证的辨证论治（2003，2011）

解析：七七之年，肾阴不足，天癸渐竭，乙癸同源，肝肾阴虚，遂发绝经前后诸证。烘热汗出，五心烦热，头晕耳鸣，腰酸乏力，舌红，脉细数均为肾阴虚之象。辨证属绝经前后诸证之肾阴虚证，治以滋阴补肾，方选左归丸。内补丸、肾气丸主治肾阳虚证。两地汤合二至丸主治肾阴虚证。二仙汤合二至丸治疗肾阴阳不足证。排除B、C、D、E。故本题选A。

90. 患者，女，27岁，已婚。近几个月来带下量多、黏稠、色黄、胸闷心烦、纳少便溏，舌淡红苔黄略腻，脉细滑。其治法是
A. 清热利湿止带
B. 健脾利湿止带
C. 健脾益气止带
D. 清热解毒止带
E. 补肾健脾止带
答案：A
考点：带下过多的辨证论治（2001，2003）

解析：由患者症状可诊断为带下过多之湿热下注证。治法为清热利湿止带。故本题选A。

91. 患者，女，32岁，已婚。带下量多，色淡黄，质黏稠，无臭气，面色萎黄，四肢不温，舌淡，苔白腻，脉缓弱。其治法是
A. 清热解毒除湿
B. 清热利湿止带
C. 温肾助阳，涩精止带
D. 滋阴益肾，清热祛湿
E. 健脾益气，升阳除湿
答案：E
考点：带下过多的辨证论治（2005，2011）

解析：带下色淡黄，无臭气，面色萎黄，舌淡，舌白腻，脉缓弱，为脾气不足，运化失司及脾阳虚衰，温煦无力而致。辨证属带下过多之脾虚证，治法为健脾益气，升阳除湿。故本题选E。

92. 患者，女，46岁，已婚。近两周带下量多，色赤白相兼，质稠，有气味，阴部瘙痒，腰膝酸软，头晕耳鸣，舌红，苔黄腻，脉细数。其治法是
A. 清热疏肝，利湿止带
B. 滋肾养阴，清热利湿
C. 清热解毒止带
D. 健脾祛湿止带
E. 清热凉血止带
答案：B
考点：带下过多的辨证论治（2006）

解析：肾阴不足，相火偏旺，损伤血络，或复感湿邪，损伤任带，带脉不固，表现出带下量多，有臭味，腰膝酸软，阴部灼热或瘙痒，舌红少苔，脉细数等，均为湿热之象。辨证属带下过多之阴虚夹湿证。治法为滋肾益阴，清热利湿。故本题选B。

93. 患者，女，27岁，已婚。停经46天，妊娠试验阳性，恶心呕吐，食入即吐，神疲思睡，舌淡苔白，脉滑缓。诊为妊娠恶阻，其证候是
A. 脾虚痰滞
B. 脾胃虚弱
C. 气阴两虚
D. 肝胃不和
E. 痰湿中阻
答案：B
考点：妊娠恶阻的辨证（2001，2003，2004，2011，2014）

解析：患者停经46天，妊娠试验阳性，应为妊娠早期。此时恶心呕吐，可初诊为恶阻病。同时，食入即吐，神疲思睡，舌淡苔白，脉滑缓，是脾胃虚弱，升降失常，清阳不升的表现。辨证属妊娠恶阻之脾胃虚弱证。故本题选B。

94. 患者，女，29岁，未婚。妊娠小腹胀痛，烦躁易怒，伴胸胁胀满，舌红，苔薄，脉弦滑。治疗应首选
A. 胶艾汤
B. 当归芍药散
C. 小柴胡汤
D. 逍遥丸
E. 桂枝茯苓丸合寿胎丸
答案：D
考点：妊娠腹痛的辨证论治（2011）

解析：主症为妊娠小腹胀痛，伴烦躁易怒，胸胁胀满，辨证为妊娠腹痛之气滞证，治宜疏肝解郁，养血安胎，用逍遥散。A用治妊娠腹痛之虚寒证，B用治妊娠腹痛之血虚证，E用治妊娠

腹痛之血瘀证。C是D的干扰项。故本题选D。

95. 患者，女，29岁。已婚2年一直未孕，既往月经周期26~28天，行经期4~6天。现停经45天，突然左下腹撕裂样剧痛，并伴头晕恶心，面色苍白。不应采取的措施是

A. 妊娠试验
B. 腹部叩诊
C. 后穹隆穿刺
D. 立即转院
E. 妇科检查

答案：D

考点：异位妊娠的急症处理（2003，2014）

解析：患者出现停经，突然出现左下腹撕裂样剧痛，应首先考虑异位妊娠。如果妊娠试验阳性，行腹部叩诊，看是否有移动性浊音以确定是否有内出血，也可以做妇科检查、后穹隆穿刺以确定是否发生异位妊娠破裂，所以A、B、C、E均正确。不可立即转院，以免途中发生意外。故本题选D。

96. 患者，女，27岁，已婚。妊娠70天，阴道下血，色鲜红，腰腹坠胀作痛，手足心热，口干心烦，小便黄，大便秘结，舌红苔黄，脉滑数。治疗应首选

A. 清经散
B. 两地汤
C. 寿胎丸
D. 保阴煎
E. 胎元饮

答案：D

考点：胎动不安的辨证论治（2000，2005）

解析：患者妊娠期间阴道下血，腰腹坠胀作痛，可诊为胎动不安病。同时，血色鲜红，手足心热，口干心烦，小便黄，大便秘结，舌红苔黄，脉滑数，是邪热内扰所致，故为血热证。治宜清热凉血，养血安胎，方用保阴煎。清经散、两地汤较少用于治疗胎动不安病，寿胎丸主治胎动不安肾虚证，胎元饮主治胎动不安气血虚弱证。故本题选D。

97. 患者，女，32岁，已婚。孕后腰酸腹痛，胎动下坠，伴阴道少量出血，头晕耳鸣，小便频数，舌淡苔白，脉沉细滑。治疗应首选

A. 加味圣愈汤
B. 胎元饮
C. 举元煎
D. 补肾安胎饮

E. 寿胎丸

答案：E

考点：胎动不安的辨证论治（2003，2004，2011）

解析：患者孕后阴道少量出血，伴腰酸腹痛，可诊为胎动不安病。同时，头晕耳鸣，小便频数，舌淡苔白，脉沉细滑，为典型的肾虚证。治法为补肾健脾，益气安胎，方药首选寿胎丸或滋肾育胎丸。加味圣愈汤、补肾安胎丸较少用于治疗胎动不安病，胎元饮主治胎动不安气血虚弱证。故本题选E。

98. 患者，女，30岁，已婚。孕后因持重而继发腰酸腹痛，胎动下坠，精神倦怠，脉滑无力。治疗应首选

A. 举元煎
B. 胎元饮
C. 固下益气汤
D. 加味圣愈汤
E. 加味阿胶汤

答案：B

考点：胎动不安的辨证论治（2003，2015）

解析：患者胎动下坠，腰酸腹痛，可诊为胎动不安病。同时，精神倦怠，脉滑无力，是气血虚弱，冲任匮乏而致，应为气血虚弱证。治法为补气养血、固肾安胎，方药首选胎元饮。故本题选B。

99. 患者，女，33岁，已婚。孕三堕三。头晕目眩，神疲乏力，心悸气短，舌质淡，苔薄白，脉细弱。治疗应首选

A. 泰山磐石散
B. 寿胎丸
C. 肾气丸
D. 安奠二天汤
E. 补肾固冲丸

答案：A

考点：滑胎的辨证论治（2000，2006）

解析：患者堕胎3次，可诊为滑胎病。同时，头晕目眩，神疲乏力，心悸气短，舌淡苔白，脉细弱，是气血两虚，冲任不足所致，应为气血虚弱证。治疗应益气养血，固冲安胎，首选方药为泰山磐石散。寿胎丸合桂枝茯苓丸主治滑胎血瘀证，肾气丸可用治滑胎肾阳亏虚证，安奠二天汤主治滑胎脾肾虚弱证，补肾固冲丸主治滑胎肾气不足证。故本题选A。

100. 患者，女，31岁，已婚。曾孕3次，均自

然流产，平日头晕耳鸣，腰膝酸软，精神萎靡，现又妊娠33天，夜尿频多，面色晦暗，舌淡苔白，脉沉弱。治疗应首选

 A. 加味阿胶汤
 B. 补肾安胎饮
 C. 泰山磐石散
 D. 补肾固冲丸
 E. 以上均非

答案：D

考点：滑胎的辨证论治（2003，2011）

解析：患者曾堕胎3次，可诊为滑胎病。同时，头晕耳鸣，腰膝酸软，精神萎靡，夜尿频多，属肾气不足证。余参见99题。故本题选D。

101. 患者，女，24岁，已婚。妊娠6个半月，面目四肢浮肿，皮薄光亮，按之没指，纳呆便溏，舌胖嫩苔薄腻，脉滑缓无力。治疗应首选

 A. 茯苓导水汤
 B. 真武汤
 C. 天仙藤散
 D. 猪苓汤
 E. 白术散

答案：E

考点：子肿的辨证论治（2001，2011）

解析：患者妊娠期间面目四肢浮肿，可诊为子肿病。浮肿部位皮薄光亮，按之没指，纳呆便溏，是脾虚不运所致，应为脾虚证。治法为健脾利水，首选方药为白术散加砂仁或健脾利水汤。故本题选E。

102. 患者，女，30岁，已婚。产后乍寒乍热，恶露虽下甚少，色紫暗有块，小腹疼痛拒按，舌紫暗，有瘀斑，脉弦涩有力。治疗应首选

 A. 少腹逐瘀汤
 B. 八珍汤
 C. 保阴煎
 D. 生化汤
 E. 血府逐瘀汤

答案：D

考点：产后发热的辨证论治（2011）

解析：主症为产后乍寒乍热，伴恶露虽下甚少，色紫暗有块，小腹疼痛拒按，舌紫暗，有瘀斑，脉弦涩有力，辨证为产后发热之血瘀证，治宜活血化瘀，和营退热，用生化汤加味或桃红消瘀汤。故本题选D。

103. 患者，女，27岁，已婚。产后腰脊酸痛，腿膝乏力，头晕耳鸣，舌淡红苔薄，脉沉细。治疗应首选

 A. 身痛逐瘀汤
 B. 黄芪桂枝五物汤
 C. 养荣壮肾汤
 D. 独活寄生汤
 E. 防风汤

答案：C

考点：产后身痛的辨证论治（2011）

解析：主症为产后腰脊酸痛，腿膝乏力，伴头晕耳鸣，辨证为产后身痛之肾虚证，治宜补肾养血，强腰壮骨，用养荣壮肾汤。A用治产后身痛之血瘀证，B用治产后身痛血虚证；D用治产后身痛肾虚证；D、E用治产后身痛风寒证，亦可用趁痛散。故本题选C。

104. 患者，女，28岁，已婚。产后恶露过期3个月未止，量时少或时多，色暗有块，小腹疼痛拒按，舌紫暗或边有瘀点，脉沉涩。治疗应首选

 A. 清热固经汤
 B. 生化汤加益母草、炒蒲黄
 C. 清热调血汤
 D. 清经散
 E. 牡丹散

答案：B

考点：产后恶露不绝的辨证论治（2015）

解析：产后恶露过期3个月未止辨病为产后恶露不绝。量时少或时多，色暗有块，小腹疼痛拒按，舌紫暗或边有瘀点，脉沉涩，辨证为血瘀证。治当活血化瘀止血，方选生化汤加益母草、炒蒲黄。故本题选B。

105. 患者，女，27岁，已婚。产后恶露35天不止，色深红、质稠黏、有臭气，口燥咽干，舌红，脉虚细而数。治疗应首选

 A. 清热固经汤
 B. 保阴煎
 C. 清热调血汤
 D. 清经散
 E. 牡丹散

答案：B

考点：产后恶露不绝的辨证论治（2000，2011）

解析：患者产后恶露持续35天不止，可诊为产后恶露不绝病。恶露色深红，质黏稠，有臭气，口燥咽干，舌红，脉虚细数，是血热内扰所致，为血热证。治法为养阴清热止血，首选方药为保阴煎。清热固经汤、清热调血汤、清经散、

牡丹散较少用于治疗产后恶露不绝病。故本题选B。

106. 患者，女，27岁，已婚。产后恶露1个月未止，量多、色淡、无臭气，小腹空坠，神倦懒言，舌淡，脉缓弱。治疗应首选

A. 举元煎
B. 固本止崩汤
C. 生化汤
D. 八珍汤
E. 补中益气汤

答案：E

考点：产后恶露不绝的辨证论治（2003，2004）

解析：患者产后恶露持续1月不止，可诊为产后恶露不绝病。恶露量多、色淡、无臭气，小腹空坠，神倦懒言，舌淡，脉缓弱均为气虚之象，故为气虚证。治法为补气摄血固冲，首选方药为补中益气汤。生化汤主治产后恶露不绝血瘀证，举元煎、固本止崩汤、八珍汤较少用于治疗产后恶露不绝病。故本题选E。

107. 患者，女，33岁，已婚。产后乳汁涩少，浓稠，乳房胀硬疼痛，情志抑郁，胸胁胀闷，食欲不振，舌质正常，苔薄黄，脉弦细或弦数。其证候是

A. 肝气郁滞
B. 气血虚弱
C. 肝郁化火
D. 痰浊阻滞
E. 气阴两虚

答案：A

考点：缺乳的辨证（2011）

解析：主症为产后乳汁涩少，浓稠，伴乳房胀硬疼痛，情志抑郁，胸胁胀闷，食欲不振，辨证为缺乳之肝气郁滞证。缺乳之心脾两虚证见产后焦虑，忧郁，心神不宁，常悲伤欲哭，情绪低落，失眠多梦，健忘，精神萎靡；伴神疲乏力，面色萎黄，纳少便溏，脘闷腹胀；舌淡，苔薄白，脉细弱。缺乳之瘀血内阻证见产后抑郁寡欢，默默不语，失眠多梦，神志恍惚；恶露淋漓日久，色紫暗有块，面色晦暗。故本题选A。

108. 患者，女，30岁，已婚。产时不顺，产后突感小便短涩，淋漓灼痛，尿黄赤或浑浊，口渴不欲饮，心烦，舌红，苔黄腻，脉滑数。治疗应首选

A. 加味五淋散加益母草

B. 化阴煎或知柏地黄丸
C. 保阴煎加煅牡蛎、炒地榆
D. 生化汤加桂枝、牛膝
E. 八珍汤加黄芪、地骨皮

答案：A

考点：产后小便淋痛的辨证论治（2014）

解析：根据患者症状可诊断为产后小便淋痛之湿热蕴结证，治当清热利湿通淋，方选加味五淋散加益母草，或八正散，或分清饮。故本题选A。

109. 患者，女，37岁，已婚。下腹部肿块，热痛起伏，触之痛剧，痛连腰骶，经行量多，经期延长，带下量多，色黄如脓，或赤白兼杂；兼见身热口渴，心烦不宁，大便秘结，小便黄赤；舌暗红，有瘀斑，苔黄，脉弦滑数。治疗应首选

A. 膈下逐瘀汤
B. 少腹逐瘀汤
C. 大黄牡丹汤
D. 理冲汤
E. 止带方

答案：C

考点：癥瘕的辨证论治（2014）

解析：根据患者症状可诊断为癥瘕之湿热瘀阻证。治法为清热利湿，化瘀消癥，方用大黄牡丹汤。故本题选C。

110. 患者，女，25岁，已婚。有盆腔炎病史，下腹部疼痛结块，缠绵日久，痛连腰骶，经行加重，经血量多有块，带下量多，精神不振，纳少乏力，舌质紫暗有瘀点，苔白，脉弦涩无力。治疗应首选

A. 理冲汤
B. 膈下逐瘀汤
C. 少腹逐瘀汤
D. 血府逐瘀汤
E. 银甲丸

答案：A

考点：盆腔炎的辨证论治（2006）

解析：瘀血留于冲任胞宫，则下腹部疼痛结块，痛连腰骶，经期胞宫满溢，瘀滞更甚，则疼痛加重，经血量多有块，气虚津液不化水湿下注，则带下量多。舌质紫暗，脉弦涩无力为气虚血瘀之证。治法为益气健脾，化瘀散结。方药首选理冲汤。膈下逐瘀汤用于盆腔炎之气滞血瘀证，少腹逐瘀汤用于盆腔炎之寒湿凝滞证，银甲丸用于盆腔炎之湿热瘀结证。血府逐瘀汤不是本

病的代表方剂。故本题选 A。

111. 患者，女，25 岁，已婚。近半年来常感小腹部隐痛，拒按，痛连腰骶，劳累时加重，带下量多，色黄，质黏稠，胸闷纳呆，口干便秘，小便黄赤，舌体胖大，色红，苔黄腻，脉滑数。治疗应首选

　　A. 膈下逐瘀汤
　　B. 少腹逐瘀汤
　　C. 银甲丸
　　D. 理冲汤
　　E. 止带方
　　答案：C
　　考点：盆腔炎的辨证论治（2006）
　　解析：湿热之邪与气血搏结于冲任胞宫，则少腹部疼痛，湿热下注则带下量多色黄，湿热瘀结内伤，则胸闷纳呆，大便溏，小便黄赤；舌体胖大，色红，苔黄腻，脉弦数或滑数亦为湿热瘀结之象。治法为清热利湿，化瘀止痛。方药首选银甲丸。止带方不是本病的代表方剂。余参见 110 题。故本题选 C。

112. 患者，女，43 岁，已婚。结婚 10 年不孕，月经先后无定期，量少，色暗，头晕耳鸣，腰膝酸软，舌淡，苔薄，脉沉细。治疗应首选

　　A. 养精种玉汤
　　B. 毓麟珠
　　C. 开郁种玉汤
　　D. 温胞饮
　　E. 育阴汤
　　答案：B
　　考点：不孕症的辨证论治（2006，2015）
　　解析：该患者婚后 10 年未孕，应初诊为不孕症。头晕耳鸣，腰膝酸软，舌淡苔薄，脉沉细，是肾气不足的证候，故为肾气虚证。治法为补肾益气，温养冲任，首选方药为毓麟珠。养精种玉汤用于不孕症之肾阳虚证，开郁种玉汤用于不孕症之肝气郁结证，温胞饮用于不孕症之肾阳虚证。育阴汤用于堕胎之肾精亏虚证。故本题选 B。

113. 患者，女，30 岁。已婚 3 年不孕，月经 2～3 个月一行，头晕耳鸣，腰酸腿软，畏寒肢冷，性欲淡漠，舌淡苔白，脉沉细而迟。治疗应首选

　　A. 大补元煎
　　B. 固阴煎
　　C. 补肾固冲丸
　　D. 毓麟珠

　　E. 温胞饮
　　答案：E
　　考点：不孕症的辨证论治（2001，2003）
　　解析：该患者婚后 3 年未孕，可初诊为不孕症。头晕耳鸣，畏寒肢冷，性欲淡漠，舌淡苔白，脉沉细而迟，是肾阳虚弱，温煦不足的典型表现，故为肾阳虚证。治法为温肾暖宫，调补冲任，首选方药为温胞饮或右归丸。毓麟珠用于治疗不孕症之肾气虚证。故本题选 E。

114. 患者婚久不孕，月经常提前，经量少，行经时间延长，经色较鲜红，形体消瘦，腰膝酸软，五心烦热，失眠多梦，肌肤失润；舌质稍红略干，苔少，脉细或细数。治疗应首选的方剂是

　　A. 左归丸
　　B. 六味地黄丸
　　C. 养精种玉汤
　　D. 育阴汤
　　E. 加减苁蓉菟丝子丸
　　答案：C
　　考点：不孕症的辨证论治（2013）
　　解析：根据患者症状可诊断为不孕症之肾阴虚证。治法为滋肾养血，调补冲任，方用养精种玉汤。故本题选 C。

115. 患者，女，28 岁，已婚。同居 3 年未孕，自青春期始即形体肥胖，月经常推后、稀发，甚则停闭不行；带下量多，色白质黏无臭；头晕心悸，胸闷泛恶，面目虚浮或㿠白；舌淡胖，苔白腻，脉滑。其证候是

　　A. 湿热浸淫证
　　B. 痰湿内阻证
　　C. 瘀滞胞宫证
　　D. 肾阳虚证
　　E. 中脏虚寒证
　　答案：B
　　考点：不孕症的辨证论治（2014）
　　解析：患者婚后同居 3 年未孕，辨病为不孕症。肥胖之人，痰湿内盛，气机不畅，则冲任阻滞，脂膜壅塞于胞而致不孕；冲任阻滞，则经行延后，甚或闭经；痰湿中阻，清阳不升，则面色㿠白，头晕；痰湿停于心下，则心悸，胸闷泛恶；湿浊下注，故带下量多，色白质黏无臭。苔白腻，脉滑，为痰湿内蕴之症。故当辨证为痰湿内阻证。故本题选 B。

116. 患者，女，50 岁，已婚。近 3 天带下量多，色黄，质稀，有味，妇科检查：带下量多，黄绿

色，质稀，有泡沫。应首先考虑的是
A. 细菌性阴道病
B. 滴虫性阴道炎
C. 念珠菌阴道炎
D. 老年性阴道炎
E. 非淋菌性阴道炎
答案：B
考点：阴痒的诊断（2006）
解析：细菌性阴道病多见淡黄色或血样脓性赤带，但无泡沫，排除 A；念珠菌性阴道炎多见凝乳状或豆腐渣样白带，排除 C；老年性阴道炎多见稀薄淡黄或赤白带下，但无泡沫，排除 D；非淋菌性阴道炎的提法较少见，排除 E；滴虫性阴道炎多见黄色泡沫状白带，外阴瘙痒。故本题选 B。

【B1 型题】

(117～118 题共用备选答案)
A. 癥瘕
B. 不孕症
C. 痛经
D. 带下病
E. 外阴炎

117. 可用坐浴法治疗的疾病是
答案：D

118. 可用阴道纳药法治疗的疾病是
答案：D
考点：坐浴、阴道纳药（2013）
解析：坐浴起到清热解毒、杀虫止痒、消肿止痛及软化局部组织的治疗作用。适用于阴疮、阴痒、阴痛、外阴白色病变、带下量多、小便淋痛、子宫脱垂合并感染等。阴道纳药起到清热解毒、杀虫止痒、除湿止带、祛腐生肌的治疗作用。适用于带下病、阴痒、阴道炎、宫颈糜烂或肥大、宫颈原位癌、子宫脱垂等。故 117 题选 D，118 题选 D。

(119～120 题共用备选答案)
A. 大补元煎
B. 当归地黄饮
C. 固阴煎
D. 两地汤
E. 温经汤

119. 经期提前，量少，色淡暗，质稀，腰膝酸软，头晕耳鸣，舌淡暗，苔白润，脉沉。治疗应

首选
答案：C

120. 经行或先或后，量少，色淡，质稀，头晕耳鸣，腰酸腿软，小便频数，舌淡，苔薄，脉沉细。治疗应首选
答案：C
考点：月经先期、月经先后无定期的辨证论治（2011）
解析：上两症表现除经期一提前一或先或后外基本相同，皆为肾虚证，治法皆为补肾调经，同用固阴煎。A 用治月经后期血虚证，B 用治月经后期肾虚证，D 用治月经先期阴虚血热证，E 用治月经后期血寒之实寒证。故 119 题选 C，120 题选 C。

(121～122 题共用备选答案)
A. 血虚证
B. 痰湿证
C. 血瘀证
D. 肾虚证
E. 气滞证

121. 不属于月经后期常见证候的是
答案：C

122. 不属于月经过少常见证候的是
答案：E
考点：月经后期、月经过少的辨证（2015）
解析：月经后期的常见证候有肾虚证、血虚证、血寒证、气滞证、痰湿证。月经过少的常见证候有肾虚证、血虚证、血瘀证、痰湿证。故 121 题选 C，122 题选 E。

(123～124 题共用备选答案)
A. 两地汤
B. 逐瘀止血汤
C. 清肝止淋汤
D. 清热固经汤
E. 燥湿化痰汤

123. 治疗经间期出血肾阴虚证，应首选
答案：A

124. 治疗经间期出血湿热证，应首选
答案：C
考点：经间期出血的辨证论治（2002，2004）
解析：经间期出血肾阴虚证的治法为滋肾养阴，固冲止血，方药首选两地汤合二至丸；湿热

证的治法为清利湿热，固冲止血，方药首选清肝止淋汤。逐瘀止血汤主治经间期出血血瘀证。故123题选A，124题选C。

(125~126题共用备选答案)
  A. 半夏白术天麻汤
  B. 通窍活血汤
  C. 川芎茶调散
  D. 羚角钩藤汤
  E. 镇肝息风汤

125. 经行头痛肝火证，治疗应首选
  答案：D

126. 经行头痛血瘀证，治疗应首选
  答案：B
  考点：经行头痛的辨证论治（2011）
  解析：经行头痛肝火证治宜清热平肝息风，用羚角钩藤汤；血瘀证治宜化瘀通络，用通窍活血汤。A用治经行头痛痰湿中阻证；C用治风寒头痛；E滋阴潜阳息风，用治阴虚风动证。故125题选D，126题选B。

(127~128题共用备选答案)
  A. 养血益气
  B. 补肾疏肝
  C. 滋肾养肝
  D. 疏肝理气
  E. 化痰止痛

127. 治疗经行头痛血虚证的治法是
  答案：A

128. 治疗经行头痛痰湿中阻证的治法是
  答案：E
  考点：经行头痛的辨证论治（2013）
  解析：经行头痛血虚证的治法为养血益气，方用八珍汤加首乌、蔓荆子。痰湿中阻证的治法为燥湿化痰，通络止痛，方用半夏白术天麻汤加葛根、丹参。故127题选A，128题选E。

(129~130题共用备选答案)
  A. 丹栀逍遥散
  B. 乌药汤
  C. 通窍活血汤
  D. 天仙藤散
  E. 龙胆泻肝汤

129. 治疗经行头痛血瘀证，应首选
  答案：C

130. 治疗子肿气滞证，应首选
  答案：D
  考点：经行头痛、子肿的辨证论治（2006）
  解析：经行头痛血瘀证，治法为化瘀通络，方药为通窍活血汤。子肿气滞证，治法为理气行滞，除湿消肿，方药为天仙藤散或正气天香散。故129题选C，130题选D。

(131~132题共用备选答案)
  A. 逍遥丸
  B. 血府逐瘀汤
  C. 天仙藤散
  D. 八物汤
  E. 柴胡疏肝散

131. 治疗经行浮肿气滞血瘀证，应首选
  答案：D

132. 治疗子肿气滞证，应首选
  答案：C
  考点：经行浮肿、子肿的辨证论治（2012）
  解析：经行浮肿气滞血瘀证治宜理气行滞，养血调经，用八物汤加泽泻、益母草。余参见129、130题。故131题选D，132题选C。

(133~134题共用备选答案)
  A. 两地汤
  B. 安老汤
  C. 血府逐瘀汤
  D. 清血养阴汤
  E. 归脾汤

133. 经断复来之脾虚肝郁证的治疗方剂是
  答案：B

134. 月经先期之阴虚血热证的治疗方剂是
  答案：A
  考点：经断复来、月经先期的辨证论治（2014）
  解析：经断复来脾虚肝郁证的治法为健脾调肝，安冲止血，方用安老汤。月经先期之阴虚血热证的治法为养阴清热调经，方用两地汤。故133题选B，134题选A。

(135~136题共用备选答案)
  A. 左归丸
  B. 右归丸
  C. 完带汤
  D. 小营煎

E. 六味地黄丸

135. 治疗带下过少血枯瘀阻证，应首选的方剂是

答案：D

136. 治疗带下过多脾虚证，应首选的方剂是

答案：C

考点：带下过少、带下过多的辨证论治（2014）

解析：带下过少血枯瘀阻证的治法为补血益精，活血化瘀，方用小营煎加丹参、桃仁、牛膝。带下过多脾虚的治法为健脾益气，升阳除湿，方用完带汤。故135题选D，136题选C。

(137~138题共用备选答案)

A. 脾胃虚弱
B. 脾虚痰湿
C. 肝胃不和
D. 肝经湿热
E. 肝郁脾虚

137. 恶阻，口淡，呕吐清涎者，多为

答案：A

138. 恶阻，口苦，呕吐酸水或苦水者，多为

答案：C

考点：妊娠恶阻的辨证（2006）

解析：恶阻病，口淡，呕吐清涎，是脾失健运，胃失和降而致，应属于脾胃虚弱；口苦，呕吐酸水是肝气上逆，肝热犯胃所致，故为肝胃不和。故137题选A，138题选C。

(139~140题共用备选答案)

A. 逍遥散
B. 香砂六君子汤
C. 四君子汤
D. 八珍汤
E. 四物汤

139. 子晕气血虚弱证，治疗应首选的方剂是

答案：D

140. 妊娠恶阻脾胃虚弱证，治疗应首选的方剂是

答案：B

考点：子晕、妊娠恶阻的辨证论治（2013）

解析：子晕气血虚弱证的治法为调补气血，方用八珍汤加首乌、钩藤、石决明。妊娠恶阻脾胃虚弱证的治法为健脾和胃，降逆止呕，方用香砂六君子汤。故139题选D，140题选B。

(141~142题共用备选答案)

A. 血热证
B. 脾肾虚弱证
C. 肾阳亏虚证
D. 气血虚弱证
E. 血瘀证

141. 胎动不安可用胎元饮治疗的证候是

答案：D

142. 滑胎可用泰山磐石散治疗的证候是

答案：D

考点：胎动不安、滑胎的辨证论治（2014）

解析：胎元饮补气养血，固肾安胎，用治气血虚弱导致的胎动不安。泰山磐石散益气养血，固冲安胎，适用于气血虚弱导致的滑胎。故141题选D，142题选D。

(143~144题共用备选答案)

A. 血瘀
B. 风寒
C. 肾虚
D. 血虚
E. 气虚

143. 产后肢体关节疼痛，屈伸不利，痛无定处。其证候是

答案：B

144. 产后遍身关节酸楚，肢体麻木，头晕心悸。其证候是

答案：D

考点：产后身痛的辨证（2006）

解析：肢体关节疼痛，屈伸不利，痛无定处是风寒证的证候，遍身关节酸楚，肢体麻木，头晕心悸，是血虚证的主要证候。故143题选B，144题选D。

(145~146题共用备选答案)

A. 逐瘀止血汤
B. 身痛逐瘀汤
C. 生化汤
D. 香棱丸
E. 少腹逐瘀汤

145. 治疗癥瘕气滞血瘀证，应首选

答案：D

146. 治疗不孕瘀滞胞宫证，应首选

答案：E

考点：癥瘕、不孕症的辨证论治（2006）

解析：癥瘕气滞血瘀证治法为行气活血，化瘀消癥，方用香棱丸或大黄䗪虫丸；痰湿瘀结证治法为化痰除湿，活血消癥，方用苍附导痰丸合桂枝茯苓丸；湿热瘀阻证治法为清热利湿，化瘀消癥，方用大黄牡丹汤；肾虚血瘀证治法为补肾活血，消癥散结，方用补肾祛瘀方或益肾调经汤。不孕症肾气虚证治法为补肾益气，温养冲任，方用毓麟珠；肾阳虚证治法为温肾暖宫，调补冲任，方用温胞饮或右归丸；肾阴虚证治法为滋肾养血，调补冲任，方用养精种玉汤；肝气郁结证治法为疏肝解郁，理血调经，方用开郁种玉汤；瘀滞胞宫证治法为逐瘀荡胞，调经助孕，方用少腹逐瘀汤；痰湿内阻证治法为燥湿化痰，行滞调经，方用苍附导痰丸。故145题选D，146题选E。

(147～148题共用备选答案)
　　A. 银甲丸
　　B. 仙方活命饮
　　C. 大黄牡丹汤
　　D. 五味消毒饮
　　E. 桂枝茯苓丸

147. 治疗急性盆腔炎湿热瘀结证，应首选的方剂是
　　答案：B

148. 治疗慢性盆腔炎湿热瘀结证，应首选的方剂是
　　答案：A
　　考点：盆腔炎的辨证论治（2014）
　　解析：急性盆腔炎湿热瘀结证的治法为清热利湿、化瘀止痛，方用仙方活命饮加薏苡仁、冬瓜仁。慢性盆腔炎湿热瘀结证的治法为清热利湿、化瘀止痛，方用银甲丸或当归芍药散加丹参、毛冬青、忍冬藤、田七片。故147题选B，148题选A。

(149～151题共用备选答案)
　　A. 少腹逐瘀汤
　　B. 养精种玉汤
　　C. 温胞饮
　　D. 开郁种玉汤
　　E. 毓麟珠

149. 婚久不孕，月经不调，头晕耳鸣，腰酸腿软，精神疲倦，小便清长，舌淡，苔薄，脉沉细。治疗应首选
　　答案：E

150. 婚久不孕，月经后期，量少色淡，甚则闭经，平时白带量多，腰痛如折，腹冷肢寒，面色晦暗，舌淡，苔白滑，脉沉细。治疗应首选
　　答案：C

151. 多年不孕，月经后期，量少，色紫黑，有血块，少腹疼痛拒按，经前痛剧，舌紫暗，舌边有瘀点，脉弦涩。治疗应首选
　　答案：A
　　考点：不孕症的辨证论治（2011）
　　解析：上三症主症皆为不孕，依次分别为肾气虚证，治宜补肾益气，温养冲任，用毓麟珠；肾阳虚证，治宜温肾暖宫，调补冲任，用温胞饮或右归丸；瘀滞胞宫证，治宜逐瘀荡胞，调经助孕，用少腹逐瘀汤或膈下逐瘀汤。B用治不孕症肾阴虚证，D用治不孕症肝气郁结证。故149题选E，150题选C，151题选A。

(152～153题共用备选答案)
　　A. 后穹窿穿刺
　　B. 活体组织检查
　　C. 输卵管造影
　　D. 超声检查
　　E. 诊断性刮宫

152. 子宫畸形应首选的检查方法是
　　答案：C

153. 盆腔积液应首选的检查方法是
　　答案：A
　　考点：输卵管通畅检查、后穹窿穿刺（2014）
　　解析：输卵管造影术的适应证：不孕症；习惯性流产；确定生殖器畸形的类别。阴道后穹窿穿刺的适应证：明确子宫直肠凹陷积液性质；明确贴近阴道后穹窿的肿块性质。故152题选C，153题选A。

中医儿科学

【A1 型题】

1. 新生儿期是指从出生后脐带结扎至生后
   A. 7 天
   B. 14 天
   C. 28 天
   D. 30 天
   E. 60 天
   答案：C
   考点：年龄分期的标准（2009）
   解析：新生儿期指的是自胎儿娩出脐带结扎时开始至 28 天之前。故本题选 C。

2. 按公式计算，9 个月婴儿正常体重是
   A. 8kg
   B. 8.5kg
   C. 9kg
   D. 9.5kg
   E. 9.8kg
   答案：B
   考点：体重测量方法（2015）
   解析：临床常用公式大致推算小儿体重：<6 个月，体重（kg）= 3 + 0.7 × 月龄。7～12 个月体重（kg）= 7 + 0.5 × (月龄 - 6)。1 岁以上，体重（kg）= 8 + 2 × 年龄。9 个月体重（kg）= 7 + 0.5 × (9 - 6) = 8.5。故本题选 B。

3. 按公式计算，1 岁小儿正常身高是
   A. 75cm
   B. 90cm
   C. 95cm
   D. 100cm
   E. 105cm
   答案：A
   考点：身长（高）测量方法（2013）
   解析：小儿出生时身长约 50cm，生后一年身长增长最快，约 25cm。故本题选 A。

4. 5 岁小儿的收缩压是
   A. 70mmHg
   B. 80mmHg
   C. 90mmHg
   D. 100mmHg
   E. 110mmHg
   答案：C
   考点：血压的正常值（2012）
   解析：小儿血压的测量需根据不同年龄选择不同宽度的袖带。不同年龄小儿血压正常值推算公式为：收缩压 = 80 + 2 × 年龄，舒张压 = 收缩压 × 2/3。小儿年龄越小，血压就越低。故本题选 C。

5. 小儿能发简单音节的时间是
   A. 6 个月
   B. 8 个月
   C. 10 个月
   D. 12 个月
   E. 14 个月
   答案：B
   考点：语言发育特点（2011）
   解析：小儿语言发育要经过发音、理解和表达 3 个阶段。新生儿已会哭闹，2 个月发喉音，3 个月发出咿呀发音，4 个月能笑出声，7～8 个月会发复音，如"爸爸""妈妈"，1 岁能说出简单的生活用词，1 岁半能说出一些要求；2 岁后能简单交谈；5 岁后能完整表达自己的意思。故本题选 B。

6. "纯阳"学说是指小儿
   A. 发育迅速
   B. 脏腑娇嫩
   C. 有阳无阴
   D. 阳亢阴亏
   E. 形气未充
   答案：A
   考点：小儿生理特点（2005，2009，2016）
   解析："纯阳"学说最早见于《颅囟经》，

其提出"孩儿三岁以下,呼为纯阳,元气未散"。用"纯阳"一词来表述小儿时期的体质特点,即阳相对偏盛,生机比较旺盛,发育迅速,说明小儿时期机体的阴阳是以阳生为主导趋势。故本题选A。

7. 由于小儿为"纯阳之体""稚阴之体",临床上易表现出的证候是
 A. 热证
 B. 寒证
 C. 实证
 D. 虚证
 E. 瘀证
 答案:A
 考点:小儿生理特点(2014)
 解析:由于小儿为稚阴稚阳之体,脏腑娇嫩,卫外功能较成人为弱,又寒温不知自调,因而更易被"六淫"邪气所伤,产生各种肺系疾病;小儿脏腑娇嫩,又易被燥邪、暑邪所伤,形成肺胃阴津不足、气阴两伤等病证;小儿为纯阳之体,六气易从火化,小儿伤于外邪以热性病证为多。故本题选A。

8. 历代儿科医家对于小儿诊法,特别重视
 A. 望诊
 B. 闻诊
 C. 问诊
 D. 切诊
 E. 四诊合参
 答案:A
 考点:儿科四诊应用特点(2013)
 解析:历代儿科医家对于小儿诊法,既主张四诊合参,又特别重视望诊,诚如《幼科铁镜·望形色审苗窍从外知内》所说:"而小儿科,则惟以望为主。"故本题选A。

9. 小儿望诊最重要的内容是
 A. 望神色
 B. 望形态
 C. 审苗窍
 D. 察指纹
 E. 察斑疹
 答案:A
 考点:望诊特点(2011)
 解析:凡精神振作,二目有神,表情活泼,面色红润,呼吸调匀,反应敏捷,为气血调和、神气充沛的表现,是健康或病情轻浅之象;反之,若精神萎顿,二目无神,表情呆滞,面色晦暗,呼吸不匀,反应迟钝,谓之无神,为体弱有病或病情较重之象。因此望神色是小儿望诊最重要的内容。故本题选A。

10. 小儿风寒表实证应见的指纹是
 A. 浮红而滞涩
 B. 沉紫而滞涩
 C. 浮紫而滞涩
 D. 浮红而色淡
 E. 沉而青紫
 答案:A
 考点:望诊特点(2011)
 解析:指纹的辨证纲要归纳为"浮沉分表里,红紫辨寒热,淡滞定虚实,三关测轻重"。"浮"指指纹浮现,显露于外,主病邪在表;"沉"指指纹沉伏,深而不显,主病邪在里。正常小儿的指纹大多淡紫隐隐在风关以内。纹色鲜红浮露,多为外感风寒;纹色紫红,多为邪热郁滞;纹色淡红,多为内有虚寒;纹色青紫,多为瘀热内结;纹色深紫,多为瘀滞络闭,病情深重。指纹色淡,推之流畅,主气血亏虚;指纹色紫,推之滞涩,复盈缓慢,主实邪内滞,如瘀热、痰湿、积滞等。纹在风关,示病邪初入,病情轻浅;纹达气关,示病邪入里,病情较重;纹进命关,示病邪深入,病情加重;纹达指尖,称透关射甲,若非一向如此,则示病情重危。故本题选A。

11. 小儿指纹色紫黑,其证候是
 A. 血络郁闭
 B. 瘀热内结
 C. 外感风热
 D. 内有虚寒
 E. 邪热郁滞
 答案:A
 考点:儿科望诊特点及临床意义(2015)
 解析:指纹诊的辨证纲要归纳为"浮沉分表里,红紫辨寒热,淡滞定虚实,三关测轻重"。指纹色紫黑,多为瘀滞络闭,病情深重。故本题选A。

12. 正常小儿脉象平和,与成人比较具有的特点是
 A. 浮而稍数
 B. 软而稍数
 C. 软而稍缓
 D. 浮而稍缓
 E. 软而稍细

答案：B

考点：儿科切诊特点及临床意义（2014）

解析：小儿正常脉象较成人软而稍数，年龄越小，脉搏至数越快。故本题选B。

13. 解颅、五迟五软、遗尿的共同治法是

    A. 益气养血法
    B. 温补肾阳法
    C. 培元补肾法
    D. 益气养阴法
    E. 滋补肾阴法

    答案：C

    考点：儿科常用内治法及适应病证（2011）

    解析：培元补肾法适用于小儿胎禀不足，肾气虚弱，及肾不纳气之证，如胎怯、五迟、五软、遗尿、解颅、哮喘等。故本题选C。

14. 小儿受凉导致腹痛的外治法是

    A. 涂敷法
    B. 罨包法
    C. 热熨法
    D. 敷贴法
    E. 擦拭法

    答案：C

    考点：儿科常用外治法及其临床应用（2014）

    解析：热熨法是将药物和适当的辅料炒热后，用布包裹以熨患部或腧穴的一种外治法，借助热力，使药物直达病所，有温中散寒、畅通气机、镇痛消肿等作用，常在寒证、虚证或气滞引起的多种痛证中使用。如炒热食盐熨腹部，治疗中寒腹痛。故本题选C。

15. 新生女婴乳房隆起如蚕豆大小的处理方法是

    A. 供给足够能量和液体
    B. 及早给氧
    C. 针灸疗法
    D. 药物外治
    E. 不予处理

    答案：E

    考点：新生儿的特殊生理现象（2014）

    解析：女婴生后3～5天，乳房出现蚕豆鸽蛋大小的隆起，可在2～3周后消退，属于新生儿期的特殊生理状态，不需特殊处理。故本题选E。

16. 母乳喂养的原则是

    A. 昼夜均喂
    B. 定次喂给
    C. 定量喂给
    D. 按需喂给
    E. 按时喂给

    答案：D

    考点：母乳喂养的方法（2014，2016）

    解析：母乳喂养时，应由乳母细心观察婴儿的个体需要，按其所需哺乳，即"按需喂给"，这是我国传统的也是当今世界卫生组织提倡的喂养原则。故本题选D。

17. 下列除哪项外，均是婴儿添加辅食的原则

    A. 由荤食到素食
    B. 由稀薄到稠厚
    C. 由少量到多量
    D. 由一种到多种
    E. 各种喂养方式均应按时添加辅食

    答案：A

    考点：添加辅食的原则（2013）

    解析：添加辅食的原则为：由少到多、由稀到稠、由细到粗、由一种到多种，并在婴儿健康、脾胃功能正常时逐步添加。故本题选A。

18. 胎怯的主要病变脏腑是

    A. 脾与肾
    B. 肺与脾
    C. 肝与肾
    D. 肺与心
    E. 心与脾

    答案：A

    考点：胎怯的病因病机（2014）

    解析：胎怯的病因为各种原因导致的先天禀赋不足，病变脏腑主要在肾与脾，发病机理为化源未充，濡养不足，肾脾两虚。故本题选A。

19. 易发生硬肿的是

    A. 新生儿
    B. 1岁小儿
    C. 2岁小儿
    D. 3岁小儿
    E. 青少年

    答案：A

    考点：硬肿症的发病特点（2015）

    解析：硬肿症多发于寒冷地区和寒冬季节，以生后7～10天的新生儿多见，尤其以胎怯儿多见，受寒、早产、感染、窒息等原因都可引起发病。故本题选A。

20. 硬肿症轻度的肛温是

    A. ≤34℃

B. ≥35℃

C. <35℃

D. <30℃

E. <40℃

答案：B

考点：硬肿症的诊断（2013）

解析：硬肿症的肛温，轻度≥35℃，中度<35℃，重度<30℃。故本题选B。

21. 生理性胎黄的特点是

A. 黄疸常于生后2～3天出现

B. 黄疸常于生后1周内消退

C. 早产儿黄疸轻，消退早

D. 早产儿24小时内出现黄疸

E. 早产儿与足月产儿无明显差别

答案：A

考点：胎黄的诊断（2016）

解析：生理性黄疸生后第2～3日出现，第4～6日达高峰。足月儿在生后2周消退，早产儿可延迟至3～4周消退。故本题选A。

22. 下列各项，新生儿生理性黄疸到达高峰期的时间是

A. 2～3天

B. 4～6天

C. 7～10天

D. 11～15天

E. 16～20天

答案：B

考点：胎黄的诊断（2015）

解析：参见21题。故本题选B。

23. 足月儿生理性黄疸正常消退的时间是

A. 生后2～3天

B. 生后4～6天

C. 生后10～14天

D. 生后15～18天

E. 生后20～24天

答案：C

考点：胎黄的诊断（2014）

解析：参见21题。故本题选C。

24. 下列除哪项外，均属病理性胎黄

A. 生后24小时内出现

B. 黄疸10～14天左右消退

C. 黄疸退而复现

D. 黄疸持续加深

E. 黄疸3周后仍不消退

答案：B

考点：胎黄的鉴别诊断（2006，2009）

解析：生理性胎黄大多在生后2～3天出现，4～6天达高峰，2周消退，早产儿持续时间较长，除有轻微食欲不振外，一般无其他临床症状。病理性胎黄常在生后24小时内出现黄疸，黄疸持续加深，或消退后复现，3周后仍不消退。黄疸10～14天左右消退不属病理性胎黄。故本题选B。

25. 治疗风寒咳嗽，应首选的方剂是

A. 麻黄汤

B. 桂枝汤

C. 二陈汤

D. 金沸草散

E. 小青龙汤

答案：D

考点：咳嗽的辨证论治（2016）

解析：风寒咳嗽治法为疏风散寒，宣肺止咳，方选杏苏散、金沸草散。故本题选D。

26. 肺炎喘嗽常见的临床症状不包括

A. 发热

B. 咳嗽

C. 气促

D. 呼吸困难

E. 抽搐

答案：E

考点：肺炎喘嗽的发病特点（2011）

解析：肺炎喘嗽起病急，有气喘、咳嗽、痰鸣、发热等症。重者可见张口抬肩、呼吸困难、面色苍白、口唇青紫等症。肺部听诊可闻及中、细湿啰音。新生儿患肺炎时，常以不乳、精神萎靡、口吐白沫等症为主，而无上述典型表现。神昏、抽搐可见于变证。故本题选E。

27. 小儿哮喘反复发作，主要是因为

A. 宿痰伏肺

B. 感触外邪

C. 肺气不足

D. 脾虚湿盛

E. 肾阳亏虚

答案：A

考点：哮喘的病因病机（2011）

解析：哮喘的病机关键在痰伏于肺，形成夙根，遇触即发。夙痰久伏造成哮喘反复发作。哮喘发作的机制，在于外因引动伏痰，痰气相合。发作之时，痰随气升，气因痰阻，相互搏结，壅塞气道，气息不畅，因而产生呼吸喘促，呼气延

长，痰随呼吸气息升降，发出哮鸣之声。故本题选A。

28. 治疗哮喘风寒束肺证，应首选的方剂是
　　A. 玉屏风散合都气丸
　　B. 大青龙汤合定喘丸
　　C. 麻杏石甘汤合苏葶丸
　　D. 射干麻黄汤合二陈汤
　　E. 小青龙汤合三子养亲汤
　　答案：E
　　考点：哮喘的辨证论治（2016）
　　解析：哮喘风寒束肺证多由外感风寒而诱发，基本病机为外寒内饮。治法为温肺散寒，涤痰定喘，方用小青龙汤合三子养亲汤。故本题选E。

29. 治疗鹅口疮心脾积热证，应首选
　　A. 凉膈散
　　B. 泻黄散
　　C. 清热泻脾散
　　D. 泻心导赤散
　　E. 知柏地黄丸
　　答案：C
　　考点：鹅口疮的辨证论治（2006）
　　解析：鹅口疮是以口腔、舌上满布白屑为主要临床特征的一种口腔疾病。心肺积热型鹅口疮多因孕妇平素喜食辛热之品，胎热内蕴，遗患胎儿；或因出生时产妇阴道秽毒侵入儿口，或者出生后不注重口腔清洁，黏膜破损，为秽毒之邪所侵。秽毒积热蕴于心脾、熏灼口舌，出现鹅口疮实证证候。治以清心泻脾，方用清热泻脾散加减。知柏地黄丸用于鹅口疮之虚火上浮证。故本题选C。

30. 大便澄澈清冷、完谷不化的病机是
　　A. 感受外邪
　　B. 伤于饮食
　　C. 脾胃虚弱
　　D. 脾肾阳虚
　　E. 气阴两伤
　　答案：D
　　考点：泄泻的病机（2006，2008）
　　解析：大便澄澈清冷、完谷不化，为脾肾阳虚泻。感受外邪泻，大便呈水样。伤食泻，大便稀溏，夹有乳凝块或食物残渣。脾胃虚弱泻，大便稀溏，色淡不臭。气阴两伤泻，质稀如水，皮肤干燥等。故本题选D。

31. 泄泻的基本治疗原则是
　　A. 清肠化湿
　　B. 消食化积
　　C. 祛风散寒
　　D. 运脾化湿
　　E. 健脾化湿
　　答案：D
　　考点：泄泻的辨证论治（2014）
　　解析：泄泻治疗，以运脾化湿为基本法则。实证以祛邪为主，根据不同的证型分别治以清肠化湿、祛风散寒、消食导滞。虚证以扶正为主，分别治以健脾益气，温补脾肾。故本题选D。

32. 参苓白术散治疗小儿泄泻的证候是
　　A. 风寒泻
　　B. 湿热泻
　　C. 伤食泻
　　D. 脾虚泻
　　E. 脾肾阳虚泻
　　答案：D
　　考点：泄泻的辨证论治（2016）
　　解析：小儿泄泻脾虚证的治法为健脾益气，助运止泻，方用参苓白术散。风寒泻方用藿香正气散；湿热泻方用葛根芩连汤；伤食泻方用保和丸；脾肾阳虚泻方用附子理中汤合四神丸。故本题选D。

33. 小儿湿热泻的首选方剂是
　　A. 保和丸
　　B. 藿香正气散
　　C. 葛根黄芩黄连汤
　　D. 参苓白术散
　　E. 附子理中汤合四神丸
　　答案：C
　　考点：泄泻的辨证论治（2013）
　　解析：湿热泻的治法为清肠解热，化湿止泻，方用葛根黄芩黄连汤。保和丸为伤食泻的代表方，藿香正气散为风寒泻的代表方，参苓白术散为脾虚泻的代表方，附子理中汤合四神丸为脾肾阳虚泻的代表方。故本题选C。

34. 治疗干疳的首选方剂是
　　A. 资生健脾丸
　　B. 防己黄芪汤
　　C. 八珍汤
　　D. 肥儿丸
　　E. 泻心导赤汤
　　答案：C
　　考点：疳证的辨证论治（2013）

解析：疳证的治法为补益气血，方用八珍汤。资生健脾丸为疳气证的代表方，泻心导赤汤为口疳的代表方，肥儿丸为疳积证的代表方，防己黄芪汤为疳肿胀的代表方。故本题选 C。

35. 疳积证的治法是
   A. 调脾健运
   B. 消积理脾
   C. 益气健脾
   D. 运脾理气
   E. 补益气血
   答案：B
   考点：疳证的辨证论治（2016）
   解析：疳积证多由疳气发展而来，属脾胃虚损，积滞内停，虚实夹杂之证，病情较为复杂。治法为消积理脾，方用肥儿丸。故本题选 B。

36. 诊断 3 个月~6 岁小儿营养性缺铁性贫血的标准，其血红蛋白值应低于的数值是
   A. 80g/L
   B. 90g/L
   C. 100g/L
   D. 110g/L
   E. 120g/L
   答案：D
   考点：贫血的诊断（2006，2015）
   解析：3 个月~6 岁小儿营养性缺铁性贫血的标准是血红蛋白值低于 110g/L，6 岁以上小儿的标准是血红蛋白低于 120g/L。故本题选 D。

37. 营养性缺铁性贫血经治疗血红蛋白已达正常水平，仍需服用铁剂的疗程是
   A. 2 周
   B. 1 个月
   C. 2 个月
   D. 3 个月
   E. 4 个月
   答案：C
   考点：贫血的西医治疗（2016）
   解析：治疗贫血一般用硫酸亚铁口服，每次 5~10mg/kg，每日 2~3 次，同时服维生素 C 有助吸收。服用至血红蛋白达正常水平后 2 个月左右再停药。故本题选 C。

38. 小儿汗证营卫失调证的汗出特点是
   A. 头部、肩背部汗出明显
   B. 汗出肤热，汗渍色黄
   C. 汗出遍身而不温
   D. 头部、手足心汗出明显

   E. 大汗淋漓，或汗出如油
   答案：C
   考点：汗证的辨证论治（2016）
   解析：汗证营卫失调证的临床表现：以自汗为主，或伴盗汗，汗出遍身而抚之不温，畏寒恶风，不发热，或伴有低热，精神疲倦，胃纳不振，舌质淡红，苔薄白，脉缓。故本题选 C。

39. 下列各项，不属病毒性心肌炎特征的是
   A. 神疲乏力
   B. 面色苍白
   C. 心悸气短
   D. 肢冷多汗
   E. 恶寒发热
   答案：E
   考点：病毒性心肌炎的发病特点（2015）
   解析：病毒性心肌炎是由病毒感染引起的以局限性或弥漫性心肌炎性病变为主的疾病。以神疲乏力、面色苍白、心悸、气短、肢冷、多汗为临床特征。故本题选 E。

40. 注意力缺陷多动障碍好发于
   A. 新生儿
   B. 幼儿
   C. 学龄前期儿童
   D. 学龄期儿童
   E. 青少年
   答案：D
   考点：注意力缺陷多动障碍的发病特点（2013）
   解析：注意力缺陷多动障碍以注意力不集中，自我控制差，动作过多，情绪不稳，冲动任性，伴有学习困难，但智力正常或基本正常为主要临床特征。本病男孩多于女孩，多见于学龄期儿童。故本题选 D。

41. 治疗抽动障碍脾虚痰聚证，应首选的方剂是
   A. 逍遥散
   B. 泻青丸
   C. 十味温胆汤
   D. 龙胆泻肝汤
   E. 柴胡疏肝散
   答案：C
   考点：抽动障碍的辨证论治（2016）
   解析：抽动障碍脾虚痰聚证的治法为健脾化痰，平肝息风，方用十味温胆汤。故本题选 C。

42. 治疗小儿痫证痰痫证，应首选的方剂是
   A. 涤痰汤

B. 定痫丸
C. 温胆汤
D. 二陈汤
E. 菖蒲丸

答案：A

考点：痫证的辨证论治（2016）

解析：痰痫证的治法为豁痰开窍，方用涤痰汤。故本题选A。

43. 小儿痫证风痫证发作的常见诱因是
A. 情志失调
B. 过度疲劳
C. 护养不当
D. 病后失调
E. 外感发热

答案：E

考点：痫证的辨证论治（2014）

解析：风痫多由急惊风反复发作发展而来。初次发作多因外感高热引起，年龄在5岁以下，尤其3岁以下的婴幼儿更为多见，以后逐渐发展为低热抽搐、无热抽搐。故本题选E。

44. 肾病综合征的典型表现不包括
A. 大量蛋白尿
B. 大量血尿
C. 低蛋白血症
D. 高脂血症
E. 高度水肿

答案：B

考点：肾病综合征的诊断（2011）

解析：肾病综合征分为单纯型肾病和肾炎型肾病。单纯型肾病具备四大特征——全身水肿、大量蛋白尿、低白蛋白血症、高脂血症；肾炎型肾病除单纯型肾病四大特征外，还具有明显血尿、持续或反复出现高血压、持续性氮质血症、血总补体量或血C_3反复降低中之一项或多项。故本题选B。

45. 急性肾小球肾炎水凌心肺证的治法是
A. 疏风宣肺，利水消肿
B. 平肝泻火，清心利水
C. 清肺化饮，利水消肿
D. 通腑泄浊，解毒利湿
E. 温阳逐水，泻肺宁心

答案：E

考点：水肿的辨证论治（2014）

解析：水肿水凌心肺证的治法为温阳逐水，泻肺宁心，方用己椒苈黄丸合参附汤。故本题选E。

46. 治疗肾病综合征脾肾阳虚证，应首选的方剂是
A. 温胆汤
B. 真武汤
C. 参苓白术散
D. 防己黄芪汤
E. 己椒苈黄汤合参附汤

答案：B

考点：水肿的辨证论治（2016）

解析：水肿脾肾阳虚的治法为温肾健脾，利水消肿，方用真武汤。故本题选B。

47. 补中益气汤合缩泉丸治疗遗尿的证候是
A. 肺脾气虚证
B. 肾气不足证
C. 脾肾气虚证
D. 肝经郁热证
E. 心肾失交证

答案：A

考点：遗尿的辨证论治（2016）

解析：遗尿肺脾气虚证的治法为补肺益脾，固涩膀胱，方用补中益气汤合缩泉丸。故本题选A。

48. 与遗尿关系最密切的脏腑是
A. 肺、脾
B. 膀胱、肾
C. 心、肾
D. 三焦、膀胱
E. 肝、肾

答案：B

考点：遗尿的病因病机（2014）

解析：遗尿是指3周岁以上的小儿睡中小便自遗，醒后方觉的一种病证。多与膀胱和肾的功能失调有关，其中尤以肾气不足，膀胱虚寒为多见。故本题选B。

49. 下列各项，不属于五软的是
A. 头项软
B. 口软
C. 手软
D. 腿软
E. 足软

答案：D

考点：五软的发病特点（2014）

解析：五软指头项软、口软、手软、足软、肌肉软，不包括腿软。故本题选D。

50. 麻疹顺证皮疹的首见部位是
    A. 臀部
    B. 鼻准部
    C. 胸腹部
    D. 手足心
    E. 耳后发际
    答案：E
    考点：麻疹的辨证论治（2016）
    解析：麻疹发热，3～4天后出于耳后、发际、颈项、头面、胸腹、四肢顺序出现红色斑丘疹。故本题选E。

51. 风疹、水痘、奶麻初期治疗，均可选用的方剂是
    A. 银翘散
    B. 透疹凉解汤
    C. 解肌透痧汤
    D. 柴胡葛根汤
    E. 宣毒发表汤
    答案：A
    考点：风疹、水痘、奶麻的辨证论治（2014）
    解析：风疹初期，邪郁肺卫证的治法为疏风解表清热，方用银翘散；水痘初期，邪伤肺卫证的治法为疏风清热，利湿解毒，方用银翘散；奶麻初期，邪郁肌表证的治法为解表清热，方用银翘散。故本题选A。

52. 可出现草莓舌的疾病是
    A. 贫血
    B. 结核
    C. 丹痧
    D. 维生素A缺乏
    E. 慢性萎缩性胃炎
    答案：C
    考点：丹痧的诊断（2013）
    解析：丹痧前驱期起病急骤，高热，畏寒，咽痛、吞咽时加剧，伴头痛、呕吐、厌食、烦躁不安等症。咽及扁桃体有脓性分泌物。软腭充血，有细小红疹或出血点，称为黏膜内疹，每先于皮疹出现。舌苔白，舌尖和边缘红肿，突出的舌乳头也呈白色，称为白草莓舌。故本题选C。

53. 手足口病的主要病位是
    A. 肺卫
    B. 脾胃
    C. 脾肾
    D. 肺脾

    E. 肺胃
    答案：D
    考点：手足口病的病因病机（2014）
    解析：引起手足口病的病因主要为感受手足口病时邪，其病变部位主要在肺脾二经，病机关键为邪侵肺脾，外透肌表。故本题选D。

54. 以下关于手足口病的叙述，正确的是
    A. 皮疹呈向心性分布
    B. 疹退后在皮疹部位有色素沉着
    C. 疱疹质地坚硬，疱浆清亮
    D. 疹退后局部留有瘢痕
    E. 皮疹以口腔、四肢为主，口腔疱疹破溃后形成溃疡
    答案：E
    考点：手足口病的发病特点（2009，2016）
    解析：手足口病的临床表现：发热，口腔黏膜出现分散状疱疹，疼痛明显，破溃后形成溃疡；手掌或脚掌部出现米粒大小疱疹，臀部可受累。疱疹周围有炎性红晕，疱内液体较少。该病以手、足和口腔黏膜疱疹或破溃后形成溃疡为主要临床症状。故本题选E。

55. 治疗手足口病湿热蒸盛证，应首选的方剂是
    A. 透疹凉解汤
    B. 凉营清气汤
    C. 宣毒发表汤
    D. 甘露消毒丹
    E. 清瘟败毒饮
    答案：E
    考点：手足口病的辨证论治（2013）
    解析：手足口病湿热蒸盛证的治法为清热凉营，解毒祛湿，方用清瘟败毒饮。故本题选E。

56. 适宜用清热解毒，软坚散结法治疗的流行性腮腺炎的证候是
    A. 邪犯少阳证
    B. 毒窜睾腹证
    C. 邪陷厥阴证
    D. 热毒壅盛证
    E. 邪陷心肝证
    答案：D
    考点：痄腮的辨证论治（2016）
    解析：痄腮热毒壅盛证的治法为清热解毒，软坚散结，方用普济消毒饮。故本题选D。

57. 用使君子仁驱蛔，最大剂量不应超过
    A. 5粒
    B. 10粒

C. 15 粒

D. 20 粒

E. 30 粒

答案：D

考点：蛔虫病的其他疗法（2014）

解析：使君子仁，文火炒黄嚼服。每岁1~2粒，最大剂量不超过20粒，晨起空腹服，连服2~3天。故本题选D。

58. 治疗蛔虫病肠虫证，应首选的方剂是

A. 使君子散

B. 化虫丸

C. 追虫丸

D. 乌梅丸

E. 驱虫粉

答案：A

考点：蛔虫病的辨证论治（2015）

解析：蛔虫病肠虫证的治法为驱蛔杀虫，调理脾胃，方用使君子散。故本题选A。

59. 蛔厥的病位在

A. 小腹

B. 脐腹

C. 大腹

D. 右上腹

E. 左上腹

答案：D

考点：蛔虫病的辨证论治（2013）

解析：蛔厥证蛔虫入膈，窜入胆腑，腹痛在剑突下、右上腹，呈阵发性剧烈绞痛，痛时肢冷汗出，多有呕吐，且见呕吐胆汁和蛔虫，证初多偏寒，继之渐化热。故本题选D。

60. 紫癜阴虚火旺证的治法是

A. 疏风散邪，清热凉血

B. 滋阴降火，凉血止血

C. 理气化瘀，活血止痛

D. 健脾养心，益气摄血

E. 清热解毒，凉血止血

答案：B

考点：紫癜的辨证论治（2016）

解析：紫癜阴虚火旺证的治法为滋阴降火，凉血止血，方用大补阴丸、知柏地黄丸。故本题选B。

61. 引起佝偻病的原因是

A. 甲状旁腺功能亢进

B. 维生素D缺乏

C. 骨质软化

D. 阻塞性黄疸

E. 恶性肿瘤

答案：B

考点：维生素D缺乏性佝偻病的病因病机（2014）

解析：维生素D缺乏性佝偻病简称佝偻病，是由于儿童体内维生素D不足，致使钙磷代谢失常的一种慢性营养性疾病，以正在生长的骨骺端软骨板不能正常钙化，造成骨骼病变为其特征。故本题选B。

62. 治疗佝偻病脾虚肝旺证，应首选

A. 人参五味子汤

B. 益脾镇惊散

C. 补肾地黄丸

D. 健脾益气汤

E. 健脾丸

答案：B

考点：维生素D缺乏性佝偻病的辨证论治（2013）

解析：佝偻病脾虚肝旺证的治法为健脾助运，平肝息风，方用益脾镇惊散。故本题选B。

【A2型题】

63. 患儿，6岁。有哮喘病史4年。平素反复感冒，气短自汗，咳嗽无力，面色少华，形瘦纳差，大便溏，舌质淡，苔薄白，脉细软。其预防所用外治法是

A. 熏洗法

B. 涂敷法

C. 热熨法

D. 敷贴法

E. 擦拭法

答案：D

考点：儿科常用外治法及其临床应用（2015）

解析：熏洗法多用于小儿出疹性疾病、汗证、皮肤病及局部肿胀疼痛等病证。涂敷法多用于痄腮、疮疡、哮喘、肺炎喘嗽等病证。热熨法多用于寒证、虚证或气滞引起的多种痛证。敷贴法多用于治疗泄泻、哮喘、遗尿等病证。擦拭法多用于小儿口腔、鼻腔及皮肤，有活血止痛、祛风止痒等治疗作用。患儿有哮喘病史，可用敷贴法治疗。故本题选D。

64. 患儿，生后3天。症见体温常低于35℃，四肢发凉，肌肤硬肿，难以捏起，臀、小腿、臂、

面颊硬肿，色暗红、青紫，哭声较低，精神萎靡，反应尚可，气息微弱，指纹紫滞。其治法是

 A. 益气温阳，通经活血
 B. 温经散寒，活血通络
 C. 温阳散寒，活血化瘀
 D. 益气活血，通经活络
 E. 健脾益气，补血通络
 答案：B
 考点：硬肿症的辨证论治（2014）
 解析：患儿体温常低于35℃，四肢发凉，肌肤硬肿，难以捏起，臀、小腿、臂、面颊硬肿，辨病为硬肿症；色暗红、青紫，哭声较低，精神萎靡，反应尚可，气息微弱，指纹紫滞，辨证为寒凝血涩证。治法为温经散寒，活血通络。方用当归四逆汤。故本题选B。

65. 患儿，男，12月份出生。出生后体质虚弱，全身冰冷，僵卧少动，气息微弱，哭声低微无力，关节活动不利，全身硬肿，皮肤暗红，尿量少，舌质淡，苔薄白，指纹淡红。其证候是

 A. 寒凝血滞
 B. 阳气虚弱
 C. 肝肾亏虚
 D. 脾胃虚弱
 E. 气虚血瘀
 答案：B
 考点：硬肿症的辨证（2011）
 解析：患儿生于冬季，环境温度低，出现低体温和全身硬肿，为硬肿症。又见僵卧少动，气息微弱，哭声低微无力，关节活动不利，皮肤暗红但不紫。可知为硬肿症较重之阳气虚衰证。故本题选B。

66. 患儿，男。出生后第二天出现黄疸，面目皮肤发黄，颜色鲜明，烦躁哭啼，小便短黄，舌质红，苔黄腻。其证候是

 A. 湿热熏蒸
 B. 寒湿阻滞
 C. 瘀积发黄
 D. 肾精薄弱
 E. 肝肾亏虚
 答案：A
 考点：胎黄的辨证（2011）
 解析：面目皮肤发黄，颜色鲜明，烦躁哭啼，小便短黄，舌质红，苔黄腻，为湿热熏蒸的表现。故本题选A。

67. 患儿，男。出生后黄疸日久不退，面目皮肤

发黄，颜色晦滞，腹部胀满，右胁下痞块，小便短黄，大便不调或灰白，舌紫暗，有瘀斑，苔黄。治疗应首选

 A. 血府逐瘀汤
 B. 茵陈理中汤
 C. 茵陈蒿汤
 D. 茵陈五苓散
 E. 茵陈术附汤
 答案：A
 考点：胎黄的辨证论治（2012）
 解析：面目皮肤发黄，颜色晦滞，右胁下痞块，舌紫暗，有瘀斑，皆为瘀象。辨证为胎黄常证之气滞血瘀证，治宜行气化瘀消积，用血府逐瘀汤。故本题选A。

68. 患儿，9个月。发热，微汗，鼻塞流涕，咽红，夜间体温升高，又见惊惕啼叫，夜卧不安，舌质红，苔薄白，指纹浮紫。其诊断是

 A. 夜啼
 B. 感冒夹痰
 C. 感冒夹惊
 D. 急惊风
 E. 小儿暑温
 答案：C
 考点：感冒的诊断（2006）
 解析：小儿神气怯弱，感邪之后，易致心神不宁，睡卧不实，惊惕抽风，此为感冒夹惊。小儿感冒还可夹痰、夹滞，一见咳嗽痰盛；一见脘胀纳呆，呕吐泄泻。小儿夜啼是入夜啼哭不安，并无外感和惊惕的表现；小儿惊风则以高热、抽风、昏迷为主要表现；小儿暑温是暑天发生的季节性疾病。故本题选C。

69. 患儿，女，8岁。发热恶寒，无汗，头痛，鼻流清涕，喷嚏，咳嗽，脘腹胀满，不思饮食，呕吐酸腐，口气臭秽，大便酸臭，小便短黄，舌苔厚腻，脉滑。其证候是

 A. 风寒感冒
 B. 风热感冒
 C. 感冒夹痰
 D. 感冒夹滞
 E. 感冒夹惊
 答案：D
 考点：感冒的辨证（2011）
 解析：主症见发热恶寒，无汗，头痛，鼻流清涕，喷嚏，咳嗽，为感冒。兼见脘腹胀满，不思饮食，呕吐酸腐，口气臭秽，大便酸臭，此为

感冒夹滞。故本题选 D。

70. 患儿，女，5 岁。高热不退，喉核赤肿，溃烂化脓，吞咽困难，口干口臭，大便干结，小便黄少，舌红，苔黄，脉数。应首选的方剂是
A. 银翘马勃散
B. 牛蒡甘桔汤
C. 养阴清肺汤
D. 普济消毒饮
E. 荆防败毒散
答案：B
考点：乳蛾的辨证论治（2014）
解析：患儿喉核赤肿，溃烂化脓，吞咽困难，辨病为乳蛾；高热不退，口干口臭，大便干结，小便黄少，舌红，苔黄，脉数，辨证为热毒炽盛证。治法是清热解毒，利咽消肿，方用牛蒡甘桔汤。故本题选 B。

71. 患儿，男，9 岁。咳嗽气促，喉间痰鸣，痰多，面白少华，食少脘痞，大便不实，息倦乏力，舌淡，苔白，脉缓无力。治疗应首选
A. 玉屏风散
B. 六君子汤
C. 金匮肾气丸
D. 射干麻黄汤合都气丸
E. 小青龙汤合三子养亲汤
答案：B
考点：咳嗽的辨证论治（2011）
解析：主症见咳嗽，兼见食少脘痞，大便不实，息倦乏力，此为气虚咳嗽，治宜健脾补肺，益气化痰，用六君子汤。故本题选 B。

72. 患儿，女，5 岁。发热咳嗽 3 天。发热烦躁，咳嗽喘促，气急鼻扇，咳痰黄稠，喉间痰鸣，咽红肿，面色红赤，口渴欲饮，大便干结，小便短黄，舌质红，苔黄，脉滑数。应首选的方剂是
A. 华盖散
B. 麻杏石甘汤
C. 人参五味子汤
D. 黄连解毒汤合麻杏石甘汤
E. 麻杏石甘汤合葶苈大枣泻肺汤
答案：E
考点：肺炎喘嗽的辨证论治（2014）
解析：患儿发热烦躁，咳嗽喘促，气急鼻扇，咳痰黄稠，喉间痰鸣，辨病为肺炎喘嗽；咽红肿，面色红赤，口渴欲饮，大便干结，小便短黄，舌质红，苔黄，脉滑数，辨证为痰热闭肺证。治法为清热涤痰，开肺定喘，方用麻杏石甘

汤合葶苈大枣泻肺汤。故本题选 E。

73. 患儿，10 个月。高热烦躁，气急鼻扇，张口抬肩，喉中痰鸣，声如拽锯，口唇紫绀。其治法是
A. 清热宣肺，涤痰定喘
B. 清热解毒，止咳化痰
C. 辛凉开肺，清热化痰
D. 清热活血，泻肺化痰
E. 泻肺镇咳，清热化痰
答案：A
考点：肺炎喘嗽的辨证论治（2009）
解析：此患者为痰热闭肺型肺炎喘嗽。治以清热宣肺，涤痰定喘。B、C、D、E 无宣肺之功，排除。故本题选 A。

74. 患儿，10 岁。昨天受凉后，见喷嚏、鼻塞、流清涕，今晨起喘咳，咳痰稠黄，口渴欲饮，大便干燥。查体：鼻扇，口周发绀，咽红，双肺满布哮鸣音，舌质红，苔薄白，脉滑数。其证候是
A. 寒性哮喘
B. 热性哮喘
C. 外寒内热
D. 肺实肾虚
E. 肺肾阴虚
答案：C
考点：哮喘的辨证（2006）
解析：哮喘外寒内热证以外有风寒之表证，内有痰热之里证为要点。受凉后见喷嚏、鼻塞、流涕为外寒之症；口渴引饮，咳痰黏稠色黄，便秘，咽红为内热之症。辨证属哮喘之外寒内热证。故本题选 C。

75. 患儿，男，1 岁。反复外感，面黄少华，形体消瘦，肌肉松软，少气懒言，气短，自汗多汗，食少纳呆，大便不调，舌质淡，苔薄白，脉无力。应首选的方剂是
A. 黄芪桂枝五物汤
B. 玉屏风散合六君子汤
C. 金匮肾气丸合理中丸
D. 生脉散合沙参麦冬汤
E. 补中益气汤合生脉饮
答案：B
考点：反复呼吸道感染的辨证论治（2014）
解析：根据患儿症状可诊断为反复呼吸道感染之肺脾气虚证。由于小儿肺脾两虚，日久生化乏源，宗气不足，卫外不固，终成此证。治法为补肺固表，健脾益气，方用玉屏风散合六君子

汤。故本题选 B。

76. 患儿口腔满布白屑，周围焮红较甚，面赤，唇红、发热、烦躁、多啼，口干，大便干结，小便黄赤，舌红，苔薄白，脉滑。其证候是
　　A. 湿热内蕴证
　　B. 心火上炎证
　　C. 风热乘脾证
　　D. 心脾积热证
　　E. 虚火上浮证
　　答案：D
　　考点：鹅口疮的辨证论治（2015）
　　解析：患儿口腔满布白屑辨病为鹅口疮，心经火热则见口腔周围焮红，面赤，唇红，发热、烦躁；脾经有热则见多啼，口干，大便干结，小便黄赤。故本题选 D。

77. 患儿，女，1岁。口腔满布白屑，面赤唇红，烦躁不宁，吮乳哭啼，大便干结，小便短黄，舌红，苔薄黄，指纹紫滞。治疗应首选
　　A. 知柏地黄丸
　　B. 清热泻脾散
　　C. 黄连解毒汤
　　D. 五味消毒饮
　　E. 大黄黄连泻心汤
　　答案：B
　　考点：鹅口疮的辨证论治（2011）
　　解析：主症见口腔满布白屑，兼见面赤唇红，烦躁不宁，吮乳哭啼，此为鹅口疮心脾积热证，治宜清心泻脾，用清热泻脾散。A 用治鹅口疮虚火上浮证。故本题选 B。

78. 患儿，女，2岁。舌边尖溃烂，色赤疼痛，烦躁多啼，口干欲饮，小便短黄，舌尖红，苔薄黄，指纹紫。其证候是
　　A. 风热乘脾
　　B. 虚火上炎
　　C. 心火上炎
　　D. 心脾积热
　　E. 热毒内盛
　　答案：C
　　考点：口疮的辨证（2011，2014）
　　解析：口疮常见风热乘脾、心火上炎、虚火上浮三个证型。其中风热乘脾证与心火上炎证症状相似，但风热乘脾证可见口臭涎多、大便秘结；心火上炎证可见心烦不安，口干欲饮。虚火上浮证虚象明显，不易与此两证混淆。此患儿见烦躁，口干欲饮，辨证为心火上炎。故本题

选 C。

79. 患儿，1岁。昨起舌上溃破，色红疼痛，进食哭闹，心烦不安，口干欲饮，小便短赤。治疗应首选
　　A. 凉膈散
　　B. 泻心导赤散
　　C. 清胃散
　　D. 泻心汤
　　E. 六味地黄丸
　　答案：B
　　考点：口疮的辨证论治（2001，2003）
　　解析：参见78题。辨证为口疮之心火上炎证。治疗当清心凉血，泻火解毒。方用泻心导赤散加减。A 泻火通便，清上泻下；C 清胃中之火；D 清火解毒，燥湿泄热；E 滋阴补肾。故本题选 B。

80. 患儿，11个月。泄泻2周。起病时每日泻10多次，经治疗大减，但近日仍日行3~4次，大便稀溏色淡，每于食后作泻，面色萎黄，神疲倦怠，舌质淡，苔薄白。其证候是
　　A. 风寒
　　B. 湿热
　　C. 伤食
　　D. 脾虚
　　E. 脾肾阳虚
　　答案：D
　　考点：泄泻的辨证（2006）
　　解析：脾肾阳虚泻，大便澄澈清冷、完谷不化。伤食泻，大便稀溏，夹有乳凝块、食物残渣，气味酸臭。风寒泻，大便清稀，伴泡沫。湿热泻，大便水样，或蛋花汤样。湿热泻，大便水样或如蛋花汤样，泻下急迫，气味秽臭，或见少许黏液，腹痛时作，恶心欲吐，口渴引饮，舌红苔黄腻。脾虚泻，大便稀溏色淡，食后作泻，面色萎黄，神疲倦怠，舌质淡，苔薄白。故本题选 D。

81. 患儿，2岁。纳差2个月，腹泻1周。平素食欲不振，挑食偏食，近日大便日行3~4次，食后作泻，面色萎黄，舌淡苔白，指纹淡红。治疗应首选
　　A. 熏洗法
　　B. 擦拭法
　　C. 割治疗法
　　D. 推拿疗法
　　E. 拔罐疗法

答案：D

考点：泄泻的辨证论治（2006）

解析：参见80题。本题患者为脾虚泻。推拿疗法可助运止泻。故本题选D。

82. 患儿，男，3岁。形体明显消瘦，肚腹膨胀，面色萎黄无华，发结如穗，夜卧不宁，食欲减退，多食多便，舌淡苔腻，脉沉细而滑。其治法是

A. 消食导滞
B. 和脾助运
C. 导滞和中
D. 理气和胃
E. 消积理脾

答案：E

考点：疳证的辨证论治（2014）

解析：患儿形体明显消瘦，肚腹膨胀，面色萎黄无华，辨病为疳证；发结如穗，食欲减退，多食多便，舌淡苔腻，脉沉细而滑，辨证为疳积证。治法为消积理脾，方用肥儿丸。故本题选E。

83. 患儿，男，5岁。长期纳食不振，神疲乏力，形体消瘦，面色苍黄，唇淡甲白，大便不调，舌淡苔白，脉细无力，指纹淡红。治疗应首选的方剂是

A. 四君子汤
B. 补中益气汤
C. 六君子汤
D. 归脾汤
E. 八珍汤

答案：C

考点：贫血的辨证论治（2013）

解析：患儿纳食不振，神疲乏力，形体消瘦，面色苍黄，唇淡甲白，辨病为贫血；大便不调，舌淡苔白，脉细无力，指纹淡红，辨证为脾胃虚弱证。治法为健运脾胃，益气养血，方用六君子汤。故本题选C。

84. 患儿，11个月。早产，生后一直人工喂养，经常泄泻。近四个月来食欲不振，面色白，唇舌爪甲苍白，毛发稀黄，精神萎靡，手足欠温，舌淡苔白，指纹淡。检查：血红蛋白60g/L。治疗应首选

A. 金匮肾气丸
B. 六味地黄丸
C. 右归丸
D. 理中丸

E. 小建中汤

答案：C

考点：贫血的辨证论治（2006）

解析：唇舌爪甲苍白，毛发稀黄，精神萎靡，手足欠温，舌淡苔白，指纹淡，为脾肾阳虚之表现。辨证属脾肾阳虚证，治以温补脾肾，益阴养血，方用右归丸。A温补肾阳，化气行水，用于肾虚水肿，腰膝酸软，小便不利，畏寒肢冷。B治疗肾虚证。D温中祛寒，补气健脾，常用于急慢性胃肠炎、胃及十二指肠溃疡、胃痉挛、胃下垂、胃扩张、慢性结肠炎等属脾胃虚寒者。E温中补虚，和里缓急，主治中焦虚寒，肝脾不和证。故本题选C。

85. 患儿，2岁。面色苍白，唇淡甲白，发黄稀疏，神疲乏力，形体消瘦3个月，诊断为"营养性缺铁性贫血"。西药选用铁剂治疗后，正确的停药时间为血红蛋白

A. 开始升高时
B. 达正常时
C. 达正常后2个月左右
D. 达正常后4个月左右
E. 达正常后6个月左右

答案：C

考点：贫血的西医治疗（2006）

解析：西医疗法：使用铁剂治疗。口服铁剂，常用硫酸亚铁、富马酸亚铁、葡萄糖酸亚铁。一般为每日4.5～6mg/kg，分3次服用为宜。最好为两餐之间服药，同时服用维生素C能促进铁的吸收。服用至血红蛋白达正常水平后2月左右再停药。最好测定血清铁蛋白，以避免铁过量。如口服3周仍无效，应考虑是否有诊断错误或其他影响疗效的原因。故本题选C。

86. 患儿，男，3岁，因易汗出1个月前来就诊。症见汗出，以头部、肩背明显，活动后加重，神倦乏力，面色少华，肢端欠温，平时易感冒。舌质淡，舌边齿印，苔薄白，脉弱。治疗首选方剂是

A. 参苓白术散
B. 玉屏风散合牡蛎散
C. 生脉散
D. 四君子汤
E. 黄芪桂枝五物汤

答案：B

考点：汗证的辨证论治（2013）

解析：根据患儿症状可诊断为汗证之肺卫不

固证，治法为益气固表，方用玉屏风散合牡蛎散。故本题选B。

87. 患儿，女，5岁。心悸不宁，胸闷憋气，心前区痛如针刺，脘闷呕恶，面色晦暗，唇甲发绀，舌体胖，舌质紫暗，或舌边尖见有瘀点，舌苔腻，脉滑或结代。治疗应首选

　A. 桂枝甘草龙骨牡蛎汤
　B. 银翘散
　C. 葛根芩连汤
　D. 炙甘草汤合生脉散
　E. 瓜蒌薤白半夏汤合失笑散

答案：E

考点：病毒性心肌炎的辨证论治（2013）

解析：根据患儿症状可诊断为病毒性心肌炎之痰瘀阻络证，治法为豁痰化瘀，宁心通络，方用瓜蒌薤白半夏汤合失笑散。故本题选E。

88. 患儿，男，7岁。多动难静，急躁易怒，冲动任性，难以自控；神思涣散，注意力不集中，难以静坐；或有记忆力欠佳、学习成绩低下，或有遗尿、腰酸乏力，或有五心烦热、盗汗、大便秘结，舌质红，舌苔薄，脉细弦。治疗应首选

　A. 左归丸
　B. 六味地黄丸
　C. 知柏地黄丸
　D. 杞菊地黄丸
　E. 黄连温胆汤

答案：D

考点：注意力缺陷多动障碍的辨证论治（2014）

解析：根据患儿症状可诊断为注意力缺陷多动障碍之肝肾阴虚证，治法为滋养肝肾，平肝潜阳，方用杞菊地黄丸。故本题选D。

89. 患儿，男，2岁。精神疲惫，面色萎黄，低热，手足心热，易汗出，大便干结，肢体拘挛，抽搐时轻时重，舌绛少津，苔少，脉细数。治疗应首选

　A. 六味地黄丸
　B. 左归丸
　C. 大定风珠
　D. 大补阴丸
　E. 镇肝息风汤

答案：C

考点：惊风的辨证论治（2011）

解析：惊风首要辨别急惊风与慢惊风。急惊风为痰、热、惊、风四证俱备，临床以高热、抽风、神昏为主要表现。慢惊风来势缓慢，抽搐无力，时作时止，反复难愈，常伴昏迷、瘫痪等症。此患儿主症为抽搐时轻时重，伴低热，可知为慢惊风。手足心热，易汗出，舌绛少津，苔少，脉细数，皆为阴虚之象，辨证为慢惊风阴虚风动证，治宜育阴潜阳，滋肾养肝，用大定风珠。故本题选C。

90. 患儿，女，7岁。癫痫发作时突然仆倒，神志不清，颈项强直，四肢抽搐，两目上视，牙关紧闭，口吐白沫，口唇及面部色青，舌苔白，脉弦滑。治疗应首选

　A. 镇惊丸
　B. 涤痰汤
　C. 定痫丸
　D. 通窍活血汤
　E. 六君子汤

答案：C

考点：痫证的辨证论治（2011，2013）

解析：痫证发作期以病因辨证为主，常见的病因有惊、风、痰、瘀等。惊痫发病前常有惊吓史，发作时多伴有惊叫、恐惧等精神症状；风痫发作时抽搐明显，易由外感发热诱发，或伴有发热等症；痰痫发作以神识异常为主，常有失神、摔倒、手中持物坠落等；瘀血痫通常有明显的颅脑外伤史，头部疼痛位置较为固定。痫证虚证的辨证，以病位为主，区分脾虚痰盛与脾肾两虚。此患儿辨证为风痫，治宜息风止痉，用定痫丸。A用于惊痫；B用于痰痫；D用于瘀血痫；E用于脾虚痰盛。故本题选C。

91. 患儿，9岁。水肿从眼睑开始，迅速波及全身，皮肤光亮，按之凹陷即起，尿少色赤，伴咽红肿痛，肢体酸痛，苔薄白，脉浮。其治法是

　A. 疏风宣肺，利水消肿
　B. 清热利湿，凉血止血
　C. 清热解毒，淡渗利湿
　D. 温运中阳，行气利水
　E. 滋阴补肾，淡渗利水

答案：A

考点：水肿的辨证论治（2006）

解析：由患儿症状诊断为水肿之风水相搏证。治以疏风宣肺，利水消肿。B为湿热内侵之水肿治法。其他选项皆非水肿治法。故本题选A。

92. 患儿，3岁。全身明显浮肿，按之凹陷难起，腰腹下肢尤甚。畏寒肢冷，神疲倦卧，小便短

少，纳少便溏，舌胖质淡苔白，脉沉细。其治法是

A. 疏风利水
B. 清热利湿
C. 健脾渗湿
D. 温肾健脾
E. 滋阴补肾

答案：D

考点：水肿的辨证论治（2005，2011）

解析：浮肿，按之凹陷难起，腰腹下肢尤甚，畏寒肢冷，神疲倦卧，小便短少，纳少便溏，舌胖质淡苔白，脉沉细，为脾肾阳虚之表现。治以温肾健脾。故本题选D。

93. 患儿，6岁。发病2周，全身浮肿，尿少，头晕，头痛，恶心呕吐，口中气秽，甚至昏迷，舌苔腻，脉滑数。治疗应首选

A. 羚角钩藤汤
B. 龙胆泻肝汤
C. 己椒苈黄丸合参附汤
D. 温胆汤合附子泻心汤
E. 真武汤

答案：D

考点：水肿的辨证论治（2006，2011）

解析：湿浊内盛，脾肾衰竭，三焦壅塞，水湿失运，不得通泄，致使水毒内闭，尿少。辨证属水肿变证之水毒内闭，治法为通腑降浊，解毒利尿，方用温胆汤合附子泻心汤。温胆汤能清胆和胃，燥湿化痰；附子泻心汤附子温经扶阳，三黄清泄邪热，干姜辛开温中，合用可通腑降浊，解毒利尿。A、B合用治陷心肝之水肿；C用治水凌心肺之水肿；E非治疗肾小球肾炎方剂。故本题选D。

94. 患儿，男，4岁。反复浮肿月余，尿蛋白定性（++++），尿蛋白定量>300mg/（kg·d）血白蛋白28g/L，血胆固醇10.4mmol/L。其诊断是

A. 急性肾小球肾炎
B. 单纯型肾病综合征
C. 肾炎型肾病综合征
D. 急性肾衰竭
E. 急性肾炎

答案：B

考点：肾病综合征的诊断（2014）

解析：单纯型肾病综合征具备四大特征：①大量蛋白尿。尿蛋白定性常在（+++）以上，

24h尿蛋白定量≥50mg/kg。②低蛋白血症。血浆白蛋白：儿童<30g/L，婴儿<25g/L。③高脂血症。血浆胆固醇：儿童≥5.7mmol/L，婴儿≥5.2mmol/L。④不同程度的水肿。故本题选B。

95. 患儿，6岁。小便频数日久，淋漓不尽，尿液不清，畏寒怕冷，手足不温，大便稀薄，舌淡苔薄腻。治疗应首选

A. 八正散
B. 缩泉丸
C. 菟丝子散
D. 补中益气汤
E. 金匮肾气丸

答案：B

考点：尿频的辨证论治（2005，2015）

解析：辨证属脾肾气虚证，治以温补脾肾、升提固摄，方用缩泉丸。八正散主治湿热下注；菟丝子散主治肾气不足之遗尿；补中益气汤主治肺脾气虚之遗尿；金匮肾气丸温补肾阳，化气行水。故本题选B。

96. 患儿，男，4岁。睡中遗尿，可达数次，小便清长，面白少华，神疲乏力，智力稍差，肢寒畏冷，舌质淡，苔白滑，脉沉无力。其证候是

A. 肺脾气虚
B. 肾气不足
C. 心肾失交
D. 肝经湿热
E. 肾阴亏虚

答案：B

考点：遗尿的辨证（2011）

解析：遗尿常见4种证型。肺脾气虚证见夜间遗尿，日间尿频而量多，伴经常感冒，面色少华，神疲乏力，食欲不振，大便溏薄，舌质淡红，苔薄白；肾气不足证见寐中多遗，可达数次，伴面白少华，神疲乏力，智力较同龄儿稍差，肢冷畏寒，舌质淡，苔白滑；心肾失交证见梦中遗尿，寐不安宁，伴烦躁叫扰，白天多动少静，难以自制，或五心烦热，形体较瘦，舌质红，苔薄少津；肝经湿热证见寐中遗尿，小便量少色黄，伴性情急躁，夜梦纷纭或寐中齿，性情急躁，目睛红赤，舌质红，苔黄腻。故本题选B。

97. 患儿，男，5岁。经常梦中遗尿，睡眠不安，白天多动，较少安静，手足心热，舌红，苔薄少津，脉沉细而数。治疗应首选的方剂是

A. 补中益气汤合缩泉丸

B. 交泰丸合导赤散
C. 缩尿丸
D. 导赤散
E. 五子衍宗丸

答案：B

考点：遗尿的辨证论治（2015）

解析：根据患儿症状可诊断为遗尿之心肾失交证，治法为清心滋肾，安神固脬，方用交泰丸合导赤散。故本题选B。

98. 患儿，3岁。发育迟缓，坐、立、行走、牙齿的发育都迟于同龄小儿。颈项萎软，天柱骨倒，不能行走，舌淡苔薄。其证候是

A. 脾肾气虚
B. 气血虚弱
C. 肝肾不足
D. 心血不足
E. 肾阳亏虚

答案：C

考点：五迟、五软的辨证（2005，2006）

解析：肾主骨，肝主筋，肝肾不足，则筋骨失养，见立迟、行迟。齿为骨之余，肾精不足，牙齿出迟。坐、立、行走、牙齿的发育都迟于同龄小儿，颈项萎软，天柱骨倒，不能行走，舌淡苔薄，属肝肾亏损之表现。故本题选C。

99. 患儿，男，2岁。语言发育迟滞，精神呆滞，智力低下，头发生长缓慢，发稀萎黄，肌肉松弛，口角流涎，纳食欠佳，大便秘结，舌淡胖，苔少，指纹色淡。治疗应首选

A. 调元散
B. 加味六味地黄丸
C. 通窍活血汤合二陈汤
D. 归脾丸
E. 肾气丸

答案：A

考点：五迟、五软的辨证论治（2011）

解析：五迟、五软首辨脏腑，立迟、行迟、齿迟、头项软、手软、足软，主要为肝肾脾不足；语迟、发迟、肌肉软、口软，主要为心脾不足；伴有脑性瘫痪、智力低下者，常兼有痰浊瘀血阻滞心经脑络。此患儿见语言发育迟滞，头发生长缓慢，发稀萎黄，肌肉松弛，辨证为心脾两虚证，治宜健脾养心，补益气血，用调元散。B用治五迟、五软之肝肾亏损证，C用治五迟、五软之痰瘀阻滞证。故本题选A。

100. 患儿，女，3岁。失聪失语，反应迟钝，意识不清，动作不由自主，时时口流痰涎，喉间痰鸣，关节僵硬，肌肉软弱，间或有癫痫发作，舌体胖，可见瘀斑，苔腻，脉滑。治疗应首选的方剂是

A. 加味六味地黄丸
B. 调元散
C. 虎潜丸
D. 调元散合二陈汤
E. 通窍活血汤合二陈汤

答案：E

考点：五迟、五软的辨证论治（2013）

解析：根据患儿症状可诊断为五迟、五软之痰瘀阻滞证，治法为涤痰开窍，活血通络，方用通窍活血汤合二陈汤。故本题选E。

101. 患儿，2岁。持续壮热5天，起伏如潮，肤有微汗，烦躁不安，目赤眵多，皮疹布发，疹点由细小稀少而逐渐稠密，疹色先红后暗，皮疹凸起，触之碍手，压之褪色，大便干结，小便短少，舌质红赤，舌苔黄腻，脉数有力。治疗应首选

A. 宣毒发表汤
B. 清解透表汤
C. 沙参麦冬汤
D. 麻杏石甘汤
E. 羚角钩藤汤

答案：B

考点：麻疹的辨证论治（2006）

解析：此患儿为麻疹出疹期。持续壮热，目赤眵多，疹色先红后暗，大便干结，小便短少，舌质红赤，舌苔黄腻，脉数有力，为邪入肺胃之表现。治以清凉解毒，透疹达邪，方用清解透表汤。宣毒发表汤主治邪犯肺卫，沙参麦冬汤主治阴津耗伤，麻杏石甘汤主治邪毒闭肺，羚角钩藤汤主治邪陷心肝。故本题选B。

102. 患儿，男，4岁。发热骤起，头痛畏寒，肌肤无汗，咽喉肿痛，皮肤潮红，痧疹隐隐，舌质红，苔薄白，脉浮数有力。治疗应首选

A. 解肌透痧汤
B. 凉营清气汤
C. 沙参麦冬汤
D. 银翘散
E. 犀角地黄汤

答案：A

考点：丹痧的辨证论治（2011）

解析：丹痧初起，痧毒首先犯肺，邪郁肌

表，正邪相争，而见恶寒发热等肺卫表证。继而邪毒入里，蕴于肺胃。肺胃邪热蒸腾，上熏咽喉，而见咽喉糜烂、红肿疼痛，甚则热毒灼伤肌膜，导致咽喉溃烂白腐。邪毒循经外窜肌表，则肌肤透发痧疹，色红如丹。若邪毒重者，可进一步化火入里，传入气营，或内迫营血，此时痧疹密布，融合成片，其色泽紫暗或有瘀点，同时可见壮热烦渴、嗜睡萎靡等症。舌为心之苗，邪毒内灼，心火上炎，加之热耗阴津，可见舌光无苔，舌生红刺，状如草莓，称为"草莓舌"。若邪毒炽盛，内陷厥阴，闭于心包，则神昏谵语；热极动风，则壮热惊风。病至后期，邪毒虽去，阴津耗损，多表现肺胃阴伤证候。此患儿见发热骤起，头痛畏寒，肌肤无汗，咽喉肿痛，辨证为邪侵肺卫证，治宜辛凉宣透，清热利咽，用解肌透痧汤。B用治丹痧毒炽气营证，C用治丹痧疹后阴伤证。故本题选A。

103. 患儿，6岁。发热2天，出现淡红色小丘疹，根盘红晕，丘疹上部可见疱疹，形态椭圆，疱浆清亮，皮疹以躯干为多，苔薄白，脉浮数。其治法是

　　A. 疏风清热，利湿解毒
　　B. 清气凉营，解毒化湿
　　C. 发散风寒，清热利湿
　　D. 芳香化湿，兼以健脾
　　E. 清解郁热，活血化瘀
　　答案：A
　　考点：水痘的辨证论治（2006）
　　解析：疱浆清亮，皮疹以躯干为多，苔薄白，脉浮数，为邪伤肺卫之表现。治以疏风清热，利湿解毒。B、C、D、E无疏风清热之功，排除之。故本题选A。

104. 患儿，4岁。发热2天，纳差恶心，呕吐腹泻，口腔内可见数个疱疹，手、足掌心部出现米粒大小的斑丘疹、疱疹，疱液清亮，躯干从未见有皮疹。舌质红，苔薄黄腻，脉浮数。其证候是

　　A. 邪伤肺卫
　　B. 邪犯肺脾
　　C. 邪炽气营
　　D. 湿热熏蒸
　　E. 湿盛阴伤
　　答案：B
　　考点：手足口病的辨证（2006）
　　解析：手、足、口咽见疱疹，为手足口病。发热，纳差恶心，呕吐腹泻，舌质红，苔薄黄腻，脉浮数，为邪犯肺脾之表现。故本题选B。

105. 患儿，女，5岁。轻微发热恶寒，右侧耳下腮部漫肿疼痛，咀嚼不便，兼见头痛、咽红、纳少、舌质红，苔薄白，脉浮数。治疗应首选的方剂是

　　A. 柴胡葛根汤
　　B. 黄连解毒汤
　　C. 五味消毒饮
　　D. 清瘟败毒饮
　　E. 普济消毒饮
　　答案：A
　　考点：痄腮的辨证论治（2015）
　　解析：根据患儿症状可诊断为痄腮之邪犯少阳证，治法为疏风清热，散结消肿，方用柴胡葛根汤、银翘散。故本题选A。

106. 患儿，男，3岁。咳嗽连作3周余，持续难止，日轻夜重，咳剧时咳后伴有深吸气样鸡鸣声，吐出痰涎及食物后，痉咳才能暂时缓解，但不久又复发作。轻则昼夜痉咳5～6次，重则多达40～50次，每次痉咳多出于自发，伴有目睛红赤，两胁作痛，舌系带溃疡，舌质红，苔薄黄，脉数。其治法是

　　A. 养阴润肺，益气健脾
　　B. 泻肺清热，涤痰镇咳
　　C. 疏风祛邪，宣肺止咳
　　D. 清热解毒，利湿化痰
　　E. 宣肺散邪，清热化痰
　　答案：B
　　考点：顿咳的辨证论治（2015）
　　解析：根据患儿症状可诊断为顿咳之痰火阻肺证，治法为清热泻肺，涤痰镇咳，方用桑白皮汤合葶苈大枣泻肺汤。故本题选B。

107. 患儿，男，4岁。入夏后体温渐高，发热持续，气温越高，体温越高，皮肤灼热，汗少，口渴欲饮，小便频数，烦躁，口唇干燥，舌质稍红，苔薄黄，脉数。治疗应首选

　　A. 王氏清暑益气汤
　　B. 温下清上汤
　　C. 白虎汤
　　D. 竹叶石膏汤
　　E. 香薷饮
　　答案：A
　　考点：夏季热的辨证论治（2011）
　　解析：由患儿症状可诊断为夏季热之暑热伤津证，治法为清暑益气，养阴生津，方用王氏清

暑益气汤。故本题选 A。

108. 患儿，5 岁。臀部及下肢紫癜 1 天，呈对称性，色鲜红，瘙痒，发热，舌红，苔薄黄，脉浮数。治疗应首选
　　A. 犀角地黄汤
　　B. 连翘败毒散
　　C. 归脾汤
　　D. 化斑汤
　　E. 大补阴丸
　　答案：B
　　考点：紫癜的辨证论治（2006）
　　解析：紫癜色鲜红，瘙痒，发热，舌红，苔薄黄，脉浮数，为风热伤络之表现。治以疏风散邪、清热凉血，方用连翘败毒散。犀角地黄汤主治血热妄行；归脾汤主治气不摄血；化斑汤非主治紫癜；大补阴丸主治阴虚火旺。故本题选 B。

109. 患儿，男，10 岁。皮肤突然出现瘀点瘀斑，色泽鲜红，伴鼻衄、齿衄，血色鲜红，同时见心烦、口渴、便秘，发热，舌红，脉数有力。治疗应选
　　A. 清瘟败毒饮
　　B. 犀角地黄汤
　　C. 黄连解毒汤
　　D. 知柏地黄丸
　　E. 连翘败毒散
　　答案：B
　　考点：紫癜的辨证论治（2013）
　　解析：根据患儿症状可诊断为紫癜之血热妄行证，治法为清热解毒，凉血止血，方用犀角地黄汤。故本题选 B。

【B1 型题】

(110～111 题共用备选答案)
　　A. 10kg，75cm
　　B. 11kg，78cm
　　C. 12kg，81cm
　　D. 13kg，85cm
　　E. 14kg，91cm

110. 按公式计算，1 岁小儿的体重、身高分别是
　　答案：A

111. 按公式计算，3 岁小儿的体重、身高分别是
　　答案：E
　　考点：小儿体重、身长（高）测量方法（2014）
　　解析：根据公式，1 岁以上小儿体重（kg）

= 8 + 2 × 年龄，1 岁小儿体重为 8 + 2 × 1 = 10kg；3 岁小儿体重为 8 + 2 × 3 = 14kg。小儿出生时身长约 50cm，生后一年身长增长最快，约 25cm，因此 1 岁小儿身高约为 75cm。根据 2 岁后至 12 岁儿童的身高公式，身高（cm）= 70 + 7 × 年龄，3 岁小儿身高为 70 + 7 × 3 = 91cm。故 110 题选 A，111 题选 E。

(112～113 题共用备选答案)
　　A. 胎产史
　　B. 喂养史
　　C. 生长发育史
　　D. 预防接种史
　　E. 家族史

112. 当小儿出现脾胃病时，应特别注意询问的是
　　答案：B

113. 需要与传染病鉴别时，应特别注意询问的是
　　答案：D
　　考点：问诊特点（2006）
　　解析：小儿出现脾胃病时，常与喂养情况有关，询问喂养史最重要。预防接种能预防传染病，传染病鉴别时，注意询问预防接种史。故 112 题选 B，113 题选 D。

(114～115 题共用备选答案)
　　A. 银翘散
　　B. 桑菊饮
　　C. 新加香薷饮
　　D. 荆防败毒散
　　E. 杏苏散

114. 患儿，女，8 岁。发热恶风，无汗，头痛，鼻塞，流浊涕，喷嚏，咳嗽，口渴咽痛，舌红，苔薄黄，脉浮数。治疗应首选
　　答案：A

115. 患儿，女，8 岁。咳嗽较重，痰多而黄，咽红肿痛，舌淡红，苔薄白，脉浮数。治疗应首选
　　答案：B
　　考点：感冒、咳嗽的辨证论治（2011）
　　解析：两患儿皆为风热见症，而主症一为发热，一为咳嗽，可知辨证一是风热感冒，治宜辛凉解表，疏风清热，用银翘散；一是风热咳嗽，治宜疏风解热，宣肺止咳，用桑菊饮。故 114 题选 A，115 题选 B。

(116～117题共用备选答案)
    A. 银翘马勃散
    B. 牛蒡甘桔汤
    C. 养阴清肺汤
    D. 大青龙汤
    E. 荆防败毒散

116. 治疗乳蛾热毒炽盛证，应首选的方剂是
    答案：B

117. 治疗哮喘外寒内热证，应首选的方剂是
    答案：D
    考点：乳蛾、哮喘的辨证论治（2013）
    解析：乳蛾热毒炽盛证治法为养阴润肺，利咽消肿，方用牛蒡甘桔汤。哮喘外寒内热证的治法为解表清里，定喘止咳，方用大青龙汤。故116题选B，117题选D。

(118～119题共用备选答案)
    A. 大定风珠
    B. 十全大补汤
    C. 缓肝理脾汤
    D. 人参五味子汤
    E. 银翘散

118. 治疗小儿慢惊风脾虚肝亢证，应首选
    答案：C

119. 治疗小儿肺炎喘嗽肺脾气虚证，应首选
    答案：D
    考点：惊风、肺炎喘嗽的辨证论治（2013）
    解析：慢惊风脾虚肝亢证的治法为温中健脾，缓肝理脾，方用缓肝理脾汤。肺炎喘嗽肺脾气虚证的治法为补肺益气，健脾化痰，方用人参五味子汤。故118题选C，119题选D。

(120～121题共用备选答案)
    A. 补肺固表，健脾益气
    B. 温卫和营，益气固表
    C. 温补肾阳，健脾益气
    D. 养阴清热，补益肺肾
    E. 泻肺祛痰，补肾纳气

120. 小儿反复呼吸道感染脾肾两虚证的治法为
    答案：C

121. 小儿反复呼吸道感染肺脾气虚证的治法为
    答案：A
    考点：反复呼吸道感染的辨证论治（2013）
    解析：反复呼吸道感染脾肾两虚证的治法为温补肾阳，健脾益气，方用金匮肾气丸合理中丸；肺脾气虚证的治法为补肺固表，健脾益气，方用玉屏风散合六君子汤。故120题选C，121题选A。

(122～123题共用备选答案)
    A. 泻下急迫，量多次频，气味秽臭
    B. 质稀如水，心烦不安，目眶及囟门凹陷
    C. 大便清稀，夹有泡沫，肠鸣腹痛
    D. 大便稀溏，色淡不臭，食后作泻
    E. 大便清稀，澄澈清冷，完谷不化

122. 泄泻风寒泻的临床表现是
    答案：C

123. 泄泻脾虚泻的临床表现是
    答案：D
    考点：泄泻的辨证论治（2014）
    解析：风寒泻的临床表现：大便清稀，夹有泡沫，臭气不甚，肠鸣腹痛，或伴恶寒发热，鼻流清涕，咳嗽，舌质淡，苔薄白，脉浮紧，指纹淡红。脾虚泻的临床表现：大便稀溏，色淡不臭，多于食后作泻，时轻时重，面色萎黄，形体消瘦，神疲倦怠，舌淡苔白，脉缓弱，指纹淡。故122题选C，123题选D。

(124～125题共用备选答案)
    A. 参苓白术散
    B. 附子理中汤
    C. 藿香正气散
    D. 保和丸
    E. 四神丸

124. 患儿，男，12岁。大便清稀，夹有泡沫，臭气不甚，肠鸣腹痛，伴有恶寒发热，鼻流清涕，舌质淡，苔薄白，脉浮紧。治疗应首选
    答案：C

125. 患儿，男，12岁。大便稀溏，臭气不甚，食后作泻，面色萎黄，形体消瘦，神疲倦怠，舌质淡，苔白，脉缓。治疗应首选
    答案：A
    考点：泄泻的辨证论治（2011）
    解析：大便清稀，夹有泡沫，臭气不甚，肠鸣腹痛，伴有恶寒发热，鼻流清涕，为风寒泻，治宜疏风散寒，化湿和中，用藿香正气散。大便稀溏，臭气不甚，食后作泻，面色萎黄，形体消瘦，神疲息倦，为脾虚泻，治宜健脾益气，助运止泻，用参苓白术散。B合E用治脾肾阳虚泻；D用治伤食泻。故124题选C，125题选A。

(126~127题共用备选答案)
　　A. 心、脾
　　B. 肝、脾
　　C. 脾、胃
　　D. 脾、肾
　　E. 心、肝
126. 眼疳的病位是
　　答案：B
127. 骨疳的病位是
　　答案：D
　　考点：疳证的病因病机（2015）
　　解析：疳证的主要病变部位在脾胃，其基本病理改变为脾胃受损，津液消亡。若脾病及肝，肝失所养，肝阴不足，不能上承于目，而见视物不清，夜盲目翳者，则谓之眼疳。脾病及肾，肾精不足，骨失所养，久致骨骼畸形者，称为骨疳。故126题选B，127题选D。

(128~129题共用备选答案)
　　A. 自汗为主，头部、肩背部明显
　　B. 自汗为主，汗出遍身而不温
　　C. 盗汗为主，手足心热
　　D. 自汗或盗汗，头部、四肢为多
　　E. 盗汗为主，遍身汗出
128. 汗证肺卫不固的主症是
　　答案：A
129. 汗证营卫失调的主症是
　　答案：B
　　考点：汗证的辨证（2006，2014）
　　解析：小儿脏腑娇嫩，肺主皮毛，位于上焦。肺气虚弱，若肺卫不固发为汗证，则以自汗为主，汗出以头部、肩部明显；若营气不和，营气不能内收而汗，卫气不能卫外固密，则津液从皮毛外泄，发为汗证，则以自汗为主，汗出遍身而不温。自汗责之阳虚，盗汗责之阴虚。故128题选A，129题选B。

(130~131题共用备选答案)
　　A. 发热1/2~1天出疹
　　B. 发热3~4天出疹，出疹时发热更高
　　C. 高热数小时~1天出疹
　　D. 发热1~2天出疹
　　E. 发热3~4天，热退出疹
130. 奶麻发热与出疹的关系是
　　答案：E

131. 麻疹发热与出疹的关系是
　　答案：B
　　考点：麻疹的辨证要点、奶麻的诊断要点（2013）
　　解析：奶麻急起发热，3~5天后体温骤降，同时全身出现玫瑰红色小丘疹。麻疹发热经过3~4天后，进入见形期，热盛出疹，皮疹按序透发，约3~4天出齐。故130题选E，131题选B。

(132~133题共用备选答案)
　　A. 清热涤痰，开肺定喘
　　B. 清气凉营，泻火解毒
　　C. 养阴润肺，益气健脾
　　D. 疏风清热，散结消肿
　　E. 清肝泻火，活血止痛
132. 顿咳气阴耗伤证的治法是
　　答案：C
133. 流行性腮腺炎毒窜睾腹证的治法是
　　答案：E
　　考点：顿咳、痄腮的辨证论治（2013）
　　解析：顿咳气阴耗伤证的治法为养阴润肺，益气健脾，方用沙参麦冬汤合人参五味子汤。痄腮毒窜睾腹证的治法为清肝泻火，活血止痛，方用龙胆泻肝汤。故132题选C，133题选E。

(134~135题共用备选答案)
　　A. 温下清上汤
　　B. 王氏清暑益气汤
　　C. 沙参麦冬汤
　　D. 清瘟败毒饮
　　E. 普济消毒饮
134. 夏季热暑伤肺胃证可选用
　　答案：B
135. 皮肤黏膜淋巴结综合征气阴两伤证可选用
　　答案：C
　　考点：夏季热、皮肤黏膜淋巴结综合征的辨证论治（2014）
　　解析：夏季热暑伤肺胃证的治法为清暑益气，养阴生津，方用王氏清暑益气汤。皮肤黏膜淋巴结综合征气阴两伤证的治法为益气养阴，清解余热，方用沙参麦冬汤。故134题选B，135题选C。

(136~137题共用备选答案)
A. 银翘散
B. 清瘟败毒饮
C. 白虎汤
D. 新加香薷饮
E. 凉膈散

136. 治疗皮肤黏膜淋巴结综合征卫气同病，应首选

答案：A

137. 治疗皮肤黏膜淋巴结综合征气营两燔，应首选

答案：B

考点：皮肤黏膜淋巴结综合征的治法(2006)

解析：卫气同病者，治以辛凉解表、清热解毒，方用银翘散。气营两燔者，治以清热解毒凉血，方用清瘟败毒饮。故136题选A，137题选B。

针灸学

【A1 型题】

1. 足三阴经从开始部位至内踝上 8 寸段的分布是
   A. 太阴在前，厥阴在中，少阴在后
   B. 厥阴在前，少阴在中，太阴在后
   C. 少阴在前，太阴在中，厥阴在后
   D. 厥阴在前，太阴在中，少阴在后
   E. 太阴在前，少阴在中，厥阴在后
   答案：D
   考点：十二经脉的分布规律（2002，2005）
   解析：手足三阴经为太阴在前，厥阴在中，少阴在后。其中足三阴经在足内踝上 8 寸以下为厥阴在前，太阴在中，少阴在后，至内踝 8 寸以上，太阴交出于厥阴之前。故本题选 D。

2. 手太阳小肠经与足太阳膀胱经的交接部位是
   A. 目外眦
   B. 目内眦
   C. 目中
   D. 目内眦下
   E. 目外眦上
   答案：B
   考点：十二经脉的交接规律（2002，2005）
   解析：十二经脉的交接规律是①相表里的阴经与阳经在手足末端交接，如手太阴肺经在食指端与手阳明大肠经相交接；手少阴心经在小指端与手太阳小肠经相交接；手厥阴心包经在无名指端与手少阳三焦经相交接；足阳明胃经从跗（即足背部）上至足大趾内端与足太阴脾经相交接；足太阳膀胱经在小趾端与足少阴肾经相交接；足少阳胆经从跗上分出，至大趾外端与足厥阴肝经相交接。②同名的阳经与阳经在头面部交接，如手足阳明经交接于鼻旁，手足太阳经皆通于目内眦，手足少阳经皆通于目外眦。③相互衔接的阴经与阴经在胸中交接，如足太阴经与手少阴经交接于心中，足少阴经与手厥阴经交接于胸中，足厥阴经与手太阴经交接于肺中。由此可见 A 为手足少阳经的交接部位，B 为手足太阳经的交接部位，其他选项无在此交接的经脉。故本题选 B。

3. 足阳明胃经、足太阴脾经在何处交接
   A. 食指端
   B. 目内眦
   C. 胸中
   D. 足大趾内端
   E. 足小趾内端
   答案：D
   考点：十二经脉的交接规律（2013）
   解析：相表里的阴经和阳经在手足末端交接，肺经和大肠经交接于食指端，胃经和脾经交接于足大趾内端，膀胱经和肾经交接于足小趾内端；同名的阳经与阳经在头面部交接，小肠经和膀胱经交接于目内眦；相互衔接的阴经和阴经在胸中交接，肾经与心包经交接于胸中。故本题选 D。

4. 足三阳经的循行规律是
   A. 从胸走手
   B. 从足走头
   C. 从头走足
   D. 从足走胸
   E. 从胸走足
   答案：C
   考点：十二经脉的循行走向（2015）
   解析：十二经脉的循行走向规律是：手三阴经从胸走手，手三阳经从手走头，足三阳经从头走足，足三阴经从足走腹胸。故本题选 C。

5. 十二经脉之海是指
   A. 督脉
   B. 任脉
   C. 冲脉
   D. 带脉
   E. 阴维脉

· 188 ·

答案：C

考点：奇经八脉的临床意义（2003，2005）

解析：督脉总督一身之阳经，故称为"阳脉之海"。任脉总任一身阴经，故称为阴脉之海。带脉能约束纵行之脉。阴维脉调节六阴经经气。冲脉能调节十二经气血，故称为十二经脉之海。其与生殖机能关系密切，冲、任脉盛，月经才能正常排泄，又称血海。故本题选C。

6. 阳脉之海指的是

   A. 阳跷脉

   B. 阳维脉

   C. 带脉

   D. 督脉

   E. 冲脉

   答案：D

考点：奇经八脉的功能（2004，2005）

解析：参见5题。故本题选D。

7. 带脉的功能是

   A. 调节全身阴经经气

   B. 涵蓄十二经气血

   C. 调节六阴经经气

   D. 调节肢体运动

   E. 约束纵行躯干的诸条经脉

   答案：E

考点：奇经八脉的作用（2013）

解析：任脉可调节全身阴经脉气，为"阴脉之海"；冲脉可涵蓄调节十二经气血，为"十二经脉之海"，又称"血海"；阴维脉调节六阴经经气，维系在表之阴；阴、阳跷脉调节肢体运动，司眼睑开合；带脉约束纵行诸经，调节女子带下。奇经八脉的主导作用可简言之为：任脉妊之，督脉煦之，阴阳维之，内外跷之，带脉束之，冲脉动之。故本题选E。

8. 在经络系统中，具有离、入、出、合循行特点的是

   A. 奇经八脉

   B. 十二经别

   C. 十二经筋

   D. 十二皮部

   E. 十五络脉

   答案：B

考点：十二经别的分布（2000，2003，2016）

解析：奇经八脉是别道奇行的经脉。十二经别是十二正经离、入、出、合的别行部分，是正经别行深入体腔的支脉。十二经筋是十二经脉之气输布与筋肉骨节的体系。十二皮部为十二经脉功能活动反映于体表的部位。十五络脉为十二经脉和任、督二脉各自别出的一络，加上脾之大络，统称为十五络脉。故本题选B。

9. 既为络穴又为八脉交会穴的腧穴是

   A. 后溪

   B. 外关

   C. 蠡沟

   D. 大钟

   E. 足临泣

   答案：B

考点：络穴、八脉交会穴（2015）

解析：十五络穴歌诀：列缺偏历肺大肠，通里支正心小肠；心包内关三焦外，公孙丰隆脾胃详；胆络光明肝蠡沟，大钟络肾膀飞扬；脾之大络名大包，任络尾翳督长强。八脉交会穴歌诀：公孙冲脉胃心胸，内关阴维下总同；临泣胆经连带脉，阳维目锐外关逢；后溪督脉内眦颈，申脉阳跷络亦通；列缺任脉行肺系，阴跷照海膈喉咙。故本题选B。

10. 下列不属于八会穴的是

   A. 阳陵泉

   B. 血海

   C. 中脘

   D. 膻中

   E. 章门

   答案：B

考点：八会穴（2014）

解析：八会穴为脏、腑、气、血、筋、脉、骨、髓等精气交会的8个腧穴。简易歌诀为：腑会中脘脏章门，髓会绝骨筋阳陵，血会膈俞骨大杼，脉太渊气膻中寻。血海非特定穴，故本题选B。

11. 与公孙穴相通的奇经是

   A. 冲脉

   B. 带脉

   C. 阴维脉

   D. 阴跷脉

   E. 任脉

   答案：A

考点：八脉交会穴的内容（2003，2005）

解析：公孙通冲脉，足临泣通带脉，内关通阴维脉，照海通阴跷脉，列缺通任脉。故本题选A。

12. 骨度分寸规定，髀枢至膝中的距离是
    A. 13寸
    B. 14寸
    C. 16寸
    D. 18寸
    E. 19寸
    答案：E

    考点：骨度分寸定位法（2002，2005）

    解析：A为胫骨内侧髁下方至内踝尖。B为臀沟至腘横纹。C为腘横纹（膝中）至外踝尖。D为耻骨联合（横骨）上缘至股骨内上髁（内辅骨）上缘。E为股骨大转子（髀枢）至腘横纹（膝中）。故本题选E。

13. 在腧穴定位法中，腰阳关的取穴依据是
    A. 简便取穴法
    B. 同身寸法
    C. 固定标志
    D. 活动标志
    E. 骨度分寸法
    答案：C

    考点：体表解剖标志定位法（2013）

    解析：常用腧穴定位法有4种：骨度分寸定位法、体表解剖标志定位法、手指同身寸定位法、简便定位法。其中体表解剖标志定位法依据解剖标志分为固定标志和活动标志，固定标志是在自然姿势下可见的标志，活动标志是在活动姿势下才会出现的标志。腰阳关位于后正中线上，第4腰椎棘突下凹陷中，约与髂嵴相平。第4腰椎与肌肉所形成的凹陷是在自然姿势下可见的标志，为固定标志。故本题选C。

14. 循行"起于中焦，下络大肠"的经络是
    A. 手阳明大肠经
    B. 足阳明胃经
    C. 手厥阴心包经
    D. 手太阳小肠经
    E. 手太阴肺经
    答案：E

    考点：手太阴肺经的经脉循行（2015）

    解析：《灵枢·经脉》原文指出："肺手太阴之脉，起于中焦，下络大肠，还循胃口，上膈属肺。"故本题选E。

15. 在腹部，距前正中线2寸循行的经脉是
    A. 足少阴肾经
    B. 足阳明胃经
    C. 手太阴肺经
    D. 足太阴脾经
    E. 手厥阴心包经
    答案：B

    考点：足阳明胃经的经脉循行（2013）

    解析：循行于胸腹部的十二经脉主要为足三阴经，其中在胸部循行分布特点：距前正中线旁开2、4、6寸依次为足少阴肾经、足阳明胃经、足太阴脾经；在腹部循行分布特点：距前正中线旁开0.5、2、4寸依次为足少阴肾经、足阳明胃经、足太阴脾经。故本题选B。

16. 分布于胸腹第一侧线的经脉是
    A. 足太阴脾经
    B. 足少阴肾经
    C. 足少阳胆经
    D. 足阳明胃经
    E. 足厥阴肝经
    答案：B

    考点：足少阴肾经的经脉循行（2005，2013）

    解析：足太阴脾经主要分布在胸腹任脉旁开第二侧线及下肢内侧前缘。足少阴肾经主要分布在胸腹第一侧线及下肢内侧后缘。足少阳胆经主要分布在下肢的外侧中间。足阳明胃经主要分布在头面、胸腹第二侧线及下肢外侧前缘。足厥阴肝经主要分布在下肢内侧的中间。故本题选B。

17. 下列腧穴中，归经错误的是
    A. 合谷－大肠经
    B. 太溪－肝经
    C. 列缺－肺经
    D. 阳陵泉－胆经
    E. 阴陵泉－脾经
    答案：B

    考点：足少阴肾经的常用腧穴（2002，2004）

    解析：太溪穴归肾经。故本题选B。

18. 心包经的原穴是
    A. 神门
    B. 间使
    C. 大陵
    D. 内关
    E. 太渊
    答案：C

    考点：手厥阴心包经的常用腧穴（2004，2005）

    解析：神门为心经原穴、输穴。间使为心包

经经穴。大陵为心包经原穴、输穴。内关为心包经络穴、八脉交会穴。太渊为肺经原穴、输穴、八会穴之脉会。故本题选 C。

19. 下列属于胆经腧穴的是
 A. 血海
 B. 阴陵泉
 C. 足三里
 D. 隐白
 E. 瞳子髎
 答案：E
 考点：足少阳胆经的常用腧穴（2014）
 解析：血海为足太阴脾经腧穴，阴陵泉、隐白分别为足太阴脾经合穴、井穴，足三里为足阳明经合穴，瞳子髎为胆经腧穴。故本题选 E。

20. 听会穴归属于
 A. 足太阴脾经
 B. 足阳明胃经
 C. 足太阳膀胱经
 D. 足厥阴肝经
 E. 足少阳胆经
 答案：E
 考点：足少阳胆经的常用腧穴（2013）
 解析：听会穴是足少阳胆经的常用腧穴之一，位于耳屏切迹前，下颌骨髁状突的后缘，张口有凹陷处。主治耳鸣、耳聋、聤耳等耳疾；齿痛、口眼㖞斜、面痛。故本题选 E。

21. 风池穴归属于
 A. 足厥阴肝经
 B. 足太阳膀胱经
 C. 手少阳三焦经
 D. 足少阳胆经
 E. 手太阳小肠经
 答案：D
 考点：足少阳胆经的常用腧穴（2014）
 解析：风池穴归属足少阳胆经，位于胸锁乳突肌与斜方肌上端之间的凹陷处，与风府穴相平，主治中风、癫痫、眩晕等内风所致疾病，感冒、鼻塞、鼻衄、目赤肿痛、口眼㖞斜等外风所致病证，头痛、耳聋、耳鸣、颈项强痛。故本题选 D。

22. 足厥阴肝经与足太阴脾经循行交叉的位置是
 A. 足大趾内侧端
 B. 足内踝与跟腱之间
 C. 足内踝上 3 寸
 D. 足内踝上 5 寸
 E. 足内踝上 8 寸
 答案：E
 考点：足厥阴肝经的经脉循行（2013）
 解析：足厥阴肝经经脉循行原文指出："肝足厥阴之脉，起于大趾丛毛之际，上循足跗上廉，去内踝一寸，上踝八寸，交出太阴之后"，肝经在内踝上 8 寸与足太阴相交而循行于其后侧。故本题选 E。

23. 下列各项，不属于十二经脉的腧穴是
 A. 列缺
 B. 血海
 C. 安眠
 D. 章门
 E. 至阴
 答案：C
 考点：经外奇穴的常用腧穴（2014）
 解析：安眠为经外奇穴，主治失眠，头痛，眩晕，心悸，癫狂。其余腧穴均为十二经穴，列缺属肺经，血海属脾经，章门属肝经，至阴属膀胱经。故本题选 C。

24. 中府穴与前正中线的距离是
 A. 1 寸
 B. 1.5 寸
 C. 4 寸
 D. 6 寸
 E. 8 寸
 答案：D
 考点：中府的定位（2015）
 解析：中府为肺之募穴，位于胸前壁外上方，前正中线旁开 6 寸，平第 1 肋间隙处，主治咳嗽、气喘、胸满痛等肺部病证以及肩背痛。故本题选 D。

25. 位于腕背横纹桡侧，当拇短伸肌腱与拇长伸肌腱之间的凹陷中的穴位是
 A. 太渊
 B. 神门
 C. 阳池
 D. 阳溪
 E. 养老
 答案：D
 考点：阳溪的定位（2013）
 解析：阳溪位于腕背横纹桡侧，当拇短伸肌腱与拇长伸肌腱之间的凹陷中；太渊位于腕掌侧横纹桡侧端，桡动脉搏动处；神门位于腕部，腕掌侧横纹尺侧端，尺侧腕屈肌腱的桡侧凹陷处；

阳池位于腕背部横纹中，指伸肌腱的尺侧凹陷处；养老位于前臂背面尺侧，当尺骨小头近端桡侧凹缘中。故本题选 D。

26. 在犊鼻下 6 寸的腧穴是
    A. 丰隆
    B. 地机
    C. 解溪
    D. 上巨虚
    E. 下巨虚
    答案：D
    考点：上巨虚的定位（2013）
    解析：犊鼻位于屈膝髌韧带外侧凹陷中，上巨虚为大肠下合穴，位于犊鼻穴下 6 寸，主治胃肠病证与下肢痿痹；下巨虚为小肠下合穴，位于上巨虚穴下 3 寸；丰隆为胃经络穴，位于外踝尖上 8 寸，条口穴外 1 寸，胫骨前嵴外 2 横指处；地机为脾经郄穴，位于内踝尖与阴陵泉的连线上，阴陵泉穴下 3 寸；解溪位于足背踝关节横纹中央凹陷处，当拇长伸肌腱与趾长伸肌腱之间。故本题选 D。

27. 耳屏前，下颌骨髁状突后缘的腧穴是
    A. 下关
    B. 听宫
    C. 听会
    D. 耳门
    E. 颧髎
    答案：B
    考点：听宫的定位（2003，2011）
    解析：下关在耳屏前，下颌骨髁突的前方，当颧弓与下颌切迹所形成的凹陷中。听宫在耳屏前，下颌骨髁状突的后方，张口时呈凹陷处。听会当耳屏间切迹的前方，下颌骨髁突的后缘，张口有凹陷处。耳门当耳屏上切迹的前方，下颌骨髁突后缘，张口有凹陷处。颧髎在目外眦直下，颧骨下缘凹陷处。故本题选 B。

28. 位于第 9 胸椎棘突下，旁开 1.5 寸的腧穴是
    A. 膀胱俞
    B. 大肠俞
    C. 肝俞
    D. 胃俞
    E. 肾俞
    答案：C
    考点：肝俞的定位（2015）
    解析：肝俞位于第 9 胸椎棘突下，旁开 1.5 寸；膀胱俞位于第 2 骶椎棘突下，旁开 1.5 寸，约平第 2 骶后孔；大肠俞位于第 4 腰椎棘突下，旁开 1.5 寸；胃俞位于第 12 胸椎棘突下，旁开 1.5 寸；肾俞位于第 2 腰椎棘突下，旁开 1.5 寸。故本题选 C。

29. 腕横纹中央，掌长肌腱与桡侧腕屈肌腱之间的穴位是
    A. 阳溪
    B. 太渊
    C. 大陵
    D. 神门
    E. 腕骨
    答案：C
    考点：大陵的定位（2006，2011）
    解析：阳溪，在腕背横纹桡侧，手拇指上翘起时，当拇短伸肌腱与拇长伸肌腱之间的凹陷中。太渊，在腕掌侧横纹桡侧，桡动脉搏动处。大陵，位于腕掌横纹中点处，当掌长肌腱与桡侧腕屈肌腱之间。神门，位于腕部，腕掌侧横纹尺侧端，尺侧腕屈肌腱的桡侧凹陷处。腕骨，在手掌尺侧，当第 5 掌骨基底与钩骨之间，赤白肉际凹陷处。故本题选 C。

30. 位于外踝高点上 5 寸，腓骨前缘的腧穴是
    A. 足窍阴
    B. 足临泣
    C. 条口
    D. 光明
    E. 悬钟
    答案：D
    考点：光明的定位（2013）
    解析：足窍阴位于第 4 趾外侧趾甲根角旁 0.1 寸。足临泣位于第 4 跖趾关节的后方，足小趾伸肌腱的外侧。条口位于小腿前外侧，当犊鼻穴下 8 寸，距胫骨前缘 1 横指。光明位于外踝高点上 5 寸，腓骨前缘。悬钟位于外踝高点上 3 寸，腓骨前缘。故本题选 D。

31. 悬钟穴位于
    A. 外踝后缘中点上 3 寸，腓骨前缘
    B. 外踝前缘中点上 3 寸，腓骨前缘
    C. 外踝下缘中点上 3 寸，腓骨前缘
    D. 外踝高点上 3 寸，腓骨前缘
    E. 外踝上缘中点上 3 寸，腓骨前缘
    答案：D
    考点：悬钟的定位（2003，2014）
    解析：A、B、C、E 处均无十四经穴。悬钟穴位于外踝高点上 3 寸，腓骨前缘。故本题

选 D。

32. 章门穴位于
A. 腹侧，腋中线第 8 肋骨端稍下处
B. 腹侧，腋中线第 9 肋骨端稍下处
C. 腹侧，腋中线第 10 肋骨端稍下处
D. 腹侧，腋中线第 11 肋骨端稍下处
E. 腹侧，腋中线第 12 肋骨端稍下处
答案：D
考点：章门的定位（2011）
解析：章门穴属足厥阴肝经，在侧腹部，第 11 肋游离端的下际。故本题选 D。

33. 位于前正中线上，脐下 3 寸，且为小肠募穴的腧穴是
A. 关元
B. 中极
C. 下脘
D. 中脘
E. 梁门
答案：A
考点：关元的定位（2013）
解析：关元为小肠募穴，位于前正中线上，脐下 3 寸；中极为膀胱募穴，位于前正中线，脐下 4 寸；下脘位于前正中线上，脐上 2 寸；中脘位于前正中线上，脐上 4 寸，以上穴均位于任脉。梁门位于脐中上 4 寸，前正中线旁开 2 寸，为胃经腧穴。故本题选 A。

34. 在面颊部，耳垂前 0.5～1 寸处的腧穴是
A. 听会
B. 听宫
C. 翳风
D. 牵正
E. 下关
答案：D
考点：牵正的定位（2014）
解析：牵正穴位于面颊部，耳垂前 0.5～1 寸处；听会穴位于耳屏切迹前，下颌骨髁状突的后缘，张口有凹陷处。听宫穴位于面部，耳屏正中与下颌骨髁突之间的凹陷中；翳风穴位于在耳垂后，当乳突与下颌骨之间凹陷处；下关穴位于面部，在颧骨下缘中央与下颌切迹之间的凹陷中。故本题选 D。

34. 落枕穴位于手背，第二、三掌骨间的
A. 指掌关节后 0.5 寸
B. 指掌关节后 1 寸
C. 指掌关节后 1.5 寸

D. 指掌关节后 2 寸
E. 指掌关节后 2.5 寸
答案：A
考点：外劳宫的定位（2000，2014）
解析：B、C、D、E 处均无十四经穴位。A 为外劳宫穴的定位，本穴治疗落枕病证有特效，又名落枕穴。故本题选 A。

36. 十宣穴的定位是
A. 在足背侧，第 1 至第 5 趾间，趾蹼缘后方赤白肉际处
B. 左手背侧，当第 2、第 3 掌骨间，指掌关节后约 0.5 寸处
C. 在手背侧，微握拳，第 1 至第 5 指间，指蹼缘后方赤白肉际处
D. 在第 2 至第 5 指掌侧，近端指关节的中央
E. 在手十指尖端，距指甲游离缘 0.1 寸
答案：E
考点：十宣的定位（2013）
解析：十宣穴位于手十指尖端，距指甲游离缘 0.1 寸。A 为八风，B 为外劳宫，C 为八邪，D 为四缝。故本题选 E。

37. 可用于治疗咯血的穴位是
A. 商阳
B. 偏历
C. 少商
D. 地仓
E. 孔最
答案：E
考点：孔最的主治（2013）
解析：郄穴为气血深聚之处，阳经郄穴多治疗急性痛证，阴经郄穴多治疗血证，孔最为手太阴肺经郄穴，主治咯血、咳嗽、气喘、咽喉肿痛等肺系病证，以及肘臂挛痛。故本题选 E。

38. 治疗咽喉肿痛，宜点刺出血的穴位是
A. 少商
B. 鱼际
C. 侠白
D. 天府
E. 列缺
答案：A
考点：少商的主治（2014）
解析：少商主治咽喉肿痛、鼻衄、高热等肺系实热证，癫狂、昏迷。宜浅刺，或点刺出血。鱼际主治咳嗽、咯血、咽干、咽喉肿痛失音等肺

系病证，以及小儿疳积。宜直刺，小儿疳积可用割治法。侠白主治咳嗽、气短等肺系病证，以及干呕，上臂痛。宜直刺。天府主治咳嗽、气喘、鼻衄等肺系病证，以及瘿气，上臂痛。宜直刺。列缺主治咳嗽、气喘、咽喉肿痛等肺系病证以及头痛、齿痛等头部疾患。宜向上斜刺。故本题选A。

39. 以下各项中，不属于足三里主治病证的是
A. 目赤肿痛
B. 胃痛
C. 呕吐
D. 下肢痿痹
E. 乳痈

答案：A

考点：足三里的主治（2014）

解析：足三里为胃经合穴、胃下合穴，主治胃痛、呕吐、噎膈、腹胀、腹痛、痢疾、便秘等胃肠疾病，下肢痿痹，癫狂等神志病，乳痈、肠痈等外科疾患，虚劳诸证，为强壮保健要穴。故本题选A。

40. 可用于治疗腰背痛的腧穴是
A. 膏肓
B. 肾俞
C. 天宗
D. 后溪
E. 养老

答案：D

考点：后溪的主治（2013）

解析：膏肓为膀胱经腧穴，主治咳嗽、气喘、肺痨等肺之虚损证，肩胛痛、健忘、遗精、盗汗等虚劳诸疾。肾俞为膀胱经腧穴，肾之背俞穴，主治头晕、耳鸣、耳聋、腰酸痛等肾虚证，遗尿、遗精、阳痿早泄、不育等生殖泌尿系疾病，月经不调、带下、不孕等妇科病证。天宗为小肠经腧穴，主治肩胛疼痛、肩背损伤等局部病证，乳痈，气喘。养老为小肠经郄穴，主治目视不明，肩背肘臂酸痛。后溪为小肠经输穴，"输主体重节痛"，后溪亦为八脉交会穴通于督脉，精气可随督脉循行输布达腰背部，主治头项强痛，腰背痛，手指及肘臂挛痛等痛证，耳聋、目赤、癫狂痫、盗汗、疟疾。故本题选D。

41. 治疗胎位不正最常用的腧穴是
A. 合谷
B. 至阴
C. 三阴交
D. 太冲
E. 足三里

答案：B

考点：至阴的主治（2004，2015）

解析：至阴穴位于足小趾外侧趾甲角旁0.1寸。主治胎位不正和滞产。艾灸该穴有纠正胎位不正有奇功，临床上一般一两周就可以见效，且操作简单，基本无副作用。故本题选B。

42. 治疗心动过速或过缓均可使用的腧穴是
A. 曲池
B. 外关
C. 中冲
D. 大陵
E. 内关

答案：E

考点：内关的主治（2013）

解析：曲池穴主治手臂肿痛、上肢不遂等上肢病，热病，高血压，癫狂，腹痛、吐泻等胃肠病证；咽喉肿痛、齿痛、目赤痛等五官热性病证；瘰疬、瘾疹等皮肤外科疾患。外关穴主治热病，头痛目赤肿痛、耳鸣、耳聋等头面五官疾患；瘰疬，胁肋痛，上肢痿痹不遂。中冲穴主治中风昏迷、舌强不语、中暑、昏厥、小儿惊风等急症。大陵穴主治心痛、心悸、胸胁满痛，胃痛、呕吐、口臭等胃腑病证；喜笑悲恐、癫狂痫等神志病证；臂、手挛痛。内关穴主治心痛、胸闷、心动过速或过缓等心疾，胃痛、呕吐、呃逆等胃腑病证，失眠、癫狂、痫证、郁证等神志病证，眩晕，肘臂挛痛。故本题选E。

43. 八邪可用于治疗
A. 急性腰扭伤
B. 落枕，脐风
C. 小儿疳积，百日咳
D. 手指麻木，目痛
E. 急慢性阑尾炎，胆石症

答案：D

考点：八邪的主治（2015）

解析：八邪位于手背侧，微握拳，第1至第5指间，指蹼缘后方赤白肉际处，左右共8穴，主治手背肿痛，手指麻木，烦热，目痛，毒蛇咬伤。故本题选D。

44. 治疗小儿疳积、百日咳，应首选
A. 足三里
B. 四缝
C. 合谷

D. 曲池
E. 大椎
答案：B
考点：四缝的主治（2000，2006）
解析：四缝为经外奇穴，位于第 2 至第 5 掌侧，近端指关节的中央，每手四穴，左右共八穴，主治小儿疳积、百日咳。故本题选 B。

45. 治疗昏迷，癫痫，高热，咽喉肿痛，应首选
    A. 四缝
    B. 十宣
    C. 八邪
    D. 合谷
    E. 曲池
    答案：B
    考点：十宣的主治（2002，2005）
    解析：十宣清热开窍，用于急救，如昏迷、休克、中暑、癔病、惊厥等，还用于各种热证。故本题选 B。

46. 针刺浅薄部位腧穴，应用
    A. 指切进针法
    B. 夹持进针法
    C. 提捏进针法
    D. 舒张进针法
    E. 套管进针法
    答案：C
    考点：提捏进针法（2002，2005）
    解析：A 主要适用于短针进针。B 适用于长针进针。C 主要适用于皮肉浅薄部位的腧穴，如印堂穴。D 主要适用于皮肉松弛部位的腧穴。E 多用于儿童和惧针者。故本题选 C。

47. 适用于皮肤松弛部位腧穴的进针方法是
    A. 单手进针法
    B. 舒张进针法
    C. 提捏进针法
    D. 夹持进针法
    E. 指切进针法
    答案：B
    考点：舒张进针法（2014）
    解析：单手进针法是应用刺手将针刺入腧穴的方法，多用于较短的毫针；舒张进针法适用于皮肤松弛部位的腧穴；提捏进针法适用于皮肉浅薄部位的腧穴；夹持进针法适用于长针的进针；指切进针法适用于短针的进针。故本题选 B。

48. 斜刺的角度为

A. 5°角左右
B. 15°角左右
C. 30°角左右
D. 45°角左右
E. 60°角左右
答案：D
考点：针刺角度（2014）
解析：针刺角度分为直刺、斜刺、平刺，其中直刺是针身与皮肤表面呈 90°垂直刺入，适用于人体大部分腧穴；斜刺是针身与皮肤表面呈 45°左右倾斜刺入，适用于肌肉浅薄或内有重要脏器，或不宜深刺、直刺的腧穴；平刺是针身与皮肤表面呈 15°左右或沿皮以更小的角度刺入，适用于皮薄肉少部位的腧穴。故本题选 D。

49. 可用于印堂穴等皮薄肉少穴位的行针手法是
    A. 捻转法
    B. 弹法
    C. 飞法
    D. 震颤法
    E. 摇法
    答案：D
    考点：辅助手法（2013）
    解析：毫针行针手法以提插、捻转为基本操作手法，弹法适用于不宜施行大角度捻转的腧穴；飞法适用于某些肌肉丰厚部位的腧穴；震颤法适用于浅表部位的腧穴。故本题选 D。

50. 提插补泻法中，补法的操作手法是
    A. 轻插重提，幅度小，频率快
    B. 轻插重提，幅度小，频率慢
    C. 重插轻提，幅度大，频率快
    D. 重插轻提，幅度小，频率快
    E. 重插轻提，幅度小，频率慢
    答案：E
    考点：提插补泻法（2004，2005）
    解析：在提插补泻中，补法的手法是重插轻提，幅度小，频率慢；泻法的手法是轻插重提，幅度大，频率快。故本题选 E。

51. 呼吸补泻中补法的操作是
    A. 患者吸气时捻转，呼气时提插
    B. 患者吸气时提插，呼气时捻转
    C. 患者呼气时进针，吸气时出针
    D. 患者呼气时进针，吸气时捻转
    E. 患者吸气时捻转，呼气时出针
    答案：C
    考点：呼吸补泻（2014）

解析：呼吸补泻施补法为患者呼气时进针，吸气时出针；施泻法为患者吸气时进针，呼气时出针。捻转补泻施补法为针下得气后，捻转角度小，用力轻，频率慢，操作时间短，结合拇指向前，食指向后，左转用力为主，反之为泻法；提插补泻施补法为针下得气后，先浅后深，重插轻提，提插幅度小，频率慢，操作时间短，以下插用力为主，反之为泻法。故本题选C。

52. 瘢痕灸的适应证是
    A. 肺痨、瘰疬
    B. 虚寒病证
    C. 风寒痹痛
    D. 阳痿、早泄
    E. 疮疡久溃不敛
    答案：A
    考点：艾炷灸（2013）
    解析：直接灸分为瘢痕灸和无瘢痕灸，瘢痕灸常用于治疗哮喘、肺痨、瘰疬等慢性顽疾。瘢痕灸一般用于虚寒性疾患的治疗。故本题选A。

53. 不属于隔姜灸适应证的是
    A. 风寒湿痹
    B. 泄泻
    C. 腹痛
    D. 瘰疬
    E. 呕吐
    答案：D
    考点：艾炷灸（2014）
    解析：隔姜灸常用于因寒而致的呕吐、腹痛以及风寒痹痛等，有温中止呕、散寒止痛的作用。隔蒜灸分为隔蒜片灸和隔蒜泥灸，多用于治疗瘰疬、肺痨及初起的肿疡等病证，有清热解毒、杀虫的功效。隔盐灸多用于治疗伤寒阴证或吐泻并作、中风脱证等，有回阳、救逆、固脱之功。隔附子饼灸多用于治疗命门火衰而致的阳痿、早泄或疮疡久溃不敛等，有温补肾阳的作用。故本题选D。

54. 隔蒜灸的适应证是
    A. 阳痿早泄
    B. 呕吐腹痛
    C. 未溃疮疡
    D. 腹痛泄泻
    E. 疮疡久溃
    答案：C
    考点：艾炷灸（2015）
    解析：隔蒜灸分为隔蒜片灸和隔蒜泥灸，多用于治疗瘰疬、肺痨及初起的肿疡等病证，有清热解毒、杀虫的功效。隔姜灸常用于因寒而致的呕吐、腹痛以及风寒痹痛等，有温中止呕、散寒止痛的作用。隔盐灸多用于治疗伤寒阴证或吐泻并作、中风脱证等，有回阳、救逆、固脱之功。隔附子饼灸多用于治疗命门火衰而致的阳痿、早泄或疮疡久溃不敛等，有温补肾阳的作用。故本题选C。

55. 下列病证，不宜用三棱针治疗的是
    A. 高热惊厥
    B. 中风脱证
    C. 中暑昏迷
    D. 急性腰扭伤
    E. 喉蛾
    答案：B
    考点：三棱针法（2002，2005）
    解析：三棱针主治实证、热证、瘀血、疼痛等。常用于急症和慢性病，如昏厥、高热、中风闭证、咽喉肿痛、中暑、目赤肿痛、丹毒、扭挫伤等。而B为虚证，应以回阳固脱为治疗原则。故本题选B。

56. 中风左侧肢体瘫痪的患者应取
    A. 左侧顶颞前斜线和顶颞后斜线
    B. 右侧顶颞前斜线和顶颞后斜线
    C. 右侧顶颞后斜线
    D. 左侧顶颞后斜线
    E. 左侧颞后线
    答案：B
    考点：标准头穴线的定位和主治（2006，2013，2015）
    解析：左侧肢体偏瘫，病位在右侧大脑，针刺部位在右侧的顶颞前斜线和顶颞后斜线。故本题选B。

57. 耳穴中神门穴的定位是
    A. 在三角窝前1/3的上部，即三角窝1区
    B. 在三角窝前1/3的下部，即三角窝2区
    C. 在三角窝中1/3处，即三角窝3区
    D. 在三角窝后1/3的上部，即三角窝4区
    E. 在三角窝后1/3的下部，即三角窝5区
    答案：D
    考点：常用耳穴的部位（2013）
    解析：神门穴位于在三角窝后1/3的上部，即三角窝4区，A、B、C、E依次为角窝上、内生殖器、角窝中、盆腔。故本题选D。

58. 位于耳甲艇的后下部，即耳甲12区的耳

穴是
- A. 盆腔
- B. 内生殖器
- C. 神门
- D. 胰胆
- E. 肝

答案：E

考点：常用耳穴的部位（2014）

解析：肝位于耳甲艇的后下部，即耳甲12区。盆腔位于三角窝后1/3的下部，即三角窝5区。内生殖器位于三角窝前1/3的下部，即三角窝2区。神门位于三角窝后1/3的上部，即三角窝4区。胰胆位于耳甲艇的后上部，即耳甲11区。故本题选E。

59. 下列不属于近部取穴的是
- A. 膝痛取膝眼
- B. 鼻病取迎香
- C. 耳病取听宫
- D. 眼病取睛明
- E. 胃痛取足三里

答案：E

考点：选穴原则（2014）

解析：近部取穴指在病变局部或距离比较近的范围选取穴位，是腧穴局部治疗作用的体现。远部取穴是在病变部位所属和相关的经络上，距病位比较远的部位的取穴，是"经络所过，主治所及"的体现。膝眼位于髌韧带两侧凹陷处，迎香位于鼻旁，听宫位于耳屏前，睛明位于目内眦稍内上方，均距病变部位较近，属近部取穴。足三里为胃经循行所过之处，距离病位较远，属远部取穴。故本题选E。

60. 针刺治疗太阳头痛应选取的腧穴是
- A. 天柱、后溪、昆仑
- B. 印堂、合谷、内庭
- C. 率谷、外关、足临泣
- D. 四神聪、太冲、内关
- E. 风门、列缺、足三里

答案：A

考点：头痛的处方（2015）

解析：头痛治疗宜疏调经脉、通络止痛，按局部穴位和远端循经取穴为主，太阳经头痛为后枕部疼痛，天柱位于后枕部，属局部取穴，疏导头部经气，后溪、昆仑为远端循经取穴。故本题选A。

61. 治疗瘀血头痛应配用的是

- A. 风门、列缺
- B. 脾俞、足三里
- C. 血海、膈俞
- D. 太冲、太溪
- E. 中脘、丰隆

答案：C

考点：头痛的处方（2013）

解析：头痛的治法为调和气血，通络止痛，根据头痛部位循经取穴和取阿是穴为主。临床配伍血海、膈俞以活血通络止痛。故本题选C。

62. 治疗面痛，应首选
- A. 足阳明经、手足太阴经
- B. 足阳明经、手太阴经
- C. 手足阳明经、足太阳经
- D. 手足阳明经、手足太阴经
- E. 手阳明经、足太阴经

答案：C

考点：面痛的治法（2011）

解析：面痛的治法是疏通经络，祛风止痛。取手足阳明和足太阳经穴为主。故本题选C。

63. 针刺治疗面痛阴虚阳亢证，应选取的腧穴是
- A. 颧髎、迎香
- B. 内关、三阴交
- C. 风池、太溪
- D. 行间、内庭
- E. 曲池、外关

答案：C

考点：面痛的处方（2015）

解析：面痛的治法为疏通经络，祛风止痛。取手足阳明和足太阳经穴为主。主穴为攒竹、四白、下关、地仓、合谷、太冲、内庭。阴虚阳亢配风池、太溪。颧髎、迎香为上颌支痛的配穴；内关、三阴交为气血瘀滞的配穴；行间、内庭为肝胃郁热的配穴；曲池、外关为外感风热的配穴。故本题选C。

64. 治疗坐骨神经痛足少阳经证应选取的主穴为
- A. 阿是穴、肾俞、大肠俞、秩边、昆仑
- B. 腰夹脊、环跳、阳陵泉、悬钟、丘墟
- C. 腰夹脊、秩边、委中、承山、昆仑
- D. 大肠俞、阿是穴、委中
- E. 腰夹脊、肾俞、大肠俞、环跳、秩边、委中、阳陵泉

答案：B

考点：坐骨神经痛的处方（2013）

解析：坐骨神经痛的治法为通经止痛，循经

取足太阳、足少阳经穴为主。疼痛以下肢外侧为主者，为足少阳经证，其主穴为腰夹脊、环跳、阳陵泉、悬钟、丘墟。故本题选B。

65. 治疗中风中脏腑闭证，除十二井穴外，应主取的是
   A. 督脉、手厥阴经穴
   B. 任脉、手厥阴经穴
   C. 督脉、足厥阴经穴
   D. 任脉、足厥阴经穴
   E. 任脉、手足厥阴经穴
   答案：A
   考点：中风的治法（2014）
   解析：中风中脏腑闭证，治疗宜平肝息风，醒脑开窍，取督脉、手厥阴及足太阴经穴为主。主穴为水沟、十二井、太冲、丰隆、劳宫。故本题选A。

66. 治疗中风中经络主穴取内关、水沟、三阴交外，还应选
   A. 曲池、内庭、丰隆
   B. 关元、神阙
   C. 极泉、尺泽、委中
   D. 极泉、尺泽、水沟
   E. 太冲、丰隆、劳宫
   答案：C
   考点：中风的处方（2011，2013）
   解析：治疗中风中经络的主穴是水沟、内关、三阴交、极泉、尺泽、委中。太冲、丰隆、劳宫是治疗中风中脏腑闭证的主穴。关元、神阙是治疗中风中脏腑脱证的主穴。中风中经络痰热腑实配曲池、内庭、丰隆。故本题选C。

67. 治疗眩晕虚证，应选取
   A. 风池、百会、内关、太冲
   B. 百会、行间、侠溪、太冲
   C. 风池、气海、脾俞、胃俞
   D. 风池、太溪、悬钟、三阴交
   E. 风池、百会、肝俞、肾俞、足三里
   答案：E
   考点：眩晕的处方（2014）
   解析：眩晕虚证的治法为益气养血，填精定眩，以督脉穴及相应背俞穴为主。主穴为百会、风池、肝俞、肾俞、足三里。肝俞、肾俞滋补肝肾、益精填髓、固本培元；足三里补益气血；风池疏调头部气血，百会提升气血，二穴配合以充养脑髓而缓急治标。故本题选E。

68. 治疗痫病发作期的主穴，除水沟、百会、后

溪外，还有
   A. 十宣、涌泉
   B. 内关、涌泉
   C. 神门、神庭
   D. 鸠尾、印堂
   E. 太冲、丰隆
   答案：B
   考点：痫病的处方（2014）
   解析：痫病发作期治法宜醒脑开窍，以督脉及手厥阴经穴为主。主穴为水沟、百会、后溪、内关、涌泉。故本题选B。

69. 耳针法治疗不寐，应选取
   A. 肝、心、神门、交感、皮质下
   B. 肝、心、神门、交感
   C. 胸、心、肺、交感、神门
   D. 皮质下、心、神门
   E. 心、交感、神门、皮质下
   答案：D
   考点：不寐的治疗操作（2014）
   解析：耳穴皮质下主治痛证、失眠、神经衰弱、假性近视、间日疟。治疗不寐宜选取皮质下、心、神门进行掀针埋藏，或王不留行籽贴压。故本题选D。

70. 治疗感冒的主穴是
   A. 风门、大椎、太阳、列缺、合谷
   B. 风池、大椎、太阳、列缺、合谷
   C. 足三里、大椎、太阳、列缺、合谷
   D. 曲池、大椎、太阳、列缺、合谷
   E. 委中、大椎、太阳、列缺、合谷
   答案：B
   考点：感冒的处方（2011）
   解析：治疗感冒的主穴是列缺、合谷、风池、大椎、太阳。风寒感冒配风门、肺俞；风热感冒配曲池、尺泽；夹湿配阴陵泉；夹暑配委中。体虚感冒配足三里；咽喉疼痛配少商、商阳。故本题选B。

71. 治疗外感咳嗽，应首选
   A. 手足太阴经
   B. 手阳明经、足太阴经
   C. 足阳明经、手太阴经
   D. 足阳明经、足太阴经
   E. 手太阴经、手阳明经
   答案：E
   考点：咳嗽的治法（2011）
   解析：外感咳嗽的治法是疏风解表，宣肺止

咳。取手太阴和手阳明经穴为主。内伤咳嗽的治法是肃肺理气，止咳化痰。取手足太阴经穴为主。故本题选 E。

72. 治疗呕吐的主穴是
    A. 足三里、太冲、阴陵泉
    B. 下脘、梁门、胃俞
    C. 合谷、金津、玉液
    D. 上脘、胃俞、足三里
    E. 中脘、足三里、内关

答案：E

考点：呕吐的处方（2013）

解析：呕吐的治法为和胃理气，降逆止呕，以手厥阴、足阳明经穴及胃的募穴为主。中脘乃胃之募穴，可理气和胃止呕，内关为手厥阴经络穴，可宽胸理气，降逆止呕，足三里为阳明经合穴，可疏理气机，通降胃气。故本题选 E。

73. 治疗便秘虚证，在取主穴的基础上，应加
    A. 合谷、曲池
    B. 太冲、中脘
    C. 神阙、关元
    D. 足三里、脾俞、气海
    E. 照海、气海

答案：D

考点：便秘的治疗（2011）

解析：治疗便秘的主穴是天枢、大肠俞、上巨虚、支沟。热秘配合谷、曲池；气秘配太冲、中脘；冷秘配神阙、关元；虚秘配足三里、脾俞、气海，兼阴伤津亏者加照海、太溪。故本题选 D。

74. 治疗消渴，除相应脏腑背俞穴外，还应主取的是
    A. 足阳明、足少阴经穴
    B. 足太阴、足少阴经穴
    C. 手太阴、足太阳经穴
    D. 手阳明、足太阴经穴
    E. 足少阳、足太阴经穴

答案：B

考点：消渴的治法（2014）

解析：消渴的治法为清热润燥，养阴生津，取相应脏腑背俞穴及足少阴、足太阴经穴为主。主穴为胃脘下俞、肺俞、脾俞、肾俞、太溪、三阴交。故本题选 B。

75. 治疗痛经虚证，应选取的主穴是
    A. 关元、三阴交、归来、肝俞
    B. 气海、三阴交、归来

    C. 三阴交、中极、次髎
    D. 三阴交、足三里、气海
    E. 关元、三阴交、血海

答案：D

考点：痛经的处方（2014）

解析：痛经虚证治疗宜调补气血、温养冲任，以任脉、足太阴、足阳明经穴为主。三阴交为肝脾肾三经之交会穴，可以健脾益气、调补肝肾，肝脾肾精血充盈，胞脉得养，冲任自调；气海为任脉穴，可暖下焦，温养冲任；足三里补益气血。故本题选 D。

76. 治疗脾虚崩漏，在取主穴的基础上，应加
    A. 中极、血海
    B. 血海、膈俞
    C. 膻中、太冲
    D. 百会、脾俞
    E. 血海、太溪

答案：D

考点：崩漏的治疗（2011）

解析：治疗崩漏实证的主穴是关元、三阴交、隐白。血热配中极、血海；血瘀配血海、膈俞；湿热配中极、阴陵泉；气郁配膻中、太冲。治疗崩漏虚证的主穴是气海、三阴交、肾俞、足三里。脾虚配百会、脾俞；肾虚配肾俞、太溪。故本题选 D。

77. 治疗绝经前后诸证的主穴除太溪、气海、三阴交外，还应取
    A. 中脘、丰隆
    B. 风池、太冲
    C. 肝俞、肾俞
    D. 照海、阴谷
    E. 关元、命门

答案：C

考点：绝经前后诸证的处方（2014）

解析：绝经前后诸证治疗宜滋补肝肾、调理冲任，以任脉、足太阴经穴及相关背俞穴为主。除气海为任脉穴，可补益气血、调理冲任，太溪滋补肝肾外，三阴交为肝脾肾三经交会穴，与肝俞、肾俞合用，可调补肝肾。故本题选 C。

78. 针灸治疗缺乳，应取的主穴是
    A. 乳根、膻中、少泽
    B. 乳根、太冲、足三里
    C. 乳根、内关、期门
    D. 膻中、少泽、太冲
    E. 肝俞、膻中、少泽

答案：A

考点：缺乳的处方（2014，2015）

解析：产后缺乳治疗宜调理气血、疏通乳络，以足阳明、任脉穴为主。乳根可调理阴阳气血，疏通乳络；膻中为气会，功在调气通络。少泽为通乳的经验效穴。故本题选A。

79. 治疗脾胃虚弱型缺乳，在取主穴的基础上，应加

　　A. 足三里、脾俞、胃俞
　　B. 太冲、内关
　　C. 足三里、太冲、内关
　　D. 脾俞、胃俞
　　E. 乳根、膻中、少泽

答案：A

考点：缺乳的处方（2011）

解析：治疗缺乳的主穴是乳根、膻中、少泽。气血虚弱配足三里、脾俞、胃俞；肝郁气滞配太冲、内关。故本题选A。

80. 治疗肾虚遗尿的腧穴是

　　A. 肾俞、命门、太溪
　　B. 肺俞、气海、足三里
　　C. 行间、阴陵泉
　　D. 百会、神门
　　E. 肾俞、太溪、照海

答案：A

考点：遗尿的处方（2013）

解析：遗尿的治法为调理膀胱，温肾健脾，以任脉、足太阴经穴及相应的背俞穴、募穴为主。主穴为关元、中极、膀胱俞、三阴交。肾虚遗尿配肾俞、命门、太溪。取肾之背俞穴，补养脏腑之气，命门温补肾阳，太溪为肾经输穴、原穴，可温补肾之不足。故本题选A。

81. 治疗遗尿脾肺气虚证，在取主穴的基础上，应加

　　A. 百会、神门
　　B. 三阴交、关元
　　C. 肾俞、命门、太溪
　　D. 肺俞、气海、足三里
　　E. 行间、阳陵泉

答案：D

考点：遗尿的处方（2011）

解析：治疗遗尿的主穴是中极、膀胱俞、三阴交、关元。肾气不足配肾俞、命门、太溪；脾肺气虚配肺俞、气海、足三里；肝经郁热配行间、阳陵泉；夜梦多配百会、神门。故本题

选D。

82. 治疗风疹、风团风热证，在取主穴的基础上，应加

　　A. 风门、肺俞
　　B. 大椎、风门
　　C. 天枢、足三里
　　D. 脾俞、足三里
　　E. 天突、内关

答案：B

考点：瘾疹的处方（2011）

解析：治疗瘾疹的主穴是曲池、合谷、血海、膈俞、三阴交。风热犯表配大椎、风门；风寒束表配风门、肺俞；胃肠积热配天枢、足三里；血虚风燥配脾俞、足三里。呼吸困难配天突；恶心呕吐配内关。故本题选B。

83. 针灸治疗颈椎病，除颈夹脊、天柱、阿是穴外，还包括

　　A. 曲池、合谷、申脉
　　B. 肩髎、外关、养老
　　C. 风池、曲池、悬钟
　　D. 肩髃、风府、太溪
　　E. 曲池、合谷、列缺

答案：C

考点：颈椎病的处方（2013）

解析：颈椎病的治法为通经止痛。取局部腧穴和手足三阳经穴、督脉穴为主。主穴为颈夹脊、天柱、风池、曲池、悬钟、阿是穴。故本题选C。

84. 治疗颈椎病兼见头痛、头晕，应配

　　A. 合谷、列缺
　　B. 肝俞、肾俞
　　C. 合谷、手三里
　　D. 百会或四神聪
　　E. 中脘、内关

答案：D

考点：颈椎病的处方（2015）

解析：颈椎病的治法为通经止痛，取局部腧穴和手足三阳经穴、督脉穴为主。主穴为颈夹脊、天柱、风池、曲池、悬钟、阿是穴。头晕头痛配百会或四神聪以疏通脉络，提神醒脑。故本题选D。

85. 治疗落枕除阿是穴外，还应取

　　A. 手太阳、足太阳经穴
　　B. 督脉、足阳明经穴
　　C. 足少阴、足少阳经穴

D. 手太阳、足少阳经穴
E. 手足三阳经穴、督脉穴

答案：D

考点：落枕的治法（2013）

解析：颈项侧部主要是由手三阳经和足少阳经所主，手三阳经和足少阳经筋络受损，气血阻滞为主要病机，故落枕治疗宜疏筋通络、活络止痛，除阿是穴外，还应以手太阳、足少阳经穴为主。故本题选D。

86. 治疗踝部扭伤，除阿是穴外，宜选用

A. 申脉、丘墟、解溪
B. 膝眼、梁丘、膝阳关
C. 曲池、小海、天井
D. 阳溪、阳池、阳谷
E. 环跳、秩边、居髎

答案：A

考点：扭伤的处方（2013）

解析：扭伤的治法为祛瘀消肿，疏筋通络。取扭伤局部腧穴为主。踝部扭伤的主穴为阿是穴、申脉、解溪、丘墟。扭伤多为关节伤筋，属经筋病，"在筋守筋"，故治疗当以扭伤局部取穴为主，以疏通经络，散除局部的气血瘀滞，配合循经远部取穴，加强疏导本经气血的作用。故本题选A。

87. 肘劳，肘关节外上方明显压痛者，为何经之证

A. 手少阴经
B. 手太阴经
C. 手阳明经
D. 手太阳经
E. 手少阳经

答案：C

考点：肘劳的治法（2014）

解析：肘关节外上方即肱骨外上髁周围有明显的压痛点，属手阳明经筋病证（网球肘）；若肘关节内上方即肱骨内上髁周围有明显的压痛点，属手太阳经筋病证（高尔夫球肘）；若肘关节外部即尺骨鹰嘴处，有明显的压痛点，为手少阳经筋病证（学生肘或矿工肘）。故本题选C。

88. 治疗目赤肿痛风热证，在取主穴的基础上，应加

A. 少商、外关
B. 行间、侠溪
C. 睛明、太阳
D. 风池、合谷

E. 太冲、外关

答案：A

考点：目赤肿痛的处方（2011）

解析：治疗目赤肿痛的主穴是睛明、太阳、风池、合谷、太冲。外感风热配少商、外关；肝胆火盛配行间、侠溪。故本题选A。

89. 治疗耳鸣实证，应选取的主穴是

A. 翳风、听会、侠溪、中渚、听宫
B. 耳门、太溪、照海、听宫
C. 翳风、侠溪、太冲、丘墟
D. 听会、听宫、外关、合谷
E. 听会、中渚、肾俞、关元

答案：A

考点：耳鸣的处方（2013）

解析：耳鸣的治法为疏风泻火，通络开窍。取局部穴及以手足少阳经穴为主。手、足少阳两经经脉均入耳中，因此取手少阳之中渚、翳风，足少阳之听会、侠溪，疏通少阳经络，清肝泻火。听宫为手太阳与手足少阳经交会穴，气通耳内，加强疏通耳窍作用。故本题选A。

90. 治疗风火牙痛，除选取主穴外，应加用的腧穴是

A. 太溪、行间
B. 太溪、外关
C. 太冲、曲池
D. 太冲、阳溪
E. 外关、风池

答案：E

考点：牙痛的处方（2005，2011）

解析：治疗风火牙痛，应以去除风火为治疗方法。外关穴能治疗头面五官的热病，对牙痛的疗效甚佳。风池穴亦能治疗热病，对牙痛有效。故本题选E。

91. 晕厥的治疗以何经为主

A. 足厥阴经
B. 手少阳经
C. 手少阴经
D. 督脉
E. 任脉

答案：D

考点：晕厥的治法（2015）

解析：晕厥多由气血不能上充头部，阳气不能达于四末而致，或因经气逆乱，清窍受扰而致。督脉循行入脑上巅，主治神志病，水沟为督脉穴，具有开窍醒神之功，为治疗晕厥的主穴之

一。故本题选 D。

92. 下列不属于针灸减肥的腧穴是
A. 风池
B. 曲池
C. 天枢
D. 丰隆
E. 太冲
答案：A
考点：肥胖症的处方（2014）
解析：肥胖症的治法为祛湿化痰，通经活络。取手足阳明、足太阴经穴为主。主穴为曲池、天枢、阴陵泉、丰隆、太冲。故本题选 A。

【A2 型题】

93. 患者，男，22 岁。头痛，以前头部为主，疼痛阵作，痛如锥刺，每当受风或劳累时疼痛加重，舌苔薄，脉弦。治疗应首选
A. 后顶、天柱、昆仑、阿是穴
B. 百会、通天、行间、阿是穴
C. 上星、头维、合谷、阿是穴
D. 通天、头维、太冲、阿是穴
E. 头临泣、目窗、前顶、阿是穴
答案：C
考点：头痛的处方（2005）
解析：患者年轻男性，出现了头痛，以前头部为主，疼痛阵作，痛如锥刺，每当受风或劳累时疼痛加重，治疗应祛风止痛，在穴位选取上，可选择如上星、头维、阿是穴来治疗头痛，合谷穴为人体手阳明大肠经上的重要穴位之一，可治疗头痛等症。故本题选 C。

94. 患者，男，48 岁。头胀痛近 2 年，时作时止，伴目眩易怒，面赤口苦，舌红苔黄，脉弦数。治疗除取主穴外，还应选用
A. 头维、内庭、三阴交
B. 血海、风池、足三里
C. 风池、列缺、太阳
D. 太溪、侠溪、太冲
E. 丰隆、太阳、风门
答案：D
考点：头痛的处方（2006）
解析：患者诊断为头痛，其证型为肝阳上亢头痛，除取主穴外，还应选用太溪、侠溪、太冲。故本题选 D。

95. 患者，男，50 岁。腰部疼痛 10 余年，有劳伤史，久坐加重，病处固定不移。治疗除取主穴

外，还应选用的穴位是
A. 膏肓
B. 膈俞
C. 志室
D. 腰阳关
E. 环跳
答案：B
考点：腰痛的处方（2006）
解析：患者诊断为腰痛，为瘀血腰痛，故加膈俞。寒湿腰痛，加腰阳关；肾虚腰痛，加志室；环跳穴用于治疗腰痛引起的坐骨神经痛；膏肓主治肺之虚损证，盗汗、健忘、遗精等虚劳诸症，肩胛痛。故本题选 B。

96. 患者，男，32 岁。腰痛 3 个月，冷库工作 3 年。腰部冷痛，得温痛减，舌淡苔白滑，脉沉迟。治疗除取主穴外，还应加
A. 阿是穴、腰夹脊
B. 后溪、申脉
C. 命门、腰阳关
D. 膈俞、次髎
E. 肾俞、太溪
答案：C
考点：腰痛的处方（2011）
解析：患者由病史及喜温、舌脉可诊断为寒湿腰痛。治疗腰痛的主穴是大肠俞、阿是穴、委中。督脉病证配后溪；足太阳经证配申脉；腰椎病变配腰夹脊。寒湿腰痛配命门、腰阳关；瘀血腰痛配膈俞、次髎；肾虚腰痛配肾俞、太溪。故本题选 C。

97. 患者，男，45 岁。关节肌肉疼痛，屈伸不利，疼痛较剧，痛有定处，遇寒痛增，得热痛减，局部皮色不红，触之不热，舌苔薄白，脉弦紧。治疗除选用阿是穴、局部经穴外，还应选用的穴位是
A. 肾俞、关元
B. 阴陵泉、足三里
C. 大椎、曲池
D. 膈俞、关元
E. 膈俞、血海
答案：A
考点：痹证的处方（2006）
解析：患者诊断为痛痹；主穴为阿是穴和局部经穴；行痹加膈俞、血海，排除 E；痛痹加肾俞、关元；着痹加阴陵泉、足三里，排除 B；热痹加大椎、曲池，排除 C。故本题选 A。

98. 患者，男，23岁。1周前外出淋雨受寒，3天前出现腰痛，并放射至小腿后侧。治疗的主穴是

　　A. 腰夹脊、秩边、委中、承山、昆仑
　　B. 腰夹脊、环跳、阳陵泉、悬钟、丘墟
　　C. 腰夹脊、肾俞、大肠俞、环跳、秩边、委中、阳陵泉
　　D. 阿是穴、肾俞、大肠俞、秩边、昆仑
　　E. 大肠俞、阿是穴、委中
　　答案：A
　　考点：坐骨神经痛的处方（2014，2016）
　　解析：坐骨神经痛以腰或臀、大腿后侧、小腿后外侧及足外侧的放射性、电击样、灼烧样疼痛为主症。患者腰痛放射至小腿后侧，属于足太阳经证。其治疗主穴为腰夹脊、秩边、委中、承山、昆仑。故本题选A。

99. 患者，男，70岁。家属代诉：患者今晨起床后半小时，突然昏仆，不省人事，目合口张，遗溺，手撒，四肢厥冷，脉细弱。治疗用隔盐灸，应首选

　　A. 肾俞、太溪
　　B. 关元、神阙
　　C. 脾俞、足三里
　　D. 肾俞、三阴交
　　E. 三焦俞、内关
　　答案：B
　　考点：中风的处方（2000，2003）
　　解析：A肾俞，主治耳聋、耳鸣等肾虚病证、妇科病证；太溪，功效为滋补下焦，调理冲任。C脾俞，健脾和胃、利湿升清；足三里，主治胃肠病证、下肢痿痹证等，且为保健要穴。D三阴交，治疗腹胀、腹泻等脾胃虚弱证。E内关，主为调理心气、疏导气血；三焦俞，多治疗胃肠腑病证。B关元，功用为温补肾阳、回阳固脱；神阙有回阳救逆之功效，在操作上一般多用艾炷隔盐灸。本题患者为脱证，症见突然昏仆、手撒、四肢厥冷为阳气暴脱，治法应回阳固脱。故本题选B。

100. 患者，男，62岁。外出散步时，突然昏仆不省人事，伴口噤不开，牙关紧闭，肢体强痉。治疗应首选

　　A. 督脉、任脉经穴
　　B. 督脉、足太阳经穴
　　C. 督脉、手厥阴经穴
　　D. 任脉、手厥阴经穴
　　E. 任脉、足太阳经穴
　　答案：C
　　考点：中风的治法（2006）
　　解析：患者诊断为中风中脏腑闭证，治疗应以督脉、手厥阴经穴为主。故本题选C。

101. 患者，女，55岁。头痛病史5年，发作时头重如裹，视物旋转。舌淡，苔白腻。针刺治疗除取主穴外，还应配

　　A. 百会、风池、太冲、内关
　　B. 风府、天柱、颈夹脊
　　C. 曲池、足三里
　　D. 头维、中脘、丰隆
　　E. 行间、侠溪、太溪
　　答案：D
　　考点：眩晕的处方（2016）
　　解析：患者头重如裹，视物旋转，舌淡，苔白腻，为眩晕实证之痰湿中阻。治疗宜化痰祛湿定眩，除主穴百会、风池、太冲、内关外，还应配头维止眩，中脘、丰隆化痰祛湿。故本题选D。

102. 患者，女，43岁。眩晕2个月，加重1周，昏眩欲仆，神疲乏力，面色白，时有心悸，夜寐欠安，舌淡，脉细。治疗应首选

　　A. 风池、肝俞、肾俞、行间、侠溪
　　B. 丰隆、中脘、内关、解溪、头维
　　C. 百会、上星、风池、丰隆、合谷
　　D. 脾俞、足三里、气海、百会
　　E. 百会、太阳、印堂、合谷
　　答案：D
　　考点：眩晕的处方（2004）
　　解析：患者中年女性，眩晕已经两个月，并伴有昏眩欲仆，神疲乏力，面色白，时有心悸，夜寐欠安，属于气血不足，不能上荣头目的虚证。故在选取穴位时，应以补为主。脾俞能直接补脾的气血；足三里擅长各种虚证；气海属于任脉，使气血调畅；百会位于颠顶，治疗头晕。四穴配合对此患者有效。故本题选D。

103. 患者，男，30岁。口角歪向右侧，左眼不能闭合2天，左侧额纹消失，治疗应选取何经穴为主

　　A. 手、足少阳经
　　B. 手、足太阴经
　　C. 手、足太阳经
　　D. 手、足厥阴经
　　E. 手、足阳明经

答案：E

考点：面瘫的治法（2005）

解析：患者男性，出现了面瘫症状，应选择主要循行于面部的经脉进行针刺治疗。首选足阳明经。故本题选E。

104. 患者，女，30岁。3天前因对着空调入睡，次日睡眠醒来时发现一侧面部肌肉板滞、麻木、瘫痪、额纹消失，针刺起远治作用的主穴是

A. 攒竹、丝竹空
B. 合谷、太冲
C. 阳白、四白
D. 颧髎、颊车
E. 丝竹空、阳白

答案：B

考点：面瘫的处方（2016）

解析：本病患者属面瘫急性发作。治法为祛风通络，疏调经筋。取局部穴、手足阳明经穴为主。主穴为攒竹、阳白、四白、颧髎、颊车、地仓、合谷、太冲。面部诸穴可疏通局部经筋气血，活血通络。"面口合谷收"，合谷为循经远端取穴，可祛除阳明、太阳经筋之邪气，祛风通络。太冲为足厥阴原穴，肝经循行"上出额"，"下颊里，环唇内"，与合谷相配，具有加强疏调面颊部经气作用。故本题选B。

105. 患者，男，47岁。下肢弛缓无力1年余，肌肉明显萎缩，功能严重受限，并感麻木、发凉，腰酸、头晕，舌红少苔，脉细数。治疗应首选

A. 阳明经穴
B. 太阳经穴
C. 督脉经穴
D. 少阳经穴
E. 厥阴经穴

答案：A

考点：痿证的治法（2002）

解析：A为多气多血之经脉，可疏通经络，调理气血。B治疗头面五官病、神志病等。C治疗神志病、热病、腰骶、背部等病证。D伴湿热证时选用。E伴眩晕肌肉萎缩严重时选取。本题为痿证，治疗以祛邪通络，濡养筋脉为主。故本题选A。

106. 患者，女，58岁。患者心烦不寐，时寐时醒1年余，常伴手足心热，颧红潮热，舌红，苔少，脉细数，针刺治疗应取的经脉为

A. 足太阴经

B. 手、足少阴经
C. 督脉
D. 手厥阴经
E. 足厥阴经

答案：B

考点：不寐的治法（2016）

解析：患者心烦不寐，时寐时醒，手足心热，颧红潮热，舌红，苔少，脉细数，属心肾阴虚，宜针刺手少阴心经、足少阴肾经。故本题选B。

107. 患者，女，45岁。失眠2年，经常多梦少寐，入睡迟，易惊醒，平覚遇事惊怕，多疑善感，气短头晕，舌淡，脉弦细。治疗除取主穴外，还应加

A. 心俞、厥阴俞、脾俞
B. 心俞、肾俞、太溪、足三里
C. 心俞、胆俞、大陵、丘墟
D. 肝俞、间使、太冲
E. 脾俞、胃俞、足三里

答案：C

考点：不寐的处方（2002，2004，2005）

解析：厥阴俞、脾俞治疗心脾亏虚之失眠。肾俞、太溪、足三里治疗心肾不交之失眠。间使、太冲治疗肝火扰心之失眠。脾俞、胃俞治疗脾胃不和之失眠。心俞、胆俞，可补益心胆之气。大陵，心包经输穴、原穴，养心安神。丘墟，胆经原穴，有疏肝利胆之功效。本题患者为不寐，症见易惊醒，平覚遇事惊怕，多疑善感，气短头晕，属心胆气虚证。治疗应安神定志，益气镇惊。故本题选C。

108. 患者，女，45岁，失眠2个月，近日来入睡困难，有时睡后易醒，醒后不能再睡，甚至彻夜不眠，舌苔薄，脉沉细。治疗应首选

A. 神门、内关
B. 神门、胆俞
C. 神门、三阴交
D. 心俞、脾俞
E. 心俞、足三里

答案：C

考点：不寐的处方（2003）

解析：A、E治疗失眠伴随脾胃不和之症状。B治疗失眠伴心胆气虚之症状。D治疗失眠伴心脾亏虚之症状。C神门为心经的原穴，功能补益心气，主治心痛心烦，惊悸怔忡，失眠健忘等心与神志病证。三阴交功用为健脾和胃，调

气血，通经活络，可治疗心悸、失眠、高血压等证。本题为不寐，治疗应补气养心安神。故本题选C。

109. 患者，女，33岁。精神抑郁，易怒易哭半年，兼胸胁胀痛，舌苔薄白，脉弦。针刺治疗的配穴为
　　A. 通里、心俞、三阴交
　　B. 肝俞、肾俞、太溪、三阴交
　　C. 天突、照海
　　D. 膻中、期门
　　E. 行间、侠溪
　答案：D
　考点：郁证的处方（2016）
　解析：患者精神抑郁，易怒易哭，辨病为郁证。胸胁胀痛，舌苔薄白，脉弦，属肝气郁结，选膻中、期门以疏肝理气解郁。故本题选D。

110. 患者，女，41岁。精神抑郁善忧，情绪不宁，伴胸胁胀满，脘闷嗳气，不思饮食，大便不调，脉弦。治疗除取主穴外，还应选用的穴位是
　　A. 曲泉、膻中、期门
　　B. 行间、侠溪、外关
　　C. 通里、心俞、三阴交、太溪
　　D. 太溪、三阴交、肝俞、肾俞
　　E. 心俞、脾俞、足三里、三阴交
　答案：E
　考点：郁证的处方（2006）
　解析：患者诊断为郁证，其证型为心脾两虚。故加用心俞、脾俞、足三里、三阴交。肝气郁结者，加曲泉、膻中、期门，排除A；气郁化火者，加行间、侠溪、外关，排除B；心神惑乱者，加用通里、心俞、三阴交、太溪，排除C；肝肾亏虚，加用太溪、三阴交、肝俞、肾俞，排除D。故本题选E。

111. 患者，男，76岁。神情淡漠，寡言少语，反应迟钝，记忆减退，头晕耳鸣，腰酸骨软，舌质红，苔薄白，脉沉细，针刺应配
　　A. 太冲、内庭
　　B. 十宣、涌泉
　　C. 肝俞、肾俞
　　D. 丰隆、中脘
　　E. 膈俞、内关
　答案：C
　考点：痴呆的处方（2016）
　解析：患者神情淡漠，寡言少语，反应迟钝，记忆减退，头晕耳鸣，腰酸骨软，舌质红，

苔薄白，脉沉细，病属痴呆肝肾不足型，治疗宜调神益智，滋补肝肾，除主穴外配伍背俞穴肝俞、肾俞调和脏腑气血，滋补肝肾。故本题选C。

112. 患者，男，45岁。自觉心慌，时息时作，健忘失眠。治疗应首选
　　A. 三阴交
　　B. 神门
　　C. 足三里
　　D. 太溪
　　E. 合谷
　答案：B
　考点：心悸的处方（2003）
　解析：A脾经穴位，功用为健脾和胃，调理气血，通经活络。B心经原穴，功可宁心安神定悸。C胃经穴位，有调理脾胃、补中益气、通经活络、疏风化湿、扶正祛邪之功能。D肾经穴位，功可滋补下焦，调理冲任。E阳明经穴，功可镇静止痛，通经活络，清热解表。本题为心悸，治疗应调理心气、安神定悸，首选心经穴位。故本题选B。

113. 患者，男，22岁。发热恶寒，寒重热轻，头痛身痛，鼻塞流涕，咳嗽，咳痰清稀，舌苔薄白，脉浮紧。治疗应首选
　　A. 手太阴、手阳明、足太阳经穴
　　B. 手少阴、手太阳、手太阴经穴
　　C. 手太阴、足太阳、手少阳经穴
　　D. 手太阴、手少阳、足少阳经穴
　　E. 手阳明、足阳明、手太阴经穴
　答案：A
　考点：感冒的治法（2004，2005）
　解析：患者为风寒在表，治疗应解表散寒。选择手太阴肺经驱风寒、手阳明大肠经清热并配合足太阳膀胱经经穴为最佳。故本题选A。

114. 患者，男，32岁。恶寒发热2天，伴咽喉肿痛，口渴，舌苔薄黄。治疗除取主穴外，还应选用的穴位是
　　A. 风门、肺俞
　　B. 外关、身柱
　　C. 曲池、中府
　　D. 阴陵泉、委中、中冲
　　E. 曲池、尺泽、鱼际
　答案：E
　考点：感冒的处方（2006）
　解析：患者诊断为感冒，证型为风热感冒。

治疗除主穴外，加曲池、尺泽、鱼际。风寒感冒，加风门、肺俞，排除 A；全身酸楚，加外关、身柱，排除 B；暑湿感冒，加阴陵泉、委中、中冲，排除 D。故本题选 E。

115. 患者，女，53 岁。咳嗽月余，加重 1 周，咳引胸胁疼痛，痰少而稠，面赤咽干，舌苔黄少津，脉弦数。治疗应首选

 A. 足阳明、手阳明经穴
 B. 手太阴、手阳明经穴
 C. 手阳明、足厥阴经穴
 D. 足厥阴、手太阴经穴
 E. 手太阴、足太阴经穴
 答案：D
 考点：咳嗽的治法（2002）
 解析：手阳明经穴主治外感咳嗽。手太阴、足太阴经穴主治内伤咳嗽之痰湿侵肺证。足厥阴、手太阴经穴主治内伤咳嗽之肝火犯肺证。本题患者为肝火灼肺之咳嗽。治疗应清肺泻肝，顺气降火。故本题选 D。

116. 患者，男，60 岁。咳嗽 1 个月，劳累后加重，咳吐黏稠痰，胸脘痞闷，胃纳减少，舌苔白腻，脉濡滑。治疗除取肺俞、太渊穴外，还应取

 A. 风门、大椎、合谷
 B. 章门、太白、丰隆
 C. 脾俞、胃俞、列缺
 D. 尺泽、列缺、外关
 E. 脾俞、太冲、阴陵泉
 答案：B
 考点：咳嗽的治疗（2000）
 解析：A 大椎主泄热；风门主运化膀胱经气血；合谷镇静止痛，通经活络，清热解表。C 脾俞、胃俞健脾和胃；列缺散风祛邪，宣肺解表。D 尺泽主治肺结核、咯血、肺炎等；外关主治目赤肿痛。E 太冲主治肝经风热病证；阴陵泉清利湿热，健脾理气，益肾调经，通经活络。B 章门，既为脾之募穴可以补气健脾，又为八会穴之脏会，配太渊可治肺部诸证；太白为脾经之输穴，根据五输穴"虚则补其母"的原则，选其可进一步增强补脾益肺之功；丰隆为治痰要穴。本题患者为肺脾气虚，痰浊内阻之咳嗽，治法应肃肺理气，化痰止咳。故本题选 B。

117. 患者，女，40 岁。呕吐清水，胃部不适，食久乃吐，喜热畏寒，身倦，便溏，小便可，舌苔白，脉迟。治疗除取主穴外，还应加

 A. 上脘、胃俞

B. 肝俞、太冲
C. 肾俞、太溪
D. 胆俞、丘墟
E. 次髎、血海
 答案：A
 考点：呕吐的处方（2004）
 解析：本题患者为脾胃虚寒之呕吐。在选择治疗主穴的同时，应该加上专门治疗脾胃的穴位，上脘和胃俞能够补脾胃。故本题选 A。

118. 患者，男，42 岁。胃脘胀痛，攻痛连胁，嗳气频作，并呕逆酸苦，二便如常，舌苔薄白，脉沉弦。治疗应首选

 A. 足阳明、足厥阴经穴
 B. 足阳明经穴
 C. 手、足少阳经穴
 D. 任脉、足太阴经穴
 E. 足太阳、督脉经穴
 答案：A
 考点：胃痛的治法（2002）
 解析：B 只取足阳明经穴不够全面。C、D、E 取手少阳经和足少阳经，则忽略了胃痛的本经病证本经取穴。本题患者为肝气犯胃之胃痛，本经取穴之外还应配以肝经穴位以疏肝理气。故本题选 A。

119. 患者，女，35 岁。胃脘部隐痛，痛处喜按，空腹痛甚，纳后痛减，伴胃脘灼热，似饥而不欲食，咽口干燥，大便干结，舌红少津，脉弦细。治疗应首选

 A. 内关、天枢、中脘、膈俞
 B. 内关、足三里、中脘、胃俞
 C. 内关、天枢、中脘、太冲
 D. 内关、足三里、中脘、下脘、梁门
 E. 足三里、中脘、内关、三阴交、内庭
 答案：E
 考点：胃痛的处方（2006）
 解析：患者诊断为胃痛，证型为胃阴不足型胃痛；胃痛的主穴：足三里、内关、中脘；寒邪犯胃者，加用胃俞，排除 B；饮食停滞者，加下脘、梁门，排除 D；气滞血瘀者，加膈俞，排除 A；脾胃虚寒者，加气海、关元；肝气犯胃，加太冲，排除 C；胃阴不足，加三阴交、内庭。故本题选 E。

120. 患者，男，20 岁。昨日起大便泄泻，发病势急，一日 5 次，小便减少。治疗应首选

 A. 上巨虚、太溪、肾俞、命门

B. 足三里、公孙、脾俞、太白
C. 关元、天枢、足三里、冲阳
D. 天枢、上巨虚、阴陵泉、水分
E. 内庭、上巨虚、神阙、中脘

答案：D

考点：泄泻的处方（2006）

解析：患者为急性泄泻，治疗应当除湿导滞，通调腑气。选用天枢、上巨虚、阴陵泉、水分。天枢为大肠募穴，可调理肠胃气机；上巨虚为大肠下合穴，可运化湿滞；阴陵泉可健脾化湿；水分利小便而实大便。故本题选D。

121. 患者，男，43岁。2年来出现大便便质清稀，甚至如水样，腹痛不甚且喜按，治疗除神阙外，还应选取的主穴是

A. 天枢、足三里、公孙
B. 天枢、上巨虚、阴陵泉、水分
C. 天枢、内庭、曲池
D. 天枢、中脘
E. 天枢、脾俞、太白

答案：A

考点：泄泻的处方（2014）

解析：根据患者症状可诊断为慢性泄泻。治法为健脾温肾，固本止泻，取任脉、足阳明、足太阴经穴为主。主穴为神阙、天枢、足三里、公孙。灸神阙以温补元阳、固本止泻，天枢为大肠募穴，能调理肠胃气机，足三里、公孙健脾益胃。故本题选A。

122. 患者，男，39岁。大便时溏时泄，迁延反复，稍进油腻食物则便次增多，面黄神疲，舌淡苔白，脉细弱，针刺应配

A. 脾俞、太白
B. 神阙
C. 内庭
D. 中脘
E. 足三里

答案：A

考点：泄泻的处方（2016）

解析：患者大便时溏时泄，迁延反复，病属泄泻，稍进油腻食物则便次增多，面黄神疲，舌淡苔白，脉细弱属脾虚型，治疗应健脾温肾、固本止泻，除主穴外配伍脾之背俞穴脾俞，足太阴经输穴、原穴太白，以健脾止泻。故本题选A。

123. 患者，男，30岁。两天前因食不洁水果，出现腹痛腹泻，下痢赤白，里急后重，肛门灼热，心烦口渴，小便短赤，舌苔黄腻，脉滑数。治疗除取主穴外，还应加

A. 中脘、气海
B. 中脘、内关
C. 行间、足三里
D. 曲池、内庭
E. 脾俞、肾俞

答案：D

考点：痢疾的处方（2002，2005）

解析：中脘、气海为寒湿痢取穴。中脘、内关为噤口痢取穴。行间、足三里治疗肝胃不和等证，与痢疾无必要关系。脾俞、肾俞为休息痢取穴。患者为疫毒痢。治疗应清热解毒，凉血止痢。主穴外，还应选取驱邪的穴位。曲池，大肠经合穴，可清理大肠湿热；治疗热病及腹痛、吐泻等肠胃病证。内庭能治疗吐酸、腹泻、痢疾、便秘等肠胃病证，配曲池主治热病。两个穴位合用，能治疗痢疾。故本题选D。

124. 患者，男，45岁。大便秘结不通，排便艰难，伴腹胀痛，身热，口干口臭，喜冷饮，舌红，苔黄，脉滑数。治疗除取主穴外，还应选用的穴位是

A. 足三里、三阴交
B. 中脘、太冲
C. 神阙、关元
D. 合谷、内庭
E. 气海、脾俞

答案：D

考点：便秘的处方（2006）

解析：患者为热秘；除选用主穴外，还应加用合谷、内庭。血虚者，加用足三里、三阴交，排除A；气秘者，用中脘、太冲，排除B；阳虚者，用神阙、关元，排除C；气虚者，用气海、脾俞，排除E。故本题选D。

125. 患者，男，39岁。阳痿，单纯食欲不振，神疲，腹胀，面色少华，舌质淡苔薄，脉细无力，针刺应配

A. 内关、神门、心俞
B. 太冲、内关
C. 曲骨、阴陵泉
D. 心俞、脾俞、足三里
E. 命门、太溪

答案：D

考点：阳痿的处方（2016）

解析：患者阳痿，单纯食欲不振，神疲，腹胀，面色少华，舌质淡苔薄，脉细无力，此为心

脾两虚。治疗宜补益肾气，除主穴外配伍心脾之背俞穴心俞、脾俞，培补心肾；足三里为胃经腧穴，可健运脾胃。故本题选D。

126. 患者，男，66岁。小便滴沥不爽，排出无力，甚则点滴不通，精神疲惫，兼见面色白，腰膝酸软，畏寒乏力，舌质淡，脉沉细而弱。治疗除取主穴外，还应选用的是
   A. 太溪、复溜
   B. 曲骨、委阳
   C. 太冲、大敦
   D. 中极、膀胱俞
   E. 血海、三阴交
   答案：A
   考点：癃闭的处方（2006）
   解析：由患者的主证和兼证可知，本病为肾气亏虚之癃闭，治以温补肾阴，益气启闭。除选用主穴外，还应选用太溪穴和复溜穴。太溪为肾经输穴和原穴，可治疗各种肾虚病证，复溜穴为肾经经穴，治疗各种津液输布失调的疾病。故本题选A。

127. 患者，女，50岁。多饮、多食、多尿3年。形体消瘦，若针刺治疗，主穴除胃脘下俞外还有
   A. 合谷、天枢、上巨虚、三阴交
   B. 天枢、上巨虚、阴陵泉、水分
   C. 中脘、足三里、内关
   D. 天枢、中脘、足三里、三阴交
   E. 肺俞、脾俞、肾俞、太溪、三阴交
   答案：E
   考点：消渴的处方（2016）
   解析：消渴以多饮、多食、多尿，形体消瘦为主要表现，故患者为消渴病。治疗宜清热燥湿、养胃生津，以相应背俞穴及足少阴、足太阴经穴为主。取肺俞培补肺阴，肾俞、太溪滋补肾阴，三阴交滋补肝肾，脾俞健脾而促进津液的化生。故本题选E。

128. 患者，女，22岁。月经不调，常提前7天以上，甚至10余日一行。治疗应首选
   A. 足三里、脾俞、太冲
   B. 命门、三阴交、足三里
   C. 关元、三阴交、血海
   D. 气海、三阴交、归来
   E. 关元、三阴交、肝俞
   答案：C
   考点：月经先期的处方（2006）
   解析：患者月经提前，治疗应清热调经，主

穴应选关元、三阴交、血海；关元属任脉穴，为调理冲任的要穴。血海调理血分，清血分之热。三阴交调理肝脾肾，为调经之要穴。经迟，应选气海、三阴交、归来；经乱，应选关元、三阴交、肝俞。故本题选C。

129. 患者，女，35岁。月经先期，量多，色淡质稀，神疲肢倦，心悸气短，舌淡，脉细弱。针刺配穴为
   A. 太冲、行间
   B. 足三里、脾俞
   C. 太溪
   D. 隐白
   E. 肾俞、次髎
   答案：B
   考点：月经先期的处方（2016）
   解析：患者月经先期量多，色淡质稀，神疲肢倦，心悸气短，舌淡，脉细弱，为气虚证。治疗宜清热和血、益气调经，除主穴外配胃下合穴足三里，以补益气血，脾俞为脾之背俞穴，用以补脾益气。故本题选B。

130. 患者，女，23岁。痛经9年，经行不畅，小腹胀痛，拒按，经色紫红，夹有血块，血块下后痛即缓解，脉沉涩。治疗应首选
   A. 足三里、太冲、三阴交
   B. 中极、次髎、地机
   C. 合谷、三阴交
   D. 曲池、内庭
   E. 合谷、归来
   答案：B
   考点：痛经的处方（2004）
   解析：患者痛经为血行不畅，妨碍瘀血正常排出所致。治法应化瘀止痛。中极穴为任脉重要穴位，主治痛经。次髎主治月经不调诸证。地机为脾经郄穴，主治月经不调，痛经，崩漏等妇科病证。故三穴合用，可治疗患者痛经。故本题选B。

131. 患者，女，32岁。行经后小腹部绵绵作痛，喜按，月经色淡，量少。治疗应首选
   A. 三阴交、中极、次髎
   B. 足三里、太冲、中极
   C. 丰隆、天枢、气穴
   D. 阴陵泉、中极、阳陵泉
   E. 三阴交、足三里、气海
   答案：E
   考点：痛经的处方（2006）

解析：患者为痛经虚证，治疗应调补气血，温养冲任，取穴应以足太阴、足阳明经为主，主要选取三阴交、足三里、气海。气海为任脉穴，可暖下焦，温养冲任；足三里补益气血；三阴交为肝脾肾三经之交会穴，可以健脾益气，调补肝肾。肝脾肾精血充盈，胞脉得养，冲任自调。若为实证，则选用三阴交、中极、次髎。故本题选E。

132. 患者，女，26岁。每至经期出现腹痛，痛势绵绵，月经色淡，量少，伴面色苍白，倦怠无力，舌淡，脉细弱。治疗除三阴交、关元、足三里外，宜选取

A. 太冲、血海
B. 关元、归来
C. 太冲、气海
D. 太溪、肾俞
E. 气海、脾俞

答案：E

考点：痛经的处方（2013）

解析：患者每至经期出现腹痛，痛势绵绵，月经色淡，量少，属痛经，伴面色苍白，倦怠无力，舌淡，脉细弱，属气血亏虚。治疗宜调补气血、温养冲任，可取气海、脾俞以补血益气。故本题选E。

133. 患者，女，26岁。非周期性子宫出血，量多、色紫红、质稠，夹有血块，腹痛拒按，舌红苔黄，脉弦数。治疗应首选

A. 气海
B. 中极
C. 三阴交
D. 隐白
E. 太冲

答案：C

考点：崩漏的处方（2003）

解析：A任脉穴，可益气固本、调补冲任。B任脉穴，可通调水道，主治膀胱疾病。D为脾经井穴，是治疗崩漏的经验穴，而非首选。E肝经输穴、原穴，可清泻肝火，活血养血，行气理气。C三阴交为脾经穴位，且为足三阴经的交会穴，可清泻三经之湿热瘀等病邪，又疏理肝气、健脾益气，促进脾之统血作用。可治疗腹痛，水肿，月经不调。本题患者为崩漏实证。治疗应通调冲任，祛邪固经。以脾经穴为主。故本题选C。

134. 患者，女，23岁。经血非时暴下，量多势急，经血色红质稠，针刺治疗的主穴为

A. 关元、三阴交、隐白
B. 气海、三阴交、足三里、地机
C. 气海、三阴交、肝俞、脾俞、肾俞
D. 三阴交、足三里、气海
E. 三阴交、中极、次髎

答案：A

考点：崩漏的处方（2016）

解析：崩漏经血暴下，量多势急，经血色红质稠为崩漏实证。治法为清热利湿，固经止血，以任脉及足太阴经穴为主。关元为任脉穴，公孙通冲脉，二穴配合可通调冲任，固摄经血。三阴交为足太阴经交会穴，可清泻三经之湿、热、瘀等病邪，又可疏肝理气，邪除则脾可统血。隐白为脾的井穴，是治疗崩漏的经验穴。故本题选A。

135. 患儿，男，7岁。睡中遗尿，白天小便频而量少，劳累后遗尿加重，面白气短，食欲不振，大便易溏，舌淡苔白，脉细无力。治疗除取主穴外，还宜选用的是

A. 神门、阴陵泉、胃俞
B. 气海、肺俞、足三里
C. 次髎、水道、三阴交
D. 百会、神门、内关
E. 关元俞、肾俞、关元

答案：E

考点：遗尿的处方（2006）

解析：患者为脾肾阳虚之遗尿。故治疗除主穴外，应配合关元俞、肾俞、关元；脾肺气虚加气海、肺俞、足三里；夜梦多，配伍百会、神门、内关。故本题选E。

136. 患者，女，21岁。食鱼虾后皮肤出现片状风团，瘙痒异常。治疗取神阙穴，所用的方法是

A. 针刺
B. 隔盐灸
C. 拔罐
D. 隔姜灸
E. 艾条灸

答案：C

考点：瘾疹的治疗操作（2006）

解析：瘾疹的治疗可在神阙穴处拔火罐，留罐5分钟，取下后再拔罐，留罐5分钟，如此3次为一个疗程。故本题选C。

137. 患者，男，50岁。右颊面部束带状刺痛5天，局部皮肤潮红，皮疹呈簇状水疱，排列如带

状，小便黄，大便干，舌红苔薄黄，脉弦。治疗除取血海、三阴交、太冲外，还应加
  A. 曲池、合谷、大椎
  B. 外关、合谷、侠溪
  C. 尺泽、合谷、大椎
  D. 风池、合谷、膈俞
  E. 曲池、合谷、支沟
答案：E
考点：蛇串疮的处方（2000，2003）
解析：大椎主治急性热病。外关主治目赤肿痛。尺泽主治肺结核、咯血、肺炎等。D可治疗项强、头晕、癫痫等。"面口合谷收"；曲池泄热，治疗五官热性证；支沟可治疗热病且为本经穴位。题干表示疱疹部位为三焦经所循行，且为热性病证。在选本经治疗热病穴位的同时，配以其他泄热作用的穴位。故本题选E。

138. 患者，女，45岁。2天前感觉胁肋部皮肤灼热疼痛，皮色发红，继则出现簇集性粟粒状大小丘状疱疹，呈带状排列，兼见口苦、心烦、易怒，脉弦数。治疗除取主穴外，还应选用的穴位是
  A. 大椎、曲池、合谷
  B. 行间、大敦、阳陵泉
  C. 血海、隐白、内庭
  D. 足三里、阴陵泉、阳陵泉
  E. 内庭、曲池、太白
答案：B
考点：蛇串疮的处方（2006，2016）
解析：据患者临床表现，诊断为蛇串疮，证型为肝经郁火。肝经郁火盛，加荥穴行间、井穴大敦、胆经合穴阳陵泉，以清泻肝胆经火毒；脾胃湿热者，加血海、隐白、内庭。故本题选B。

139. 患者，女，30岁。乳房肿块和疼痛在月经前加重，兼腰酸乏力，月经失调，色淡量少，舌淡，脉沉细，针刺应选取的配穴为
  A. 阳陵泉、光明
  B. 天枢、气穴
  C. 肝俞、太冲
  D. 脾俞、胃俞
  E. 关元、肝俞
答案：E
考点：乳癖的处方（2016）
解析：乳房肿块和疼痛在月经前加重，兼腰酸乏力，月经失调，色淡量少，舌淡，脉沉细，诊断为乳癖之冲任失调。乳癖的治法为理气化

痰，调理冲任，取足阳明、足厥阴经穴为主。冲任失调配关元、肝俞以调冲任。故本题选E。

140. 患者，男，18岁。感受风寒后出现肩部疼痛，以肩前外部为主，针刺应选
  A. 手少阳经
  B. 手太阳经
  C. 手阳明经
  D. 足少阳经
  E. 足阳明经
答案：C
考点：漏肩风的治法（2016）
解析：漏肩风病位在肩部经筋，与手三阳、手太阴经密切相关。疼痛以肩前外部为主者为手阳明经证，以肩外侧为主者为手少阳经证，以肩后部为主者为手太阳经证，以肩前部为主者为手太阴经证。故本题选C。

141. 患者，男，31岁。目赤肿痛，羞明，流泪，伴头痛发热，脉浮数。治疗除取主穴外，还应选用的是
  A. 太渊、风池
  B. 上星、少商
  C. 行间、侠溪
  D. 太溪、鱼腰
  E. 外关、四白
答案：B
考点：目赤肿痛的处方（2006）
解析：患者诊断为目赤肿痛，证型为风热证；治疗应加上星、少商；若为肝胆热盛者，应加行间、侠溪。故本题选B。

142. 患者，女，64岁。耳中如蝉鸣4年，时作时止，劳累则加剧，按之鸣声减弱。治疗应首选
  A. 太阳、听会、角孙
  B. 丘墟、足窍阴、外关
  C. 太阳、听会、合谷
  D. 听会、侠溪、中渚
  E. 太溪、照海、听宫
答案：E
考点：耳鸣的处方（2006）
解析：由患者症状可诊断为耳鸣虚证。选穴以足少阴、手太阳经穴为主。太溪、照海可补益肾精、肾气。听宫为局部选穴，可疏通耳部经络气血。故本题选E。

143. 患者，男，36岁。上齿剧痛3天，伴口臭，口渴、便秘，舌苔黄，脉洪。治疗应首选
  A. 风池

B. 外关
C. 足三里
D. 内庭
E. 地仓
答案：D
考点：牙痛的处方（2005）
解析：D为胃经荥穴，主驱胃经热邪，可治齿痛、咽喉肿痛、鼻衄等五官热性病证。本题为胃火亢盛之牙痛。治疗应清胃泻火止痛。首选胃经荥穴。故本题选D。

144. 患者，男，36岁。咳嗽2周，现症见咽痛，咽干微肿，手足心热，舌红，少苔，脉细数。针刺治疗的主穴为

A. 尺泽、合谷、少商、照海
B. 关冲、合谷、少商、行间
C. 关冲、厉兑、鱼际、侠溪
D. 少商、合谷、尺泽、关冲
E. 太溪、照海、列缺、鱼际

答案：E
考点：咽喉肿痛的处方（2016）
解析：根据患者症状可诊断为咽喉肿痛之阴虚火旺，属虚证。咽喉肿痛虚证的治法为滋阴降火，利咽止痛。取足少阴经穴为主。主穴为太溪、照海、列缺、鱼际。故本题选E。

145. 患者，女，50岁。家属代诉：刚才与人争吵，突然昏倒，不省人事。见面色苍白，汗出，四肢逆冷，脉细缓。治疗应首选

A. 百会、神庭、印堂、太阳
B. 百会、囟会、人中、承浆
C. 通天、四神聪、神门、液门
D. 人中、合谷、足三里、中冲
E. 三阴交、合谷、神门、大陵

答案：D
考点：晕厥的处方（2002）
解析：题述为晕厥实证。人中，归经督脉，可开窍醒神；合谷，有镇静之功效；足三里可补气养血，滋养神窍；中冲，心包经井穴，能调阴阳经气之逆乱，为治疗昏厥之要穴。本题患者为肝气上冲，神明失养所致晕厥。故本题选D。

146. 患者，女，34岁。形体肥胖兼消谷善饥，大便干燥，舌质红，苔黄腻，脉滑数，针刺治疗应配

A. 上巨虚、内庭
B. 脾俞、足三里
C. 肾俞、关元

D. 神门、内关
E. 归来、下脘、中极

答案：A
考点：肥胖症的处方（2016）
解析：根据患者症状可诊断为肥胖症之胃肠积热。肥胖症的治法为祛湿化痰，通经活络。取手足阳明、足太阴经穴为主。主穴为曲池、天枢、阴陵泉、丰隆、太冲。胃肠积热配上巨虚、内庭以清除胃肠积热。故本题选A。

【B1型题】

(147~148题共用备选答案)

A. 足太阳膀胱经
B. 足阳明胃经
C. 足少阳胆经
D. 手少阳三焦经
E. 手太阳小肠经

147. 从耳后，入耳中至目外眦之下的经脉是
答案：D

148. 至目外眦，转入耳中的经脉是
答案：E
考点：十二经脉的循行走向（2002）
解析：A起于目内眦，至耳上角，入络脑。B起于鼻，入上齿，环口夹唇，循喉咙。C至目锐眦，下耳后，入耳中，出耳前。D从耳后，出耳上角，入耳中，至目锐眦。E循咽，至目内外眦，入耳中，抵鼻。故147题选D，148题选E。

(149~150题共用备选答案)

A. 小肠经
B. 脾经
C. 肝经
D. 三焦经
E. 膀胱经

149. 十二经脉的交接顺序中，胆经之后是
答案：C

150. 十二经脉的交接顺序中，心经之后是
答案：A
考点：十二经脉的交接规律（2014）
解析：十二经脉交接顺序为手太阴肺经、手阳明大肠经、足阳明胃经、足太阴脾经、手少阴心经、手太阳小肠经、足太阳膀胱经、足少阴肾经、手厥阴心包经、手少阳三焦经、足少阳胆经、足厥阴肝经。简易歌诀：肺大胃脾心小肠，膀肾包焦胆肝环。故149题选C，150题选A。

(151~152题共用备选答案)
  A. 督脉
  B. 任脉
  C. 冲脉
  D. 带脉
  E. 阴维脉

151. 被称为"十二经脉之海"的是
  答案：C

152. 与女子妊娠密切相关的经脉是
  答案：B
  考点：奇经八脉的临床意义（2006）
  解析：任脉能妊养六阴经，调节全身阴经经气，故称为"阴脉之海"。冲脉能调节十二经气血，故称为十二经脉之海；且与生殖机能关系密切，冲任脉盛，月经才能正常排泄，故又称血海。故151题选C，152题选B。

(153~154题共用备选答案)
  A. 手太阴肺经
  B. 手阳明大肠经
  C. 足阳明胃经
  D. 手少阴心经
  E. 手太阳小肠经

153. 曲池穴归属于
  答案：B

154. 极泉穴归属于
  答案：D
  考点：手阳明大肠经、手少阴心经的常用腧穴（2015）
  解析：曲池为手阳明大肠经合穴，当屈肘，成直角时，曲池当肘横纹外端与肱骨外上髁连线的中点；极泉为手少阴心经腧穴，位于腋窝顶点，腋动脉搏动处。故153题选B，154题选D。

(155~157题共用备选答案)
  A. 照海
  B. 气海
  C. 血海
  D. 少海
  E. 小海

155. 属手少阴心经的腧穴是
  答案：D

156. 属足少阴肾经的腧穴是
  答案：A

157. 属足太阴脾经的腧穴是
  答案：C
  考点：手少阴心经、足少阴肾经、足太阴脾经的常用腧穴（2004，2005）
  解析：照海为足少阴肾经腧穴。气海为任脉腧穴。血海为足太阴脾经腧穴。少海为手少阴心经腧穴。小海为手太阳小肠经腧穴。故155题选D，156题选A，157题选C。

(158~159题共用备选答案)
  A. 大杼
  B. 风市
  C. 肓俞
  D. 大包
  E. 风池

158. 属于足太阳膀胱经的腧穴是
  答案：A

159. 属于足太阴脾经的腧穴是
  答案：D
  考点：足太阳膀胱经、足太阴脾经的常用腧穴（2014）
  解析：大杼位于足太阳膀胱经腧穴，为八会穴之骨会；风市、风池为足少阳胆经腧穴，风市为足少阳、阳维脉交会穴；肓俞为足少阴肾经腧穴；大包为足太阴脾经腧穴，为脾之大络。故158题选A，159题选D。

(160~161题共用备选答案)
  A. 0.5寸
  B. 1.5寸
  C. 2寸
  D. 4寸
  E. 6寸

160. 足太阴脾经在胸部的循行为旁开前正中线
  答案：E

161. 足少阴肾经在胸部的循行为旁开前正中线
  答案：C
  考点：足太阴脾经、足少阴肾经的经脉循行（2006）
  解析：足太阴脾经另有一条分支分布于胸腹部第三侧线。即腹部前正中线旁开4寸和胸部前正中线旁开6寸。足少阴肾经另有分支向上行于腹部前正中线旁开0.5寸，胸部前正中线旁开2寸。故160题选E，161题选C。

(162~163题共用备选答案)
A. 足三里
B. 阳陵泉
C. 悬钟
D. 足临泣
E. 公孙

162. 八会穴中的筋会穴是
答案：B

163. 八脉交会穴中通带脉的是
答案：D
考点：八脉交会穴、八会穴的内容（2004，2005）
解析：阳陵泉位于腓骨小头前下方凹陷处，为八会穴的筋会。足临泣位于足背外侧，当足4趾本节（第4趾关节）的后方，小趾伸肌腱的外侧凹陷处。为八脉交会穴中通带脉的穴位。故162题选B，163题选D。

(164~165题共用备选答案)
A. 大杼
B. 绝骨
C. 太渊
D. 膈俞
E. 膻中

164. 骨会是
答案：A

165. 脉会是
答案：C
考点：八会穴的内容（2006）
解析：《难经》：腑会太仓（中脘），脏会季胁（章门），筋会阳陵泉，髓会绝骨（悬钟），血会膈俞，骨会大杼，脉会太渊，气会三焦外一筋直两乳内也（膻中）。故164题选A，165题选C。

(166~167题共用备选答案)
A. 前臂前区，腕掌侧远端横纹上1寸，尺侧腕屈肌腱的桡侧缘
B. 前臂前区，腕掌侧远端横纹上0.5寸，尺侧腕屈肌腱的桡侧缘
C. 腕前区，腕掌侧远端横纹尺侧端，尺侧腕屈肌腱的桡侧凹陷处
D. 腕前区，桡骨茎突与舟状骨之间，拇长展肌腱尺侧凹陷中
E. 腕前区，腕掌侧远端横纹中，掌长肌腱与桡侧腕屈肌腱之间

166. 神门穴位于
答案：C

167. 太渊穴位于
答案：D
考点：神门、太渊的定位（2011）
解析：神门在腕前区，腕掌侧远端横纹尺侧端，尺侧腕屈肌腱的桡侧凹陷处。太渊在腕前区，桡骨茎突与舟状骨之间，拇长展肌腱尺侧凹陷中。A为通里，B为阴郄，E为大陵。故166题选C，167题选D。

(168~169题共用备选答案)
A. 足大趾末节内侧，趾甲根角侧后方0.1寸
B. 足大趾末节外侧，趾甲根角侧后方0.1寸
C. 第2趾末节外侧，趾甲根角侧后方0.1寸
D. 第4趾末节外侧，趾甲根角侧后方0.1寸
E. 小趾末节外侧，趾甲根角侧后方0.1寸

168. 厉兑穴位于
答案：C

169. 足窍阴穴位于
答案：D
考点：厉兑、足窍阴的定位（2011）
解析：厉兑在第2趾末节外侧，趾甲根角侧后方0.1寸（指寸）。足窍阴在第4趾末节外侧，趾甲根角侧后方0.1寸（指寸）。A为隐白，B为大敦，E为至阴。故168题选C，169题选D。

(170~171题共用备选答案)
A. 郄门
B. 神门
C. 曲泽
D. 通里
E. 阴郄

170. 位于腕横纹尺侧端，尺侧腕屈肌腱的桡侧凹陷处的腧穴是
答案：B

171. 位于腕横纹上5寸，掌长肌腱与桡侧腕屈肌腱之间的腧穴是
答案：A
考点：神门、郄门的定位（2014）

解析：郄门位于腕横纹上5寸，掌长肌腱与桡侧腕屈肌腱之间；神门位于腕横纹尺侧端，尺侧腕屈肌腱的桡侧凹陷处；曲泽位于肘横纹中，肱二头肌腱尺侧缘。通里位于腕横纹上1寸，尺侧腕屈肌腱的桡侧缘；阴郄位于腕横纹上0.5寸，尺侧腕屈肌腱的桡侧缘。故170题选B，171题选A。

(172~173题共用备选答案)
　　A. 肾俞
　　B. 肺俞
　　C. 膈俞
　　D. 命门
　　E. 志室

172. 第7胸椎棘突下，旁开1.5寸的腧穴是
　　答案：C
173. 第2腰椎棘突下，旁开1.5寸的腧穴是
　　答案：A
　　考点：膈俞、肾俞的定位（2014）
　　解析：肾俞位于第2腰椎棘突下，旁开1.5寸，为肾之背俞穴；肺俞位于第3胸椎棘突下，旁开1.5寸，为肺之背俞穴；膈俞位于第7胸椎棘突下，旁开1.5寸，为八会穴之血会；命门位于腰部后正中线上，第2腰椎棘突下；志室位于第2腰椎棘突下，旁开3寸。故172题选C，173题选A。

(174~175题共用备选答案)
　　A. 在颈前区，胸骨上窝正中央，前正中线上
　　B. 在颈部，耳垂后方，乳突下端前方凹陷中
　　C. 在颈后区，枕骨之下，胸锁乳突肌上端与斜方肌上端之间的凹陷中
　　D. 在颈后区，枕外隆凸直下，两侧斜方肌之间凹陷中
　　E. 在颈后区，第2颈椎棘突上际凹陷中，后正中线上

174. 翳风穴位于
　　答案：B
175. 风池穴位于
　　答案：C
　　考点：翳风、风池的定位（2011）
　　解析：翳风在颈部，耳垂后方，乳突下端前方凹陷中。风池在颈后区，枕骨之下，胸锁乳突肌上端与斜方肌上端之间的凹陷中。A为天突，D为风府，E为哑门。故174题选B，175题选C。

(176~177题共用备选答案)
　　A. 胸骨上窝正中
　　B. 颏唇沟的正中凹陷处
　　C. 人中沟的上1/3与下2/3交界处
　　D. 鼻尖正中
　　E. 囟会穴前1寸，前发际正中直上1寸

176. 上星穴的定位是
　　答案：E
177. 素髎穴的定位是
　　答案：D
　　考点：上星、素髎的定位（2015）
　　解析：上星穴位于囟会穴前1寸，或前发际正中直上1寸；素髎穴位于鼻尖正中。A为天突穴。B为承浆穴。C为水沟穴。故176题选E，177题选D。

(178~179题共用备选答案)
　　A. 昆仑
　　B. 申脉
　　C. 攒竹
　　D. 睛明
　　E. 天柱

178. 可用于治疗坐骨神经痛的腧穴是
　　答案：D
179. 可用于治疗呃逆的腧穴是
　　答案：C
　　考点：睛明、攒竹的主治（2013）
　　解析：昆仑为膀胱经经穴，主治后头痛、项强、腰骶疼痛、足踝肿痛等痛证；癫痫，滞产。申脉为膀胱经八脉交会穴，通于阳跷脉，主治头痛眩晕；癫狂痫证、失眠等神志病；腰腿酸痛。攒竹主治头痛、眉棱骨痛、眼睑瞤动、眼睑下垂、口眼㖞斜、目视不明、流泪、目赤肿痛等目部不适；呃逆。睛明主治目赤肿痛，视物不明，目眩、夜盲、色盲等目疾；急性腰扭伤、坐骨神经痛，心悸、怔忡；天柱主治后头痛、项强等痹证；鼻塞，癫狂痫，热病。故178题选D，179题选C。

(180~181题共用备选答案)
　　A. 肾俞

B. 膀胱俞

C. 大肠俞

D. 胃俞

E. 承扶

180. 以上穴位主治腰痛的是

答案：A

181. 以上穴位主治便秘的是

答案：C

考点：肾俞、大肠俞的主治（2011）

解析：肾俞主治①头晕、耳鸣、耳聋等肾虚病证；②遗尿、遗精、阳痿、早泄、不育等泌尿生殖系疾患；③月经不调、带下、不孕等妇科病证；④腰痛；⑤慢性腹泻。膀胱俞主治①小便不利、遗尿等膀胱气化功能失调病证；②腰骶痛；③腹泻、便秘、痔疾。大肠俞主治①腰腿痛；②腹胀、腹泻、便秘等胃肠病证。胃俞主治胃脘痛、呕吐、腹胀、肠鸣等胃肠疾患。承扶主治①腰腿痛，下肢痿痹；②痔疾。故180题选A，181题选C。

(182～183题共用备选答案)

A. 水肿

B. 癫痫

C. 耳聋

D. 便秘

E. 舌强

182. 外关可用于治疗

答案：C

183. 阳池可用于治疗

答案：C

考点：外关、阳池的主治（2014）

解析：外关穴主治热病；头痛目赤肿痛、耳鸣、耳聋等头面五官疾患；瘰疬、胁肋痛，上肢痿痹不遂。阳池穴主治目赤肿痛、耳聋、喉痹等头面五官疾患；消渴、口干、腕痛、肩臂痛。故182题选C，183题选C。

(184～185题共用备选答案)

A. 神门

B. 章门

C. 期门

D. 风门

E. 哑门

184. 主治腹痛，胁痛，黄疸，痞块的腧穴是

答案：B

185. 主治乳痈，呃逆，腹胀，奔豚的腧穴是

答案：C

考点：章门、期门的主治（2014）

解析：神门主治心痛、心悸、心烦、健忘、失眠等心与神志病证；高血压、胸胁痛。章门主治腹痛、腹胀、肠鸣、腹泻、呕吐等胃肠病证；胁痛、黄疸、痞块等肝脾证。期门主治胸胁胀痛、呕吐、吞酸、呃逆、腹胀、腹泻等肝胆病证；奔豚气，乳痈。风门主治感冒、咳嗽、发热、头痛等外感病证；项强、胸背痛。哑门主治暴喑、舌缓不语、癫狂痫、癔症等神志病证；头痛、颈项强痛。故184题选B，185题选C。

(186～187题共用备选答案)

A. 脱肛，阴挺

B. 眩晕，耳鸣

C. 腰脊强痛，下肢痿痹

D. 癫狂痫，小儿惊风

E. 身热头痛，咳嗽

186. 命门主治

答案：C

187. 身柱主治

答案：E

考点：命门、身柱的主治（2016）

解析：命门主治腰脊强痛、下肢痿痹；月经不调、赤白带下、痛经、经闭、不孕等妇科病证；遗精、阳痿、精冷不育、小便频数等男性肾阳不足病证；小腹冷痛、腹泻。身柱主治身热、头痛、咳嗽、气喘等外感病证；惊厥、癫狂痫等神病证；腰脊强痛、疔疮发背。故186题选C，187题选E。

(188～189题共用备选答案)

A. 灯草灸

B. 隔姜灸

C. 隔蒜灸

D. 隔盐灸

E. 隔泥灸

188. 治疗阳气暴脱，可于神阙穴施

答案：D

189. 治疗风寒痹痛常用

答案：B

考点：间接灸（2006）

解析：灯草灸，用于腮腺炎、呃逆、呕吐、阴痧腹痛、小儿消化不良、功能性子宫出血、手

足厥冷等病证;隔姜灸,用于呕吐、泄泻、脘腹隐痛、遗精、阳痿、痛经、面瘫等;隔蒜灸,具有清热解毒、消肿散结、杀虫、健胃等作用;隔盐灸,治疗腹痛、吐泻、虚脱等症。故188题选D,189题选B。

(190~191题共用备选答案)
    A. 远近配穴法
    B. 前后配穴法
    C. 上下配穴法
    D. 同名经配穴法
    E. 表里经配穴法
190. 治疗痔疾取长强与承山的配穴方法是
    答案:A
191. 治疗失眠取神门与太溪的配穴方法是
    答案:D
    考点:配穴方法(2016)
    解析:远近配穴法是以病变部位为依据,在病变附近和远部同时选穴配伍组成处方的方法。临床应用极为广泛,如眼病以局部的睛明、临近的风池、远端的光明相配;痔疮以局部的长强、下肢的承山相配。同名经配穴法是将手足同名经的腧穴相互配合组成处方的方法。如阳明头痛,取手阳明经的合谷配足阳明的内庭;失眠、多梦,取手少阴心经的神门配足少阴经的太溪。故190题选A,191题选D。

(192~193题共用备选答案)
    A. 局部阿是穴和足太阳经穴
    B. 局部腧穴和手足三阳经穴、督脉穴
    C. 局部阿是穴和手太阳、足少阳经穴
    D. 足太阳、足少阳经证穴
    E. 阿是穴、局部腧穴为主
192. 针刺治疗腰痛,应选用
    答案:A
193. 针刺治疗坐骨神经痛,应选用
    答案:D
    考点:腰痛、坐骨神经痛的治法(2015)
    解析:腰痛治法为活血通经,以局部阿是穴及足太阳经穴为主。坐骨神经痛治法为通经止痛,以足太阳、足少阳经穴为主。故192题选A,193题选D。

(194~195题共用备选答案)
    A. 肺俞、行间、鱼际
    B. 肺俞、列缺、合谷
    C. 肺俞、风门、太渊
    D. 肺俞、太渊、三阴交
    E. 肺俞、大椎、曲池
194. 治疗外感咳嗽的主穴是
    答案:B
195. 治疗内伤咳嗽的主穴是
    答案:D
    考点:咳嗽的处方(2016)
    解析:外感咳嗽治疗宜疏风解表、宣肺止咳,以手太阴、手阳明经穴为主。肺主皮毛,列缺为肺之络穴,散风祛邪,宣肺解表。选合谷与列缺,原络相配,加强宣肺解表的作用,肺俞使肺气通调。内伤咳嗽治疗宜肃肺理气,止咳化痰,以手足太阴经穴为主,选穴肺俞调理肺气,太渊为肺经原穴,为本脏真气所注,取之肃理肺气,三阴交疏肝健脾,化痰止咳。故194题选B,195题选D。

(196~197题共用备选答案)
    A. 中脘、气海
    B. 大椎、太冲、十宣
    C. 曲池、内庭
    D. 中脘、气海
    E. 脾俞、足三里
196. 治疗湿热痢疾的腧穴是
    答案:C
197. 治疗寒湿痢疾的腧穴是
    答案:D
    考点:痢疾的处方(2016)
    解析:痢疾的治法为通调肠腑,化湿导滞。取大肠的募穴、下合穴为主。主穴为天枢、上巨虚、合谷、三阴交。湿热痢疾配曲池、内庭;寒湿痢疾配中脘、气海。故196题选C,197题选D。

(198~199题共用备选答案)
    A. 太溪、命门
    B. 气海、足三里
    C. 委阳、尺泽、太冲、次髎、血海
    D. 关元、脾俞、肾俞、三焦俞、秩边
    E. 中极、膀胱俞、秩边、阴陵泉、三阴交
198. 治疗癃闭虚证的主穴是
    答案:D
199. 治疗癃闭实证的主穴是

答案：E

考点：癃闭的处方（2011）

解析：治疗癃闭实证的主穴是中极、膀胱俞、秩边、阴陵泉、三阴交。膀胱湿热配委阳；肺热壅盛配尺泽；肝郁气滞配太冲；浊瘀阻塞配次髎、血海。治疗癃闭虚证的主穴是关元、脾俞、肾俞、三焦俞、秩边。脾虚气弱配气海、足三里；肾气亏虚配太溪、命门。故198题选D，199题选E。

(200~201题共用备选答案)

A. 内关、郄门、阴郄、膻中
B. 胆囊穴、阳陵泉、胆俞、日月
C. 太冲、丘墟、胆俞、日月
D. 肾俞、膀胱俞、中极、三阴交、阴陵泉
E. 肾俞、膀胱俞、中极、气海、关元

200. 治疗胆绞痛的主穴是

答案：B

201. 治疗肾绞痛的主穴是

答案：D

考点：内脏绞痛的处方（2011）

解析：治疗心绞痛的主穴是内关、郄门、阴郄、膻中。气滞血瘀配太冲、血海；寒邪凝滞配神阙、至阳；痰浊阻络配中脘、丰隆；阳气虚衰配心俞、至阳。治疗胆绞痛的主穴是胆囊穴、阳陵泉、胆俞、日月。肝胆湿热配内庭、阴陵泉；肝胆气滞配太冲、丘墟；蛔虫妄动配迎香透四白。脾虚气弱配气海、足三里；肾气亏虚配太溪、命门。治疗肾绞痛的主穴是肾俞、膀胱俞、中极、三阴交、阴陵泉。下焦湿热配委阳、合谷；肾气不足配气海、关元。故200题选B，201题选D。

诊断学基础

【A1 型题】

1. 属于无菌性坏死物质吸收导致发热的是
   A. 甲状腺功能亢进症
   B. 慢性心功能不全
   C. 脑出血
   D. 风湿热
   E. 急性溶血
   答案：E
   考点：发热的病因（2014）
   解析：非感染性发热：①无菌性坏死物质吸收：如大手术、内出血、大面积烧伤、恶性肿瘤、白血病、急性溶血、心肌梗死或肢体坏死等。②抗原－抗体反应：如风湿热、血清热、药物热、结缔组织疾病等。③内分泌与代谢障碍：如甲亢、大量脱水等。④皮肤散热减少：如广泛性皮炎、鱼鳞癣、慢性心功能不全等。⑤体温调节中枢功能失常：如脑出血、脑外伤、中暑、安眠药中毒等直接损害体温调节中枢，使其功能失常而发热。⑥自主神经功能紊乱：影响到体温调节过程，使产热大于散热，属功能性发热，多为低热。故本题选 E。

2. 下列疾病，表现为弛张热的是
   A. 肺炎球菌肺炎
   B. 疟疾
   C. 布鲁斯菌病
   D. 渗出性胸膜炎
   E. 风湿热
   答案：E
   考点：发热的临床表现（2006，2015，2016）
   解析：弛张热：体温常在 39℃ 以上，波动幅度大，24 小时内波动范围超过 2℃，但都在正常水平以内，常见于败血症、风湿热、肺结核及化脓性炎症等。故本题选 E。

3. 胸痛常表现为呼吸时加重，屏气时消失的疾病是
   A. 肋间神经痛
   B. 支气管肺癌
   C. 食管癌
   D. 急性心肌梗死
   E. 干性胸膜炎
   答案：E
   考点：胸痛的问诊要点（2016）
   解析：干性胸膜炎常呈尖锐刺痛或撕裂痛，伴呼吸时加重，屏气时消失。故本题选 E。

4. 血尿伴剧烈腹痛最常见于
   A. 肾炎
   B. 膀胱结核
   C. 肾肿瘤
   D. 泌尿系结石
   E. 过敏性紫癜
   答案：D
   考点：腹痛的问诊要点（2008，2011）
   解析：血尿伴肾绞痛是肾或输尿管结石的特征。血尿伴有水肿、高血压、蛋白尿，见于肾小球肾炎，排除 A；膀胱结核常出现血尿伴尿频、尿急和排尿困难，排除 B；血尿伴肾肿块，见于肾肿瘤，排除 C；过敏性紫癜常出现血尿、皮肤紫癜和关节肿痛，排除 E。故本题选 D。

5. 可见干性咳嗽的疾病是
   A. 肺脓肿
   B. 肺炎
   C. 慢性支气管炎
   D. 慢性咽喉炎
   E. 胸膜炎
   答案：E
   考点：咳嗽与咳痰的问诊要点（2014）
   解析：干性咳嗽见于急性咽喉炎、急性支气管炎初期、胸膜炎、轻症肺结核、肺癌等。湿性咳嗽见于慢性咽喉炎、慢性支气管炎、支气管扩张症、肺炎、肺脓肿、空洞型肺结核等。故本题

选 E。

6. 犬吠样咳嗽，可见于
    A. 急性喉炎
    B. 急性支气管炎
    C. 支气管哮喘
    D. 肺结核
    E. 肺癌
   答案：A
   考点：咳嗽与咳痰的问诊要点（2002，2003）
   解析：咳嗽的音色指咳嗽声音的特点。①咳嗽声音嘶哑，多为声带的炎症或肿瘤压迫喉返神经所致；②犬吠样咳嗽，表现为连续阵发性剧咳伴有高调吸气回声，多见于会厌及喉部疾患或气管异物，若带有鸡鸣样吼声常见于百日咳；③金属音咳嗽，常见于因纵隔肿瘤、主动脉瘤或支气管癌直接压迫气管所致的咳嗽；④咳嗽声音低微或无力，见于严重肺气肿、声带麻痹及极度衰弱者。故本题选 A。

7. 引起吸气性呼吸困难的疾病是
    A. 气管肿瘤
    B. 慢性阻塞性肺气肿
    C. 支气管哮喘
    D. 气胸
    E. 大块肺不张
   答案：A
   考点：呼吸困难的临床表现（2002，2003，2011）
   解析：吸气性呼吸困难：主要特点为吸气显著费力，严重者吸气时可见"三凹征"，表现为胸骨上窝、锁骨上窝和肋间隙明显凹陷，此时亦可伴有干咳及高调吸气性喘鸣。常见于喉部、气管、大支气管的狭窄与阻塞。呼气性呼吸困难：主要特点为呼气费力、呼气缓慢、呼吸时间明显延长，常伴有呼气期哮鸣音。主要是由于肺泡弹性减弱和（或）小支气管的痉挛或炎症所致。常见于慢性支气管炎（喘息型）、慢性阻塞性肺气肿、支气管哮喘、弥漫性泛细支气管炎等。气管肿瘤可造成气管或大支气管的狭窄与阻塞。故本题选 A。

8. 下列各项，不出现潮式呼吸的是
    A. 脑干损伤
    B. 颅内压增高
    C. 脑炎
    D. 代谢性酸中毒

    E. 脑膜炎
   答案：D
   考点：呼吸困难的临床表现（2014）
   解析：潮式呼吸多见于脑炎、脑膜炎、颅内压增高及某些中毒，也见于脑干损伤。代谢性酸中毒出现库斯莫尔呼吸。故本题选 D。

9. 大量胸腔积液的呼吸形式是
    A. 腹式呼吸
    B. 长吸式呼吸
    C. 呼吸浅快
    D. 呼吸深快
    E. 呼吸深慢
   答案：C
   考点：呼吸困难的临床表现（2011）
   解析：大量胸腔积液的吸气与呼气均感费力，呼吸频率浅而快。故本题选 C。

10. 小儿突发性气道阻塞的原因是
    A. 支气管肿瘤
    B. 气管异物
    C. 喉癌
    D. 气胸
    E. 慢性阻塞性肺炎
   答案：B
   考点：气道阻塞的病因（2015）
   解析：突发性呼吸困难可见于气管异物和气胸，而小儿突发性气道阻塞的病因多为气管异物。故本题选 B。

11. 下列疾病，多表现为下垂性水肿的是
    A. 肾小球肾炎
    B. 肝硬化
    C. 血管神经性水肿
    D. 右心衰竭
    E. 甲状腺功能减退症
   答案：D
   考点：水肿的临床表现（2016）
   解析：心源性水肿特点是下垂性水肿，心源性水肿见于右心衰竭、慢性缩窄性心肌炎等。A 为肾源性水肿，B 为肝源性水肿，C 为局部性水肿，E 为内分泌源性水肿。故本题选 D。

12. 可引起全身性水肿的疾病是
    A. 淋巴管炎
    B. 肿瘤压迫
    C. 甲状腺功能减退症
    D. 静脉炎
    E. 丝虫病

答案：C

考点：水肿的病因（2013）

解析：全身性水肿：①心源性水肿：见于右心衰竭、慢性缩窄性心包炎等；②肾源性水肿：多由各种肾炎、肾病综合征等引起；③肝源性水肿：见于肝硬化、重症肝炎等；④营养不良性水肿：见于低蛋白血症和维生素 B_1 缺乏；⑤内分泌源性水肿：见于甲状腺功能减退症、垂体前叶功能减退症等黏液性水肿。A、B、D、E 均可见局限性水肿。故本题选 C。

13. 可引起反射性呕吐的疾病是
    A. 耳源性眩晕
    B. 洋地黄中毒
    C. 尿毒症
    D. 胆囊炎
    E. 妊娠反应
    答案：D
    考点：恶心与呕吐的病因（2013）
    解析：A 引起前庭障碍性呕吐；B 引起中枢性呕吐；C 引起中枢性呕吐；D 引起反射性呕吐；E 引起中枢性呕吐。故本题选 D。

14. 呕吐与头部位置改变有密切关系的疾病是
    A. 脑炎
    B. 耳源性眩晕
    C. 妊娠反应
    D. 尿毒症
    E. 糖尿病酮症酸中毒
    答案：B
    考点：呕吐的病因（2002，2003）
    解析：凡呕吐伴有听力障碍、眩晕等耳科症状者，需考虑前庭障碍性呕吐与头部位置关系密切。常见疾病有迷路炎，是化脓性中耳炎的常见并发症；梅尼埃综合征，为突发性的旋转性眩晕伴恶心呕吐；晕动病，一般在乘飞机、乘船和乘车时发生。故本题选 B。

15. 下列除哪项外，均可出现周围性呕吐
    A. 洋地黄中毒
    B. 急性胃炎
    C. 胃穿孔
    D. 胆囊炎
    E. 咽部受激惹
    答案：A
    考点：呕吐的病因（2002，2003）
    解析：周围性呕吐的中枢位于延髓外侧网状结构的背部，接受来自消化道、大脑皮质、内耳前庭、冠状动脉以及化学感受器触发带的传入冲动，直接支配呕吐的动作。中枢性呕吐主要由以下原因引起：①神经系统疾病；②全身性疾病；③中毒，乙醇、重金属、一氧化碳、有机磷农药、鼠药等中毒均可引起呕吐。洋地黄中毒可引起中枢性呕吐。故本题选 A。

16. 引起上消化道出血最常见的原因是
    A. 消化性溃疡
    B. 胆道感染
    C. 胃癌
    D. 血小板减少性紫癜
    E. 肝硬化
    答案：A
    考点：呕血与黑便的病因（2016）
    解析：引起上消化道出血的疾病，临床上前三位病因分别为：消化性溃疡、食管与胃底静脉曲张破裂、急性胃黏膜病变。故本题选 A。

17. 出血量达何值以上可出现黑便
    A. 5mL
    B. 10mL
    C. 20mL
    D. 50mL
    E. 60mL
    答案：E
    考点：呕血与黑便的问诊要点（2014）
    解析：出血量达 5mL 以上出现大便隐血试验阳性，达 60mL 出现黑便。故本题选 E。

18. 下列各项，不属肝细胞性黄疸特点的是
    A. 尿胆原可增加
    B. 粪便白陶土色
    C. 尿胆红素阳性
    D. 血清结合胆红素增高
    E. 血清非结合胆红素升高
    答案：B
    考点：肝细胞性黄疸的实验室检查特点（2016）
    解析：肝细胞性黄疸的实验室检查特点：血清结合及非结合胆红素均增多。尿中尿胆原通常增多，尿胆红素阳性。大便颜色通常改变不明显。有转氨酶升高等肝功能受损的表现。故本题选 B。

19. 可引起黄疸持续性加重的疾病是
    A. 胆石症
    B. 肝炎
    C. 肝癌

D. 急性胰腺炎
E. 胆道蛔虫症
答案：C
考点：黄疸的问诊要点（2014）
解析：黄疸持续时间短并且反复出现的，要考虑胆石症、胆道蛔虫症、壶腹癌等；持续一段时间而逐渐消退者，要考虑肝炎；持续存在而进行性加重者，要考虑肝癌；病程长并持续不退者，要考虑胆汁淤积性肝硬化。故本题选C。

20. 在下列疾病中，哪项不会导致意识障碍
A. 低血糖
B. 一度房室传导阻滞
C. 窒息
D. 一氧化碳中毒
E. 休克
答案：B
考点：意识障碍的病因（2008，2011）
解析：意识障碍的常见病因有重症急性感染，颅脑非感染性疾病，内分泌与代谢障碍如尿毒症、肝性脑病、肺性脑病、甲状腺危象、甲状腺功能减退、糖尿病性昏迷、低血糖、妊娠中毒症等，水、电解质平衡紊乱，外源性中毒如安眠药、有机磷杀虫药、氰化物、一氧化碳、酒精和吗啡等中毒，物理性及缺氧性损害，窒息和严重休克的患者也会出现意识障碍，而一度房室传导阻滞以心悸为主，只有严重者才可出现暂时性意识丧失。故本题选B。

21. 表现为持续性睡眠，可被唤醒，醒后能正确回答问题，刺激停止后迅速入睡的是
A. 嗜睡
B. 昏睡
C. 昏迷
D. 谵妄
E. 意识模糊
答案：A
考点：意识障碍的临床表现（2016）
解析：嗜睡：表现为持续性睡眠，可被唤醒，醒后能正确回答问题，刺激停止后迅速入睡。昏睡：患者处于熟睡状态，不易唤醒。昏迷：意识丧失，任何强大刺激都不能唤醒。谵妄：表现为意识模糊，定向力障碍，伴错觉、幻觉等。意识模糊：意识障碍程度较嗜睡重，有简单精神活动，但定向力有障碍。故本题选A。

22. 属于意识大部分丧失，强刺激也不能唤醒，但对疼痛刺激有反应的是

A. 浅昏迷
B. 中度昏迷
C. 深昏迷
D. 昏睡
E. 意识模糊
答案：A
考点：意识障碍的临床表现（2014）
解析：浅昏迷表现为意识大部分丧失，强刺激也不能唤醒，但对疼痛刺激有反应；中度昏迷表现为意识全部丧失，对强刺激的反应减弱，角膜反射、瞳孔对光反射迟钝，眼球活动消失。深昏迷表现为意识全部丧失，对疼痛等各种刺激均无反应；昏睡表现为患者处于熟睡状态，不易唤醒；意识模糊表现为具有简单精神活动，但定向力有障碍。故本题选A。

23. 符合中心性发绀特点的是
A. 经按摩局部后发绀消失
B. 以唇部发绀常见
C. 全身皮肤温度低、发凉
D. 全身性发绀，皮肤温暖
E. 常出现肢体末梢发绀
答案：D
考点：发绀的分类（2008，2011）
解析：中心性发绀特点表现为全身性，除四肢及颜面外，也累及躯干和黏膜的皮肤，但受累部位的皮肤是温暖的。发绀多由心、肺疾病引起呼吸功能衰竭、通气与换气功能障碍、肺氧合作用不足导致 SaO_2 降低所致。故本题选D。

24. 下列除哪项外，均符合问诊的要求
A. 态度和蔼，言语亲切
B. 要将病人陈述的内容去粗取精，去伪存真
C. 交谈时避免使用特定意义的医学术语
D. 医生要多提出诱导性的问题
E. 对危重病人只扼要询问，待病情缓和后再补充
答案：D
考点：问诊的要求（2002，2003）
解析：问诊的基本方法与技巧：①消除病人的紧张情绪；②尽可能让患者充分地陈述和强调他认为重要的情况和感受；③追溯首发症状开始的确切时间，直至目前的演变过程；④在问诊的两个项目之间使用过渡语言；⑤根据具体情况采用不同类型的提问，不正确的提问可能得到错误的信息或遗漏有关的资料，诱导性提问或暗示性

提问应予避免；⑥提问时要注意系统性和目的性；⑦询问病史的每一部分结束时进行归纳小结；⑧避免医学术语；⑨为了收集到尽可能准确的病史，有时医师要引证核实病人提供的信息；⑩注意仪表、礼节和友善的举止，恰当地运用一些评价、赞扬与鼓励的语言等。故本题选 D。

25. 主诉应包括的内容
    A. 此次发病的全过程
    B. 就诊过程
    C. 治疗过程
    D. 发病时间
    E. 对治疗的反应
    答案：D
    考点：问诊的内容（2008）
    解析：主诉就是患者就诊的最主要、最明显的症状或体征及持续时间。而此次发病的全过程、就诊过程、治疗过程和对治疗的反应均不是主诉包括的内容。排除 A、B、C、E。故本题选 D。

26. 属于既往史的是
    A. 月经情况
    B. 生育情况
    C. 冶游史
    D. 家族遗传病史
    E. 过敏史
    答案：E
    考点：问诊的内容（2015）
    解析：A、B 属于月经生育史；C 属于个人史；D 属于家族史；E 属于既往史。故本题选 E。

27. 急性有机磷杀虫药中毒患者呼出气的气味是
    A. 酒味
    B. 烂苹果味
    C. 刺激性蒜味
    D. 氨味
    E. 腥臭味
    答案：C
    考点：嗅诊常见异常气味及临床意义（2016）
    解析：酒味见于酒后或醉酒；烂苹果味见于糖尿病酮症酸中毒；刺激性蒜味见于急性有机磷杀虫药中毒；氨味见于尿毒症；腥臭味见于肝性脑病。故本题选 C。

28. 下列各项，可出现脉压减小的是
    A. 主动脉瓣关闭不全
    B. 缩窄性心包炎
    C. 动脉导管未闭
    D. 甲状腺功能亢进症
    E. 严重贫血
    答案：B
    考点：血压变异的临床意义（2013，2016）
    解析：脉压 <30mmHg 称为脉压减小，见于主动脉瓣狭窄、心力衰竭、休克、心包积液、缩窄性心包炎等。A、C、D、E 均见于脉压增大。故本题选 B。

29. 蜘蛛痣不应出现的部位是
    A. 手背
    B. 前胸
    C. 面部
    D. 腹部
    E. 颈部
    答案：D
    考点：蜘蛛痣检查（2006，2011）
    解析：皮肤小动脉末端分支性扩张所形成的血管痣，形似蜘蛛，称为蜘蛛痣，多出现于上腔静脉分布的区域内，如面、颈、手背、上臂、前胸和肩部等处，大小不等。故本题选 D。

30. 两侧瞳孔大小不等，多见于
    A. 有机磷农药中毒
    B. 阿托品类药物影响
    C. 吗啡药物影响
    D. 濒死状态
    E. 脑肿瘤
    答案：E
    考点：眼部检查（2002，2003）
    解析：双侧瞳孔大小不等，常提示有颅内病变，如脑外伤、脑肿瘤、中枢神经梅毒、脑疝等。双侧瞳孔不等，且变化不定，可能是中枢神经和虹膜的神经支配障碍；如双侧瞳孔不等且伴有对光反射减弱或消失以及神志不清，往往是中脑功能损害的表现。故本题选 E。

31. 能导致瞳孔扩大的疾病是
    A. 有机磷杀虫药中毒
    B. 吗啡中毒
    C. 青光眼绝对期
    D. 毒蕈中毒
    E. 虹膜炎
    答案：C
    考点：眼部检查（2016）
    解析：瞳孔扩大见于外伤、青光眼绝对期、

视神经萎缩、完全失明、濒死状态、颈交感神经刺激和阿托品、可卡因等药物影响；瞳孔缩小常见于虹膜炎、有机磷农药中毒、毒蕈中毒、吗啡中毒等。故本题选 C。

32. 方颅可见于

A. 呆小症

B. 先天性梅毒

C. 脑膜炎

D. 脑积水

E. 小儿营养不良

答案：B

考点：方颅形状检查（2006，2012）

解析：方颅，前额左右突出，头顶平坦呈方形，颈部静脉充盈，对比之下颜面很小，由于颅内压增高，压迫眼球，形成双目下视、巩膜外露的特殊表情，常见于先天性梅毒。A、C、D、E 均不符合。故本题选 B。

33. 下列疾病，常使气管移向患侧的是

A. 胸膜粘连

B. 大量胸腔积液

C. 胸腔积气

D. 肺气肿

E. 纵隔肿瘤

答案：A

考点：气管检查（2006，2016）

解析：根据气管的偏移方向可以判断病变的性质。如大量胸腔积液、积气、纵隔肿瘤以及单侧甲状腺肿大可将气管推向健侧，而肺不张、肺硬化、胸膜粘连可将气管拉向患侧。故本题选 A。

34. 可出现触觉语颤增强的是

A. 阻塞性肺不张

B. 压迫性肺不张

C. 胸膜高度增厚

D. 胸腔积液

E. 皮下气肿

答案：B

考点：肺和胸膜触诊（2014）

解析：触觉语颤增强可见于肺实变、压迫性肺不张、较浅而大的肺空洞；阻塞性肺不张、胸膜高度增厚、胸腔积液、皮下气肿可出现触觉语颤减弱。故本题选 B。

35. 肺部叩诊出现实音应考虑的疾病是

A. 肺炎

B. 胸膜炎

C. 肺空洞

D. 肺气肿

E. 大量胸腔积液

答案：E

考点：肺部叩诊（2006）

解析：实音为音调比浊音更高、音响更弱、音时更短的叩诊音。为叩击不含气的实质性脏器如肝、肌肉时产生，大量胸腔积液和肺完全实变也可出现。故本题选 E。

36. 空洞型肺结核患者胸部的叩诊音为

A. 清音

B. 过清音

C. 实音

D. 浊音

E. 鼓音

答案：E

考点：肺部叩诊（2015）

解析：A 为肺部正常叩诊音；B 见于肺气肿或支气管哮喘发作时；C 见于肺实变、胸腔内巨大肿物等；D 见于病灶范围较小，或较深、积液量较少的肺部疾病，如肺炎、胸腔积液、胸膜增厚粘连等；E 见于气胸及直径大于 3cm 的浅表肺空洞，如空洞型肺结核。故本题选 E。

37. 出现呼吸音增强的疾病是

A. 重症肌无力

B. 贫血

C. 胸膜炎

D. 膈肌瘫痪

E. 腹膜炎

答案：B

考点：呼吸音听诊（2011）

解析：肺泡呼吸音增强与呼吸运动及通气功能增强，进入肺泡的空气流量增多，流速加快有关。双侧肺泡呼吸音增强见于运动、发热、甲亢；贫血、代谢性酸中毒时，可刺激呼吸中枢使呼吸深长，从而引起双侧肺泡呼吸音增强。故本题选 B。

38. 下列哪项不是干啰音的特点

A. 呼吸音之外的附加声音

B. 呼气时明显

C. 持续时间较长

D. 性质和部位固定不变

E. 音调较高

答案：D

考点：啰音听诊（2011）

解析：干啰音是由气流通过狭窄的支气管时发生涡漩，或气流通过有黏稠分泌物的管腔时冲击黏稠分泌物引起的振荡所致。其听诊特点是：①吸气和呼气都可听到，呼气时更明显；②性质多边且部位变换不定；③音调较高，持续时间较长；④几种不同性质的干啰音可同时存在；⑤发生在主支气管的干啰音称哮鸣。故本题选 D。

39. 下列各项，可出现双肺满布湿啰音的是
    A. 肺炎链球菌肺炎
    B. 急性肺水肿
    C. 支气管哮喘
    D. 肺脓肿
    E. 支气管扩张症
    答案：B
    考点：啰音听诊（2016）

解析：湿啰音两肺散在性分布，常见于支气管炎、支气管肺炎、血行播散型肺结核、肺水肿；两肺底分布，多见于肺淤血、肺水肿早期及支气管肺炎；一侧或局限性分布，常见于肺炎、肺结核、支气管扩张症、肺脓肿、肺癌及肺出血等。故本题选 B。

40. 具有胸膜摩擦音体征的疾病是
    A. 结核性干性胸膜炎
    B. 结核性渗出性胸膜炎
    C. 肺结核并发气胸
    D. 结核性脓胸
    E. 肺结核
    答案：A
    考点：胸膜摩擦音听诊（2011）

解析：胸膜摩擦音是干性胸膜炎的重要体征，主要见于：①胸膜炎症，如结核性胸膜炎、化脓性胸膜炎以及其他原因引起的胸膜炎症；②原发性或继发性胸膜肿瘤；③肺部病变累及胸膜，如肺炎、肺梗死等；④胸膜高度干燥，如严重脱水等；⑤其他如尿毒症等。故本题选 A。

41. 心尖区触及舒张期震颤，提示
    A. 主动脉瓣狭窄
    B. 肺动脉瓣狭窄
    C. 室间隔缺损
    D. 二尖瓣狭窄
    E. 动脉导管未闭
    答案：D
    考点：心脏触诊（2014）

解析：A、B、C 可见收缩期震颤；D 可见心尖区触及舒张期震颤，E 可见连续性震颤。故本题选 D。

42. 下列各项，心浊音界向健侧移位，患侧心脏浊音界叩诊不清楚的是
    A. 肺不张
    B. 胸膜肥厚
    C. 肺实变
    D. 胸腔积液
    E. 肺大泡
    答案：D
    考点：心脏叩诊（2014）

解析：大量胸腔积液、积气时，心浊音界向健侧移位；A 使心界移向患侧；B 粘连使心界移向患侧；C 若与心脏浊音界连在一起，真正的心脏浊音区则无法叩出；E 心脏浊音界变小或叩不清。故本题选 D。

43. 高血压性心脏病左心室增大，其心脏浊音界呈
    A. 靴形
    B. 梨形
    C. 烧瓶形
    D. 普大型
    E. 心腰部凸出
    答案：A
    考点：心脏叩诊（2004，2011）

解析：A 为高血压、主动脉瓣关闭不全；B 为二尖瓣狭窄；C 见于心包积液；D 见于扩心病；E 为左房与肺动脉段均增大，心腰更为丰满或膨出。故本题选 A。

44. 不属于第一心音特点的是
    A. 音调低，强度较响
    B. 声音时限较长
    C. 心尖搏动之后出现
    D. 心尖部最响
    E. 第一心音与第二心音间隔较短
    答案：C
    考点：心音听诊（2014）

解析：第一心音音强，调低，时限较长，与心尖搏动和颈动脉搏动同时出现，心尖部最响亮，S_1 与 S_2 之间的间隔较短。故本题选 C。

45. 第二心音听诊的特点是
    A. 音调较低
    B. 强度较响
    C. 历时较长
    D. 不如第一心音清脆

E. 音调较高

答案：E

考点：心音听音（2011）

解析：第二心音听诊的声音特点是音调较高，强度较低，时限较短，性质较清脆，在心尖搏动后出现，心底部听诊最清楚。故本题选E。

46. 第二心音固定分裂最常见于何种疾病

    A. 动脉导管未闭

    B. 室间隔缺损

    C. 房间隔缺损

    D. 右束支阻滞

    E. 左束支阻滞

答案：C

考点：心音听诊（2008，2011）

解析：第二心音固定分裂是指第二心音的分裂不受吸气或呼气的影响，心音两个成分间的时距相对固定，常见于房间隔缺损。吸气时增加的右心房回心血量及右心房压使血液左向右分流减少，呼气时右心房回心血量减少，但左向右分流增加，从而使右心房容量和右心室排血量保持相对恒定，形成第二心音的固定分裂。右束支阻滞可出现第二心音通常分裂，排除D。左束支阻滞可出现第二心音反常分裂，排除E。故本题选C。

47. 下列各项，最常出现心尖部舒张早期奔马律的是

    A. 心包炎

    B. 肺源性心脏病

    C. 左心衰竭

    D. 感染性心内膜炎

    E. 肺动脉瓣狭窄

答案：C

考点：心音听诊（2016）

解析：心尖部舒张早期奔马律提示心脏有严重的器质性病变，见于各种原因的心力衰竭、急性心肌梗死、重症心肌炎。故本题选C。

48. 主动脉瓣关闭不全的杂音是

    A. 收缩期吹风样杂音

    B. 舒张期隆隆样杂音

    C. 舒张期叹气样杂音

    D. 连续性机器样杂音

    E. 乐音样杂音

答案：C

考点：心脏杂音的特征（2014）

解析：A可见于二尖瓣关闭不全；B可见于二尖瓣狭窄；C可见于主动脉瓣关闭不全；D可见于先天性心脏病动脉导管未闭；E可见于感染性心内膜炎及梅毒性主动脉瓣关闭不全。故本题选C。

49. 心脏杂音较局限不传导的器质性病变是

    A. 二尖瓣关闭不全

    B. 二尖瓣狭窄

    C. 主动脉瓣狭窄

    D. 肺动脉瓣狭窄

    E. 主动脉瓣关闭不全

答案：B

考点：各瓣膜区常见杂音听诊（2011）

解析：二尖瓣狭窄杂音多见于二尖瓣区舒张期隆隆样杂音，多不传导。故本题选B。

50. 胸骨左缘第2肋间闻及收缩期杂音，应考虑为

    A. 主动脉瓣狭窄

    B. 肺动脉瓣狭窄

    C. 二尖瓣狭窄

    D. 三尖瓣狭窄

    E. 二尖瓣关闭不全

答案：B

考点：各瓣膜区常见杂音听诊（2012）

解析：瓣膜型的肺动脉瓣膜狭窄的收缩期杂音位于胸骨左缘第2肋间，瓣膜型的主动脉瓣膜狭窄的收缩期杂音位于胸骨右缘第2肋间。故本题选B。

51. 下列各项，不会出现枪击音的疾病是

    A. 发热

    B. 严重贫血

    C. 甲状腺功能亢进症

    D. 主动脉瓣关闭不全

    E. 主动脉瓣狭窄

答案：E

考点：血管检查及周围血管征（2013）

解析：因脉压增大使脉搏冲击动脉壁所致枪击音，主动脉瓣关闭不全、发热、严重贫血、甲亢等可出现脉压增大。故本题选E。

52. 下列各项，关于二尖瓣狭窄病理变化的说法中错误的是

    A. 二尖瓣面容，心尖搏动略向左移

    B. 心尖部触及舒张期震颤

    C. 周围血管征阳性

    D. 心尖部 S_1 亢进，P_2 亢进

    E. 心浊音界早期稍向左，以后向右扩大

答案：C

考点：循环系统常见疾病的体征（2015）

解析：二尖瓣狭窄可见二尖瓣面容，心尖搏动略向左移，心尖部触及舒张期震颤，心尖部S_1亢进，P_2亢进，心浊音界早期稍向左，随狭窄加重，心浊音界向右扩大，心腰部膨出，呈梨形。故本题选C。

53. 可出现上腹部明显胃蠕动波的是
- A. 急性胃炎
- B. 慢性胃炎
- C. 贲门癌
- D. 胰头癌
- E. 幽门梗阻

答案：E

考点：腹部视诊（2014）

解析：正常人腹部一般看不到蠕动波及胃型或肠型，有时腹壁松弛菲薄的老年人、极度消瘦或经产妇可见。幽门梗阻时，因胃蠕动增强，可见较大的胃蠕动波自左肋缘下向右缓慢推进（正蠕动波），有时可见到逆蠕动波及胃型。故本题选E。

54. 腹部触诊出现反跳痛，提示的病变是
- A. 腹部脏器有炎症
- B. 胃肠痉挛
- C. 腹膜壁层有炎症
- D. 肠系膜动脉栓塞
- E. 肠梗阻

答案：C

考点：腹部触诊（2016）

解析：反跳痛提示炎症已累及腹膜壁层，腹肌紧张伴压痛、反跳痛称为腹膜刺激征，是急性腹膜炎的可靠标志。故本题选C。

55. 下列病变中，可见肝脏肿大、压痛明显的是
- A. 肝囊肿
- B. 脂肪肝
- C. 肝硬化
- D. 慢性肝炎
- E. 肝淤血

答案：E

考点：腹内脏器触诊（2014）

解析：肝囊肿可见局限性肝肿大；脂肪肝所致的肝肿大，质软或稍韧，表面光滑，无压痛；肝硬化早期肝常肿大，晚期则缩小变硬，表面呈结节状或巨块状，高低不平，边缘不整，压痛明显。慢性肝炎时肝肿大较明显，质韧或稍硬，压痛较轻；肝淤血时肝脏明显肿大，质韧，表面光滑，边缘圆钝，有压痛。故本题选E。

56. 库瓦济埃征阳性可见于
- A. 急性肠炎
- B. 腹膜炎
- C. 急性阑尾炎
- D. 胰头癌
- E. 急性胆囊炎

答案：D

考点：腹内脏器触诊（2015）

解析：胰头癌压迫胆总管导致阻塞，出现黄疸进行性加深，胆囊显著肿大，但无压痛，称为库瓦济埃征阳性。故本题选D。

57. 上输尿管压痛点位于
- A. 右锁骨中线与肋弓交界处
- B. 脐与髂前上棘连线的中外1/3交界处
- C. 脐水平线上腹直肌外缘
- D. 髂前上棘水平腹直肌外缘
- E. 第12肋与腰肌外缘交角的顶点

答案：C

考点：腹内脏器触诊（2015）

解析：A为胆囊点；B为麦氏点；C为上输尿管点；D为中输尿管解剖位置；E为肋腰点。故本题选C。

58. 自肺开始叩诊肝脏相对浊音界时其叩诊音应是
- A. 由清音转为实音
- B. 由浊音变为实音
- C. 由清音转为鼓音
- D. 由过清音转为实音
- E. 由清音转为浊音

答案：E

考点：腹部叩诊（2008，2011）

解析：自肺开始叩诊肝脏浊音界，当由清音转为浊音时，即为肝上界。此处相当于被肺遮盖的肝顶部，故又称肝相对浊音界。而再向下叩1~2肋间，则浊音变为实音，此处的肝脏不再被肺所遮盖而直接贴近胸壁，称肝绝对浊音界，排除B。故本题选E。

59. 腹部叩诊出现移动性浊音，游离液体量至少是
- A. 100mL
- B. 200mL
- C. 500mL
- D. 1000mL

E. 2000mL

答案：D

考点：移动性浊音叩诊（2014）

解析：当腹腔内有1000mL游离液体时，腹部叩诊出现移动性浊音阳性，若腹水量少，则不能叩出移动性浊音。故本题选D。

60. 可见匙状甲的疾病是

A. 发绀型先天性心脏病

B. 缺铁性贫血

C. 支气管扩张

D. 肝硬化

E. 支气管扩张症

答案：B

考点：四肢、关节检查（2015）

解析：匙状甲多见于缺铁性贫血，偶见于风湿热、甲癣等。发绀型先天性心脏病、支气管扩张、肝硬化、支气管扩张症可见杵状指。故本题选B。

61. 肌力分几级

A. 3级

B. 4级

C. 5级

D. 6级

E. 7级

答案：D

考点：运动功能检查（2012）

解析：肌力分为6级，其中0级为全瘫，1～4级为不完全瘫痪（轻瘫），5级为正常肌力。故本题选D。

62. 下列各项，符合中枢性瘫痪表现特点的是

A. 瘫痪范围较局限，以肌群为主

B. 肌张力增高

C. 深反射减弱或消失

D. 无病理反射

E. 肌萎缩明显

答案：B

考点：中枢性与周围性瘫痪的鉴别（2016）

解析：中枢性瘫痪范围较广，肌张力过高，有病理反射，肌萎缩不明显，深反射亢进；周围性瘫痪范围较局限，以肌群为主，肌张力过低或缺失，无病理反射，肌萎缩明显，深反射减弱或消失。故本题选B。

63. 出现泪滴形红细胞的疾病是

A. 血红蛋白S病

B. 缺铁性贫血

C. 乙醇中毒

D. 骨髓纤维化

E. 自身免疫性溶血性贫血

答案：D

考点：红细胞形态异常（2014）

解析：A可见镰形红细胞；B可见靶形红细胞；C可见口形红细胞；D可见泪滴形红细胞；E可见球形红细胞。故本题选D。

64. 下列各项，可出现外周血中性粒细胞减少的是

A. 糖尿病酮症酸中毒

B. 急性心肌梗死

C. 急性大出血

D. 脾功能亢进

E. 恶性肿瘤

答案：D

考点：白细胞计数（2016）

解析：中性粒细胞减少可见于病毒感染性疾病、再生障碍性贫血、粒细胞缺乏症、抗肿瘤药物、抗结核药物、自身免疫性疾病、脾功能亢进等。糖尿病酮症酸中毒、急性心肌梗死、急性大出血、恶性肿瘤可见中性粒细胞增多。故本题选D。

65. 正常成人血小板计数的参考值是

A. （4～10）×10^9/L

B. （50～90）×10^9/L

C. （50～90）×10^{12}/L

D. （100～300）×10^9/L

E. （400～600）×10^9/L

答案：D

考点：血小板计数（2016）

解析：正常成人血小板计数参考值为（100～300）×10^9/L；（4～10）×10^9/L为成人白细胞计数参考值。故本题选D。

66. 血小板减少，常见于

A. 脾切除术后

B. 急性胃出血后

C. 急性溶血后

D. 急性白血病

E. 以上均非

答案：D

考点：血小板计数（2002，2003）

解析：血小板减少见于血小板减少性紫癜、脾功能亢进、再生障碍性贫血和白血病等。A对血小板影响不大，B、C以血红蛋白减少为常见。

故本题选 D。

67. 糖尿病病人糖化血红蛋白的控制范围是
A. 2%~3%
B. 4%~6%
C. 5%~8%
D. 8%~10%
E. 10%~12%
答案：B
考点：糖类检查（2013）
解析：血清糖化血红蛋白不受血糖浓度暂时波动的影响，是糖尿病诊断和监控的重要指标。其正常值为 4%~6%。故本题选 B。

68. 引起病理性血糖升高的原因不包括下列哪种疾病
A. 甲状腺功能亢进症
B. 嗜铬细胞瘤
C. 糖尿病
D. 肾上腺皮质功能亢进症
E. 胰岛细胞瘤
答案：E
考点：糖类检查（2006）
解析：血糖病理性增高：①各型糖尿病；②内分泌疾病：如甲状腺功能亢进症、巨人症、肢端肥大症、皮质醇增多症、嗜铬细胞瘤和胰高血糖素瘤等；③应激性因素：如颅内压增高、颅脑损伤、中枢神经系统感染、心肌梗死、大面积烧伤、急性脑血管病等；④药物影响：如噻嗪类利尿剂、口服避孕药、泼尼松等；⑤肝脏和胰腺疾病：如严重的肝病、坏死性胰腺炎、胰腺癌等；⑥其他：如高热、呕吐、腹泻、脱水、麻醉和缺氧等。故本题选 E。

69. 下列各项，对急性胰腺炎有诊断价值的是
A. 血清淀粉酶 >800U/L
B. 血清淀粉酶 >1800U/L
C. 血清淀粉酶 >3000U/L
D. 血清淀粉酶 >5000U/L
E. 血清淀粉酶 <800U/L
答案：D
考点：血、尿淀粉酶测定（2016）
解析：急性胰腺炎大多数患者于发病后 6~12h 血清淀粉酶开始升高，12~24h 达高峰，3~5 天后恢复正常，达 3500U/L 应怀疑此病，超过 5000U/L 即有诊断价值。故本题选 D。

70. 诊断卵巢癌首选的检验项目是
A. 血清前列腺特异抗原（PSA）
B. 血清甲胎蛋白（AFP）
C. 血清癌抗原 125（CA125）
D. 血清癌胚抗原（CEA）
E. 血清糖链抗原 19-9（CA19-9）
答案：C
考点：肿瘤标志物检测（2015）
解析：A 多见于前列腺癌；B 为诊断肝细胞癌最特异的标志物；C 对卵巢癌诊断由较大的临床价值，卵巢癌患者血清 CA125 明显增高；D 测定无特异性，缺乏早期诊断价值，临床主要用于消化器官癌症诊断和鉴别原发性、转移性癌；E 在消化道腺癌病人血清中浓度明显升高，特别是胰腺和胆道系统的恶性肿瘤更为明显。故本题选 C。

71. 下列不属于代谢性酸中毒原因的是
A. 糖尿病酮症
B. 肾功能衰竭
C. 腹泻
D. 摄入大量阿司匹林
E. 肺通气功能障碍
答案：E
考点：代谢性酸中毒的病因（2009）
解析：代谢性酸中毒的原因包括：①酸性物质产生过多，如糖尿病酮症等；②肾脏排酸保碱功能障碍，如肾功能障碍、肾小管性酸中毒、肾上腺皮质功能低下（阿狄森病）等；③肾外失碱，如腹泻、肠漏等；④酸性药物摄入过多，如阿司匹林等；⑤稀释性酸中毒，如大量输入生理盐水。肺通气功能障碍属于呼吸性酸中毒。故本题选 E。

72. 无尿是指成人 24 小时尿量不足
A. 150mL
B. 100mL
C. 80mL
D. 50mL
E. 0mL
答案：B
考点：尿液的一般性状检查（2011）
解析：正常尿量 1000~2000mL/24h；超过 2500mL/24h 为多尿；少于 400mL/24h 为少尿；少于 100mL/24h 为无尿或尿闭。故本题选 B。

73. 下列各项，肾病综合征可出现的是
A. 肾小球性蛋白尿
B. 肾小管性蛋白尿
C. 混合性蛋白尿

D. 溢出性蛋白尿
E. 假性蛋白尿

答案：A

考点：尿液的化学检查（2016）

解析：A 见于肾小球肾炎、肾病综合征等；B 见于肾盂肾炎、间质性肾炎、中毒性肾病等；C 见于慢性肾小球肾炎、糖尿病肾病等；D 见于多发性骨髓瘤、巨球蛋白血症、大面积心肌梗死等；E 见于泌尿道疾病产生的脓、血、黏液或阴道分泌物掺入尿中。故本题选 A。

74. 下列情况，不出现尿酮体阳性的是

A. 饥饿状态
B. 暴饮暴食
C. 妊娠剧烈呕吐
D. 糖尿病酮症酸中毒
E. 厌食症

答案：B

考点：尿液的化学检查（2006）

解析：尿酮体阳性见于糖尿病酮症酸中毒、妊娠呕吐、重症不能进食等脂肪分解增强的疾病。故本题选 B。

75. 正常人尿中可出现的管型是

A. 细胞管型
B. 颗粒管型
C. 透明管型
D. 蜡样管型
E. 脂肪管型

答案：C

考点：尿液的显微镜检查（2015）

解析：A 提示肾脏病变在急性期。B 分为粗颗粒管型和细颗粒管型，粗颗粒管见于慢性肾小球肾炎、肾盂肾炎等；大量细颗粒管型见于慢性肾小球肾炎或急性肾小球肾炎后期。C 偶见于健康人；少量出现见于剧烈运动、高热等；明显增多提示肾实质病变，如肾病综合征、慢性肾炎等。D 见于慢性肾小球肾炎晚期、慢性肾衰竭及肾淀粉样变性。E 见于肾病综合征、慢性肾小球肾炎急性发作、中毒性肾病。故本题选 C。

76. 颗粒管型尿可见于哪一种疾病中

A. 慢性肾衰竭
B. 肾病综合征
C. 肾盂肾炎
D. 急性肾炎
E. 慢性肾炎

答案：C

考点：尿液的显微镜检查（2013）

解析：颗粒管型分为粗颗粒管型和细颗粒管型，粗颗粒管型见于慢性肾小球肾炎、肾盂肾炎等；细颗粒管型见于慢性肾小球肾炎或急性肾小球肾炎后期。故本题选 C。

77. 尿沉渣镜检每高倍视野多少个白细胞即视为异常

A. >3 个
B. >1 个
C. >5 个
D. >8 个
E. >10 个

答案：C

考点：尿液显微镜检查（2011）

解析：尿沉渣镜检白细胞或脓细胞计数 >5 个/HP，称镜下脓尿。多为泌尿系统感染，见于肾盂肾炎、膀胱炎、尿道炎及肾结核等。故本题选 C。

78. 上消化道大出血时，粪便的特点是

A. 水样稀便
B. 黏液脓血便
C. 米泔样便
D. 柏油样便
E. 鲜血便

答案：D

考点：粪便一般性状检查（2016）

解析：A 见于各种感染性或非感染性腹泻，如急性胃肠炎、甲状腺功能亢进等；B 常见于痢疾、溃疡性结肠炎、直肠癌等；C 见于霍乱；D 见于各种原因引起的上消化道出血；E 见于肠道下段出血，如痔疮、肛裂等。故本题选 D。

79. 漏出液的细胞总数为

A. $<90 \times 10^6/L$
B. $<100 \times 10^6/L$
C. $<200 \times 10^6/L$
D. $>500 \times 10^6/L$
E. $>600 \times 10^6/L$

答案：B

考点：漏出液（2015）

解析：漏出液的细胞计数常 $<100 \times 10^6/L$，渗出液的细胞计数常 $>500 \times 10^6/L$。故本题选 B。

80. 心电图中代表心室除极、复极时间的是

A. QRS 波群

B. P-R 间期
C. Q-T 间期
D. S-T 段
E. T-P 段
答案：C
考点：心电图各波段的意义（2016）
解析：A 反映左、右心室除极过程中的电位和时间变化；B 反映电激动过程在房室交界区及其后的希氏束、室内传导系统所产生的微弱变化；C 反映左、右心室除极与复极全过程的时间；D 反映心室早期缓慢复极的电位和时间变化；E 反映心室晚期快速复极到下一个心电活动开始的电位和时间变化。故本题选 C。

81. 下列各项，不属于左心室肥大心电图表现的是
A. QRS 波群时间延长到 0.10~0.11s
B. 心电轴左偏
C. $Rv_5 > 2.5mV$，$Rv_5 + Sv_1 > 3.5mV$
D. P 波增宽，时间 >0.11 秒，双峰间距 ≥ 0.04 秒
E. T 波低平、双向或倒置
答案：D
考点：心室肥大（2015）
解析：左心室肥大心电图表现：①QRS 波群电压增高：Rv_5 或 $Rv_6 > 2.5mV$，Rv_5 或 $Rv_6 + Sv_1 > 4.0mV$（男）或 >3.5mV（女）。②心电轴左偏。③QRS 波群时间延长到 0.10~0.11s。④ST-T 改变，以 R 波为主的导联中，S-T 段下移 ≥ 0.05mV，T 波低平、双向或倒置。D 选项是左心房肥大的心电图表现。故本题选 D。

82. 心肌梗死特征性心电图出现在 Ⅰ、aVL、V_5（V_6）导联，可以确定梗死的部位是
A. 前间壁
B. 前壁
C. 侧壁
D. 下壁（膈面）
E. 正后壁
答案：C
考点：心肌梗死（2006）
解析：心电图对应心梗部位如下：V_1、V_2、V_3——前间壁；V_3、V_4、V_5——前壁；V_6——前侧壁；Ⅰ、aVL——高侧壁；V_1~V_6——广泛前壁；Ⅱ、Ⅲ、aVF——下壁；V_7、V_8、V_9——后壁。故本题选 C。

83. 心肌梗死特征心电图出现在 Ⅱ、Ⅲ、aVF 导联，提示梗死的部位是
A. 前间壁
B. 前壁
C. 侧壁
D. 正后壁
E. 下壁
答案：E
考点：心肌梗死（2016）
解析：A 相应导联 V_1、V_2、V_3；B 相应导联 V_3、V_4、V_5；C 相应导联 Ⅰ、aVL、V_5；D 相应导联 V_7、V_8、V_9；E 相应导联 Ⅱ、Ⅲ、aVF。故本题选 E。

84. 室早的心电图表现是
A. 提前出现 QRS 波群，无 P 波，提前出现的 QRS 波群宽大畸形，时限通常不超过 0.12 秒
B. 提前出现 QRS 波群，有 P 波，提前出现的 QRS 波群宽大畸形，时限通常超过 0.12 秒
C. 提前出现 QRS 波群，无 P 波，提前出现的 QRS 波群宽大畸形，时限通常超过 0.24 秒
D. 提前出现 QRS 波群，无 P 波，提前出现的 QRS 波群宽大畸形，时限通常超过 0.12 秒
E. 提前出现 QRS 波群，有 P 波，提前出现的 QRS 波群宽大畸形，时限通常不超过 0.12 秒
答案：D
考点：心律失常（2011）
解析：室性期前收缩的心电图表现见提早出现宽大畸形的 QRS-T 波群，其前无提早出现的异位 P 波；QRS 时限常 ≥ 0.12s；T 波方向与 QRS 主波方向相反；常有完全性代偿间歇。故本题选 D。

85. 下列心电图表现，不符合房性期前收缩的是
A. P' 波提前出现，与窦性 P 波不同
B. QRS 波群形态多正常
C. 代偿间歇完全
D. P'-R 间期 >0.12s
E. P' 波后可以没有 QRS 波群
答案：C
考点：心律失常（2016）
解析：房性期前收缩心电图表现为提早出现的 P' 波，形态与窦性 P 波不同；一般情况下，

房性P'波后有正常形态QRS波群，但若房室交界区或心室处于绝对不应期，可使房性P'波后没有QRS波群；P'-R间期≥0.12s；代偿间歇不完全。故本题选C。

86. X线钡餐见到龛影，提示的疾病是
    A. 急性胃穿孔
    B. 幽门梗阻
    C. 消化性溃疡
    D. 上消化道出血
    E. 慢性胃炎
    答案：C
    考点：消化系统常见病的影像学表现（2013）
    解析：急性胃穿孔X线征象表现为膈下游离气体，双侧膈下线条状或新月状透光影；幽门梗阻X线征象表现为梗阻上段扩张、积液；消化性溃疡X线直接征象表现为龛影；上消化道出血、慢性胃炎因其特异性不高，临床检查不作为首选。故本题选C。

87. 十二指肠球部溃疡的直接X线征象是
    A. 球部充盈缺损
    B. 球部激惹征
    C. 球部龛影或变形
    D. 幽门痉挛，开放延迟
    E. 黏膜皱襞粗乱
    答案：C
    考点：消化系统常见病的影像学表现（2016）
    解析：十二指肠球部溃疡的直接X线征象是球部龛影或变形。间接X线征象是激惹征；幽门痉挛，开放延迟；胃分泌增多和张力及蠕动方面的改变；球部固定压痛。故本题选C。

88. 下列疾病，立位X线透视可见膈下游离气体影的是
    A. 急性胃穿孔
    B. 肠梗阻
    C. 肠套叠
    D. 肝破裂
    E. 结肠肿瘤
    答案：A
    考点：消化系统常见病的影像学表现（2006，2015）
    解析：膈下游离气体影见于胃肠道穿孔。B见肠道扩张，胀气，有团块影；C可见杯口状影；D见肝区影模糊，下腹部可有高密度影；E

见结肠区有团块影。故本题选A。

89. 下列各项，不属肾结石X线征象的是
    A. 主要位于肾盂或肾盏内
    B. 圆形或卵圆形高密度影
    C. 可有肾盂、肾盏积水
    D. 造影可见充盈缺损
    E. 肾轮廓局限性外突
    答案：E
    考点：泌尿系统常见病的影像学表现（2016）
    解析：肾结石平片检查示结石主要位于肾盂或肾盏内，表现为圆形或卵圆形高密度影，尿路造影可显示肾盂肾盏扩张积水，阳性结石常被造影剂掩盖，阴性结石显示充盈缺损。故本题选E。

90. X线片见Codman三角，应首先考虑的是
    A. 恶性骨肿瘤
    B. 良性骨肿瘤
    C. 化脓性骨髓炎
    D. 骨关节结核
    E. 长骨骨折
    答案：A
    考点：骨与关节常见病的影像学表现（2016）
    解析：Codman三角又称为骨膜三角。良性骨肿瘤多无骨膜增生；恶性骨肿瘤常有骨膜增生，并且骨膜新生骨可被肿瘤破坏，形成恶性骨肿瘤的特征性X线表现——Codman三角。故本题选A。

【B1型题】

(91~92题共用备选答案)
    A. 稽留热
    B. 弛张热
    C. 间歇热
    D. 回归热
    E. 波状热

91. 疟疾病的热型是
    答案：C

92. 布氏杆菌病的热型是
    答案：E
    考点：发热的临床表现（2013）
    解析：稽留热见于肺炎链球菌肺炎、伤寒、斑疹伤寒等的发热极期；弛张热见于败血症、风湿热、重症肺结核、化脓性炎症等；间歇热见于

疟疾、急性肾盂肾炎等；回归热见于回归热、霍奇金病、周期热等；波状热见于布氏杆菌病。故91题选C，92题选E。

（93～94题共用备选答案）
　　A. 腹部胀痛
　　B. 转移性右下腹痛
　　C. 周期性、节律性上腹隐痛
　　D. 右上腹部剧烈绞痛
　　E. 持续性、广泛性剧烈腹痛伴板状腹

93. 急性阑尾炎的腹痛特点是
　　答案：B
94. 急性弥漫性腹膜炎的腹痛特点是
　　答案：E
　　考点：腹痛的问诊要点（2016）
　　解析：腹部胀痛多见于慢性肝炎与淤血性肝肿大；转移性右下腹痛见于急性阑尾炎；周期性、节律性上腹隐痛见于消化性溃疡；右上腹部剧烈绞痛见于胆石症；持续性、广泛性剧烈腹痛伴板状腹见于急性弥漫性腹膜炎。故93题选B，94题选E。

（95～96题共用备选答案）
　　A. 急性肠炎
　　B. 穿孔
　　C. 输尿管结石
　　D. 急性胰腺炎
　　E. 十二指肠溃疡

95. 腹痛，伴有腹泻，多见于
　　答案：A
96. 暴饮暴食后上腹疼痛，向左腰背放散，多见于
　　答案：D
　　考点：腹痛的问诊要点（2005）
　　解析：腹痛伴有腹泻多见于急性肠炎。胃穿孔腹痛剧烈难忍，多有慢性胃炎病史。输尿管结石出现剧烈下腹痛。急性胰腺炎多于暴饮暴食后出现上腹疼痛，向左腰背放散。十二指肠溃疡腹痛长期有规律。故95题选A，96题选D。

（97～98题共用备选答案）
　　A. 胸膜炎
　　B. 肺炎链球菌肺炎
　　C. 空洞型肺结核
　　D. 支气管扩张

　　E. 喉头水肿

97. 可表现为犬吠样咳嗽伴呼吸困难的疾病是
　　答案：E
98. 可表现为发热伴干性咳嗽的疾病是
　　答案：A
　　考点：咳嗽与咳痰的问诊要点（2014）
　　解析：胸膜炎可见发热伴干性咳嗽；肺炎链球菌肺炎、空洞型肺结核可见发热伴湿性咳嗽；支气管扩张可见咯血、脓痰；喉头水肿可见犬吠样咳嗽伴呼吸困难。故97题选E，98题选A。

（99～100题共用备选答案）
　　A. 上呼吸道感染
　　B. 胸膜炎
　　C. 喉头水肿
　　D. 支气管扩张症
　　E. 肺结核

99. 上述各项，常出现咳嗽、咯血伴低热、盗汗的是
　　答案：E
100. 上述各项，常出现咳嗽、咯血伴大量脓痰的是
　　答案：D
　　考点：咳嗽与咳痰的问诊要点（2016）
　　解析：上呼吸道感染无咯血；胸膜炎咳嗽伴胸痛，无咯血；喉头水肿可见咳嗽伴呼吸困难，无咯血；支气管扩张症可见咳嗽、咯血伴大量脓痰；肺结核可见咳嗽、咯血伴低热、盗汗。故99题选E，100题选D。

（101～102题共用备选答案）
　　A. 咳铁锈色痰
　　B. 咳粉红色泡沫痰
　　C. 咯吐大量鲜血
　　D. 咳大量脓痰
　　E. 干咳无痰

101. 急性左心功能不全，常伴有
　　答案：B
102. 肺炎球菌肺炎，常伴有
　　答案：A
　　考点：咳嗽与咳痰的问诊要点（2002，2003）
　　解析：急性左心功能不全表现为突发严重呼吸困难，强迫坐位，面色灰白，发绀，大汗，烦躁，同时频繁咳嗽，咳粉红色泡沫痰。肺炎球菌

肺炎起病多急骤，高热寒战，全身肌肉酸痛，患侧胸痛，痰少，可带血或呈铁锈色。故101题选B，102题选A。

(103～104题共用备选答案)
A. 癔病
B. 破伤风
C. 脑血管疾病
D. 中毒性痢疾
E. 脑膜炎

103. 抽搐伴高血压，肢体瘫痪，见于
答案：C
104. 抽搐伴苦笑面容，见于
答案：B
考点：抽搐的伴随症状（2004）
解析：癔病是由明显的精神因素，如生活事件、内心冲突或情绪激动、暗示或自我暗示等引起的一组疾病，表现为急起的短暂的精神障碍、身体障碍（包括感觉、运动和植物神经功能紊乱），没有器质性基础；破伤风见烦躁不安，局部疼痛，肌肉牵拉，抽搐及强直、苦笑面容；脑血管疾病以骨骼肌痉挛为主要表现，可伴血压升高；中毒性痢疾可出现高热，烦躁谵妄，反复惊厥，神志昏迷，大便腥臭，伴有脓血或无大便；脑膜炎伴昏迷。故103题选C，104题选B。

(105～106题共用备选答案)
A. 谵妄
B. 嗜睡
C. 昏睡
D. 浅昏迷
E. 深昏迷

105. 意识大部分丧失、强刺激也不能唤醒，角膜反射存在的是
答案：D
106. 意识障碍伴错觉、幻觉、躁动不安、谵语的是
答案：A
考点：意识障碍的临床表现（2014）
解析：谵妄表现为意识障碍伴错觉、幻觉、躁动不安、谵语；嗜睡表现为持续性睡眠，轻刺激可被唤醒，醒后能回答简单问题或做简单动作，刺激停止后迅速入睡；昏睡表现为熟睡状态，不易唤醒；浅昏迷表现为意识大部分丧失，强刺激也不能唤醒，角膜反射存在；深昏迷表现

为意识全部丧失，对疼痛等各种刺激均无反应，角膜反射消失。故105题选D，106题选A。

(107～108题共用备选答案)
A. 肺坏疽
B. 肝性脑病
C. 有机磷农药中毒
D. 尿毒症
E. 膀胱炎

107. 尿液味为氨味的疾病是
答案：E
108. 呼气味为腥臭味的疾病是
答案：B
考点：嗅诊常见异常气味及临床意义（2013）
解析：排出的新鲜尿液有氨味，提示慢性膀胱炎及尿潴留。呼气味为腥臭味见于肝性脑病。A可见恶臭味；C可见刺激性蒜味；D可见呼气氨味。故107题选E，108题选B。

(109～110题共用备选答案)
A. 苦笑面容
B. 伤寒面容
C. 甲亢面容
D. 二尖瓣面容
E. 慢性病面容

109. 消瘦，两眼球突出，兴奋不安，呈惊恐貌，多见于
答案：C
110. 两颧紫红，口唇发绀，多见于
答案：D
考点：异常面容的特点（2005）
解析：A见于破伤风；B表情淡漠，反应迟钝，呈无欲状态，见于肠伤寒、脑脊髓膜炎、脑炎等高热衰竭患者；E面容憔悴，面色晦暗或苍白无华，目光暗淡，见于慢性消耗性疾病，如恶性肿瘤、肝硬化、严重结核病等。故109题选C，110题选D。

(111～112题共用备选答案)
A. 尿路感染
B. 急性白血病
C. 甲状腺功能亢进症
D. 严重脱水
E. 休克

111. 出汗增多的疾病是
答案：C
112. 出现冷汗的疾病是
答案：E
考点：皮肤湿度检查（2014）
解析：病理性出汗增多可见于风湿热、结核病、甲状腺功能亢进症、佝偻病、布氏杆菌病等，冷汗见于休克与虚脱。故111题选C，112题选E。

(113～114题共用备选答案)
A. 腹股沟淋巴结
B. 右锁骨上窝淋巴结
C. 左锁骨上窝淋巴结
D. 颈部淋巴结
E. 腋下淋巴结

113. 胃癌出现淋巴结转移常见的部位是
答案：C
114. 肺癌出现淋巴结转移常见的部位是
答案：B
考点：局部和全身浅表淋巴结肿大（2016）
解析：胃癌常见左锁骨上窝淋巴结转移；肺癌常见右锁骨上窝淋巴结转移；肠癌、卵巢癌可见腹股沟淋巴结转移；头颈部肿瘤可见颈部淋巴结转移；乳腺癌可见腋下淋巴结转移，故113题选C，114题选B。

(115～116题共用备选答案)
A. 肩胛下区
B. 肩胛上区
C. 胸骨上窝
D. 锁骨上窝
E. 胸骨角附近

115. 可闻及正常支气管呼吸音的部位是
答案：C
116. 可闻及正常支气管肺泡呼吸音的部位是
答案：E
考点：呼吸音听诊（2015）
解析：正常支气管呼吸音可在喉部、胸骨上窝、背部第6颈椎至第2胸椎附近听到；正常支气管肺泡呼吸音可在胸骨角附近、肩胛间区第3、4胸椎水平及右肺尖听到。故115题选C，116题选E。

(117～118题共用备选答案)
A. 左侧气胸
B. 左心室肥大
C. 肺气肿
D. 粘连性心包炎
E. 心包积液

117. 可出现抬举性心尖搏动的是
答案：B
118. 可出现负性心尖搏动的是
答案：D
考点：心脏视诊（2016）
解析：抬举性心尖搏动为左心室明显肥大的可靠体征，负性心尖搏动见于粘连性心包炎，心包与周围组织有广泛粘连或右心室显著肥大。故117题选B，118题选D。

(119～120题共用备选答案)
A. 麦氏点压痛
B. 墨菲征阳性
C. 腹膜刺激征
D. 库瓦济埃征阳性
E. 库瓦济埃征阴性

119. 提示腹膜炎的体征是
答案：C
120. 提示胆囊炎的体征是
答案：B
考点：腹部触诊、腹内脏器触诊（2014）
解析：麦氏点压痛提示阑尾病变；墨菲征阳性提示急性胆囊炎；腹膜刺激征提示急性腹膜炎；库瓦济埃征阳性提示胰头癌。故119题选C，120题选B。

(121～122题共用备选答案)
A. 脉搏短绌
B. 水冲脉
C. 奇脉
D. 颈静脉搏动
E. 交替脉

121. 主动脉瓣关闭不全，多表现为
答案：B
122. 缩窄性心包炎，多表现为
答案：C
考点：血管检查及周围血管征（2002）
解析：A见于房颤。B脉搏骤起骤落，犹如潮水涨落，是由于周围血管扩张或存在分流、反流所致。前者常见于甲状腺功能亢进、严重贫血、脚气病等，后者常见于主动脉瓣关闭不全、先天性心脏病动脉导管未闭、动静脉瘘等。C 是指吸气时脉搏明显减弱或消失，系左心室搏血量减少所致，见于心脏压塞或心包缩窄。D 可见于三尖瓣关闭不全等。E 系节律规则而强弱交替的脉搏，必要时嘱患者在呼气中期屏住呼吸，以排除呼吸变化所影响的可能性。常见于高血压性心脏病、急性心肌梗死和主动脉瓣关闭不全等。主动脉瓣关闭不全时由于出现舒张压下降，脉压加大可出现水冲脉。缩窄性心包炎一般心律正常，脉搏细速，有奇脉。故 121 题选 B，122 题选 C。

(123～124 题共用备选答案)
 A. 麦氏点压痛
 B. 墨菲征阳性
 C. 液波震颤阳性
 D. 振水音阳性
 E. 移动性浊音阳性

123. 急性胆囊炎出现的体征是
 答案：B

124. 幽门梗阻出现的体征是
 答案：D
 考点：腹内脏器触诊、腹部听诊（2016）
 解析：麦氏点压痛可见于阑尾病变；墨菲征阳性又称胆囊触痛征阳性，见于急性胆囊炎；液波震颤阳性提示腹腔内有 3000mL 以上液体；振水音阳性见于胃扩张、幽门梗阻及胃液分泌过多；移动性浊音阳性提示腹腔游离液体 1000mL 以上。故 123 题选 B，124 题选 D。

(125～126 题共用备选答案)
 A. 高血压病
 B. 内囊出血
 C. 蛛网膜下腔出血
 D. 坐骨神经痛
 E. 腰椎间盘突出

125. 可出现巴宾斯基征阳性的疾病是
 答案：B

126. 可出现颈强直的疾病是
 答案：C
 考点：神经反射检查（2016）
 解析：巴宾斯基征阳性为锥体束病变，可见于内囊出血；颈强直可见于各种脑膜炎、蛛网膜下腔出血、颈椎病等；坐骨神经痛、腰椎间盘突出可见拉塞格征阳性。故 125 题选 B，126 题选 C。

(127～128 题共用备选答案)
 A. 镰形红细胞
 B. 环形红细胞
 C. 红细胞大小不均匀
 D. 泪滴形红细胞
 E. 靶形红细胞

127. 骨髓纤维化常见的是
 答案：D

128. 巨幼细胞性贫血可见的是
 答案：C
 考点：红细胞形态异常（2014）
 解析：A 见于血红蛋白 S 病；B 见于遗传性球形红细胞增多症，也可见于自身免疫性溶血性贫血；C 反映骨髓中红细胞增生明显旺盛，见于增生性贫血较严重者，尤以巨幼细胞性贫血显著；D 见于骨髓纤维化，也可见于珠蛋白生成障碍性贫血、溶血性贫血等。E 见于珠蛋白生成障碍性贫血、异常血红蛋白病、缺铁性贫血等。故 127 题选 D，128 题选 C。

(129～130 题共用备选答案)
 A. HBsAg（+）
 B. 抗－HBs（+）
 C. HBeAg（+）
 D. 抗－HBc（+）
 E. 抗－HBe（+）

129. 作为机体获得对 HBV 免疫力及乙型肝炎患者痊愈的指标是
 答案：B

130. HBV 感染进入后期与传染减低的指标是
 答案：E
 考点：乙型病毒性肝炎标志物检查（2004）
 解析：A 是感染乙肝病毒的指标；C 表示病毒复制活跃，并且传染性较强；D 表示有过乙肝病毒的感染。故 129 题选 B，130 题选 E。

(131～132 题共用备选答案)
 A. 淀粉酶
 B. 血清转氨酶
 C. γ-谷氨酰基转肽酶
 D. 血清碱性磷酸酶

E. 肌酸磷酸激酶

131. 对诊断骨质疏松最有意义的是
答案：D

132. 对诊断心肌梗死最有意义的是
答案：E

考点：血清酶、心肌酶的临床意义（2003）

解析：A 是胰腺炎的实验室诊断依据；B、C 用于肝功能的检测；D 是骨质疏松的实验室诊断依据；E 是心肌梗死的实验室诊断依据。故 131 题选 D，132 题选 E。

(133~134 题共用备选答案)
A. 肌钙蛋白 T（cTnT）
B. 天门冬氨酸氨基转移酶（AST）
C. 碱性磷酸酶同工酶（ALP$_1$）
D. 丙氨酸氨基转移酶（ALT）
E. 乳酸脱氢酶（LDH）

133. 诊断急性心肌梗死的确定性标志物是
答案：A

134. 胆道癌性梗阻时 100% 增高的酶是
答案：C

考点：心肌蛋白检测、血清酶及同工酶检查（2016）

解析：cTnT 是诊断急性心肌梗死的确定性标志物。急性心肌梗死发病后 3~6h 开始增高，10~24h 达高峰，10~15 天恢复正常。各种肝内、外胆管阻塞性疾病，如胰头癌、胆道结石、原发性胆汁性肝硬化、肝内胆汁淤积等，ALP 明显升高，以 ALP$_1$ 为主。尤其是癌性梗阻时，100% 出现 ALP$_1$，且 ALP$_1$ > ALP$_2$。故 133 题选 A，134 题选 C。

(135~136 题共用备选答案)
A. 透明管型
B. 颗粒管型
C. 蜡样管型
D. 白细胞管型
E. 脂肪管型

135. 提示急性肾盂肾炎的尿液检查结果是
答案：D

136. 提示肾小管病变严重、预后不良的尿液检查结果是
答案：C

考点：尿液的显微镜检查（2014）

解析：白细胞管型常提示肾实质有活动性感染病变，主要见于急性肾盂肾炎、间质性肾炎；蜡样管型提示局部肾单位有长期阻塞性少尿或无尿，提示肾小管病变严重，预后较差。故 135 题选 D，136 题选 C。

(137~138 题共用备选答案)
A. 米泔样
B. 黏液脓样
C. 柏油样
D. 灰白色
E. 果酱色

137. 霍乱的粪便形状是
答案：A

138. 细菌性痢疾的粪便形状是
答案：B

考点：粪便的一般性状检查（2014）

解析：A 见于霍乱；B 见于痢疾、溃疡性结肠炎、直肠癌等；C 见于各种原因所致的上消化道出血；D 见于阻塞性黄疸；E 见于阿米巴痢疾。故 137 题选 A，138 题选 B。

(139~140 题共用备选答案)
A. 心肌缺血
B. 心肌梗死
C. 缩窄性心包炎
D. 高血压
E. 心律失常

139. 心电图上出现异常 Q 波，常见的疾病是
答案：B

140. 在以 R 波为主的导联，T 波倒置常见的疾病是
答案：A

考点：心肌梗死及心肌缺血（2014）

解析：超过正常范围的 Q 波称为异常 Q 波，常见于心肌梗死；在以 R 波为主的导联，T 波倒置常见于心肌缺血、心肌损害、低血钾或洋地黄作用、心室肥厚及束支传导阻滞。故 139 题选 B，140 题选 A。

(141~142 题共用备选答案)
A. S-T 段下移
B. S-T 段明显抬上，呈弓背向上的单向曲线
C. T 波高耸
D. T 波倒置

E. 异常深而宽的 Q 波

141. 心肌损伤的心电图改变是
答案：B

142. 心肌坏死的心电图改变是
答案：E
考点：心肌梗死（2003）
解析：A 为心肌缺血表现；B 为心肌损伤的心电图改变；C、D 改变特异性不高；E 为心肌坏死的心电图改变。故 141 题选 B，142 题选 E。

（143～144 题共用备选答案）
A. P-R 间期进行性缩短
B. R-R 间距进行性延长
C. 房室传导比例 3:1 下传多见
D. P-R 间期进行性延长，伴 QRS 波脱漏
E. QRS 波宽大畸形

143. 三度房室传导阻滞的心电图特征是
答案：E

144. 二度 I 型房室传导阻滞的心电图特征是
答案：D
考点：心律失常（2013）
解析：三度房室传导阻滞的心电图特征：P-P 与 R-R 间距各有其固定的规律性；P 波频率高于 QRS 波频率；QRS 波群形态正常或宽大畸形。二度 I 型房室传导阻滞的心电图特征：P 波规律出现，P-R 间期进行性延长，直至出现一次 QRS 波脱漏，周而复始；房室传导比例常为 3:2、4:3、5:4 下传。故 143 题选 E，144 题选 D。

（145～146 题共用备选答案）
A. 逆行型 P 波
B. 异常 Q 波
C. QRS 波群时间＞0.12s
D. 心电轴左偏
E. 心电轴右偏

145. 符合左前分支传导阻滞的表现是
答案：D

146. 符合左后分支传导阻滞的表现是
答案：E
考点：左束支分支传导阻滞（2016）
解析：左前分支传导阻滞的心电图表现是 QRS 平均电轴显著左偏，QRS 波群时间≤0.11s；左后分支传导阻滞的心电图表现是 QRS 平均电轴显著右偏，QRS 波群时间≤0.11s。故 145 题选 D，146 题选 E。

（147～148 题共用备选答案）
A. 急性粟粒性肺结核
B. 慢性血行播散型肺结核
C. 原发型肺结核
D. 继发性肺结核
E. 结核性胸膜炎

147. 上述各项，X 线可见肺内哑铃状双极现象的是
答案：C

148. 上述各项，X 线可见渗出、增值、播散、纤维和空洞等多种性质病灶同时存在的是
答案：D
考点：呼吸系统常见病的影像学表现（2016）
解析：急性粟粒性肺结核 X 线表现为两肺弥漫性大小一致的粟粒样致密阴影；慢性血行播散型肺结核 X 线表现为分布不均匀、大小不等、密度不均的双肺粟粒或结节；原发型肺结核 X 线可见肺内哑铃状双极现象；继发性肺结核包括浸润型肺结核和慢性纤维空洞型肺结核，浸润型肺结核的征象有斑片状实变、肺段或肺叶实变、结核灶空洞、支气管播散、间质结节和结核球，慢性纤维空洞型肺结核的征象有纤维索条、斑片状实变、小结节和钙化，故 X 线可见渗出、增值、播散、纤维和空洞等多种性质病灶同时存在；结合性胸膜炎 X 线表现无异常或有大量纤维素沉着，引起胸膜肥厚或钙化粘连。故 147 题选 C，148 题选 D。

（149～150 题共用备选答案）
A. 黏膜皱襞呈蚯蚓状或串珠状充盈缺损
B. 食管下端鸟嘴样、漏斗状狭窄，狭窄下缘光滑
C. 黏膜皱襞消失、中断，管壁僵硬
D. 食管内高密度影
E. 食管贲门口上移，在膈上

149. 食管癌的 X 线钡剂造影表现是
答案：C

150. 食管静脉曲张的 X 线钡剂造影表现是
答案：A
考点：消化系统常见病的影像学表现（2014）
解析：食管癌 X 线钡剂造影可见：①黏膜

皱襞改变：由于肿瘤破坏黏膜层，使正常皱襞消失、中断、破坏，形成表面杂乱的不规则影像。②管腔狭窄。③腔内充盈缺损。④不规则的龛影，早期较浅小，较大者表现为长径与食管长轴一致的长形龛影。⑤受累食管呈局限性僵硬。食管静脉曲张 X 线钡剂造影可见：食管中、下段的黏膜皱襞明显增宽、迂曲，呈蚯蚓状或串珠状充盈缺损，管壁边缘呈锯齿状。故 149 题选 C，150 题选 A。

内科学

【A1 型题】

1. COPD 患者长期家庭氧疗的氧流量是
   A. 0.5～1L/min
   B. 1～2L/min
   C. 1.5～2.5L/min
   D. 2～3L/min
   E. 3.5～4.5L/min
   答案：B
   考点：慢性阻塞性肺疾病的治疗（2014）
   解析：本病通过持续氧疗能延长患者的寿命，改善生活质量。家庭氧疗通常以制氧机或氧气筒供养，氧流量在 1～2L/min，时间 10～15h/d，保持吸入氧气的湿化，夜间一般不间断供氧。故本题选 B。

2. 肺心病肺动脉高压形成的主要原因是
   A. 肺血管收缩
   B. 肺血管玻璃样改变
   C. 血容量增加
   D. 右心室肥大
   E. 左心衰竭
   答案：A
   考点：慢性肺源性心脏病的发病机制（2009）
   解析：长期缺氧与高碳酸血症是导致肺血管收缩继而形成肺动脉高压的主要机制。故本题选 A。

3. 慢性肺源性心脏病最多见的并发症是
   A. 肺性脑病
   B. 心律失常
   C. 酸碱失衡
   D. 消化道出血
   E. 肾衰竭
   答案：C
   考点：慢性肺源性心脏病的并发症（2013）
   解析：酸碱平衡失调和电解质紊乱是因为二氧化碳潴留可导致呼吸性酸中毒，严重缺氧可导致代谢性酸中毒，低钾、低氯血症可导致代谢性碱中毒。这是本病最常见并发症。本病最严重并发症为肺性脑病，其他并发症如心律失常、休克、消化道出血等，都不如酸碱平衡失调常见。故本题选 C。

4. 诊断肺心病的主要依据是
   A. 长期肺结核病
   B. 长期慢性支气管炎
   C. 肺动脉高压及右心室肥大
   D. 肺动脉狭窄
   E. 两下肢浮肿
   答案：C
   考点：慢性肺源性心脏病的诊断（2004）
   解析：肺心病由慢性广泛性肺-胸疾病发展而来，呼吸和循环系统的症状常混杂出现。一般认为凡有慢性广泛性肺、胸疾病患者，一旦发现有肺动脉高压、右心室增大而同时排除了引起右心增大的其他心脏病可能时，即可诊断为本病。故本题选 C。

5. 内源性哮喘的临床表现是
   A. 多见于儿童与青少年
   B. 常于春、秋季发病
   C. 可有前驱症状
   D. 起病慢，较多见哮喘持续状态
   E. 发病急，症状缓解快
   答案：D
   考点：支气管哮喘的临床表现（2002，2004）
   解析：内源性哮喘指非过敏原因引起的哮喘，绝大多数是因呼吸道感染诱发，以冬季气候变化时多见。以女性居多。病人常先有呼吸道感染或支气管的咳嗽咳痰史及发热等全身症状，逐渐出现哮喘。发作时虽与外源性哮喘相似，但起病慢、持续较久，且逐渐加重，顽固性哮喘者夜间发作较为多见，待感染控制后才能平息。间歇期长短不一，无规律性，治疗时加用抗菌药物可使症状及早缓解。故本题选 D。

6. 下列关于哮喘持续状态的紧急处理哪项是错误的
    A. 静滴地塞米松
    B. 补充水、电解质
    C. 纠正酸中毒
    D. 吸氧
    E. 口服氨茶碱
    答案：E
    考点：支气管哮喘的治疗（2003）
    解析：哮喘持续状态的治疗：①吸氧；②迅速缓解气道痉挛，常用琥珀酸氢化可的松、甲基强的松龙或地塞米松静脉滴注或注射；③及时进行人工通气；④注意并发症，包括预防和控制感染；补充足够液体量，避免痰液黏稠；纠正严重酸中毒和调整水电解质平衡等。故本题选 E。

7. 肺癌发病的最重要因素是
    A. 室内空气污染
    B. 室外空气污染
    C. 吸烟
    D. 长期接触石棉
    E. 电离辐射
    答案：C
    考点：原发性支气管肺癌的病因（2013）
    解析：吸烟是已公认的本病的最重要危险因素。国内的调查证明 80%～90% 的男性，19.3%～40% 女性肺癌与吸烟有关，且被动吸烟也容易引起肺癌。而职业致癌因子、空气污染、电离辐射及饮食与营养因素虽和肺癌的发生有关系，但并不是最重要的因素。故本题选 C。

8. 肺癌由原发癌肿引起的症状是
    A. 咳嗽，咯血，胸闷，气急
    B. 胸痛
    C. 吞咽困难
    D. 头痛，呕吐，共济失调
    E. 厌食，肝区疼痛，黄疸
    答案：A
    考点：原发性支气管肺癌的临床表现（2002，2004）
    解析：咳嗽是原发癌肿引起的肺癌最常见的早期症状，另外，咯血、喘鸣、胸闷、气急、体重下降、发热也是原发癌肿引起的主要症状。而胸痛、吞咽困难等是肿瘤局部扩展引起的症状；头痛、呕吐、厌食、肝区疼痛等是肺外转移

引起的症状。故本题选 A。

9. 对化疗最敏感的肺癌组织学类型是
    A. 鳞状上皮癌
    B. 类癌
    C. 腺癌
    D. 小细胞肺癌
    E. 大细胞肺癌
    答案：D
    考点：原发性支气管肺癌的治疗原则（2013）
    解析：小细胞肺癌对化疗最敏感，鳞癌次之，腺癌最差。化疗是治疗小细胞肺癌的主要方法。化学药物应根据癌肿细胞类型选择。如依托泊苷、替尼泊苷、卡铂及异环磷酰胺等对小细胞肺癌有较好的效果。故本题选 D。

10. 左心衰竭时，最早出现和最重要的症状是
    A. 咳嗽
    B. 咳痰
    C. 咯血
    D. 乏力
    E. 呼吸困难
    答案：E
    考点：慢性心力衰竭的临床表现（2002，2004）
    解析：左心衰竭以肺淤血及心排血量降低表现为主，其中呼吸困难是左心衰竭最早出现和最重要的症状，咳嗽、咳痰、咯血、乏力同时也是左心衰竭的症状，但最早出现和最重要的症状是呼吸困难。故本题选 E。

11. 可直接导致意识障碍的心律失常是
    A. 室性早搏
    B. 房性早搏
    C. 心室颤动
    D. 右束支阻滞
    E. 窦性心动过速
    答案：C
    考点：心律失常的临床表现（2008）
    解析：心室颤动临床症状包括意识丧失、抽搐、呼吸停顿甚至死亡，听诊心音消失、脉搏触不到、血压亦无法测到。而室性早搏、房性早搏、右束支阻滞和窦性心动过速只有少数严重者出现意识障碍。故本题选 C。

12. 治疗洋地黄中毒引起的频发性室性早搏，应首选的药物是
    A. 奎尼丁

B. 利多卡因

C. 阿托品

D. 美托洛尔

E. 苯妥英钠

答案：E

考点：过早搏动的治疗（2014）

解析：洋地黄中毒引起的频发室性早搏，应立即停用洋地黄，给予苯妥英钠或氯化钾等治疗。故本题选E。

13. 主动脉瓣狭窄的典型三联征表现是

A. 呼吸困难－心绞痛－晕厥

B. 心力衰竭－心绞痛－晕厥

C. 呼吸困难－心律失常－晕厥

D. 心力衰竭－心律失常－晕厥

E. 心绞痛－心律失常－晕厥

答案：A

考点：主动脉瓣狭窄（2014）

解析：主动脉瓣狭窄出现症状较晚，轻度和中度主动脉瓣狭窄者可多年无症状，严重者典型表现为呼吸困难－心绞痛－晕厥，称为主动脉瓣狭窄三联征，个别患者会猝死。故本题选A。

14. 高血压伴糖尿病肾病的治疗药物是

A. 利尿剂

B. β受体阻滞剂

C. CCB

D. ACEI

E. ARB

答案：D

考点：原发性高血压的治疗（2015）

解析：抗高血压药ACEI作为血管扩张药，可降低外周阻力。它在血管紧张素转化酶（ACE）参与的血管紧张素Ⅰ转化为血管紧张素Ⅱ的过程起作用。目前ACEI主要用于各种类型高血压及各种程度的高血压，对伴有心力衰竭、左心室肥大、心肌梗死、糖耐量降低或糖尿病肾病蛋白尿等尤为适宜。故本题选D。

15. 血管紧张素转换酶抑制剂的适应证是

A. 高血压伴心力衰竭

B. 轻、中度高血压

C. 高血压合并心绞痛

D. 老年高血压

E. 糖尿病

答案：A

考点：原发性高血压的治疗（2014）

解析：血管紧张素转换酶抑制剂可改善胰岛素抵抗、逆转左心室肥厚，改善肾小球滤过率和肾脏血流量、减少蛋白尿，对肥胖、糖尿病和心、肾靶器官受损的高血压患者有较好的疗效，故特别适用于伴有心力衰竭、心肌梗死后、糖耐量异常或糖尿病肾病的高血压患者。故本题选A。

16. 心功能分几级

A. 3级

B. 4级

C. 5级

D. 6级

E. 7级

答案：B

考点：心功能分级（2012）

解析：心功能分4级。Ⅰ级：有心脏病但活动不受限制，为心功能代偿期。Ⅱ级：休息时无自觉症状，但日常活动即出现疲乏、心悸、呼吸困难或心绞痛发作等。Ⅲ级：体力活动明显受限，低于日常活动即出现上述症状。Ⅳ级：不能从事任何体力活动，休息时即有心力衰竭的症状。故本题选B。

17. 典型心绞痛胸部疼痛的部位是

A. 心尖部

B. 左肩背部

C. 胸部左侧

D. 胸骨体上段或中段的后方

E. 胸部右侧

答案：D

考点：心绞痛的临床表现（2002，2004）

解析：心绞痛以发作性胸痛为主要临床表现，疼痛部位主要在胸骨体上段或中段之后，可波及心前区，有手掌大小范围。故本题选D。

18. 典型心绞痛患者，含服硝酸甘油片后，缓解的时间一般是

A. 1分钟之内

B. 1～3分钟

C. 5～10分钟

D. 11～20分钟

E. 21～30分钟

答案：B

考点：心绞痛的临床表现（2001，2003）

解析：典型心绞痛发作时舌下含服硝酸甘油片，疼痛应在1～3分钟内（偶至5分钟）缓解。故本题选B。

19. 对急性心肌梗死早期诊断最灵敏，且具有高度特异性的指标是
   A. 天门冬氨酸氨基转移酶（AST）
   B. 肌酸激酶同工酶（CK-MB）
   C. 乳酸脱氢酶（LDH）
   D. 肌酸激酶（CK）
   E. 心肌肌钙蛋白T（cTnT）
   答案：B
   考点：心肌梗死的实验室检查（2013）
   解析：CK是AMI早期诊断的敏感指标之一，但CK-MB起病后4h内升高，16~24h达高峰，对AMI早期诊断的灵敏度明显高于CK，且具有高度的特异性，阳性检出率100%。AST起病后6~12h开始升高。LDH起病后8~10h开始升高。心肌肌钙蛋白T（cTnT）在心肌损伤或坏死后出现时间较早（3~4h），持续时间最长，是诊断AMI的确定性标志物。故本题选B。

20. 急性心肌梗死引起急性左心衰竭，主要的治疗措施是
   A. 扩充血容量
   B. 强心
   C. 应用吗啡和利尿剂
   D. 抗感染
   E. 升血压
   答案：C
   考点：心肌梗死的治疗（2014）
   解析：急性心肌梗死引起急性左心衰竭，以应用吗啡（或哌替啶）和利尿剂为主，亦可选用血管扩张剂减轻左心室的负荷，或用短效血管紧张素转换酶抑制剂从小剂量开始等治疗。梗死发生后24小时内应避免使用洋地黄制剂。故本题选C。

21. 慢性萎缩性胃炎的胃镜下表现是
   A. 胃黏膜苍白呈颗粒状，血管显露
   B. 胃黏膜增厚，呈花瓣状
   C. 胃黏膜出血、糜烂
   D. 胃黏膜充血，溃疡形成
   E. 胃黏膜粗糙不平，可见红斑
   答案：A
   考点：慢性胃炎的实验室检查及其他检查（2014）
   解析：内镜下萎缩性胃炎主要表现为黏膜苍白或灰白色，呈颗粒状，黏膜血管显露，皱襞细小。故本题选A。

22. 消化性溃疡的典型表现是
   A. 反复呕血，黑便
   B. 慢性、周期性、节律性上腹痛
   C. 反复上腹饱胀不适
   D. 周期性发作的无节律性上腹痛
   E. 反复、节律性的消化不良
   答案：B
   考点：消化性溃疡的临床表现（2014）
   解析：消化性溃疡具有典型的临床特点：慢性过程；周期性发作；节律性疼痛；可被抑酸或抗酸剂缓解。根据慢性病程、周期性发作点的中上腹痛、疼痛与进食有关、多为灼痛，可作出初步诊断。故本题选B。

23. 消化性溃疡最常见的并发症是
   A. 上消化道出血
   B. 胃肠穿孔
   C. 幽门梗阻
   D. 癌变
   E. 休克
   答案：A
   考点：消化性溃疡的并发症（2002，2003，2004）
   解析：消化性溃疡主要指发生在胃和十二指肠的慢性溃疡。出血是消化性溃疡最常见的并发症，也是上消化道大出血最常见的病因。故本题选A。

24. 溃疡性结肠炎病变最常发生的部位是
   A. 降结肠
   B. 横结肠
   C. 回肠末段及升结肠
   D. 直肠及乙状结肠
   E. 全结肠
   答案：D
   考点：溃疡性结肠炎的病理（2015）
   解析：本病病变位于大肠，呈连续性弥漫性分布，病变多在直肠和乙状结肠，可发展至降结肠、横结肠，甚至累及全结肠或末段回肠。故本题选D。

25. 溃疡性结肠炎活动期的重要表现是
   A. 发热
   B. 腹痛
   C. 腹部压痛
   D. 黏液血便
   E. 贫血
   答案：D
   考点：溃疡性结肠炎的临床表现（2014）

解析：腹泻为本病的主要症状，腹泻主要与炎症导致大肠黏膜对水钠吸收障碍以及结肠运动功能失常有关，粪便性状为稀便、水样便、黏液便、血便、黏液脓血便等。黏液脓血便是本病活动期的重要表现，大便次数及便血的程度反映病情轻重。故本题选D。

26. 肝癌常见的淋巴结转移部位是

A. 颈前淋巴结

B. 肝门淋巴结

C. 腋窝淋巴结

D. 颌下淋巴结

E. 颏下淋巴结

答案：B

考点：原发性肝癌的病理（2015）

解析：肝癌的转移途径：①血行转移：分肝内转移和肝外转移，肝内血行转移发生最早、最常见。②淋巴转移：转移至肝门淋巴结最多，也可转移到主动脉旁、脾、胰及锁骨上淋巴结。③种植转移：较少见，如果种植在腹膜，可形成血性腹水。故本题选B。

27. 肝癌的组织学类型，最多见的是

A. 肝细胞型

B. 胆管细胞型

C. 结节型

D. 弥漫型

E. 混合型

答案：A

考点：原发性肝癌的病理（2000）

解析：肝癌中原发性肝癌常见，原发性肝癌的组织学类型有肝细胞型、胆管细胞型及混合型，其中肝细胞型最多见。C、D、E均为肝癌的大体分型。故本题选A。

28. 下列哪项是慢性肾炎普通型的表现

A. 中等程度蛋白尿

B. 高度水肿

C. 大量蛋白尿

D. 血脂升高

E. 血浆白蛋白降低

答案：A

考点：慢性肾小球肾炎的临床表现（2002，2004）

解析：慢性肾炎是病因多样、病理形态不同而临床表现相似的一组肾小球疾病，它们共同的表现是水肿、高血压和尿异常改变。普通型较为常见。病程迁延，病情相对稳定，多表现为轻度至中度的水肿、高血压和肾功能损害。尿蛋白（+）~（+++），离心尿红细胞>10/HP和管型尿等。常见的病理类型为系膜增生性肾小球肾炎、膜性肾病及局灶性节段性肾小球硬化等。故本题选A。

29. 引起尿路感染的病原体最多见的是

A. 葡萄球菌

B. 变形杆菌

C. 副大肠杆菌

D. 大肠杆菌

E. 链球菌

答案：D

考点：尿路感染的病因（2002，2004）

解析：尿路感染最多见的病原体是大肠埃希菌，占70%，其他依次为变形杆菌、克雷白杆菌、产气杆菌。故本题选D。

30. 尿路感染最主要的感染途径是

A. 直接感染

B. 上行感染

C. 淋巴道感染

D. 血行感染

E. 局部浸润

答案：B

考点：尿路感染的发病机制（2015）

解析：上行感染约占尿路感染的95%，是由细菌经尿道上行至膀胱，甚至肾盂引起感染。血行感染约占3%以下，直接感染较少见，淋巴道感染罕见。局部浸润不属于感染途径。故本题选B。

31. 缺铁性贫血治疗后首先升高的是

A. 嗜酸性粒细胞

B. 中性粒细胞

C. 白细胞

D. 全血细胞

E. 网织红细胞

答案：E

考点：缺铁性贫血的治疗（2014）

解析：缺铁性贫血在服用铁剂治疗后最早发生的治疗反应是自觉症状的迅速改善，短时期网织红细胞计数明显升高，常于用药后5~10天达高峰。故本题选E。

32. 治疗慢性再生障碍性贫血，应首选

A. 叶酸

D. 维生素 B_{12}

C. 硫酸亚铁

D. 雄激素
E. 马利兰
答案：D
考点：再生障碍性贫血的治疗（2003，2013）
解析：再生障碍性贫血是一种获得性骨髓造血功能衰竭症。雄激素是治疗再生障碍性贫血的首选药物。C 是缺铁性贫血的最常用药物。故本题选 D。

33. 雄激素最适合治疗
A. 缺铁性贫血
B. 海洋性贫血
C. 慢性感染性贫血
D. 铁粒幼红细胞贫血
E. 再生障碍性贫血
答案：E
考点：再生障碍性贫血的治疗（2003，2004）
解析：参见 32 题。故本题选 E。

34. 血小板减少可出现的临床表现是
A. 进行性贫血
B. 皮肤、鼻腔等处发生坏死性溃疡
C. 皮肤、黏膜出血
D. 频繁性呕吐
E. 胸骨压痛
答案：C
考点：特发性血小板减少性紫癜的临床表现（2004）
解析：特发性血小板减少性紫癜急性型的主要表现为：①急起畏寒、发热；②出血部位广泛，皮肤黏膜出血广泛且严重；③脾脏肿大；④预后良好；⑤血小板 < 50×10^9/L。慢性型的主要表现为：①起病缓慢，病程长；②出血轻，一般为皮肤、鼻、齿龈出血和月经过多；③可以轻度脾肿大；④少部分可痊愈；⑤血小板多在 50×10^9/L 以上。A 为慢性出血、白血病的表现；B 为粒细胞缺乏症表现；D 见于胃肠道疾病和颅高压；E 见于白血病。故本题选 C。

35. 甲状腺功能亢进症常见的心律失常表现是
A. 室性早搏
B. 房性早搏
C. 右心房肥大
D. 左心房肥大
E. 心肌梗死
答案：B

考点：甲状腺功能亢进症的临床表现（2014）
解析：甲状腺功能亢进症对心血管系统影响主要是轻者心悸、胸闷、气促，重者伴有明显心律失常、心脏扩大和心力衰竭等。心律失常以期前收缩较为常见，房性、室性、交界性都可发生，尤以房性者多见。故本题选 B。

36. 诊断桥本甲状腺炎的主要指标是
A. 胰岛素细胞抗体（ICA）
B. 胰岛素抗体（IAA）
C. 甲状腺过氧化物酶抗体（TPOAb）
D. 甲状腺球蛋白抗体（TGAb）
E. 促甲状腺激素受体（TRAb）
答案：C
考点：桥本甲状腺炎的诊断（2013）
解析：桥本甲状腺炎的特征是存在高滴度的甲状腺过氧化物酶抗体（TPOAb）。早期仅表现为 TPOAb 阳性，没有临床症状。血清 TGA、TMA 滴度明显升高（>50%），可基本确诊。升高可持续数年或十余年。故本题选 C。

37. 甲亢患者，给予他巴唑 20mg，一日 3 次，在家中治疗。半月后应到医院复查
A. 心率、心律
B. 心电图
C. 甲状腺大小
D. 白细胞计数
E. 突眼程度
答案：D
考点：甲状腺功能亢进症的治疗（2000）
解析：他巴唑治疗甲亢的重要副作用为粒细胞减少，往往突然发生且为致命性。可见于初始用药 2~3 个月之内或减量过程中。故本题选 D。

38. 对 1 型与 2 型糖尿病的鉴别最有意义的是
A. 年龄
B. 体重
C. 有无自发性酮症倾向
D. 有无明显"三多一少"症状
E. 并发症的多少与严重程度
答案：C
考点：糖尿病的概念与分类（2014）
解析：糖尿病酮症酸中毒（DKA）是由于胰岛素不足以及升血糖激素不适当升高，引起的临床综合症，是最为常见的糖尿病急症，一旦发生应积极治疗。1 型糖尿病患者有自发 DKA 倾向，2 型糖尿病患者在一定诱因下也可发生

DKA，如感染、胰岛素治疗中断或不适当减量、饮食不当、各种应激等，有时也可无明显诱因。故本题选 C。

39. 不属诊断类风湿关节炎诊断标准中必备关节表现的是

　　A. 晨僵

　　B. 关节畸形

　　C. 关节肿痛 ≥6 周

　　D. 对称性关节肿

　　E. 腕、掌指、指间关节肿

　　答案：B

　　考点：类风湿关节炎的诊断（2013）

　　解析：类风湿关节炎的诊断：①晨僵持续至少1小时（≥6周）。②3个或3个以上关节肿。③腕关节或掌指关节或近端指间关节肿（≥6周）。④对称性关节肿（≥6周）。⑤类风湿皮下结节。⑥手和腕关节的 X 线摄片有关节端骨质疏松和关节间隙狭窄。⑦类风湿因子阳性。上述7项中，符合4项即可诊断。故本题选 B。

40. 类风湿关节炎最常检查的部位是

　　A. 双侧腕、掌指关节

　　B. 双侧踝关节

　　C. 双侧膝关节

　　D. 双侧肘关节

　　E. 双侧肩关节

　　答案：A

　　考点：类风湿关节炎的检查（2015）

　　解析：疼痛是类风湿关节炎最早的表现。最常出现的部位为腕、掌指关节，其次是趾、膝、踝、肘、肩等关节。故本题选 A。

41. 诊断系统性红斑狼疮的最佳筛选试验是

　　A. ANA

　　B. ESR

　　C. 抗双链 DNA 抗体

　　D. 抗 Sm 抗体

　　E. 抗磷脂抗体

　　答案：A

　　考点：系统性红斑狼疮的实验室检查（2013）

　　解析：抗核抗体（ANA）对系统性红斑狼疮的敏感性为95%，是目前最佳的 SLE 筛选试验，但特异性差。故本题选 A。

42. 脑梗死患者出现典型的"三偏征"，其闭塞的脑动脉是

　　A. 大脑中动脉

　　B. 大脑前动脉

　　C. 大脑后动脉

　　D. 椎－基底动脉

　　E. 小脑后下动脉

　　答案：A

　　考点：脑梗死的临床表现（2014）

　　解析：颈内动脉系统闭塞后出现，以大脑中动脉闭塞最为常见。主干闭塞时有三偏征，主侧半球病变时有失语，可伴有双眼向病灶侧凝视。梗死面积大者可出现意识障碍和颅内压增高。皮质支闭塞引起的偏瘫及偏身感觉障碍，以面部和上肢为重；深穿支闭塞更常见，表现为对侧上下肢同等程度的偏瘫、偏身感觉障碍。故本题选 A。

43. 原发性蛛网膜下腔出血最常见的病因是

　　A. 脑动脉炎

　　B. 高血压性动脉硬化

　　C. 血液病

　　D. 脑底囊性动脉瘤破裂

　　E. 脑血管畸形

　　答案：D

　　考点：蛛网膜下腔出血的病因（2015）

　　解析：导致本病最多见的病因是脑底囊性动脉瘤破裂（85%），其次是非动脉瘤性中脑周围出血（10%），其他为少见病因，如动脉夹层分离、脑动静脉畸形、脑膜动静脉瘘以及脊髓周围血管性病变等。故本题选 D。

44. 提示严重大出血的征象是

　　A. 收缩压 <100mmHg，血红蛋白 <90g/L

　　B. 收缩压 <90mmHg，血红蛋白 <80g/L

　　C. 收缩压 <80mmHg，血红蛋白 <70g/L

　　D. 收缩压 <60mmHg，血红蛋白 <60g/L

　　E. 收缩压 <40mmHg，血红蛋白 <30g/L

　　答案：C

　　考点：上消化道出血的诊断（2015）

　　解析：提示严重大出血的征象是：收缩压 <80mmHg 或较基础血压降低 >25%。心率 >120次/分，血红蛋白 <70g/L。故本题选 C。

45. 瞳孔缩小，呼出气为蒜臭味，全血胆碱酯酶活力不同程度降低的诊断是

　　A. 溶血反应

　　B. 休克

　　C. 中暑

　　D. 急性有机磷杀虫药中毒

　　E. 急性一氧化碳中毒

答案：D

考点：急性有机磷杀虫药中毒（2015）

解析：急性有机磷杀虫药中毒时瞳孔针尖样缩小，呼出气为蒜臭味，大汗淋漓，腺体分泌增加，肌纤维颤动和意识障碍等。全血胆碱酯酶活力不同程度降低为确诊依据。本病不难与其他疾病鉴别。故本题选D。

46. 属急性有机磷杀虫药中毒烟碱样症状的是

A. 流泪、流涎

B. 瞳孔扩大

C. 呼吸浅缓

D. 心动过速

E. 四肢强直性痉挛

答案：E

考点：急性有机磷杀虫药中毒（2014）

解析：烟碱样作用由于乙酰胆碱蓄积引起。表现为横纹肌兴奋使面、眼睑、舌、四肢和全身的横纹肌发生肌纤维颤动，甚至引起全身肌肉强直性痉挛，而后出现肌力减退和瘫痪。呼吸肌麻痹导致呼吸衰竭甚至停止。故本题选E。

【A2型题】

47. 患者，65岁。查体：心尖搏动出现在剑突下，且深吸气时增强，肺动脉瓣第二心音增强。应首先考虑的是

A. 冠心病

B. 高血压性心脏病

C. 风心病

D. 肺心病

E. 心肌炎

答案：D

考点：慢性肺源性心脏病的诊断（2003）

解析：A多有心绞痛，胸闷心慌，心电图有心肌缺血改变；B有高血压病；C有风湿病史，出现关节游走性疼痛，且风心病常不累及肺动脉瓣；D有肺部基础疾病，深吸气时增强，肺动脉瓣第二心音增强，有肺高压表现，且心脏增大明显，有心肺功能不全表现；E多由病毒感染引起，可有发热、疲乏、多汗、心慌、气急、心前区闷痛等。检查可见期前收缩、传导阻滞等心律失常。谷草转氨酶、肌酸磷酸激酶增高，血沉增快。心电图、X线检查有助于诊断。故本题选D。

48. 患者，男，60岁。慢性支气管炎病史20年，肺心病病史5年。近1周感冒后咳嗽，吐黄痰，心悸气短加重。下列治疗原则最重要的是

A. 吸氧

B. 止咳

C. 祛痰

D. 抗感染

E. 强心、利尿

答案：D

考点：慢性肺源性心脏病的治疗（2001，2005）

解析：肺心病的治疗原则：①控制呼吸道感染，呼吸道感染是发生呼吸衰竭和心力衰竭的最常见诱因，故需积极应用药物予以控制；②改善呼吸功能；③控制心力衰竭，强心利尿；④控制心律失常；⑤应用肾上腺皮质激素；⑥并发症的处理。故本题选D。

49. 患者，男，20岁。突发胸闷，气急，咳嗽。听诊：两肺满布哮鸣音。应首先考虑的是

A. 慢性支气管炎喘息型

B. 急性支气管炎

C. 心源性哮喘

D. 支气管哮喘

E. 气胸

答案：D

考点：支气管哮喘的诊断（2005）

解析：患者青壮年，突发胸闷、气急、咳嗽，听诊两肺布满哮鸣音，考虑支气管哮喘可能性大。A有慢性咳嗽喘息；B一般有急性上呼吸道感染症状，听诊呼吸音正常，或有散在干湿啰音；C多见于左心衰竭，一般有心血管病史，常有阵发性咳嗽，并咳出粉红色泡沫痰；E听诊呼吸音减弱。故本题选D。

50. 患者，男，25岁。发烧、咳嗽3天。检查：气管位置居中，右胸呼吸动度减弱，右中肺语颤增强，叩诊呈浊音，听诊可闻及湿啰音及支气管肺泡呼吸音。应首先考虑的是

A. 胸膜炎

B. 肺炎

C. 气胸

D. 肺不张

E. 肺结核

答案：B

考点：肺炎的诊断（2002，2004）

解析：A还有胸痛表现，检查：气管位置向患侧偏移；C突发的胸痛、胸闷、呼吸困难，患者常高瘦体型，检查：气管位置向患侧偏移，叩

诊鼓音，听诊患侧呼吸音减弱或消失；D 常因肺炎、肺癌等引起，伴有胸闷、呼吸困难，检查：气管位置向患侧偏移，听诊呼吸音减弱；E 多有低热、盗汗、消瘦等结核中毒表现，PPD（+）。故本题选 B。

51. 患者，男，30 岁。高热、寒战 3 天，胸痛，伴咳嗽，痰中带血。听诊：右肺中部可闻及湿啰音。应首先考虑的是
 A. 急性支气管炎
 B. 支气管扩张
 C. 胸膜炎
 D. 肺炎
 E. 肺癌
 答案：D
 考点：肺炎的诊断（2008）
 解析：A 往往先有急性上呼吸道感染的症状，少有胸痛、痰中带血；B 反复咳嗽咳痰、咯血；C 不会出现痰中带血，听诊为胸膜摩擦音；E 多有吸烟史，无明显感染表现。故本题选 D。

52. 患者，男，25 岁。发作性干咳 3 个月，伴有夜间胸闷，无发热、咯血。查体双肺未闻及干湿啰音。为明确诊断应首选的检查是
 A. 心脏彩超
 B. X 线胸片
 C. 肺功能
 D. 心电图
 E. 胃镜
 答案：B
 考点：原发性支气管肺癌的实验室检查及其他检查（2011）
 解析：原发性肺癌常以阵发性刺激性干咳为首发症状，其预后取决于能否做到"三早"，即早发现，早诊断，早治疗。影像学、细胞学和病理学检查是诊断肺癌的重要方法。其中 X 线胸片为常规检查方法。故本题选 B。

53. 患者，男，50 岁。慢性支气管炎病史 5 年，近 2～3 个月咳嗽加重，痰中持续带血，伴胸闷、气急、胸痛。X 线检查见肺门阴影增大。应首先考虑的是
 A. 慢性支气管炎
 B. 原发性支气管肺癌
 C. 肺炎
 D. 肺结核
 E. 肺脓肿
 答案：B

考点：原发性支气管肺癌的诊断（2002，2004）
解析：该患者中老年男性，有慢性支气管炎病史，近期有咳嗽、痰中带血，并有胸闷、气急、胸痛等，X 线见肺门阴影增大，考虑原发性支气管肺癌可能性大。A 为肺纹理增粗、紊乱；C、D、E 应有发热。故本题选 B。

54. 患者，女，40 岁。3 年前发现患有风湿性心脏病，近半年来，体力活动明显受限，轻度活动即出现心悸，气短。其心功能为
 A. Ⅰ级
 B. Ⅱ级
 C. Ⅲ级
 D. Ⅳ级
 E. 以上均非
 答案：C
 考点：心功能分级（2003，2004）
 解析：美国纽约心脏病学会 1928 年心功能分级：Ⅰ级：患者患有心脏病但活动不受限制，平时一般活动不引起疲乏、心悸、呼吸困难或心绞痛。Ⅱ级：心脏病患者的体力活动受到轻度的限制，休息时无自觉症状，但平时一般活动下可出现疲乏、心悸、呼吸困难或心绞痛。Ⅲ级：心脏病患者体力活动明显受限，小于平时一般活动即可引起上述的症状。Ⅳ级：心脏病患者不能从事任何体力活动，休息状态下也出现心衰的症状，体力活动后加重。故本题选 C。

55. 患者，女，40 岁。风心病 5 年，近半月来胃纳差，恶心，呕吐，肝区疼痛，尿少。查体：颈静脉怒张，心尖区可闻及舒张期杂音，三尖瓣区可闻及收缩期杂音，肝肋下 2cm。应首先考虑的是
 A. 肝炎
 B. 右心衰竭
 C. 左心衰竭
 D. 肝硬化
 E. 全心衰竭
 答案：B
 考点：慢性心力衰竭的临床表现（2004）
 解析：心尖区可闻及舒张期杂音为二尖瓣狭窄的特征。颈静脉怒张、肝肋下 2cm 为体循环淤血、右心衰竭的表现。同时还有因体循环淤血导致的胃肠道功能紊乱。A、D 无心脏杂音表现；C 为肺循环淤血，表现应为端坐呼吸、咳嗽咳痰、粉红色泡沫痰、胸闷心慌、呼吸困难等。

故本题选 B。

56. 患者心悸、气短 1 年，劳累后加重。检查：脉搏 80 次/分，节律不规整，心率约 110 次/分，心律完全不规则，心音强弱绝对不一致。此患者心律失常的类型是
A. 窦性心律不齐
B. 窦性心动过速
C. 过早搏动
D. 心房纤维颤动
E. 室上性心动过速
答案：D
考点：心房颤动的临床表现（2004）
解析：A 表现为吸气时心律增快，呼气时心率减慢；B 表现为生理情况下常见于体力劳动、兴奋或情绪激动后，病理情况下常见于发热、贫血、心功能不全、心律不齐时；C 表现为每个正常心搏后都有一个过早搏动或每两个正常心搏后有一个过早搏动或一个正常性心搏后有一个过早搏动；D 表现为心律绝对不规则，S_1 强弱不等且无规律，心律快于脉率；E 表现为心脏听诊心率快而大致规则，发作间歇可闻及早搏。故本题选 D。

57. 患者，女，30 岁。10 年前患风湿热。检查：心尖部听到舒张期隆隆样杂音，X 线显示左心房增大。应首先考虑的是
A. 二尖瓣关闭不全
B. 二尖瓣狭窄
C. 主动脉瓣关闭不全
D. 主动脉瓣狭窄
E. 肺动脉瓣狭窄
答案：B
考点：二尖瓣狭窄的诊断（2003）
解析：患者有风湿热病史，并出现心脏杂音，考虑风湿性心脏瓣膜病。心尖部听到舒张期隆隆样杂音为二尖瓣狭窄特有的杂音，且二尖瓣狭窄导致左房血液淤滞，增大。A 心尖部收缩期杂音；C 胸骨右缘第 2~3 肋间舒张期杂音；D 胸骨右缘第 2~3 肋间收缩期杂音；C 胸骨左缘第 2~3 肋间收缩期杂音。故本题选 B。

58. 患者，女，25 岁。四肢大关节游走性疼痛 3 年，近半年心慌气短、双下肢浮肿。检查：颈静脉怒张，双下肢凹陷性水肿，肝边缘下 3.5cm，心尖部可闻及舒张期杂音。其诊断是
A. 风湿性主动脉瓣关闭不全
B. 风湿性左房室瓣关闭不全
C. 左房室瓣狭窄及关闭不全
D. 心力衰竭
E. 风湿性左房室瓣狭窄合并右心衰竭
答案：E
考点：二尖瓣狭窄的并发症（2001，2003）
解析：患者的临床表现及体检为体循环淤血、右心衰的表现。结合患者关节疼痛 3 年的病史，以及心尖部闻及舒张期杂音，可能为二尖瓣有赘生物，故首先考虑为风湿性心脏病导致左房室瓣新生赘生物，左心房血液流出受阻而致右心衰。故本题选 E。

59. 患者，女，56 岁。28 年前确诊风湿性二尖瓣狭窄。5 年来经常出现夜间阵发性呼吸困难与咯血，半年前开始出现腹胀、双下肢水肿，但呼吸困难和咯血发作次数明显减少。和近半年临床表现有关的原因最可能为
A. 二尖瓣狭窄程度减轻
B. 合并肾小球肾炎
C. 合并主动脉瓣狭窄
D. 出现了右心衰竭
E. 合并二尖瓣关闭不全
答案：D
考点：二尖瓣狭窄的并发症（2011）
解析：患者 5 年来经常出现夜间阵发性呼吸困难和咯血，为二尖瓣狭窄导致左心房失代偿而引发肺水肿的表现。半年前开始出现腹胀、双下肢水肿，是右心衰引起的体静脉淤血的表现。呼吸困难和咯血发作次数明显减少并不是二尖瓣狭窄减轻，而是左心衰合并右心衰引起的症状改变。故本题选 D。

60. 患者，女，30 岁。有风湿性关节炎病史。检查：心尖部可听到 4 级收缩期杂音，X 线显示左心房、左心室增大。应首先考虑的心瓣膜病变是
A. 二尖瓣关闭不全
B. 二尖瓣狭窄
C. 主动脉瓣关闭不全
D. 主动脉瓣狭窄
E. 肺动脉瓣狭窄
答案：A
考点：二尖瓣关闭不全的诊断（2009）
解析：心尖部可听到 4 级收缩期杂音，为左心室收缩时血液通过二尖瓣反流至左心房，故左心房增大。长期反流将导致左心室有效泵出量不够而发生左心室代偿性肥大，故本题考虑为风心病导致二尖瓣关闭不全。故本题选 A。

61. 患者，男，40岁。确诊高血压病3年，无自觉症状。检查：血压160/95mmHg，尿常规无异常，心电图及X线显示左心室肥大。应首先考虑的是

A. 高血压病一期
B. 高血压病二期
C. 高血压病三期
D. 急进型高血压
E. 高血压脑病

答案：B

考点：原发性高血压的诊断（2000，2003）

解析：我国高血压分期标准为：一期无心、脑、肾并发症；二期有轻度心、脑、肾损害之一者；三期有严重心、脑、肾损害之一者。该患者已有左心室肥大应考虑是高血压二期。本例患者高血压病史3年，排除D；无自觉症状，排除E。故本题选B。

62. 患者，男，28岁。高血压病史半年。近日头痛加重，恶心、呕吐，心悸，气短。检查：血压190/135mmHg，眼底视网膜出血。心电图示左室肥厚，心肌劳损。其诊断是

A. 高血压脑病
B. 缓进型高血压病
C. 脑血管痉挛
D. 急进型高血压病
E. 急性心力衰竭

答案：D

考点：原发性高血压的诊断（2005）

解析：急进型高血压是指病情一开始即为急剧进展，或经数年的缓慢过程后突然迅速发展。常见于40岁以下的青年人和老年人，早期可没有自觉症状，或仅有头痛，以清晨为重，并常因极度疲劳、精神过度紧张、寒冷刺激、更年期内分泌失调等诱因，血压突然升高，舒张压超过130mmHg，检查眼底可见视网膜出血、渗出或视乳头水肿，还可能出现心功能不全的表现。故本题选D。

63. 患者，男，60岁。高血压病史15年，突发剧烈头痛，眩晕，恶心、呕吐，失语。查体：无肢体活动障碍，血压200/120mmHg，神经反射正常。应首先考虑的是

A. 急进型高血压
B. 缓进型高血压
C. 高血压脑病
D. 高血压性脑出血

E. 高血压性心脏病

答案：C

考点：原发性高血压的并发症（2001，2003）

解析：患者发病时血压为200/120mmHg，结合发作时眩晕、失语的表现，可诊断为高血压脑病。肢体活动无障碍，神经反射正常，排除D；无心脏损伤的直接证据，排除E。故本题选C。

64. 患者，男，65岁。慢性支气管炎及高血压病史10年，近半年活动后自觉气短。检查：血压160/95mmHg，心脏听诊未闻及器质性杂音，两肺听诊无异常，心电图及X线显示左心室增大。应首先考虑的是

A. 冠心病
B. 高血压性心脏病
C. 风心病
D. 肺心病
E. 病毒性心肌炎

答案：B

考点：原发性高血压的并发症（2009）

解析：患者有长期高血压病史，左心室增大，为长期后负荷增加所致。本患者亦有长期慢性支气管炎史，但肺心病常导致右心室肥大、右心衰，排除D；A、C、E与本题关系不大。故本题选B。

65. 患者，男，50岁。高血压病史10年，今日剧烈头痛，眩晕，恶心、呕吐。查体：无肢体活动障碍，血压200/120mmHg。为快速降压，应选择下列哪种药物

A. 硝普钠
B. 心得安
C. 硝苯吡啶
D. 降压灵
E. 复方降压片

答案：A

考点：原发性高血压的治疗（2001，2003）

解析：患者长期高血压病史，此次发病时血压200/120mmHg，结合发作时临床表现，可诊断为高血压危重症。此时为快速降压首选能直接扩张动静脉的硝普钠，降压迅速、效果显著。故本题选A。

66. 患者，男，40岁。十二指肠溃疡病史15年，近2个月来自感头痛、眩晕而就诊。检查：血压160/100mmHg，诊断为高血压，下列降压药应慎

用的是
A. 利血平
B. 硝苯地平
C. 氢氯噻嗪
D. 肼苯酞嗪
E. 卡托普利

答案：A

考点：原发性高血压的治疗（2005）

解析：利血平为一种吲哚型生物碱，根据其药理学特性，有精神抑郁性疾病或病史者、有溃疡病病史者、急性局限性肠炎、溃疡性结肠炎、帕金森综合征者禁用。故本题选A。

67. 患者，男，50岁。半年来经常突发胸骨后疼痛，有窒息感，持续约1~5分钟，休息后迅速缓解。心电图示S-T段下移及T波倒置。应首先考虑的是
A. 稳定型劳累性心绞痛
B. 初发劳累性心绞痛
C. 恶化型劳累性心绞痛
D. 自发性心绞痛
E. 急性心肌梗死

答案：A

考点：心绞痛的诊断（2000）

解析：稳定型心绞痛指劳力型心绞痛，每次发作频率和诱因相同，疼痛性质和部位无改变，疼痛时限相仿（3~5分钟），休息或自服硝酸甘油后相同时间内产生疗效。发作时心电图可见S-T段下移及T波倒置。B为最近1个月内初次发生劳力型心绞痛；C指3个月内疼痛的频率、程度、时限、诱因经常变动，进行性恶化；D可发作于安静或熟睡时，S-T段可压低或抬高；E发作时疼痛时间常超过30分钟，且休息或服硝酸甘油不缓解，心电图亦不符合。故本题选A。

68. 患者，男，70岁。今日胸痛发作频繁，2小时前胸痛再次发作，含化硝酸甘油不能缓解。检查：血压90/60mmHg，心律不齐。心电图Ⅱ、Ⅲ、aVF导联S-T段抬高呈弓背向上的单向曲线。应首先考虑的是
A. 心绞痛
B. 急性心包炎
C. 急性前间壁心肌梗死
D. 急性下壁心肌梗死
E. 急性广泛前壁心肌梗死

答案：D

考点：心肌梗死的诊断（2005）

解析：心电图对应心梗部位如下：V_1、V_2、V_3——前间壁；V_3、V_4、V_5——前壁；V_5、V_6——前侧壁；Ⅰ、aVL——高侧壁；V_1~V_6——广泛前壁；Ⅱ、Ⅲ、aVF——下壁；V_7、V_8、V_9——后壁。故本题选D。

69. 患者，男，45岁。突发胸骨后疼痛2小时，伴胸闷，面色苍白，大汗。测血压90/60mmHg，心率102次/分。应首先考虑的是
A. 急性心肌梗死
B. 大叶性肺炎
C. 心绞痛
D. 心包炎
E. 气胸

答案：A

考点：心肌梗死的诊断（2005）

解析：患者为典型的急性心梗临床表现。B可有胸痛，但以发热、咳嗽咳痰为主要表现；C胸骨后疼痛持续的时间短，常发生于劳动或情绪激动时，每次发作3~5分钟；D有感染症状；E为突发性的一侧胸痛，可伴胸闷、面色苍白，大汗，心率增快，血压下降。多见于瘦长体型的年轻人。故本题选A。

70. 患者，男，48岁。上腹部无规律胀痛3年余，常因饮食不当而发作，偶有反酸、嗳气。心血管检查无异常。应首先考虑的是
A. 慢性胆囊炎
B. 心绞痛
C. 胃溃疡
D. 胃癌
E. 慢性胃炎

答案：E

考点：慢性胃炎的诊断（2000）

解析：中年患者，上腹部胀痛，与饮食有关，偶反酸、嗳气，应为胃部疾病，结合病史，应为慢性胃炎。胃溃疡腹痛常有规律，为进食后痛；胆囊炎、心绞痛疼痛性质、部位与本例不符。故本题选E。

71. 患者，男，28岁。上腹部灼痛1年，饥饿时加重，进食后可缓解，伴泛酸。查体：上腹部稍偏右有压痛。应首先考虑的是
A. 慢性胃炎
B. 慢性胆囊炎
C. 十二指肠溃疡
D. 胰腺炎
E. 胃癌

答案：C

考点：消化性溃疡的诊断（2002，2004）

解析：十二指肠溃疡的临床表现主要为上腹部钝痛、灼痛等，疼痛多在饥饿或夜间出现，服制酸剂或进食可缓解。该患者症状比较典型，应为十二指肠溃疡。A、B、D、E疼痛都无明显节律性。故本题选C。

72. 患者，女，30岁。反复上腹痛6年，饥饿时加重，进食后减轻。近1周来进食后上腹部胀痛加重，但大量呕吐后减轻。查体：轻度脱水，上腹部膨隆，有振水音。应首先考虑的是

 A. 多发性溃疡病
 B. 复合性溃疡病
 C. 胃溃疡恶变
 D. 十二指肠溃疡伴幽门梗阻
 E. 胃窦部溃疡伴急性穿孔

答案：D

考点：消化性溃疡的并发症（2000）

解析：结合患者上腹痛、饥饿痛且进食后减轻的临床表现可初步诊断为十二指肠溃疡，近来腹胀加剧、呕吐后减轻、上腹部振水音，系因食物无法从幽门口向小肠运动，应考虑为十二指肠溃疡的重要并发症之一——幽门梗阻导致。A、B、C、E不会造成该患者的梗阻症状。故本题选D。

73. 患者，男，48岁。近1个月来，因上腹部不适、食欲减退、体重减轻而疑诊为胃癌。为确诊，首选的检查方法是

 A. 癌胚抗原测定
 B. 大便隐血试验
 C. 胃液分析
 D. X线钡餐检查
 E. 胃镜检查

答案：E

考点：胃癌的实验室检查及其他检查（2001，2003）

解析：胃癌不一定见癌胚抗原测定、胃液分析、大便隐血试验、X线钡餐异常，胃镜为诊断早期胃癌的特异性检查。故本题选E。

74. 患者，男，45岁。近日发现大便色黑，伴不规则上腹痛。检查：左锁骨上窝触及1个1cm×1.2cm大小的淋巴结，质硬，大便隐血试验（+++）。首先考虑的是

 A. 消化性溃疡病
 B. 胆道感染合并出血
 C. 胃癌
 D. 血小板减少性紫癜
 E. 肝硬化

答案：C

考点：胃癌的诊断（2002，2003）

解析：患者大便色黑、大便隐血试验（+++），为量较多的上消化道出血，同时伴有不规则上腹痛，左锁骨上窝触及肿大的淋巴结，胃癌常见的淋巴结转移就是左锁骨上淋巴结。故本题选C。

75. 患者，男，40岁。乙肝病史6年，近半月肝区持续性疼痛，胃纳差，黄疸，消瘦。查体：肝肋下4cm，质硬，表面不平，压痛。应首先考虑的是

 A. 慢性肝炎
 B. 肝脓肿
 C. 肝硬化
 D. 继发性肝癌
 E. 原发性肝癌

答案：C

考点：肝硬化的诊断（2002）

解析：患者中年男性，有乙肝病史，无发热、寒战等感染表现，排除B。结合查体，A肝表面多光滑，肝区持续性疼痛不常有；D、E虽都有肝质硬，表面不平，压痛，但肝体积多缩小，且有癌症的恶病质表现。故本题选C。

76. 患者，男，42岁。既往脾大，HBsAg阳性。今晨排柏油样便约200mL。应首先考虑的是

 A. 急性糜烂性胃炎
 B. 消化性溃疡
 C. 肝硬化
 D. 白血病
 E. 胃癌

答案：C

考点：肝硬化的诊断（2005）

解析：患者有乙肝病史，且已出现肝硬化门脉高压的临床表现——脾大。柏油样便应考虑食管-胃底侧支循环内压力过高破裂出血的结果。A、B胃肠道出血量少，很少出现柏油样便；D可有脾大，但无上述其他症状；E不会出现脾大，且与乙肝无关。故本题选C。

77. 患者，男，45岁。因突然呕血入院。10年前患乙肝，因肝功能损害曾多次住院治疗。近感腹胀、乏力。查体：脾肿大，腹水，应首先考虑的是

A. 肺结核慢性空洞咯血
B. 胃溃疡出血
C. 急性支气管炎出血
D. 肝硬化，食管下端静脉丛破裂出血
E. 十二指肠溃疡出血

答案：D

考点：肝硬化的并发症（2002，2004）

解析：该患者为中老年男性，曾有肝脏疾病，近期呕血、腹胀、乏力、脾大、腹水，考虑肝硬化并发上消化道出血可能性大。A、B、C、E无腹水体征。故本题选D。

78. 患者，男，50岁。乙肝病史6年，呕血1天。检查：腹壁静脉曲张，肝肋下未触及，脾肋下3cm，腹水征（+）。HBsAg（+），白蛋白降低，A/G<1，丙氨酸转氨酶升高。其诊断为
A. 慢性肝炎
B. 肝硬化合并上消化道出血
C. 消化性溃疡合并上消化道出血
D. 白血病
E. 原发性肝癌

答案：B

考点：肝硬化的并发症（2005）

解析：患者有乙肝病史6年，HBsAg（+）；检查已有侧支通路的建立如腹壁静脉曲张；门脉高压表现如脾肋下3cm，腹水征（+），且肝功能明显受损，白蛋白降低，A/G<1，丙氨酸转氨酶升高。故诊断肝硬化晚期。现呕血，最有可能的是食管胃底静脉网压力过高，破裂出血。故本题选B。

79. 患者，男，40岁。乙肝病史10年，近2个月右上腹胀痛加重。检查：面部有蜘蛛痣，右上腹压痛，肝肋缘下3cm，质硬，ALT 40U，HBsAg（+），AFP 500μg/L。应首先考虑的是
A. 慢性乙肝活动期
B. 乙肝合并肝硬化
C. 乙肝合并胆囊炎
D. 原发性肝癌
E. 继发性肝癌

答案：D

考点：原发性肝癌的诊断（2001，2003）

解析：患者有10年乙肝病史，且HBsAg（+）；体检发现蜘蛛痣、右上腹压痛、肝大、质硬，为肝硬化表现；查AFP升高，故首先考虑为乙肝-肝硬化-原发性肝癌这三阶梯，目前已达第三阶段。排除A、B。HBV是我国原发

性肝癌的重要致病因素之一。需要指出的是，AFP诊断肝细胞癌的标准应为：AFP>500μg/L持续4周，或>200μg/L持续8周。C、E与该病例无关。故本题选D。

80. 患者，男，40岁。乙肝病史6年，近半月肝区持续性疼痛，胃纳差，黄疸，消瘦。查体：肝肋下4cm，质硬，表面不平，压痛。应首先考虑的是
A. 慢性肝炎
B. 肝脓肿
C. 肝硬化
D. 继发性肝癌
E. 原发性肝癌

答案：E

考点：原发性肝癌的诊断（2004）

解析：原发性肝癌的症状：肝痛、乏力、纳差、消瘦是最具特征性的临床症状。体征：进行性肝肿大为最常见的特征性体征之一。肝质地坚硬，表面及边缘不规则，常呈结节状，少数肿瘤深埋于肝实质内者则肝表面光滑，伴或不伴明显压痛。肝右叶膈面癌肿可使右侧膈肌明显抬高。脾肿大，腹水，黄疸，肝区血管杂音，肝区摩擦音。A查体：质韧，表面光滑，压痛不明显；B有发热、寒战等感染表现；C多有门脉高压的表现；D多有原发肿瘤的表现。故本题选E。

81. 成年男性，全身高度浮肿半年余。检查：血压正常，腹部移动性浊音（+），尿蛋白（+++），尿中红细胞1~8/HP，血清白蛋白/球蛋白比例2.1/2.0，酚红排泄率45%。应首先考虑的是
A. 门脉性肝硬化
B. 急性肾小球肾炎
C. 慢性肾炎肾病型
D. 慢性肾炎普通型
E. 慢性肾盂肾炎

答案：C

考点：慢性肾小球肾炎的诊断（2003）

解析：A多见肝脾肿大、侧支循环建立、腹水、肝功能指标异常，少有尿液异常。B多有前驱链球菌感染。慢性肾炎是临床表现相似的一组肾小球疾病，它们共同的表现是水肿、高血压和尿异常改变。普通型病程迁延，病情相对稳定，多表现为轻度至中度的水肿、高血压和肾功能损害。尿蛋白（+~+++），离心尿红细胞>10/HP和管型尿等。肾病型主要表现为肾病综合征，24小时尿蛋白

定量>3.5g，血清白蛋白低于30g/L，水肿一般较重，伴有或不伴高脂血症。病理分型以微小病变、膜性、膜增殖、局灶性肾小球硬化等为多见。E全身浮肿少见，尿蛋白（+~++）。故本题选C。

82. 患者，女，26岁，已婚。突发尿痛、尿频、尿急，腹痛半天。检查：肾区无叩痛，尿中白细胞（++），菌培养为大肠杆菌。其诊断是

　　A. 急性肾盂肾炎
　　B. 肾结核
　　C. 急性膀胱炎
　　D. 肾结石
　　E. 慢性肾炎

答案：C

考点：尿路感染的诊断（2004）

解析：急性膀胱炎发病急骤，常在过于劳累、受凉、长时间憋尿、性生活后发病，病程一般持续1~2周自行消退或治疗后消退。其特点是发病"急"、炎症反应"重"、病变部位"浅"。常见的症状有尿频、尿急、尿痛、脓尿和终末血尿，甚至全程肉眼血尿。患者肾区无叩击痛，排除A、B、E；尿中白细胞（++），菌培养为大肠杆菌，排除B、E；急性起病，排除B、D、E。故本题选C。

83. 患者，女，30岁。尿频、尿痛2天。检查：体温38℃，右肾区叩击痛，尿蛋白（±），尿中红细胞2~4/HP，白细胞20~30/HP。应首先考虑的是

　　A. 急性膀胱炎
　　B. 急性肾炎
　　C. 急性肾盂肾炎
　　D. 尿道综合征
　　E. 右肾结石

答案：C

考点：尿路感染的诊断（2002，2004）

解析：A无肾区叩痛。B临床上表现为急性起病，以血尿、蛋白尿、水肿、高血压和肾小球滤过率下降为特点的肾小球疾病。D反复发作尿频、尿急、尿痛、排尿困难等症状，而尿常规化验正常，中段尿培养无细菌生长，其发病快、消失也快，呈周期性发作，发作周期不定。E为突然发作的阵发性刀割样疼痛，疼痛剧烈难忍，有时有大汗、恶心呕吐。可有肉眼血尿，结石并发感染时，尿中出现脓细胞，尿频、尿痛症状。故本题选C。

84. 患者，女，32岁。近两年来间断发生尿路刺激症状，不发热，尿液检查可见白细胞与颗粒管型。应首先考虑的是

　　A. 急性肾炎
　　B. 慢性肾炎
　　C. 急性肾盂肾炎
　　D. 慢性肾盂肾炎
　　E. 急性膀胱炎

答案：D

考点：尿路感染的诊断（2001，2003）

解析：肾盂肾炎常见于女性，致病菌可经短而直的尿道口逆行性感染，临床表现为尿路刺激征，尿检见炎症细胞与颗粒管型。患者病程2年，间断发作。故本题选D。

85. 患者因反复出现皮肤出血，感染，贫血而就诊，检查后被确诊为慢性再障，最不可能出现的检查结果是

　　A. 出血时间延长
　　B. 凝血时间延长
　　C. 网织红细胞百分比正常
　　D. 毛细血管脆性试验阳性
　　E. 红细胞形态大小均正常

答案：C

考点：再生障碍性贫血的实验室检查（2003）

解析：慢性再障的实验室检查：①白细胞多数在（2~3）×10^9/L，中性粒细胞多在10×10^9/L左右，分类计数淋巴细胞的比例增高。②血红蛋白及红细胞为正色素正细胞性贫血。血红蛋白多在50g/L左右。③网织红细胞<1%。④血小板多数在30×10^9/L左右。⑤凝血功能障碍：出血时间延长、凝血时间延长、毛细血管脆性试验阳性。故本题选C。

86. 患者因腹胀，全身疼痛就诊。检查：脾肋缘下6cm，血液白细胞计数160×10^9/L，可见各阶段幼稚粒细胞少许。应首先考虑的是

　　A. 脾功能亢进
　　B. 门脉性肝硬化
　　C. 急性粒细胞白血病
　　D. 慢性粒细胞白血病
　　E. 急性淋巴细胞白血病

答案：D

考点：急性白血病的诊断（2001）

解析：全身疼痛、查体脾肋缘下6cm，血液白细胞计数显著增加，见各阶段幼稚粒细胞而非

幼稚淋巴细胞，排除 E。脾大多见于脾功能亢进、急淋及慢粒。A 可见三系均减少；B 门脉性肝硬化可有脾功能亢进的表现；C 血中亦可见幼稚粒细胞，但不是各阶段均能见到，且脾大少见。故本题选 D。

87. 患者巨大脾脏，白细胞计数显著增高，可达 $500 \times 10^9/L$，并见少许各种幼稚粒细胞，血小板计数极度增多。治疗应首选

　　A. VP 方案
　　B. HOAP 方案
　　C. 雄性激素
　　D. 马利兰
　　E. 强的松
　　答案：D
　　考点：急性白血病的治疗（2000）
　　解析：从病例描述可知该患者为慢性粒细胞性白血病，治疗可采用 HOAP 方案及马利兰，但本例中患者血小板计数极度增多，马利兰尤其可用于血小板极度增多的病例。故本题选 D。

88. 患者，女，34 岁。皮肤反复出血半年。检查：血红蛋白 90g/L，血白细胞 $5.0 \times 10^9/L$，血小板 $46 \times 10^9/L$，骨髓增生活跃，颗粒型巨核细胞增多。应首先考虑的是

　　A. 再生障碍性贫血
　　B. 急性白血病
　　C. 特发性血小板减少性紫癜
　　D. 脾功能亢进
　　E. 过敏性紫癜
　　答案：C
　　考点：特发性血小板减少性紫癜的诊断（2000）
　　解析：皮肤反复出血，外周血小板减少，骨髓增生活跃，颗粒型巨核细胞增多，可推断巨核细胞产板不良，故首选诊断为特发性血小板减少性紫癜。检查结果未见红细胞及白细胞的减少，骨髓未见增生低下，排除 A；脾亢及过敏性紫癜不出现如该患者的骨髓变化，排除 D、E；病人病程半年，除巨细胞外其他均正常，骨髓增生活跃而不是极度活跃，排除 B。故本题选 C。

89. 患者，女，20 岁。双下肢皮肤反复出现紫斑 1 年。检查：肝、脾不大，轻度贫血，血小板 $60 \times 10^9/L$，骨髓颗粒型巨核细胞比例增多。其诊断是

　　A. 急性白血病

　　B. 再生障碍性贫血
　　C. 脾功能亢进
　　D. 过敏性紫癜
　　E. 特发性血小板减少性紫癜
　　答案：E
　　考点：特发性血小板减少性紫癜的诊断（2002，2004）
　　解析：急性白血病骨髓象有核细胞显著增多，巨核细胞减少，排除 A；再生障碍性贫血骨髓象巨核细胞很难找到或缺如，排除 B；脾功能亢进时，脾大是特征性的临床表现之一，排除 C；过敏性紫癜血小板计数正常，排除 D。该患者临床表现及骨髓象都与特发性血小板减少性紫癜相符。故本题选 E。

90. 患者，男，45 岁。肥胖体形，无症状，健康查体时发现尿糖阳性。空腹血糖稍高，葡萄糖耐量减低。其诊断是

　　A. 2 型糖尿病
　　B. 1 型糖尿病
　　C. 糖尿病酮症酸中毒
　　D. 肾炎
　　E. 肾病
　　答案：A
　　考点：糖尿病的诊断（2004）
　　解析：1 型糖尿病多发生于青少年，其胰岛素分泌缺乏，必须依赖胰岛素治疗维持生命。2 型糖尿病多见于 30 岁以上中、老年人，其胰岛素的分泌量并不低甚至还偏高，病因主要是机体对胰岛素不敏感（即胰岛素抵抗）。C 是糖尿病的一种急性并发症，是血糖急剧升高引起的胰岛素严重不足激发的酸中毒；D、E 尿中有蛋白。故本题选 A。

91. 患者，男，14 岁。患 1 型糖尿病 2 年，近日在家中用胰岛素治疗，突然发生昏迷。其昏迷原因最可能是

　　A. 糖尿病高渗性昏迷
　　B. 乳酸性酸中毒
　　C. 呼吸性酸中毒
　　D. 尿毒症酸中毒
　　E. 低血糖昏迷
　　答案：E
　　考点：糖尿病的并发症（2001）
　　解析：1 型糖尿病应用胰岛素治疗的常见并发症为胰岛素应用过量导致低血糖，进而昏迷。A、B 亦为糖尿病常见并发症，但与本题背景不

· 254 ·

符；C、D 与本题关系不大。故本题选 E。

92. 患儿，男，12 岁。2 年前诊断为 1 型糖尿病。今日在家中用胰岛素治疗后，突然发生昏迷。应首选的抢救措施是

A. 小剂量胰岛素静滴
B. 静脉补充氯化钾
C. 快速补充生理盐水
D. 静脉补充高渗葡萄糖
E. 静脉补充碳酸氢钠

答案：D

考点：糖尿病的治疗（2000）

解析：1 型糖尿病应用胰岛素治疗的常见并发症为胰岛素应用过量导致低血糖，进而昏迷。其治疗应首先提高血糖浓度。A 会加重病情；B 补充钾后，血糖会随钾离子进入组织细胞而加重低血糖；C、E 与本题关系不大。故本题选 D。

93. 患者，女，21 岁，四肢关节痛 6 个月，近 2 个月出现面颊部对称性红斑，口腔溃疡反复发作，检查白细胞 2.7×109/L，血沉 67mm/h，ANA（+）。该患者最可能的诊断是

A. 类风湿关节炎
B. 系统性红斑狼疮
C. 干燥综合征
D. 白塞病
E. 风湿性关节炎

答案：B

考点：系统性红斑狼疮的诊断（2015）

解析：系统性红斑狼疮的症状一般为面颊部蝴蝶形红斑或盘状红斑，口腔黏膜点状出血、糜烂或溃疡，关节肿胀、酸痛等。一般检查血常规可见白细胞减少，狼疮活动时红细胞沉降率增快等。ANA 对本病诊断的特异度 65%，敏感度 95%。约 99%（86%~100%）的 SLE 病人ANA 阳性。单独 ANA 阳性不能确诊本病，但ANA 阳性且伴有特征性狼疮症状则支持系统性红斑狼疮的诊断。故本题选 B。

94. 患者，男，26 岁。近年来有多次强直、阵挛、昏睡发作，一般数分钟内意识恢复，发作前胸腹有气上冲感。属于癫痫的哪种发作类型

A. 大发作
B. 失神小发作
C. 精神运动性发作
D. 局限性发作
E. 癫痫持续状态

答案：A

考点：癫痫的诊断（2001）

解析：大发作又称全身性发作，半数有先兆，如上腹部不适。发作时有些病人先发出尖锐叫声，后意识丧失而跌倒，又全身肌肉强直、呼吸停顿，数秒钟后，出现阵挛性抽搐，抽搐后全身松弛或进入昏睡（昏睡期），此后意识逐渐恢复。B 无全身痉挛现象；C 以有不规则及不协调动作如吮吸、咀嚼、寻找为主；D 的特点为一侧口角、手指或足趾的发作性抽动或感觉异常；E 发作时间大于 30 分钟。故本题选 A。

95. 患者，男，68 岁。高血压病史 20 年，近日突然意识丧失，深度昏迷，出现三偏征，伴有高热与呕血。应首先考虑的是

A. 内囊－底节出血（外侧型）
B. 内囊－底节出血（内侧型）
C. 桥脑出血
D. 小脑出血
E. 蛛网膜下腔出血

答案：B

考点：脑出血的诊断（2000）

解析：三偏征（偏瘫、偏盲、偏身感觉障碍）最常见于高血压病引起的内囊－基底节出血。C 表现为交叉性麻痹和感觉障碍、眼球运动障碍；D 为眩晕、眼球震颤、共济失调；E 可有脑膜刺激征。内囊外侧型出血多由豆纹动脉外侧支破裂引起。血肿向内压迫内囊导致典型的对侧偏瘫和偏身感觉障碍，如为优势半球可有失语，如扩展至额、颞叶或破入脑室可致颅高压、昏迷。内囊内侧型出血典型症状以偏身感觉障碍起病，向外压迫内囊可致偏瘫，向内破入脑室或蔓延至中脑，引起垂直注视麻痹、瞳孔改变、昏迷，预后比壳核出血差。故本题选 B。

96. 患者，男，30 岁。十二指肠溃疡史 5 年。今日突然呕血伴休克。应首先采取的抢救措施是

A. 补充血容量
B. 口服去甲肾上腺素
C. 静脉滴注止血敏
D. 静滴甲氰咪胍
E. 冰水洗胃

答案：A

考点：休克的治疗（2004）

解析：休克的本质为有效循环血容量的不足，故首选补充血容量。待病情稳定后，再针对病因进行其他治疗。故本题选 A。

97. 患者，女，30 岁。半小时前家人发现其神志

不清。既往无特殊病史。检查发现呕吐物有大蒜味，双侧瞳孔明显缩小。应首先考虑的是
A. 有机磷农药中毒
B. 阿托品中毒
C. 糖尿病酮症酸中毒
D. 尿毒症
E. 肝昏迷

答案：A

考点：急性有机磷杀虫药中毒（2004）

解析：A 有大蒜味，且瞳孔缩小。B 瞳孔扩大；C 呼气时有烂苹果味；D 由于代谢物蓄积，水、电解质和酸碱平衡紊乱，以致内分泌功能失调而引起机体出现的一系列自体中毒症状；E 有肝臭味。故本题选 A。

【B1 型题】

(98~99 题共用备选答案)
A. 呼吸困难
B. 咳嗽
C. 咯血
D. 下垂性凹陷性水肿
E. 紫绀

98. 左心衰竭时最早出现和最重要的症状是
答案：A

99. 右心衰竭时典型的体征
答案：D

考点：慢性心力衰竭的临床表现（2002，2004）

解析：左心衰竭指左心室代偿功能不全而发生的心力衰竭，以肺循环淤血及心排血量降低表现为主，呼吸困难是其最早和最重要的症状。右心衰竭主要见于肺源性心脏病及某些先天性心脏病，以体循环淤血为主要表现，身体最低垂部位的对称性可压陷性水肿是其典型体征。故 98 题选 A，99 题选 D。

(100~101 题共用备选答案)
A. 苯妥英钠
B. 洋地黄
C. 腺苷
D. 维拉帕米
E. 利多卡因

100. 室上性心动过速的首选药物是
答案：C

101. 室性心动过速的首选药物是

答案：E

考点：阵发性心动过速（2013）

解析：腺苷快速注射作用于腺苷受体，产生较强的拟迷走神经效应，以致房室结传导功能，快速有效终止室上性心动过速发作。室性心动过速治疗需中止其发作，如无血流动力学异常可首选利多卡因静脉注射，不良反应小，无效时选择胺碘酮；如血流动力学不稳定，则首选同步直流电复律。故 100 题选 C，101 题选 E。

(102~103 题共用备选答案)
A. S-T 段下移
B. S-T 段明显上抬，呈弓背向上的单向曲线
C. T 波低平
D. T 波倒置
E. 异常深而宽的 Q 波

102. 急性心肌梗死心肌损伤的心电图改变是
答案：B

103. 急性心肌梗死心肌坏死的心电图改变是
答案：E

考点：心肌梗死的其他检查（2005）

解析：A 见于心肌缺血；B 见于急性心肌梗死心肌损伤；C、D 临床意义广泛，特异性不强；E 见于急性心肌梗死心肌坏死。故 102 题选 B，103 题选 E。

(104~105 题共用备选答案)
A. 红细胞
B. 白细胞
C. 血小板
D. 小圆上皮细胞
E. 扁平上皮细胞

104. 慢性肾炎尿中最多见的细胞是
答案：A

105. 急性肾盂肾炎尿中最多见的细胞是
答案：B

考点：慢性肾小球肾炎和尿路感染的实验室检查（2000）

解析：尿沉渣红细胞可见于肾小球疾患。急性肾盂肾炎属于尿路感染，尿沉渣镜检可见白细胞明显增多，白细胞管型有助于诊断。尿中见上皮细胞及管型多提示急性肾小球坏死。故 104 题选 A，105 题选 B。

(106～107题共用备选答案)
A. 轻度水肿
B. 大量蛋白尿
C. 中度以上高血压
D. 肾衰竭
E. 贫血

106. 慢性肾小球肾炎高血压型的主要特点是
答案：C

107. 慢性肾小球肾炎肾病型的主要特点是
答案：B

考点：肾小球肾炎的临床表现（2001）

解析：高血压型：以持续性中等度血压增高为主要表现，特别是舒张压持续增高，常伴有眼底视网膜动脉细窄、迂曲和动、静脉交叉压迫现象，少数可有絮状渗出物及/或出血。病理以局灶节段肾小球硬化和弥漫性增殖为多见或晚期不能定型或多有肾小球硬化表现。肾病型：尿蛋白（＋～＋＋＋），离心尿红细胞＞10/HP 和管型尿等。常见的病理类型为系膜增生性肾小球肾炎、膜性肾病、节段性肾小球硬化等。故 106 题选 C，107 题选 B。

(108～109题共用备选答案)
A. 急性粒细胞白血病
B. 急性淋巴细胞白血病
C. 慢性粒细胞白血病
D. 慢性淋巴细胞白血病
E. 慢性再生障碍性贫血

108. VP 方案常用于治疗
答案：B

109. HOAP 方案常用于治疗
答案：A

考点：急性白血病的治疗（2000）

解析：VP 方案即长春新碱＋泼尼松，主要用于急性淋巴细胞性白血病的诱导化疗。HOAP 方案包括三尖杉酯碱、阿霉素及泼尼松，主要用于急性粒细胞白血病的化疗。慢性粒细胞白血病常用治疗药物是马利兰、靛玉红等；慢性淋巴细胞白血病常用瘤可宁治疗；慢性再障常用雄激素等治疗。故 108 题选 B，109 题选 A。

(110～111题共用备选答案)
A. 全血细胞减少
B. 嗜碱粒细胞增多
C. 骨髓中原始细胞明显增多

D. 酸化溶血试验阳性
E. 网织红细胞增多

110. 慢性粒细胞白血病的特点是
答案：B

111. 急性白血病的特点是
答案：C

考点：急性白血病的实验室检查（2005）

解析：慢性粒细胞白血病白细胞数增高，主要为中性中、晚幼及杆状核粒细胞，原始细胞（Ⅰ型＋Ⅱ型）≤5%～10%，嗜酸、嗜碱粒细胞增多，可有少量有核细胞。原始细胞占全部骨髓有核细胞≥30% 为急性白血病的诊断标准。故 110 题选 B，111 题选 C。

(112～113题共用备选答案)
A. 进行性贫血
B. 皮肤、鼻腔等处发生坏死性溃疡
C. 皮肤、黏膜出血
D. 频繁性呕吐
E. 胸骨压痛

112. 血小板减少性紫癜可出现的临床表现是
答案：C

113. 粒细胞缺乏症可出现的临床表现是
答案：B

考点：特发性血小板减少性紫癜和粒细胞缺乏症的临床表现（2002）

解析：A 见于慢性失血或溶血、白血病；B 体检时注意口腔、咽峡、阴道、直肠或肛门等有无坏死性溃疡及脓肿，有无肝脾肿大及淋巴结肿大，尤其颌下和颈淋巴结；C 出血部位广泛，皮肤黏膜出血广泛且严重，脾脏肿大，血小板小于 100×10^9/L；D 见于胃肠道疾病或颅内高压；E 多见于白血病。故 112 题选 C，113 题选 B。

(114～115题共用备选答案)
A. 胰岛素
B. 优降糖
C. 甲磺丁脲
D. 氯磺丙脲
E. 苯乙双胍

114. 可引起乳酸血症、酮尿的药物是
答案：E

115. 可引起过敏性休克的药物是
答案：A

考点：糖尿病的治疗（2005）

内科学

· 257 ·

解析：A过量可使血糖过低：注射部位可有皮肤发红、皮下结节和皮下脂肪萎缩等局部反应；少数可发生荨麻疹等，偶有过敏性休克；极少数病人可产生胰岛素耐受性。B的不良反应：①低血糖，轻则立即服糖水或进食可缓解，重则需静脉滴注葡萄糖；②偶可引起胆汁淤积性黄疸。C、D由于治疗达标剂量大及毒副作用影响，已基本不用。E促进肌肉细胞对葡萄糖的摄取和糖酵解，减少肝脏产生葡萄糖而起抗高血糖作用。故应用本品时，因组织中葡萄糖无氧酵解增加而产生大量乳酸，可引起严重的乳酸性酸中毒和酮尿。故114题选E，115题选A。

(116~117题共用备选答案)

A. 高热
B. 抽搐
C. "三偏征"
D. 脑膜刺激征明显
E. 脑脊液大多正常

116. 蛛网膜下腔出血的体征是
答案：D

117. 内囊区出血的表现是
答案：C
考点：脑出血的临床表现（2005）
解析：蛛网膜下腔出血以青壮年多见。多在情绪激动中或用力情况下急性发生，部分患者可有反复发作头痛史。突发剧烈头痛、呕吐、颜面苍白、全身冷汗，多数患者无意识障碍，但可有烦躁不安。脑膜刺激征多见且明显。其他临床症状：如低热、腰背腿痛等。由于内囊后支的感觉传导纤维受累，可出现病灶对侧偏身感觉减退或消失。如视放射也受累，则出现病灶对侧偏盲，即构成内囊损害的三偏（偏瘫、偏身感觉障碍及偏盲）征。故116题选D，117题选C。

(118~119题共用备选答案)

A. 瞳孔扩大
B. 瞳孔缩小
C. 瞳孔呈白色
D. 两瞳孔大小不等
E. 瞳孔形状不规则

118. 有机磷农药中毒的瞳孔变化是
答案：B

119. 阿托品中毒的瞳孔变化是
答案：A
考点：急性有机磷杀虫药中毒、阿托品中毒（2005）
解析：病理情况下，瞳孔缩小，见于虹膜炎症、中毒（有机磷类农药）、药物反应（毛果芸香碱、吗啡、氯丙嗪）等。瞳孔扩大见于外伤、颈交感神经刺激、青光眼绝对期、视神经萎缩、药物影响（阿托品、可卡因）等。双侧瞳孔大小不等：常提示有颅内病变，如脑外伤、脑肿瘤、中枢神经梅毒、脑疝等。故118题选B，119题选A。

传染病学

【A1 型题】

1. 下列有关感染的叙述，错误的是
   A. 感染是病原体对人体的一种寄生过程
   B. 感染过程要有病原体、人体和外环境
   C. 病原体的致病力包括毒力、侵袭力、病原体数量和变异性
   D. 机体的免疫应答对感染过程的表现起重要作用
   E. 病原体侵入人体，只要发病就是感染过程的开始

   答案：E

   考点：感染过程的表现（2016）

   解析：病原体通过各种途径进入人体后就开始了感染的过程。故本题选 E。

2. 隐性感染病例增加的临床主要意义是
   A. 典型病例增加
   B. 轻症病例增加
   C. 潜在感染病例增加
   D. 病原携带病例增加
   E. 免疫人群增加

   答案：E

   考点：感染过程的表现（2016）

   解析：隐性感染病例增加临床主要意义是在传染病流行期间，对防止流行的扩散有积极意义，因为隐性感染者增多，人群对某一种传染病的易感性就降低，该种传染病的发病率下降。故本题选 E。

3. 病原体侵入人体后，仅诱导机体产生特异性免疫应答，而不引起或只引起轻微的组织损伤，因而在临床上不显示任何症状、体征甚至生化改变，只能通过免疫检查才能发现。此种表现属于
   A. 病原携带状态
   B. 潜伏性感染
   C. 隐性感染
   D. 显性感染
   E. 机会性感染

   答案：C

   考点：感染过程的表现（2015）

   解析：隐性感染又称亚临床感染，是指病原体侵入人体后，仅诱导机体产生特异性免疫应答，而不引起或只引起轻微的组织损伤，因而在临床上不显示任何症状、体征甚至生化改变，只能通过免疫检查才能发现。故本题选 C。

4. 病原携带者的特点是
   A. 病原体侵入机体后发生了免疫反应但未引起明显的组织损伤
   B. 病原体引起了明显的免疫反应和组织损伤
   C. 病原体寄生在机体组织内，不引起组织损伤，但在机体免疫功能下降时可引起损伤，出现症状和体征
   D. 机体无明显症状但病原体可长期存在并可排出体外
   E. 病原体被特异性免疫反应清除

   答案：D

   考点：感染过程的表现（2015）

   解析：病原携带状态是指病原体侵入人体后，可以停留在入侵部位或侵入较远的脏器继续生长、繁殖，而人体不出现任何的疾病状态，但能携带并排出病原体，成为传染病流行的传染源。故本题选 D。

5. 下列各项，不属传染病基本特征的是
   A. 有病原体
   B. 有感染后免疫性
   C. 有流行病学特征
   D. 有发热
   E. 有传染性

   答案：D

   考点：传染病的基本特征（2006，2013，2015）

解析：传染病与其他疾病相区别的基本特征有四个：有病原体、有传染性、有流行病学特征和有感染后免疫。发热可以由感染性原因也可以由非感染性原因引起，并不是传染病的基本特征。故本题选 D。

6. 甲类传染病是指
   A. SARS、狂犬病
   B. 黑热病、炭疽
   C. 高致病性禽流感、天花
   D. 鼠疫、霍乱
   E. 伤寒、流行性出血热
   答案：D
   考点：传染病的预防（2008，2009）
   解析：甲类传染病：鼠疫、霍乱；乙类传染病：传染性非典型肺炎、艾滋病、病毒性肝炎、脊髓灰质炎、狂犬病等；丙类传染病：流行性感冒、流行性腮腺炎、风疹、麻风病、伤寒和副伤寒等。SARS、狂犬病、炭疽、流行性出血热和高致病性禽流感均属于乙类传染病。故本题选 D。

7. 下列各型肝炎病毒，属脱氧核糖核酸（DNA）病毒的是
   A. 甲型
   B. 乙型
   C. 丙型
   D. 丁型
   E. 戊型
   答案：B
   考点：病毒性肝炎的病原学（2013，2016）
   解析：乙型肝炎病毒其核心内含环状双股 DNA。A、C、D、E 均为 RNA 病毒。故本题选 B。

8. 可经母婴途径传播的疾病是
   A. 细菌性痢疾
   B. 流行性脑脊髓膜炎
   C. 霍乱
   D. 乙型肝炎
   E. 伤寒
   答案：D
   考点：病毒性肝炎的流行病学（2016）
   解析：乙型肝炎的传播途径包括：①输血及血制品以及使用污染的注射器或针刺器具等传播；②母婴传播；③性接触传播；④其他，如日常生活密切接触传播。A、C、E 经消化道传播，B 经呼吸道传播。故本题选 D。

9. 丁型肝炎的潜伏期是
   A. 2～6 周
   B. 4～24 周
   C. 2～26 周
   D. 4～20 周
   E. 2～9 周
   答案：D
   考点：病毒性肝炎的临床表现（2013）
   解析：不同类型病毒引起的肝炎潜伏期不同，甲肝 2～6 周；乙肝 1～6 个月；丙肝 2 周～6 个月；丁肝 4～20 周；戊肝 2～9 周。故本题选 D。

10. 戊型肝炎的潜伏期是
    A. 30 天左右
    B. 60～90 天
    C. 2～9 周
    D. 1～2 周
    E. 1～3 天
    答案：C
    考点：病毒性肝炎的临床表现（2016）
    解析：不同类型病毒引起的肝炎潜伏期不同，甲肝 2～6 周；乙肝 1～6 个月；丙肝 2 周～6 个月；丁肝 4～20 周；戊肝 2～9 周。故本题选 C。

11. 黄疸伴胆囊增大不会见于
    A. 胰头癌
    B. 胆总管结石
    C. 急性肝炎
    D. 壶腹癌
    E. 胆囊结石
    答案：C
    考点：病毒性肝炎的临床表现（2011）
    解析：急性肝炎大多有轻中度肝肿大，质地软，常有触痛或叩击痛，脾可轻度肿大，部分有黄疸。没有胆囊增大。故本题选 C。

12. 下列不属急性重型肝炎典型表现的是
    A. 黄疸迅速加深
    B. 出血倾向明显
    C. 肝肿大
    D. 出现烦躁、谵妄等神经系统症状
    E. 急性肾功能不全
    答案：C
    考点：病毒性肝炎的临床表现（2006）
    解析：急性重型肝炎病情发展迅速，2 周内出现极度乏力，严重消化道症状，出现神经、精

神症状，表现为嗜睡、烦躁和谵妄等，排除 D；黄疸急剧加深，胆酶分离，排除 A；有出血倾向，排除 B；出现急性肾衰竭，排除 E；肝浊音界进行性缩小。故本题选 C。

13. 亚急性重型肝炎血清胆红素的升高特点是
    A. 大于正常值上限的 6 倍
    B. 大于正常值上限的 7 倍
    C. 大于正常值上限的 8 倍
    D. 大于正常值上限的 9 倍
    E. 大于正常值上限的 10 倍
    答案：E
    考点：病毒性肝炎的临床表现（2013）
    解析：亚急性重型肝炎时凝血酶原时间明显延长，PTA≤40%，黄疸迅速加深，每日上升≥17.1μmol/L 或血清胆红素大于正常值上限的 10 倍。故本题选 E。

14. 下列关于慢性重型肝炎临床表现的叙述，错误的是
    A. 腹水
    B. 脾脏肿大
    C. 蜘蛛痣
    D. 颅内出血
    E. 肝掌
    答案：D
    考点：病毒性肝炎的临床表现（2016）
    解析：慢性重型肝炎有明显或持续的肝炎症状，伴肝病面容、肝掌、蜘蛛痣、脾大、ALT 和（或）AST 反复或持续升高，白蛋白降低、丙种球蛋白明显升高。故本题选 D。

15. 下列各项，不符合淤胆型肝炎临床表现的是
    A. 黄疸深
    B. 自觉症状重
    C. 皮肤瘙痒
    D. 大便颜色变浅
    E. 血清胆固醇升高
    答案：B
    考点：病毒性肝炎的临床表现（2006）
    解析：淤胆型肝炎主要表现为较长时期的肝内梗阻性黄疸，临床自觉症状轻微，常表现有皮肤瘙痒、粪便颜色变浅，肝功能检查血清胆红素明显升高，以直接胆红素为主。A、C、D、E 等均符合淤胆型肝炎的临床表现。故本题选 B。

16. 抗-HBs 阳性的临床意义是
    A. HBV 已被清除，处于恢复期
    B. 见于 HBV 携带者或乙肝患者
    C. HBV 大部分已被清除或抑制
    D. 患有乙型肝炎且 HBV 正在复制
    E. 提示有强传染性
    答案：A
    考点：病毒性肝炎的实验室检查及其他检查（2013，2014）
    解析：抗 HBs 是一种保护性抗体，抗 HBs 阳性表示对 HBV 有免疫力，见于乙型肝炎恢复期、既往感染及乙肝疫苗接种后。故本题选 A。

17. 提示病毒复制，传染性强，持续阳性，表明肝细胞损害较重，且可转为慢性乙型肝炎的指标是
    A. HBsAg
    B. HBeAg
    C. HBcAg
    D. 抗-HBs
    E. 抗 HBc
    答案：B
    考点：病毒性肝炎的实验室检查及其他检查（2013）
    解析：HBsAg 表示体内是否存在乙肝病毒，无症状携带者和慢性患者体内可持续存在多年，甚至终身；抗-HBs 阳性表示对 HBV 有免疫力，见于乙肝恢复期、既往感染及乙肝疫苗接种后；HBeAg 表示患者处于高感染低应答期，说明病毒是否复制及具有传染性；HBcAg 较少用于临床常规检测；抗 HBc 提示急性期或慢性肝炎急性发作。故本题选 B。

18. 下列各项，既是重型肝炎的诊断依据，也是判断其预后的敏感指标的是
    A. 血氨
    B. 胆碱酯酶
    C. 丙氨酸转氨酶
    D. 天冬氨酸转氨酶
    E. 凝血酶原活动度
    答案：E
    考点：病毒性肝炎的实验室检查及其他检查（2016）
    解析：凝血酶原活动度下降与肝损害严重程度密切相关。凝血酶原活动度≤40% 是诊断重型肝炎或肝衰竭的重要依据，凝血酶原活动度数值越小出血倾向越严重，可据其判断预后。故本题选 E。

19. 丙氨酸氨基转移酶（ALT）增高最明显的疾病是

A. 急性心肌梗死
B. 肝硬化
C. 急性病毒性肝炎
D. 肝癌
E. 急性重症肝炎

答案：C

考点：病毒性肝炎的实验室检查及其他检查（2014）

解析：ALT是目前临床上反映肝细胞功能的最常用指标，急性肝炎时ALT明显升高，重型肝炎患者可出现ALT快速下降。故本题选C。

20. 黄疸深，恶心呕吐重，肝脏小，伴昏迷、抽搐，有明显"胆酶分离"现象，应考虑的疾病是
A. 急性病毒性肝炎
B. 肝硬化
C. 胰头癌
D. 急性重型肝炎
E. 肝癌

答案：D

考点：病毒性肝炎的诊断（2014）

解析：重型肝炎患者可出现ALT快速下降，胆红素不断升高的"胆酶分离"现象，提示肝细胞大量坏死。故本题选D。

21. 下列慢性乙型肝炎治疗措施，最主要的是
A. 一般治疗
B. 对症治疗
C. 抗病毒治疗
D. 保肝治疗
E. 抗肝纤维化治疗

答案：C

考点：病毒性肝炎的治疗（2014）

解析：慢性肝炎治疗包括一般治疗和药物治疗，其中药物治疗包括保肝治疗、抗肝纤维化治疗、抗病毒治疗等。抗病毒治疗是慢性乙型肝炎和丙型肝炎的关键治疗，只要有适应证，且条件允许，就应进行规范的抗病毒治疗。故本题选C。

22. 治疗慢性丙型肝炎的最佳方案是
A. 聚乙二醇干扰素合拉米夫定
B. 聚乙二醇干扰素合利巴韦林
C. 聚乙二醇干扰素合恩替卡韦
D. 普通干扰素合利巴韦林
E. 普通干扰素合拉米夫定

答案：B

考点：病毒性肝炎的治疗（2016）

解析：聚乙二醇干扰素与利巴韦林联合应用是目前治疗慢性丙型肝炎的最佳方案，其次是普通干扰素与利巴韦林联合应用，它们均优于单用IFN。故本题选B。

23. 流行性感冒病毒分型的依据是
A. 核蛋白
B. 血凝素
C. 神经氨酸酶
D. RNA多聚酶
E. 核酸

答案：A

考点：流行性感冒的病原学（2014）

解析：人类流感病毒根据其核蛋白和M_1抗原性的不同，分为甲、乙、丙三型。故本题选A。

24. 引起人感染高致病性禽流感的主要病毒亚型是
A. H5N1
B. H5N2
C. H9N2
D. H7N7
E. H1N1

答案：A

考点：人感染高致病性禽流感的病原学（2014，2016）

解析：禽流感病毒的H2和H7亚型毒株能引起严重的禽类疾病，称为高致病性禽流感，目前感染人类的禽流感病毒亚型主要有H5N1、H9N2、H7N7，其中感染H5N1亚型者病情最重，死亡率高。故本题选A。

25. 下列各项检查，属人感染高致病性禽流感确诊依据的是
A. 血常规
B. 肝功能
C. 病毒分离
D. 骨髓穿刺
E. 胸部X线检查

答案：C

考点：人感染高致病性禽流感的诊断（2016）

解析：患者呼吸道分泌物中分离出特定病毒，且双份血清抗禽流感病毒抗体滴度恢复期较发病初期有4倍或以上升高是本病确诊的重要依据。故本题选C。

26. 鉴别人感染高致病性禽流感与传染性非典型肺炎的主要依据是
   A. 流行病学史
   B. 高热、咳嗽等临床表现
   C. 血常规检查
   D. X线胸片
   E. 病原学检查
   答案：E
   考点：人感染高致病性禽流感的鉴别诊断（2016）
   解析：流行病学史、高热咳嗽、血常规、X线胸片无特异性，故不可作为高致病性禽流感与传染性非典型肺炎鉴别诊断依据；高致病性禽流感患者可检查出禽流感病毒，传染性非典型肺炎患者可检查出SARS病毒。故本题选E。

27. SARS 主要经
   A. 直接接触传播
   B. 虫媒传播
   C. 食物传播
   D. 飞沫传播
   E. 疫水传播
   答案：D
   考点：传染性非典型肺炎的流行病学（2013）
   解析：SARS传播途径为呼吸道传播、消化道传播、直接传播和其他方式传播，其中短距离的飞沫传播是本病主要传播途径。故本题选D。

28. 有关SARS的传播途径正确的是
   A. 患者的粪便一般没有传染性
   B. 间接接触不易传播
   C. 呼吸道症状显著的患者传染性低
   D. 隐性感染者也是重要的传染源
   E. 近距离呼吸道飞沫传播是最重要的传播途径
   答案：E
   考点：传染性非典型肺炎的流行病学（2014）
   解析：短距离的飞沫传播是本病的主要传播途径，通过直接接触患者消化道排泄物，或间接接触被污染物品，亦可导致感染，呼吸道症状显著的患者传染性高，隐性感染是否存在及其作为传染源的意义迄今尚无足够资料佐证。故本题选E。

29. 下列各项，不符合重症传染性非典型肺炎诊断标准的是

   A. 低氧血症，氧合指数低于300mmHg
   B. 呼吸困难，呼吸频率>30次/分
   C. X线胸片示多叶病变或病灶总面积范围超过双肺总面积1/3
   D. 出现休克或多脏器功能障碍综合征（MODS）
   E. 白细胞计数明显升高
   答案：E
   考点：传染性非典型肺炎的诊断（2016）
   解析：重症传染性非典型肺炎会出现呼吸困难，呼吸频率≥30次/分，进而出现低氧血症，氧合指数低于300mmHg，X线胸片示多叶病变或病灶总面积范围超过双肺总面积1/3，更严重者会出现休克或多脏器功能障碍综合征（MODS），多数患者血白细胞计数正常或降低，淋巴细胞计数绝对值常减少，部分病例血小板减少。故本题选E。

30. 一般认为不能传播AIDS的是
   A. 性传播
   B. 母婴传播
   C. 器官移植
   D. 输血
   E. 蚊虫叮咬
   答案：E
   考点：艾滋病的流行病学（2014）
   解析：艾滋病主要传播途径是性接触、血液接触和母婴传播，目前无证据表明可经食物、水、昆虫或生活接触传播。故本题选E。

31. HIV主要侵犯的靶细胞是
   A. CD3细胞
   B. CD4细胞
   C. CD8细胞
   D. CD27细胞
   E. CD38细胞
   答案：B
   考点：艾滋病的发病机制（2013）
   解析：HIV主要侵犯人体免疫系统，包括CD4细胞、巨噬细胞和树突状细胞，主要表现为CD4淋巴细胞数量不断减少，导致免疫功能缺陷。故本题选B。

32. 艾滋病病毒侵入人体至发展为艾滋病所经历的时期为
   A. 1个月
   B. 2个月
   C. 半年

D. 1年
E. 2年以上

答案：A

考点：艾滋病的临床表现（2016）

解析：窗口期是指无症状而血清病毒阳性而HIV抗体阴性，通常为2~6周。故本题选A。

33. 下列各项，艾滋病早期诊断的临床表现中不包含
A. 便血
B. 发热
C. 盗汗
D. 腹泻
E. 体重减轻

答案：A

考点：艾滋病的临床表现（2013）

解析：艾滋病临床表现以发热最为常见，可伴盗汗、腹泻和体重减轻，无便血。故本题选A。

34. 艾滋病可出现持续性全身淋巴结肿大的时期是
A. 急性HIV感染期
B. 无症状感染期
C. 艾滋病期
D. 恢复期
E. 任何病期

答案：C

考点：艾滋病的临床表现（2016）

解析：艾滋病期临床表现为持续1个月以上的发热、盗汗、腹泻、体重减轻10%以上，部分患者表现精神症状，还可出现持续性全身淋巴结肿大。故本题选C。

35. 诊断艾滋病最简单的检测是
A. 血清学试验检测HIV抗体
B. 细胞培养（病毒分离）
C. p24抗原检测
D. 病毒核酸检测
E. HIV抗原检测

答案：A

考点：艾滋病的诊断（2011）

解析：HIV抗体阳性为艾滋病诊断的最重要指标，该检测也是最基本的检测。故本题选A。

36. 流行性出血热伤害最严重的部位是
A. 肾
B. 心
C. 肝
D. 脑
E. 脾

答案：A

考点：流行性出血热的病理（2015）

解析：流行性出血热病理变化以小血管和肾脏病变最明显，其次为心、肝、脑等脏器。故本题选A。

37. 流行性出血热面色呈
A. 黏液性水肿病容
B. 满月面容
C. 二尖瓣面容
D. 无欲貌
E. 酒醉貌

答案：E

考点：流行性出血热临床表现（2013）

解析：流行性出血热主要表现为发热、全身中毒症状、毛细血管损伤和肾损害，毛细血管损害征主要表现为充血、出血和渗出水肿征，皮肤充血潮红主要见于颜面、颈、胸部等部位，重者呈醉酒貌。故本题选E。

38. 下列各项，属于流行性出血热低血压休克期治疗的是
A. 补充营养，定期复查肾功能、血压和垂体功能
B. 补充血容量、纠正酸中毒、改善微循环
C. 抗病毒、减轻外渗、改善中毒症状和预防DIC
D. 稳定内环境、促进利尿、导泻和透析治疗
E. 维持电解质稳定，防治继发感染

答案：B

考点：流行性出血热的治疗（2013，2014）

解析：流行性出血热低血压休克期治疗原则：积极补充血容量、注意纠正中毒和改善微循环。故本题选B。

39. 流行性出血热少尿期治疗原则，正确的是
A. 补充营养，定期复查肾功能、血压和垂体功能
B. 补充血容量、纠正酸中毒、改善微循环
C. 抗病毒、减轻外渗、改善中毒症状和预防DIC
D. 稳定内环境、促进利尿、导泻和透析治疗
E. 维持电解质稳定，防治继发感染

答案：D

考点：流行性出血热的治疗（2015）

解析：流行性出血热少尿期治疗原则为"稳、促、导、透"，即稳定内环境、促进利尿、导泻和透析治疗。故本题选 D。

40. 下列各项，不是狂犬病传染源的是
A. 病犬
B. 蝙蝠
C. 臭鼬
D. 浣熊
E. 患者

答案：E

考点：狂犬病的流行病学（2014）

解析：带狂犬病毒的动物是本病传染源，我国狂犬病主要传染源是病犬，蝙蝠、臭鼬、浣熊等野生动物也成为主要传染源，一般来说，狂犬病患者不是传染源。故本题选 E。

41. 狂犬病麻痹的典型表现是
A. 恐风
B. 恐水
C. 肢体瘫痪
D. 呼吸急促
E. 心率增快

答案：C

考点：狂犬病的临床表现（2016）

解析：狂犬病麻痹期的表现为肌肉痉挛减少或停止，进入全身弛缓性瘫痪，尤以肢体软瘫多见。故本题选 C。

42. 狂犬病的主要治疗措施是
A. 吸氧
B. 镇静
C. 抗病毒
D. 预防感染
E. 对症综合治疗

答案：E

考点：狂犬病的治疗（2015）

解析：狂犬病发病后以对症支持等综合治疗为主，包括隔离患者、对症治疗和抗病毒治疗。故本题选 E。

43. 乙型脑炎（简称乙脑）的主要传染源是
A. 猪
B. 乙脑病毒携带者
C. 乙脑患者
D. 蚊虫
E. 野鼠

答案：A

考点：流行性乙型脑炎的流行病学（2008）

解析：流行性乙型脑炎主要分布在亚洲远东和东南亚地区，经蚊传播，多见于夏秋季，临床上急起发病，有高热、意识障碍、惊厥、强直性痉挛和脑膜刺激征等，重型患者病后往往留有后遗症。猪是本病主要传染源，蚊虫叮咬是主要传播途径。野鼠是流行性出血热的传染源。故本题选 A。

44. 下列关于流行性乙型脑炎临床分型的叙述，正确的是
A. 轻型、普通型、重型、极重型
B. 轻型、普通型、危重型
C. 轻型、中型、重型
D. 不典型、典型、暴发型
E. 不典型、典型、重型

答案：A

考点：流行性乙型脑炎的临床表现（2016）

解析：流行性乙型脑炎临床分型：轻型、普通型、重型、极重型，流行期间以轻型和普通型患者多见。故本题选 A。

45. 流行性乙型脑炎的主要死因是
A. 高热抽搐
B. 意识障碍
C. 循环衰竭
D. 呼吸衰竭
E. 脑水肿

答案：D

考点：流行性乙型脑炎的临床表现（2015）

解析：流行性乙型脑炎极期的主要表现为高热、意识障碍、惊厥或抽搐、呼吸衰竭，其中高热、抽搐、呼吸衰竭是乙脑极期的严重表现，呼吸衰竭为引起死亡的主要原因。故本题选 D。

46. 不符合流行性乙型脑炎脑脊液表现的是
A. 糖正常或偏高
B. 蛋白轻度增高
C. 早期以中性粒细胞为主
D. 白细胞多在 $(50\sim500)\times10^9/L$
E. 糖蛋白下降

答案：E

考点：流行性乙型脑炎的实验室检查（2014）

解析：流行性乙型脑炎脑脊液外观无色透明或微浑浊，白细胞多在 $(50\sim500)\times10^9/L$，早期以中性粒细胞为主，蛋白轻度增高，糖正常或偏高，氯化物正常。故本题选 E。

47. 中毒性菌痢区别于流行性乙型脑炎最主要的是
   A. 高热、抽搐、昏迷
   B. 起病急
   C. 10岁以下儿童发病率高
   D. 粪便镜检可见大量脓、白细胞
   E. 多见于春、夏季
   答案：D
   考点：流行性乙型脑炎的鉴别诊断（2014）
   解析：乙脑与中毒性菌痢均多见于夏、秋季，且10岁以下儿童发病率较高。中毒性菌痢起病较乙脑更急，常于发病24h内出现高热、抽搐、昏迷等，一般无脑膜刺激征，脑脊液多正常，粪便镜检可见大量脓、白细胞，中毒性菌痢与流行性乙型脑炎最主要区别为粪便镜检可见大量脓、白细胞。故本题选D。

48. 流行性乙型脑炎患者出现瞳孔不等大、呼吸不规则，应首先采取的措施是
   A. 糖皮质激素静脉滴注
   B. 吸痰
   C. 20%甘露醇快速静脉滴注
   D. 吸氧
   E. 镇痉
   答案：D
   考点：流行性乙型脑炎的治疗（2016）
   解析：流行性乙型脑炎患者出现瞳孔不等大、呼吸不规则，见于乙脑实质病变，尤其是延脑呼吸中枢病变导致的呼吸衰竭，多见于重型患者，治疗时首先采取的措施是吸氧，通过吸氧纠正患者缺氧状态。故本题选D。

49. 流行性脑脊髓膜炎的病原菌是
   A. 革兰阴性杆菌
   B. 抗酸杆菌
   C. 革兰阴性球菌
   D. 革兰阳性球菌
   E. 革兰阴性弧菌
   答案：C
   考点：流行性脑脊髓膜炎的病原学（2001，2003）
   解析：流行性脑脊髓膜炎是由脑膜炎双球菌引起的化脓性脑膜炎。病原学为脑膜炎双球菌，属奈瑟菌属，革兰染色阴性。临床表现为发热、头痛、呕吐、皮肤黏膜瘀点、瘀斑及颈项强直等脑膜刺激征。故本题选C。

50. 流行性脑脊髓膜炎的主要传染源是
   A. 患者和带菌者
   B. 苍蝇
   C. 鼠类
   D. 污染水源
   E. 病毒
   答案：A
   考点：流行性脑脊髓膜炎的流行病学（2015）
   解析：流行性脑脊髓膜炎传染源是带菌者和流脑患者，因脑膜炎球菌在外界生活力极弱，故间接传播极少。故本题选A。

51. 流行性脑脊髓膜炎的主要致病因子是
   A. 肠毒素
   B. 内毒素
   C. 类毒素
   D. 细胞毒素
   E. 神经毒素
   答案：B
   考点：流行性脑脊髓膜炎的发病机制（2013，2014，2015）
   解析：流行性脑脊髓膜炎脑膜炎球菌释放的内毒素是本病致病的重要因素，内毒素可引起脑膜和脊髓膜化脓性炎症及颅内压升高。故本题选B。

52. 下列有关流行性脑脊髓膜炎临床分型的叙述，正确的是
   A. 不典型、典型、重型
   B. 普通型、暴发型、轻型、慢性型
   C. 轻型、中型、重型
   D. 不典型型、典型、暴发型
   E. 轻型、普通型、危重型
   答案：B
   考点：流行性脑脊髓膜炎的临床表现（2014）
   解析：流行性脑脊髓膜炎潜伏期一般为2～3天，最短1天，最长7天，按病情可分为以下各型：普通型、暴发型、轻型、慢性型。故本题选B。

53. 流行性脑脊髓膜炎常见的皮疹是
   A. 玫瑰色斑丘疹
   B. 单纯疱疹
   C. 瘀点、瘀斑
   D. 脓疱疹
   E. 坏疽
   答案：C
   考点：流行性脑脊髓膜炎的临床表现

(2013)

解析：流行性脑脊髓膜炎败血症期出现皮肤黏膜瘀点、瘀斑，初呈鲜红色，迅速增多，扩大。故本题选C。

54. 下列各项，不支持流行性脑脊髓膜炎诊断的脑脊液检查是

A. 外观混浊呈脓性
B. 蛋白质含量高
C. 细胞数 < 0.5 × 10⁶/L，以单个核细胞为主
D. 糖含量明显减少
E. 氯化物含量减少

答案：C

考点：流行性脑脊髓膜炎的实验室检查（2006）

解析：脑脊液检查是流脑明确诊断的重要依据。发病过程中，脑脊液压力升高，外观浑浊呈脓性，排除A；蛋白质含量增高，糖及氯化物含量均减少，排除B、D、E。白细胞计数常高达20×10⁹/L，以中性粒细胞为主。故本题选C。

55. 伤寒杆菌菌体裂解产生的毒素是

A. 内毒素
B. 外毒素
C. 神经毒素
D. 细胞毒素
E. 泊虚毒素

答案：A

考点：伤寒的病原学（2016）

解析：伤寒沙门菌不产生外毒素，其菌体裂解所释放的内毒素在发病机制中起重要作用。故本题选A。

56. 伤寒的主要病变部位在

A. 十二指肠
B. 小肠上段
C. 小肠下段
D. 乙状结肠
E. 直肠

答案：C

考点：伤寒的病理（2001，2003）

解析：伤寒的主要病理特征是全身网状内皮系统的增生反应，以回肠下段淋巴组织的病变最为显著。故本题选C。

57. 典型伤寒出现玫瑰疹的时间是

A. 第3～5天
B. 第7～10天
C. 第14～21天
D. 第22～28天
E. 第28天以后

答案：B

考点：伤寒的临床表现（2002，2003，2004）

解析：伤寒患者在高热期可有皮疹，典型的表现是于病程第6～13天，在胸、腹、背部及四肢皮肤分批出现淡红色斑丘疹（玫瑰疹），直径2～4mm，压之退色，2～4天内消退。故本题选B。

58. 伤寒第二次菌血症的时间发生在

A. 第1周
B. 第2～3周
C. 第3～4周
D. 第4～5周
E. 第5～6周

答案：B

考点：伤寒的临床表现（2014）

解析：伤寒沙门菌被单核-巨噬细胞系统吞噬、繁殖后再次进入血液循环，形成第二次菌血症。伤寒杆菌向肝、脾、胆、骨髓、肾和皮肤等器官组织播散，肠壁淋巴结出现髓样肿胀、增生、坏死，临床上处于初期和极期（相当于病程第1～3周）。故本题选B。

59. 伤寒患者，起病急，症状典型，于1周左右迅速痊愈，其临床分型是

A. 轻型
B. 普通型
C. 迁延型
D. 逍遥型
E. 顿挫型

答案：E

考点：伤寒的临床表现（2014）

解析：A临床特征不典型；B病程较长，约5周左右恢复正常；C临床症状与典型伤寒相似，但热程可达5周以上；D起病初期症状不明显；E起病较急，开始症状典型，但病程极短，约1周左右发热等症状迅速消退而痊愈。故本题选E。

60. 伤寒最严重的并发症是

A. 肠穿孔
B. 肠出血
C. 中毒性心肌炎
D. 中毒性肝炎

E. 急性胆囊炎
答案：A
考点：伤寒的临床表现（2002，2004）
解析：肠穿孔是伤寒最严重的并发症，多见于病程第2～3周。多发生于回肠末端，表现为右下腹剧痛，伴有恶心、呕吐、冷汗、呼吸急促、体温与血压下降，经1～2小时腹痛及其他症状暂时缓解，不久体温又迅速上升并出现腹膜炎征象，表现为腹胀、腹痛、腹壁紧张，压痛和反跳痛，肠鸣音减弱，白细胞计数增高伴核左移。故本题选A。

61. 肠穿孔是伤寒最严重的并发症，多发于
    A. 回肠末端
    B. 直肠末端
    C. 空肠末端
    D. 乙状结肠末端
    E. 横结肠末端
答案：A
考点：伤寒的临床表现（2013，2014）
解析：肠穿孔为伤寒最严重并发症，常发生于病程第2～3周，穿孔部位多发生在回肠末端，成人比小儿多见。故本题选A。

62. 下列各项，属于伤寒早期诊断的是
    A. 仅有"H"抗体效价增高，而"O"抗体效价不高
    B. 白细胞计数增高或正常
    C. 中性粒细胞增高
    D. 只有"O"抗体效价的升高
    E. 嗜酸性粒细胞增高
答案：D
考点：伤寒的诊断（2015）
解析：单独出现H抗体升高，对伤寒诊断帮助不大；伤寒外周血白细胞数减少，中性粒细胞减少，嗜酸性粒细胞减少或消失；"O"抗体升高支持伤寒沙门菌感染，不能区分伤寒或副伤寒。故本题选D。

63. 伤寒最具诊断价值的是
    A. 肥达反应阴性
    B. "O"效价≥1：80，"H"效价≥1：160
    C. 只有"O"抗体效价的升高
    D. 仅有"H"抗体效价增高，而"O"抗体效价不高
    E. 白细胞计数减少或正常
答案：B
考点：伤寒的诊断（2015）

解析：肥达试验阳性有辅助诊断意义；"O"效价≥1：80，"H"效价≥1：160，或"O"抗体效价有4倍以上的升高，才有辅助诊断意义；"O"抗体升高只能支持沙门菌感染，不能区分伤寒或副伤寒；单独出现"H"抗体升高，对伤寒的诊断帮助不大；白细胞计数不可诊断伤寒。故本题选B。

64. 治疗伤寒应首选的药物是
    A. 头孢唑啉
    B. 氯霉素
    C. 链霉素
    D. 环丙沙星
    E. 庆大霉素
答案：D
考点：伤寒的治疗（2006，2013）
解析：伤寒的抗菌治疗，喹诺酮类药物为首选。主要因为该类药物抗菌谱广，尤其对革兰阴性杆菌活性高，细菌对其产生突发耐药的发生率低，体内分布广，组织体液中药物浓度高，可达有效抑菌或杀菌水平，大多品种系口服制剂。目前常用的该类药物有氧氟沙星、环丙沙星和依诺沙星等。故本题选D。

65. 细菌性痢疾的好发部位是
    A. 回盲部和升结肠
    B. 横结肠
    C. 空肠
    D. 回肠
    E. 直肠和乙状结肠
答案：E
考点：细菌性痢疾的病理（2014）
解析：细菌性痢疾的病理变化主要发生于大肠，以乙状结肠与直肠为主，严重者可波及整个结肠及回肠末端。故本题选E。

66. 细菌性痢疾急性期的基本病变是
    A. 全身小血管内皮细胞肿胀，血浆渗出
    B. 肠黏膜水肿增厚、溃疡形成
    C. 肠黏膜弥漫性纤维蛋白渗出性炎症
    D. 肠壁形成口小底大的烧瓶样溃疡
    E. 嗜酸性肉芽肿的形成
答案：C
考点：细菌性痢疾的病理（2013）
解析：急性菌痢的典型病变过程为初期急性卡他性炎，随后出现特征性假膜性炎和溃疡，最后愈合。肠黏膜的基本病理变化是弥漫性纤维蛋白渗出性炎症。故本题选C。

67. 细菌性痢疾慢性期 X 线钡灌肠可见的肠道变化是

A. 肠道痉挛，结肠袋消失
B. 肠道痉挛，结肠袋出现
C. 肠腔增宽
D. 肠黏膜变薄
E. 肠道动力增强

答案：A

考点：细菌性痢疾的临床表现（2013）

解析：慢性菌痢 X 线钡剂可见肠道痉挛，动力改变，结肠袋消失，肠腔狭窄，肠黏膜增厚，肠动力减弱。故本题选 A。

68. 导致霍乱特征性剧烈水样腹泻的是

A. 肠毒素
B. 细胞毒素
C. 神经毒素
D. 内毒素
E. 类毒素

答案：A

考点：霍乱的发病机制（2013）

解析：霍乱肠毒素是引起霍乱症状的主要物质。细胞内环磷酸腺苷浓度升高，刺激肠黏膜隐窝细胞过度分泌水、氯化物及碳酸氢盐，同时抑制肠绒毛细胞对钠的正常吸收，以致出现大量水分和电解质聚集在肠腔，形成剧烈水样腹泻。故本题选 A。

69. 霍乱不常见的临床分型是

A. 不典型
B. 轻型
C. 中型（典型）
D. 重型
E. 暴发型

答案：E

考点：霍乱的临床表现（2013）

解析：暴发型霍乱称为干性霍乱，起病急骤，发展迅速，尚未出现明显吐泻症状即进入中毒性休克而死亡，临床较罕见。故本题选 E。

70. 下列关于确诊霍乱的选项中，正确的是

A. 剧烈腹泻
B. 疫源检查中，首次粪便检出 O_1 或 O_{139} 群霍乱弧菌
C. 水样便
D. 呕吐，迅速出现脱水
E. 循环衰竭及肌肉痉挛

答案：B

考点：霍乱的诊断（2015）

解析：霍乱的临床表现为剧烈腹泻、水样便、呕吐，迅速出现脱水和循环衰竭及肌肉痉挛，而疫源检查中，首次粪便检出 O_1 或 O_{139} 群霍乱弧菌才可确诊霍乱。故本题选 B。

71. 下列霍乱的治疗措施，最重要的是

A. 补液
B. 镇静
C. 止痛
D. 降温
E. 止泻

答案：A

考点：霍乱的治疗（2015）

解析：霍乱治疗原则是严格隔离，及时补液，辅以抗菌和对症治疗，其中补充液体和电解质是治疗霍乱的关键。故本题选 A。

72. 霍乱重型患者补液量

A. <3000mL/d
B. 3000~4000mL/d
C. 4000~8000mL/d
D. 8000~12000mL/d
E. >15000mL/d

答案：D

考点：霍乱的治疗（2014）

解析：补液量应根据失水程度决定，轻型脱水者 3000~4000mL/d，中型脱水者 4000~8000mL/d，重型脱水者 8000~12000mL/d。故本题选 D。

73. 发生霍乱时，对疫区接触者的检疫期是

A. 3 天
B. 5 天
C. 7 天
D. 9 天
E. 12 天

答案：B

考点：霍乱的预防（2006）

解析：对霍乱接触者需留观 5 天，待连续 3 次大便阴性方可解除隔离。故本题选 B。

74. 下列不属于消毒方法的是

A. 物理消毒法
B. 化学消毒法
C. 快速消毒法
D. 生物消毒法
E. 辐射消毒法

答案：C

269

考点：消毒方法（2013）

解析：消毒指通过物理、化学或生物学方法，消除或杀灭体外环境中病原微生物的一系列方法，其中物理消毒法包括辐射消毒法。故本题选C。

【B1型题】

(75～76题共用备选答案)
  A. 血液传播
  B. 性交传播
  C. 粪-口传播
  D. 日常生活接触
  E. 母婴传播

75. 戊肝的传播途径是
  答案：C
76. 丙肝的传播途径是
  答案：A
  考点：病毒性肝炎的流行病学（2015）
  解析：甲型肝炎主要由粪-口途径传播；乙型肝炎主要由血液、体液传播和母婴传播；丙型肝炎主要由血液传播；丁肝传播途径与乙肝相似；戊肝传播途径与甲肝相似。故75题选C，76题选A。

(77～78题共用备选答案)
  A. 补充营养，定期复查肾功能、血压和垂体功能
  B. 补充血容量、纠正酸中毒、改善微循环
  C. 抗病毒、减轻外渗、改善中毒症状和预防DIC
  D. 稳定内环境、促进利尿、导泻和透析治疗
  E. 维持电解质稳定，防治继发感染

77. 流行性出血热发热期的治疗原则是
  答案：C
78. 流行性出血热少尿期的治疗原则是
  答案：D
  考点：流行性出血热的治疗（2013）
  解析：肾综合征出血热发热期治疗原则：抗病毒、减轻外渗、改善中毒症状和预防DIC；低血压休克期治疗原则：补充血容量、纠正酸中毒、改善微循环；少尿期治疗原则：稳定内环境、促进利尿、导泻和透析治疗；多尿期治疗原则：维持电解质稳定，防治继发感染；恢复期治疗原则：补充营养，定期复查肾功能、血压和垂

体功能。故77题选C，78题选D。

(79～80题共用备选答案)
  A. 变质性炎
  B. 化脓性炎
  C. 增生性炎
  D. 出血性炎
  E. 假膜性炎

79. 流行性脑脊髓膜炎，病理变化为
  答案：B
80. 流行性乙型脑炎，其病理变化为
  答案：A
  考点：流行性乙型脑炎、流行性脑脊髓膜炎的病理（2006）
  解析：A为流行性乙型脑炎的病理改变。B为流行性脑脊髓膜炎的病理变化。C是增生性炎的病变特点：①浸润的细胞主要是淋巴细胞、浆细胞和单核细胞；②局部组织破坏主要是由炎细胞引起；③常有较明显的结缔组织、血管和上皮细胞、腺体等实质细胞的增生，在黏膜可形成息肉，在肺常形成炎性假瘤，在管道性脏器可引起狭窄和梗阻。D是渗出性炎症的一个类型，因炎症灶的血管损伤严重，致使渗出物中含大量红细胞，常见于流行性出血热、钩端螺旋体病和鼠疫等。E易发生于黏膜、浆膜和肺组织。发生于黏膜者渗出的纤维蛋白原形成的纤维素、坏死组织和嗜中性粒细胞共同形成假膜，又称假膜性炎，见于白喉。故79题选B，80题选A。

(81～82题共用备选答案)
  A. 氟喹诺酮类
  B. 复方磺胺甲噁唑
  C. 头孢菌素类
  D. 青霉素
  E. 阿莫西林

81. 细菌性痢疾治疗首选的药物是
  答案：A
82. 流行性脑脊髓膜炎首选的药物是
  答案：D
  考点：细菌性痢疾、流行性脑脊髓膜炎的治疗（2013）
  解析：喹诺酮类药物抗菌谱广，口服吸收好，耐药菌株相对较少。常用的有环丙沙星、左氧氟沙星、加替沙星等，为治疗细菌性痢疾的首选药物。目前青霉素对脑膜炎球菌仍为一种高度

敏感的杀菌药物，故流行性脑脊髓膜炎首选药物是青霉素。故81题选A，82题选D。

(83~84题共用备选答案)
　　A. 复方磺胺甲基异噁唑
　　B. 痢特灵
　　C. 四环素
　　D. 土霉素
　　E. 庆大霉素

83. 治疗中毒型菌痢的首选药物是
　　答案：A
84. 治疗霍乱的首选药物是
　　答案：C
　　考点：细菌性痢疾、霍乱的治疗（2003）
　　解析：中毒型菌痢的病原治疗，首选药物为喹诺酮类药物，包括环丙沙星和左氧氟沙星等，其次为复方磺胺甲基异噁唑，其他如阿奇霉素、多西环素、庆大霉素和三代头孢菌素等药物也可根据药敏结果选用。霍乱的病原体是霍乱弧菌，革兰染色阴性。四环素族均为广谱抗生素，对多数革兰阳性与阴性菌有抑制作用，对革兰阴性杆菌作用较好。其作用机制主要是阻止氨酰基与核糖核蛋白体的结合，阻止肽链的增长和蛋白质的合成，从而抑制细菌的生长，高浓度时也有杀菌作用。故83题选A，84题选C。

(85~86题共用备选答案)
　　A. 伤寒
　　B. 中毒型菌痢
　　C. 霍乱
　　D. 流行性乙型脑炎
　　E. 急性病毒性肝炎

85. 白细胞、血红蛋白均增高，多见于
　　答案：C
86. 嗜酸性粒细胞减少或消失，多见于
　　答案：A
　　考点：霍乱、伤寒的实验室检查及其他检查（2015）
　　解析：伤寒外周血象可见嗜酸性粒细胞减少或消失；中毒性菌痢外周血象白细胞增多；霍乱因失水导致血液浓缩，故外周血象血红蛋白和白细胞计数均升高；流行性乙型脑炎外周血象白细胞总数升高，部分患者血象始终正常；急性病毒性肝炎外周血象白细胞总数正常或略升高。故85题选C，86题选A。

医学伦理学

【A1 型题】

1. 医学伦理学的特征之一是
   A. 灵活性
   B. 实践性
   C. 集体性
   D. 组织性
   E. 随机性
   答案：B
   考点：医学伦理学的概念（2008）
   解析：医学伦理学是运用一般伦理学的原则和道德原则来研究、解决和调整医疗实践与医学科学发展中人们的道德关系和行为准则的科学。具有三个显著的特征：实践性、继承性和时代性。而灵活性、集体性、组织性和随机性均不是医学伦理学的特征。故本题选 B。

2. 目前我国医学伦理学主要的研究方向是
   A. 研究道德问题
   B. 研究医学实践中的道德问题
   C. 关于道德的学说和体系
   D. 生命伦理学发展的新阶段
   E. 临床医学问题
   答案：B
   考点：医学伦理学的研究对象（2008）
   解析：医学伦理学以医务工作者的道德为主要研究对象，并对医学发展中出现的各种医学道德现象、道德问题进行研究。故本题选 B。

3. 医学伦理学最古老、最有生命力的医德范畴是
   A. 医疗保留
   B. 医疗公正
   C. 医疗权利
   D. 医疗荣誉
   E. 医疗义务
   答案：A
   考点：医学道德范畴（2008）

解析：医学道德范畴是反映医学道德现象及其特征和关系等普遍本质的基本概念。而最古老、最有生命力的医德范畴是医疗保留。医疗公正、医疗权利、医疗荣誉和医疗义务均是医学伦理学的基本范畴。故本题选 A。

4. 撰写"医家五戒十要"的医家是
   A. 李时珍
   B. 陈实功
   C. 孙思邈
   D. 张仲景
   E. 华佗
   答案：B
   考点：中国古代医学道德思想的发展过程（2006）
   解析：明代医家、中医外科大家陈实功所著《外科正宗》，其中包括"医家五戒"和"医家十要"。故本题选 B。

5. 下列各项，不属中国古代医德思想内容的是
   A. 救死扶伤、一视同仁的道德准则
   B. 仁爱救人、赤诚济世的事业准则
   C. 清廉正直、不图钱财的道德品质
   D. 认真负责、一丝不苟的服务态度
   E. 不畏权贵、忠于医业的献身精神
   答案：D
   考点：中国医学道德的优良传统（2006）
   解析：救死扶伤、一视同仁的道德准则，仁爱救人、赤诚济世的事业准则，清廉正直、不图钱财的道德品质，不畏权贵、忠于医业的献身精神属中国古代医德思想内容。故本题选 D。

6. 最早出现医学伦理学的是
   A. 英国
   B. 美国
   C. 埃及
   D. 古希腊
   E. 中国
   答案：D

考点：古希腊的医德起源与传统（2010）

解析：古希腊文化是西方文明的源头，其医德思想直接影响了整个西方医德的发展。其代表为希波克拉底的《希波克拉底誓言》。故本题选D。

7. 最早形成医学伦理学学科体系的国家是
A. 英国
B. 美国
C. 中国
D. 法国
E. 荷兰

答案：A

考点：国外近现代医学伦理学的发展（2011）

解析：医学伦理学形成一门独立学科的标志是1803年英国托马斯·帕茨瓦尔的《医学伦理学》出版。近现代医学伦理学在规范体系与理论基础方面都较完善的标志是1948年《日内瓦宣言》和1949年《国际医德守则》的颁布。故本题选A。

8. "上以疗君亲之疾，下以救贫贱之厄，中可保身长全"体现的医疗活动的原则是
A. 尊重原则
B. 保密原则
C. 公益原则
D. 审慎原则
E. 公正原则

答案：E

考点：公正原则的含义、内容（2016）

解析：《伤寒杂病论》指出："上以疗君亲之疾，下以救贫贱之厄，中可保身长全。"公正原则是指以形式公正与内容公正的有机统一为依据分配和实现医疗和健康利益的伦理原则，即具有同样医疗需要以及同等社会贡献和条件的病人应得到同样的医疗待遇。公正原则主要体现在两个方面，即医疗卫生资源分配公正和医学人际交往公正。病人虽有千差万别，但人人享有平等的生命健康权和医疗保健权。故本题选E。

9. 对无伤原则的解释，正确的是
A. 无伤原则就是消除任何医疗伤害
B. 无伤原则就是要求医生对患者丝毫不能伤害
C. 因绝大多数医疗行为都存在着不同程度的伤害，所以无伤原则是做不到的
D. 无伤原则要求对医学行为进行受益与伤害的权衡，把可控伤害控制在最低限度之内
E. 对肿瘤患者进行化疗意味着绝对伤害

答案：D

考点：无伤原则（2006）

解析：无伤原则是指在医疗活动中，应该避免对病人的任何身心伤害。从严格意义上讲，无伤害是相对而言的，医疗过程也是一把双刃剑，几乎所有的诊疗措施或治疗手段都有两面性，都难以避免对病人的身心造成不同程度的损伤。这里所说的无伤是医务人员面对病人的治疗要时刻谨记的是考虑以最小的损伤为代价去获取最好的治疗效果。故本题选D。

10. 下列各项，不属医患冲突原因的是
A. 医疗服务态度
B. 医疗事故
C. 无法满足病人需求
D. 病人不愿支付医疗费用
E. 医疗管理方面因素

答案：D

考点：影响医患关系的主要因素（2016）

解析：影响医患关系的主要因素：①管理、社会方面：医疗卫生管理制度不到位，国家财政对医疗卫生投入不足；医疗保险制度不健全；医疗损害赔偿诉讼实行"举证责任倒置"的负面影响；医药流通领域的问题，媒体宣传的主观性影响。②医生方面：医方自身的缺如，医院管理的缺陷；医务人员自身素质问题；"防御性医疗"的负面效应。③患者方面：患方自身的缺如，患者期望值过高与医疗实际不符；个别患者不履行义务；个别患者利用现有体制的纰漏及社会同情，夸大事实，毫无理由地索赔。故本题选D。

11. 1976年美国学者提出的医患关系基本模式是
A. 主动－被动型，互相－合作型，平等参与型
B. 主动－合作型，相互－指导型，共同参与型
C. 主动－配合型，指导－合作型，共同参与型
D. 主动－被动型，指导－合作型，共同参与型
E. 主动－被动型，共同参与型，父权主义型

答案：D

考点：医患关系的模式（2006）

解析：美国学者萨斯荷伦德于1976年在《医学道德问题》上发表的题为关于《医生-病人关系的基本模式》的文章中提出医患关系的三种不同模式：①主动-被动型；②指导-合作型；③共同参与型。故本题选D。

12. 尊重患者知情同意权，其正确的做法是
    A. 婴幼患儿可以由监护人决定其诊疗方案
    B. 家属无承诺，即使患者本人知情同意也不得给予手术
    C. 对特殊急诊患者的抢救都同样对待
    D. 无须做到患者完全知情
    E. 只经患者同意即可手术
    答案：A
    考点：患者的权利内容（2006）
    解析：患者的知情同意权是国际上公认的患者的基本权利之一，是患者与医生在临床医疗过程中权利和义务的体现。婴幼儿缺乏自主意识，可由监护人决定其诊治方案。患者本人同意的情况下，即使无家属承诺，也可以进行手术。在特殊急诊抢救病人时，为了最大限度地争取时间，可以特殊对待。患者同意手术，在全面考虑手术适应证和患者实际状况的情况下，可以手术。故本题选A。

13. 在选择诊断方法、治疗药物时，应考虑患者的经济负担和社会医疗资源，这反映的是
    A. 知情同意原则
    B. 保护隐私原则
    C. 医疗公正原则
    D. 医疗最优化原则
    E. 效益最大化原则
    答案：D
    考点：临床诊疗的道德原则（2016）
    解析：择优准则反映出医务人员对病人全面负责、周到服务的高尚品质，可以有效地保证最大限度地维护病人的利益。医务人员要依据病人所患疾病的性质、病人的意愿、医院和医务人员的自身条件、病人的经济状况和可利用的医疗卫生资源等因素进行综合考虑，确定治疗目标，从而找到相对最佳的治疗方法。故本题选D。

14. 下列各项，属中医四诊的道德要求是
    A. 全面系统
    B. 安神定志
    C. 认真细致
    D. 加强联系

    E. 切忌片面
    答案：B
    考点：中医四诊的道德要求（2016）
    解析：中医四诊的道德要求：①安神定志。《素问·征四失论》中就指出："精神不专，志意不理"是医生失误的重要原因之一。孙思邈在《千金要方·大医精诚》中明确提出："凡大医治病，必当安神定志，无欲无求。"②实事求是。故本题选B。

15. 下列各项，符合体格检查道德要求的是
    A. 尊重病人，心正无私
    B. 全神贯注，语言恰当
    C. 客观求实，科学探索
    D. 安全保密，谨慎行事
    E. 综合分析，合理运用
    答案：A
    考点：体格检查的道德要求（2016）
    解析：体格检查的道德要求：①全面系统，认真细致；②关心体贴，减少痛苦；③尊重病人，心正无私。故本题选A。

16. 在使用辅助检查手段时，不适宜的是
    A. 认真严格地掌握适应证
    B. 可以广泛积极地依赖各种辅助检查
    C. 有利于提高医生诊治疾病的能力
    D. 必要检查能尽早确定诊断和进行治疗
    E. 应从患者的利益出发决定该做的项目
    答案：B
    考点：辅助检查的道德要求（2006）
    解析：医学辅助检查是运用现代物理化学方法、手段进行医学诊断的一门学科，主要研究如何通过实验室技术、医疗仪器设备为临床诊断、治疗提供依据。但所有的方法都有其适用范围，并非是诊断所必需的主要的依赖条件，对疾病的诊断还是需要结合疾病的特点。故本题选B。

17. 下列各项，不符合道德要求的是
    A. 尽量为患者选择安全有效的药物
    B. 要严格遵守各种抗生素的用药规则，尽可能开患者要求的好药，贵重药物
    C. 在医疗过程中要为患者保守秘密
    D. 对婴幼患儿、老年病人的用药应该谨慎，防止肾功能损害
    E. 钻研药理知识，防止粗疏和盲目用药
    答案：B
    考点：药物治疗中的道德要求（2006）
    解析：临床应用抗生素时必须考虑以下几个

基本原则：①严格掌握适应证，凡属可用可不用的尽量不用，而且除考虑抗生素抗菌作用的针对性外，还必须掌握药物的不良反应和体内过程与疗效的关系；②发热原因不明者不宜采用抗生素；③病毒性或估计为病毒性感染的疾病不用抗生素，除能肯定为细菌感染者外，一般不采用抗生素；④皮肤、黏膜局部尽量避免反复应用抗生素；⑤严格控制预防用抗生素的范围；⑥强调综合治疗的重要性。所以不能片面满足患者所要求的好药和贵重药品。故本题选B。

18. 下列人体实验类型中，不需要付出道德代价的是
    A. 自体实验
    B. 自愿实验
    C. 欺骗实验
    D. 强迫实验
    E. 天然实验
    答案：E
    考点：人体实验的类型（2006）
    解析：人体实验是以健康人或病人作为受试对象，用人为的实验手段有控制地对受试者进行观察和研究，以判断假说真理性的行为过程，上述各种实验，仅天然实验可不用付出道德代价。故本题选E。

19. 医德评价的方式是
    A. 社会舆论
    B. 社会舆论、内心信念、传统习俗
    C. 疗效标准、社会标准、科学标准
    D. 社会舆论
    E. 内心信念
    答案：B
    考点：医学道德评价的方式（2011）
    解析：社会舆论、内心信念、传统习俗是医德评价的方式；医德评价的标准是疗效标准、社会标准和科学标准。故本题选B。

20. 在我国实施人类辅助生殖技术，下列各项中违背卫生部制定的伦理原则的是
    A. 使用捐赠的精子
    B. 使用捐赠的卵子
    C. 实施亲属代孕
    D. 实施卵胞浆内单精注射
    E. 使用捐赠的胚胎
    答案：C
    考点：实施人类辅助生殖技术的伦理原则（2008）

解析：我国实施人工辅助生殖技术的伦理原则包括自愿原则、知情同意原则、互盲和保密原则、严格控制实施范围及确保生殖质量原则。实施亲属代孕与严格控制实施范围、确保生殖质量原则相矛盾。A、B、D、E均符合上述伦理原则。故本题选C。

21. 根据美国哈佛医学院提出的"脑死亡"概念，不能确诊"脑死亡"的条件是
    A. 自主运动和自主呼吸消失
    B. 对外部刺激和内部需求毫无知觉和反应
    C. 体温低于32.2℃或服用中枢抑制药物者
    D. 脑电波平直或等电位
    E. 诱导反射消失
    答案：C
    考点：死亡标准（2006，2016）
    解析：脑死亡是包括脑干在内的全脑技能丧失的不可逆转的状态。先决条件包括：昏迷原因明确，排除各种原因的可逆性昏迷。诊断标准：深昏迷，脑干反射全部消失，无自主呼吸。以上必须全部具备。确认试验：脑电图平直，经颅脑多普勒超声呈脑死亡图形，体感诱发电位P14以上波形消失。此三项中必须有一项阳性。故A、B、D、E正确，而C属暂时性中枢抑制，是可逆的状况，不能以此诊断为脑死亡。故本题选C。

22. 将安乐死立法的第一个国家是
    A. 美国
    B. 中国
    C. 澳大利亚
    D. 意大利
    E. 荷兰
    答案：E
    考点：安乐死的伦理问题（2011）
    解析：2002年4月1日，荷兰安乐死法律正式生效，成为世界上第一个承认安乐死合法的国家。故本题选E。

【B1型题】

(22～23题共用备选答案)
    A. 《省心录·论医》
    B. 《备急千金要方》
    C. 《外科正宗》
    D. 《本草纲目》
    E. 《迈蒙尼提斯祷文》

22. "无恒德者，不可以作医，人命死生之系"出自的著作是

答案：A

23. "启我爱医术，复爱世间人，愿绝名利心，尽力为病人，无分爱与憎，不问富与贫，凡诸疾病者，一视如同仁"出自的著作是
    答案：E
    考点：中国、国外医学伦理学的历史发展（2006）
    解析：宋代的《省心录·论医》中指出："无恒德者，不可以作医，人命死生之系。"古代阿拉伯的《迈蒙尼提斯祷文》中提出："事功艰且巨，愿神全我功。若无神佑助，人力每有穷。启我爱医术，复爱世间人。存心好名利，真理日沉沦。愿绝名利心，服务一念诚。神清求体健，尽力医病人。无分爱与憎，不问富与贫。凡诸疾病者，一视如同仁。"故22题选A，23题选E。

(24~25题共用备选答案)
    A. 医学关系中的主体在道义上应享有的权利和利益
    B. 医学关系中的主体在道义上应履行的职责和使命
    C. 医学关系的主体对应尽义务的自我认识和自我评价的能力
    D. 医学关系中的主体因履行道德职责受到褒奖而产生的自我赞赏
    E. 医学关系中的主体在医疗活动中对自己和他人关系的内心体验和感受

24. 作为医学伦理学基本范畴的良心是指
    答案：C
25. 作为医学伦理学基本范畴的情感是指
    答案：E
    考点：医学道德情感、良心的含义（2006）
    解析：医学道德的基本范畴有权利与义务、情感与良心、审慎与保密、荣誉与幸福等。情感是人们对周围的人和事物、对自身活动态度的内心体验和自然流露。医学道德情感是建立在医务人员对病人的生命价值、人格和权利尊重的基础上，表现出对病人、对医学事业的真挚热爱，是一种高尚的情感。医学道德良心是指医务人员在履行对病人、集体和社会义务的过程中，对自己行为应负道德责任的自觉认识和自我评价能力。故24题选C，25题选E。

(26~27题共用备选答案)
    A. 医患关系是一种民事法律关系
    B. 医患关系是具有道德意义较强的社会关系
    C. 医患关系是一种商家与消费者的关系
    D. 医患关系是包括非技术性和技术性方面的关系
    E. 医患关系是患者与治疗者在诊疗和保健中所建立的联系

26. 反映医患关系本质的是
    答案：B
27. 概括医患关系内容的是
    答案：E
    考点：医患关系的基本内容（2006）
    解析：医患关系的本质是指在医疗活动中医务人员同患者的关系，是一种契约关系，又是一种信托关系。随着社会发展，现在已经逐渐形成了一种复杂的社会关系。医患关系的内容是患者与治疗者在诊治过程中所建立的联系。故26题选B，27题选E。

(28~29题共用备选答案)
    A. 医生的诊疗权
    B. 医生的健康教育权
    C. 医生接受继续教育权
    D. 医生的特殊干涉权
    E. 医生对自己的保护权

28. 医生参加专业培训，学习新知识、新技能，行使的权利是
    答案：C
29. 医生根据患者情况对其所患疾病做出诊断、治疗，行使的权利是
    答案：A
    考点：医生的权利内容（2016）
    解析：现代社会和科学技术的不断发展，要求医师及时更新知识，调整知识结构，不断提高道德修养和业务水平，属于医师的继续教育权。这是医师的权利，也是医师的义务。在注册的执业范围内，医师有权根据病人的情况进行必要的医学诊疗检查，选择恰当的医疗方案、预防措施、保健方法帮助病人恢复健康；有权依据病情、疫情的需要进行疾病调查或流行病学调查，采取预防措施和必要的医学处置；同时医师有权根据病人的需要和医疗结果出具相应的医学证明，属于医疗诊治权。这是医师从事执业活动享有的基本权利。故28题选C，29题选A。

卫生法规

【A1 型题】

1. 我国依法制定卫生行政法规的国家机构是
　　A. 国务院
　　B. 卫生行政部门
　　C. 最高人民法院
　　D. 全国人大及其常委会
　　E. 地方人民政府
　　答案：A
　　考点：卫生法的渊源（2005）
　　解析：卫生行政法规是国务院发布的关于卫生行政管理方面的规范性文件，如《医疗机构管理条例》《中医药条例》《麻醉药品管理办法》《医疗事故处理条例》等。故本题选 A。

2. 不属于卫生法基本原则的是
　　A. 预防为主
　　B. 卫生工作社会化
　　C. 保护公民身体健康
　　D. 兼顾经济与社会效益
　　E. 祖国传统医学与现代医学相结合
　　答案：E
　　考点：卫生法的基本原则（2005）
　　解析：卫生法的基本原则是卫生保护原则、预防为主原则、公平原则、保护社会健康原则、患者自主原则（此处大纲变化较大）。故本题选 E。

3. 目前，我国卫生法规中所涉及的民事责任的主要承担方式是
　　A. 恢复原状
　　B. 赔偿损失
　　C. 停止侵害
　　D. 消除危险
　　E. 支付违约金
　　答案：B
　　考点：卫生民事责任的承担方式（2002）
　　解析：卫生法民事责任是指医疗机构和卫生工作人员或从事与卫生事业有关的机构违反法律规定侵害公民的健康权时，应向受害人承担损失赔偿的责任。承担民事责任的方式有：①停止侵害；②排除妨碍；③消除危险；④返还财产；⑤恢复原状；⑥修理、重做、更换；⑦赔偿损失；⑧支付违约金；⑨消除影响、恢复名誉；⑩赔礼道歉。卫生法所涉及的民事责任以赔偿损失为主要形式。故本题选 B。

4. 下列各项，属于行政处罚的是
　　A. 罚款
　　B. 降级
　　C. 赔偿损失
　　D. 撤职
　　E. 赔礼道歉
　　答案：A
　　考点：卫生行政处罚的种类（2002）
　　解析：行政处罚的种类：①警告；②罚款；③没收违法所得、没收非法财物；④责令停产、停业整顿；⑤暂扣或者吊销执照；⑥行政拘留；⑦法律、行政法规规定的其他行政处罚。故本题选 A。

5. 受理申请医师注册的卫生行政部门除执业医师法第 15 条规定的情形外，应当自收到申请之日起多少日内准予注册，并发给由国务院卫生行政部门统一印制的医师执业证书
　　A. 15 日
　　B. 20 日
　　C. 30 日
　　D. 40 日
　　E. 45 日
　　答案：C
　　考点：执业医师注册的条件及办理（2005）
　　解析：《执业医师法》第十三条规定：取得医师资格的，可以向所在地县级以上人民政府卫生行政部门申请注册。除本法第十五条规定的情形外，受理申请的卫生行政部门应当自收到申请之日起三十日内准予注册，并发给由国务院卫生行政部门统一印制的医师执业证书。故本题选 C。

6. 某医科大学医学专业研究生 1999 年 7 月毕业后分配到三级医院从事临床工作，同年 12 月擅自另行开设诊所独立行医。依据《中华人民共和国执业医师法》，其行为属于
   A. 未取得医师资格非法行医
   B. 执业医师行医
   C. 执业助理医师行医
   D. 个体行医
   E. 未办理手续非法行医
   答案：A
   考点：执业医师注册的条件及办理（2000）
   解析：《执业医师法》第十二条规定：医师资格考试成绩合格，取得执业医师资格或者执业助理医师资格。医师资格考试的目的是检验、评价申请医师资格者是否具备从事医学实践所必需的基本专业知识与能力。经医师资格考试合格的人员即可依法取得相应的医师资格（执业医师资格或执业助理医师资格）。取得医师资格即具有法律规定的医师行业的准入资格，按照法律及有关规定，经注册取得医师执业证书等法定证件者，可从事医师工作。不具有医师资格的人员，不得以任何形式开展诊疗活动（即开展医师执业活动），否则即为非法行医。《执业医师法》第十九条规定：申请个体行医的执业医师，须经注册后在医疗、预防、保健机构中执业满五年，并按照国家有关规定办理审批手续，未经批准，不得行医。该医生在未取得医师资格的情况下，个体行医，属于非法行医。故本题选 A。

7. 王某 1997 年于中医药大学毕业分配到市级中医院工作，并于 1998 年取得了中医师执业资格，《中华人民共和国执业医师法》施行当年，其依照有关开办医疗机构的规定申请个体开业。依据我国执业医师法的规定，卫生行政部门应
   A. 批准其个体行医资格申请
   B. 要求其应具备主治医师资格
   C. 要求其参加国家临床中医专业技术资格考试
   D. 要求其能保证个体行医质量，才能予以受理申请
   E. 要求其经执业医师注册后在医疗机构中执业满 5 年

答案：E
考点：执业医师注册的条件及办理（2005）
解析：参见 6 题。故本题选 E。

8. 管理本行政区域医师工作的机构是
   A. 县级以上人民政府劳动人事部门
   B. 县级以上人民政府工商行政部门
   C. 县级以上人民政府卫生行政部门
   D. 各级医师协会
   E. 各级政府
   答案：C
   考点：执业医师注册的条件及办理（2009）
   解析：《执业医师法》第四条规定，国务院卫生行政部门主管全国的医师工作。县级以上地方人民政府卫生行政部门负责管理本行政区域内的医师工作。故本题选 C。

9. 某药业公司将其他药品冒充感冒药销售，该药属于
   A. 劣药
   B. 假药
   C. 特殊管理药品
   D. 非处方药
   E. 失效药品
   答案：B
   考点：禁止生产、销售假药（2013）
   解析：有下列情形之一的为假药：①药品所含成分与国家药品标准规定的成分不符的。②以非药品冒充药品或者以他种药品冒充此种药的。故本题选 B。

10. 《药品管理法》规定对四类药品实行特殊管理，下列药品中，不属于法定特殊管理药品的是
    A. 生化药品
    B. 麻醉药品
    C. 精神药品
    D. 放射性药品
    E. 医疗用毒性药品
    答案：A
    考点：特殊药品的分类（2005）
    解析：《药品管理法》第三十九条规定，国家对麻醉药品、精神药品、毒性药品、放射性药品，实行特殊的管理。管理办法由国务院制定。故本题选 A。

11. 医疗机构药剂人员调配处方的错误行为是
    A. 处方必须经过核对，对处方所列药品不得擅自更改
    B. 处方所列药品缺货时用同类药品代用

C. 对有配伍禁忌的处方，应当拒绝调配
D. 对有超剂量的处方，应当拒绝调配
E. 必要时，经处方医师更正或重新签字，方可调配

答案：B

考点：药品必须符合法定要求（2008）

解析：《药品管理法》第二十七条规定：医疗机构的药剂人员调配处方，必须经过核对，对处方所列药品不得擅自更改或者代用。对有配伍禁忌或者超剂量的处方，应当拒绝调配；必要时，经处方医师更正或者重新签字，方可调配。故本题选B。

12. 依照《麻醉药品管理办法》的规定，麻醉药品的处方剂量，每张处方注射剂不得超过多少日的常用量

A. 2日
B. 3日
C. 5日
D. 7日
E. 14日

答案：A

考点：麻醉药品管理的相关规定（2005）

解析：对麻醉药品的规定：①对普通患者：每张处方最大量注射剂不得超过2日常用量，片剂、酊剂、糖浆等不得超过3日常用量。②对领有麻醉药品专用卡患者：每张处方最大量注射剂不得超过3日用量，片剂、酊剂、糖浆剂等不得超过7日用量，控释缓释剂不得超过15日用量。故本题选A。

13. 除特殊需要外，第一类精神药品的处方，每次不得超过多少日的常用量

A. 1日
B. 3日
C. 5日
D. 7日
E. 14日

答案：B

考点：精神药品管理的相关规定（2001）

解析：《处方管理办法》第二十三条规定：为门（急）诊患者开具的第一类精神药品注射剂，每张处方为1次常用量；控缓释制剂，每张处方不得超过7日常用量；其他剂型，每张处方不得超过3日常用量。哌甲酯用于治疗儿童多动症时，每张处方不得超过15日常用量。故本题选B。

14. 某药店经营者为贪图利益而违法销售超过有效期的药品，依据《药品管理法》第75条的规定，其所在地的药品监督管理行政执法机构应给予的处罚是没收违法销售药品和违法所得，并

A. 处以非法所得一倍以上三倍以下的罚款
B. 处以非法所得二倍以上五倍以下罚款
C. 处以二千元以上五千元以下的罚款
D. 处以违法销售药品货值金额两倍以上五倍以下的罚款
E. 处以违法销售药品货值金额一倍以上三倍以下的罚款

答案：A

考点：《药品管理法》规定的行政责任（2005）

解析：《药品管理法》第七十五条规定：生产、销售劣药的，没收违法生产、销售的药品和违法所得，并处违法生产、销售药品货值金额一倍以上三倍以下的罚款；情节严重的，责令停产、停业整顿或者撤销药品批准证明文件，吊销《药品生产许可证》《药品经营许可证》或者《医疗机构制剂许可证》；构成犯罪的，依法追究刑事责任。故本题选A。

15. 我国的《传染病防治法规》规定的甲类传染病是

A. 鼠疫、艾滋病
B. 鼠疫、霍乱
C. 鼠疫、霍乱、艾滋病
D. 鼠疫、霍乱、伤寒和副伤寒
E. 鼠疫、霍乱、艾滋病、伤寒和副伤寒

答案：B

考点：法定传染病的分类（2009）

解析：传染病分为甲类、乙类和丙类。甲类传染病是指鼠疫、霍乱。乙类传染病是指传染性非典型肺炎、艾滋病、病毒性肝炎、脊髓灰质炎、人感染高致病性禽流感、人感染H7N9禽流感、麻疹、流行性出血热、狂犬病、流行性乙型脑炎、登革热、炭疽、细菌性和阿米巴性痢疾、肺结核、伤寒和副伤寒、流行性脑脊髓膜炎、百日咳、白喉、新生儿破伤风、猩红热、布鲁氏菌病、淋病、梅毒、钩端螺旋体病、血吸虫病、疟疾。丙类传染病是指流行性感冒（甲型H1N1流感）、流行性腮腺炎、风疹、急性出血性结膜炎、麻风病、流行性和地方性斑疹伤寒、黑热病、包虫病、丝虫病，除霍乱、细菌性和阿米巴性痢疾、伤寒和副伤寒以外的感染性腹泻病、手足口病。排除A、C、D、E选项。故本题选B。

16. 下列不属于乙类传染病的是
    A. 艾滋病
    B. 病毒性肝炎
    C. 流行性感冒
    D. 狂犬病
    E. 麻疹
    答案：C
    考点：法定传染病的分类（2012）
    解析：参见 15 题。故本题选 C。

17. 属于丙类传染病的病种是
    A. 艾滋病
    B. 肺结核
    C. 传染性非典型肺炎
    D. 人感染高致病性禽流感
    E. 流行性腮腺炎
    答案：E
    考点：法定传染病的分类（2013）
    解析：参见 15 题。故本题选 E。

18. 为保证儿童及时接受预防接种，医疗机构与儿童的监护人员应当
    A. 订立合同
    B. 共同协商
    C. 先由医疗机构提出
    D. 先由监护人提出
    E. 相互配合
    答案：E
    考点：国家建立传染病预防的相关制度（2008）
    解析：《传染病防治法》第十五条规定：国家对儿童实行预防接种证制度。国家免疫规划项目的预防接种实行免费。医疗机构、疾病预防控制机构与儿童的监护人应当相互配合，保证儿童及时接受预防接种。具体办法由国务院制定。故本题选 E。

19. 城镇中发现甲类传染病和乙类传染病中的艾滋病、肺炭疽病的病人、病原携带者和疑似病人时，国家规定的报告时间是
    A. 6 小时以内
    B. 7 小时
    C. 10 小时
    D. 12 小时
    E. 24 小时
    答案：A
    考点：传染病疫情报告（2000，2015）
    解析：卫生部第 37 号令《突发公共卫生事件与传染病疫情监测信息报告管理办法》第十九条规定：责任报告单位对甲类传染病、传染性非典型肺炎和乙类传染病中艾滋病、肺炭疽、脊髓灰质炎的病人、病原携带者或疑似病人，城镇应于 6 小时内、农村应于 12 小时内通过传染病疫情监测信息系统进行报告。对其他乙类传染病病人、疑似病人和伤寒、副伤寒、痢疾、梅毒、淋病、乙型肝炎、白喉、疟疾的病原携带者，城镇应于 6 小时内、农村应于 12 小时内通过传染病疫情监测信息系统进行报告。故本题选 A。

20. 发现不明原因的群体性疾病的，医疗机构向所在地县级人民政府卫生行政主管部门报告的时限要求在
    A. 12 小时内
    B. 10 小时内
    C. 6 小时内
    D. 2 小时内
    E. 1 小时内
    答案：D
    考点：突发公共卫生事件报告情形（2014）
    解析：突发事件监测机构、医疗卫生机构和有关单位发现突发公共卫生事件，应当在 2 小时内向所在地县级人民政府卫生行政主管部门报告；接到报告的卫生行政主管部门应当在 2 小时内向本级人民政府报告，并同时向上级人民政府卫生行政主管部门和国务院卫生行政主管部门报告。故本题选 D。

21. 依据 2002 年 9 月 1 日实施的《医疗事故处理条例》，不属于医疗事故的是
    A. 医疗机构违反规章造成患者重度残废
    B. 在医疗活动中，由于患者病情异常而发生医疗意外
    C. 医务人员违反诊疗常规，造成患者一般功能性障碍
    D. 医务人员违反护理常规，造成患者轻度残废
    E. 药房等非临床科室因过失导致患者人身损害
    答案：B
    考点：医疗事故的概念（2002）
    解析：医疗事故是指医疗机构及其医务人员在医疗活动中，违反医疗卫生管理法律、行政法规、部门规章和诊疗护理规范、常规，过失造成患者人身损害的事故。确定是否为医疗事故目前需要医疗事故鉴定委员会鉴定才能认定。B 是由

于患者病情的变化而发生的意外，不属于此范畴。故本题选B。

22. 根据对患者人身造成的损害程度，医疗事故分为四级，四级医疗事故是指
    A. 抢救重危患者生命而采取紧急医疗措施造成不良后果
    B. 造成患者轻度残疾、器官组织损伤导致一般功能障碍
    C. 造成患者中度残疾、器官组织损伤导致严重功能障碍
    D. 造成患者明显人身损害的其他后果
    E. 造成患者死亡、重度残疾
    答案：D
    考点：医疗事故的分级（2014）
    解析：医疗事故分为四级：①一级医疗事故：造成患者死亡、重度残疾的；②二级医疗事故：造成患者中度残疾、器官组织损伤导致严重功能障碍的；③三级医疗事故：造成患者轻度残疾、器官组织损伤导致一般功能障碍的；④四级医疗事故：造成患者明显人身损害的其他后果的。故本题选D。

23. 医务人员在医疗活动中发生或者发现医疗事故、可能引起医疗事故的医疗过失行为或者发生医疗事故争议的，应当立即向何者汇报
    A. 医务处
    B. 院长
    C. 当地卫生行政部门
    D. 医疗事故鉴定委员会
    E. 科室负责人
    答案：E
    考点：医疗事故的报告（2015）
    解析：医务人员在医疗活动中发生或发现医疗事故、可能引起医疗事故的医疗过失行为或者发生医疗事故争议的，应当立即向所在科室负责人报告，科室负责人应当及时向本医疗机构负责医疗服务质量监控的部门或者专（兼）职人员报告；负责医疗服务质量监控的部门或专（兼）职人员接到报告后，应当立即进行调查、核实，将有关情况如实向本医疗机构的负责人报告，并向患者通报、解释。故本题选E。

24. 李某，自费学医后自行开业，因违反诊疗护理常规，致使病人死亡，追究其刑事责任的机关是
    A. 卫生行政部门
    B. 工商行政部门
    C. 医疗事故鉴定委员会
    D. 管辖地人民政府
    E. 管辖地人民法院
    答案：E
    考点：医疗事故的法律责任（2002）
    解析：不具有医师资格的人员，不得以任何形式开展诊疗活动（即开展医师执业活动），否则即为非法行医。李某，自费学医后自行开业，为非法行医。根据《医疗事故处理条例》第六十一条：非法行医造成患者人身损害，不属于医疗事故，触犯刑律的，依法追究刑事责任；有关赔偿，由受害人直接向人民法院提起诉讼。故本题选E。

【B1型题】

(25～26题共用备选答案)
    A. 劣药
    B. 假药
    C. 保健药品
    D. 非处方用药
    E. 特殊药品

25. 药品所含成分的名称与国家药品标准或者省、自治区、直辖市药品标准规定不符合的是
    答案：B

26. 药品成分的含量与国家药品标准或省、自治区、直辖市药品标准规定不符合的是
    答案：A
    考点：禁止生产、销售假药、劣药（2000，2013，2015）
    解析：按照《药品管理法》规定，药品所含成分与国家药品标准规定的成分不符的，以非药品冒充药品或者以他种药品冒充此种药品的为假药。药品成分的含量不符合国家药品标准的，为劣药。故25题选B，26题选A。

(27～28题共用备选答案)
    A. 在必要时可以采取停工、停业、停课等措施
    B. 承担本单位及负责地段的传染病预防、控制和疫情管理工作
    C. 对甲类传染病疫区实施封锁管理
    D. 承担责任范围内的传染病监测管理工作
    E. 对违反《中华人民共和国传染病防治法》的行为给予行政处罚

281

27. 各级各类卫生防疫机构按照专业分工应
    答案：D
28. 各级各类医疗保健机构设立的预防保健组织或人员应
    答案：B
    考点：各级医疗机构在传染病预防控制中的职责（2001）
    解析：《传染病防治法实施办法》第四条规定：各级各类卫生防疫机构按照专业分工承担传染病监测管理的责任和范围，由省级政府卫生行政部门确定。第十三条规定：各级各类医疗保健机构的预防保健组织或者人员，在本单位及责任地段内承担下列工作：①传染病疫情报告和管理；②传染病预防和控制工作；③卫生行政部门指定的卫生防疫机构交付的传染病防治和监测任务。故27题选D，28题选B。

(29~30题共用备选答案)
    A. 造成患者中度残疾
    B. 造成患者重度残疾
    C. 造成患者死亡
    D. 造成患者轻度残疾
    E. 造成患者器官组织损伤
29. 属于二级医疗事故的是
    答案：A
30. 属于三级医疗事故的是
    答案：D
    考点：医疗事故的分级（2012）
    解析：根据对患者人身造成的损害程度，医疗事故分为四级。一级医疗事故：造成患者死亡、重度残疾的；二级医疗事故：造成患者中度残疾、器官组织损伤导致严重功能障碍的；三级医疗事故：造成患者轻度残疾、器官组织损伤导致一般功能障碍的；四级医疗事故：造成患者明显人身损害的其他后果的。故29题选A，30题选D。

(31~32题共用备选答案)
    A. 医疗事故损害后果与患者原有疾病状况之间的关系
    B. 患者的经济状况
    C. 患者亲友在纠纷处理过程中的态度
    D. 无过错输血感染造成的不良后果
    E. 医患双方协商解决
31. 医疗事故赔偿确定具体赔偿数额，应当考虑的因素是
    答案：A
32. 对发生医疗事故的赔偿等民事责任争议问题处理时，可以考虑的方式是
    答案：E
    考点：医疗事故的处置（2005）
    解析：医疗事故赔偿确定具体赔偿数额，应当考虑的因素：医疗事故等级；医疗过失行为在医疗事故损害后果中的责任程度；医疗事故损害后果与患者原有疾病状况之间的关系。不属于医疗事故的，医疗机构不承担赔偿责任。《医疗事故处理条例》第五章医疗事故的赔偿中第四十六条指出：发生医疗事故的赔偿等民事责任争议，医患双方可以协商解决；不愿意协商或者协商不成的，当事人可以向卫生行政部门提出调解申请，也可以直接向人民法院提起民事诉讼。故31题选A，32题选E。